高级卫生专业技术资格考试用书

U0821422

急诊医学习题集

（含解析）（第2版）

（副主任医师/主任医师）

主　编　唐学杰

副主编　杨　琳　宋倩颖

编　者　（按姓氏笔画排序）

于　佳　王姿懿　杨　琳　肖　霞　宋倩颖

林　萍　费维宇　唐学杰　崔晓菲

中国协和医科大学出版社

北　京

图书在版编目（CIP）数据

急诊医学习题集：含解析／唐学杰主编．—2版．—北京：中国协和医科大学出版社，2021.5

（高级卫生专业技术资格考试用书）

ISBN 978-7-5679-1686-9

Ⅰ.①急…　Ⅱ.①唐…　Ⅲ.①急诊-临床医学-资格考试-习题集　Ⅳ.①R459.7-44

中国版本图书馆CIP数据核字（2021）第089006号

高级卫生专业技术资格考试用书

急诊医学习题集（含解析）（第2版）

主　　编：唐学杰
责任编辑：刘　婷
封面设计：许晓晨
责任校对：张　麓
责任印制：卢运霞

出版发行：中国协和医科大学出版社
（北京市东城区东单三条9号　邮编100730　电话010-65260431）
网　　址：www.pumcp.com
经　　销：新华书店总店北京发行所
印　　刷：三河市龙大印装有限公司

开　　本：787mm×1092mm　1/16
印　　张：42.5
字　　数：905千字
版　　次：2021年5月第2版
印　　次：2021年5月第1次印刷
定　　价：108.00元

ISBN 978-7-5679-1686-9

（版权所有，侵权必究，如有印装质量问题，由本社发行部调换）

前言

为进一步深化卫生专业技术职称改革工作，不断完善卫生专业技术职务聘任制，根据中共中央组织部、人事部、卫生部《关于深化卫生事业单位人事制度改革的实施意见》（人发〔2000〕31号）文件精神和国家有关职称改革的规定，人事部下发《关于加强卫生专业技术职务评聘工作的通知》（人发〔2000〕114号），高级专业技术资格采取考试和评审结合的办法取得。为了更好地帮助广大考生复习备考，编者根据多年的临床实践，结合考试的实际情况，编写了这本《急诊医学习题集（含解析）》（第2版）。

本书涵盖高级卫生专业技术资格考试的所有相关内容及考试题型。全书共7篇47章，内容包括急诊医学概论、急诊常用急救技术、急诊常用治疗技术、急救常用药物、常见急诊症状、危重综合征急诊及非创伤急诊。题型包括A1型题、A2型题、A3/A4型题、B型题、X型题、案例分析题。

本书第1版上市后，受到广大读者的一致好评，也帮助众多考生顺利通过高级专业技术资格考试。为了更好地服务读者，提升图书品质，出版了第2版图书，在第1版的基础上，附有详尽的解析，以帮助考生理解及记忆。同时对上一版中存在的不足与疏漏进行了修订与补充。

本书实用性强，可用于考前复习和自测，以便考生顺利通过考试。

尽管力臻完善，书中难免存在疏漏和不足之处，敬请广大读者批评指正，以便进一步修正。

编　者

2021年1月

目 录

第一篇　急诊医学概论

第一章　急诊医学临床思维与决策 …… 3

参考答案与解析 …… 5

第二章　院前急救 …… 7

参考答案与解析 …… 24

第三章　灾难医学 …… 33

参考答案与解析 …… 46

第四章　急救医学管理 …… 56

参考答案与解析 …… 62

第二篇　急诊常用急救技术

第一章　气管插管术 …… 69

参考答案与解析 …… 71

第二章　环甲膜穿刺术 …… 73

参考答案与解析 …… 74

第三章　心脏电复律术 …… 76

参考答案与解析 …… 77

第四章　深静脉置管术 …… 79

参考答案与解析 …… 80

第五章　中心静脉压测定术 …… 81

参考答案与解析 …… 81

第六章　三腔双囊管压迫术 …… 83

参考答案与解析 …… 84
第七章 漂浮导管测定术 …… 85
参考答案与解析 …… 86

第三篇 急诊常用治疗技术

第一章 急诊人工心脏起搏术 …… 89
参考答案与解析 …… 94
第二章 血液净化 …… 98
参考答案与解析 …… 106
第三章 呼吸机的临床应用 …… 112
参考答案与解析 …… 123

第四篇 急救常用药物

第一章 生命支持抢救药 …… 133
参考答案与解析 …… 139
第二章 抗心律失常药物 …… 142
参考答案与解析 …… 150
第三章 强心药 …… 155
参考答案与解析 …… 157
第四章 抗心绞痛药 …… 159
参考答案与解析 …… 163
第五章 抗高血压药 …… 167
参考答案与解析 …… 169

第五篇 常见急诊症状

第一章 呼吸困难 …… 175
参考答案与解析 …… 177
第二章 昏迷 …… 179
参考答案与解析 …… 184
第三章 晕厥 …… 187
参考答案与解析 …… 190

第四章 胸痛 …… 192
参考答案与解析 …… 199
第五章 急性腹痛 …… 203
参考答案与解析 …… 214
第六章 发热 …… 218
参考答案与解析 …… 224
第七章 头痛 …… 227
参考答案与解析 …… 229
第八章 上消化道出血 …… 231
参考答案与解析 …… 237

第六篇 危重综合征急诊

第一章 心搏骤停 …… 243
参考答案与解析 …… 246
第二章 心肺复苏 …… 248
参考答案与解析 …… 255
第三章 休克 …… 259
参考答案与解析 …… 278
第四章 呼吸衰竭 …… 289
参考答案与解析 …… 295
第五章 急性肾损伤 …… 299
参考答案与解析 …… 306
第六章 脓毒症与多器官功能障碍综合征 …… 311
参考答案与解析 …… 314
第七章 多发伤 …… 317
参考答案与解析 …… 321

第七篇 非创伤急诊

第一章 呼吸系统急诊 …… 327
参考答案与解析 …… 344
第二章 循环系统急诊 …… 354
参考答案与解析 …… 387

第三章　消化系统急诊……402
参考答案与解析……409
第四章　血液系统急诊……414
参考答案与解析……420
第五章　内分泌系统和营养代谢性疾病急诊……425
参考答案与解析……436
第六章　水、电解质代谢和酸碱平衡失常急诊……443
参考答案与解析……473
第七章　环境与理化急诊……491
参考答案与解析……501
第八章　急性中毒……508
参考答案与解析……571
第九章　中枢神经急诊……602
参考答案与解析……627
第十章　精神科急诊……639
参考答案与解析……640
第十一章　感染性疾病急诊……641
参考答案与解析……648
第十二章　皮肤病急诊……653
参考答案与解析……659
第十三章　妇产科急诊……663
参考答案与解析……669

第一篇

急诊医学概论

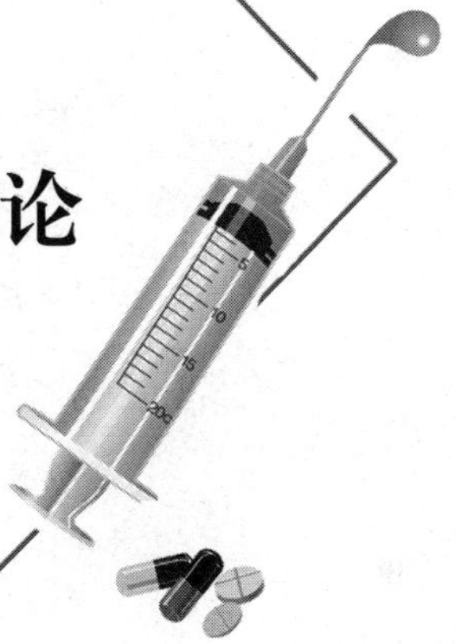

第一章　急诊医学临床思维与决策

一　A1 型题

1. 以下不属于急诊医学的研究范围的是
   A. 复苏学
   B. 灾难医学
   C. 流行病学
   D. 危重病医学
   E. 急诊医疗体系
2. 急诊分诊中查体的重点首选
   A. 意识状态的观察
   B. 出血的观察
   C. 呼吸的观察
   D. 血压的观察
   E. 生命体征的观察与测量
3. 时间紧迫、资料不完整的情况下，急诊思维模式的特点以下说法错误的是
   A. 治疗思维和诊断思维同步进行
   B. “救命”为先的治疗思维模式
   C. 简明快捷的诊断思维模式
   D. 急诊医师应具备更高的思维品质
   E. 先诊断思维，后治疗思维
4. 急诊医学临床决策的主要影响点是
   A. 医疗条件
   B. 患者的经济因素
   C. 急诊医学的特点
   D. 医师的个人能力与性格
   E. 以上都是
5. 以下不属于“ABBCS 方法”快速评估内容的是
   A. 检查有无呼吸
   B. 检查是否发热
   C. 检查气道是否通畅
   D. 检查所有体表能控制的主要出血部位
   E. 检查患者的反应状态、意识、瞳孔等
6. 以下针对急性病症患者进行优先处理的内容，叙述不正确的是
   A. 固定重要部位的骨折、闭合胸部伤口
   B. 允许体温稍偏高
   C. 纠正呼吸、循环、代谢、内分泌紊乱
   D. 处理广泛的软组织损伤
   E. 如果为感染性疾病，使用抗生素治疗严重的感染

二 B型题

（1~5题共用备选答案）

A. 急诊　　B. 急救

C. 急性病症　　D. 急诊医学

E. 急诊医疗服务体系

以下说法对应的选项是

1. 具备“急”这一特征的疾病，包括起病急骤、发展急速、必须紧急诊断和治疗的病症
2. 由医务人员对各种急性病症患者给予紧急的或便捷的、及时的医学检查、诊断、鉴别诊断、治疗和挽救生命措施的医疗过程
3. 抢救患者生命、改善危重病况和预防严重后果时所采取的紧急医疗救护措施
4. 研究急性病症、急性创伤和慢性病急性发作的专门学科
5. 负责实施有效的现场救助的机构

三 X型题

1. 以下属于院前救护任务的有

A. 现场急救和救助　　B. 培训急诊专业护士

C. 转送途中监护及抢救　　D. 对危重急症患者进行评估并作出初步诊断

E. 对患者需求的紧急回应和行动，接收到患者呼救后立即根据需要派出救护车、救护员等前往现场

2. 现代急诊医学的核心精髓是

A. 分拣　　B. 病情评估

C. 优先挂号　　D. 先检查再急救

E. 紧急快速的诊治

3. 影响急诊医学临床决策模式的最关键因素包括

A. 急诊医疗条件　　B. 患者的经济因素

C. 患者病情危重程度　　D. 对优先分拣理念的认识

E. 医务人员对急诊医学的理解

4. 以下有关急性病症患者的通用决策规则，叙述正确的有

A. 评估患者的预后情况

B. 评估患者的经济能力及配合程度

C. 紧急评估有无危及生命的情况，迅速去除危及生命的情况

D. 二次评估患者有无严重或者其他紧急的情况，合理处理这些危重和次紧急情况

E. 仔细评估患者的其他异常情况，处理这些情况并完成医疗文件、检查、满足患者愿望和完成医疗过程

参考答案与解析

一、A1 型题

1. C【解析】急诊医学是一门临床医学专业，涉及院前急救、院内急诊、急危重症监护，现场急救、创伤急救、急病（症）救治、心肺复苏、急性中毒、理化及环境因素损伤，以及相关学科的理论和技能皆包含在其学科范畴中。

2. E【解析】急诊分诊是根据患者主诉、主要症状和体征进行初步判断，分清疾病的轻重缓急及隶属专科，以便安排救治程序及指导专科就诊的技术。查体的重点首先是生命体征的观察及测量。观察患者临床评估应掌握的原则是突出重点、紧急评估、快速分类。护士要熟练运用诊断检查（视、触、叩、听、嗅）的方法，观察意识、精神状况、瞳孔大小、对光反射及敏感度、皮肤颜色等。测量血压、脉搏、呼吸、体温。特别注意对神志、气道、呼吸、循环、出血、疼痛及外伤等查体与分析。根据病情需要，可做必要的检查，如血、尿、大便常规，血糖、血尿淀粉酶等测定。

3. E【解析】时间紧迫、资料不完整的情况下，急诊思维模式的特点：①治疗思维和诊断思维同步进行。②“救命”为先的治疗思维模式。③简明快捷的诊断思维模式。④急诊医师应具备更高的思维品质。

4. E【解析】急诊医学的特点、医师的个人能力与性格、医疗条件、患者的经济因素是急诊医学临床决策的主要影响点。

5. B【解析】ABBCS 方法介绍如下。①A（气道）：检查气道是否通畅，口腔有无异物及大量分泌物，有无舌后坠。②B（呼吸）：检查有无呼吸，估计呼吸频率和深度，检查胸壁有无伤口及挤压痛。③B（出血）：检查所有体表能控制的主要出血部位。④C（循环）：检查脉搏是否存在，频率、节律及强弱情况。⑤S（感知觉）：检查患者的反应状态、意识、瞳孔等。

6. B【解析】对急性病症患者进行优先处理的内容：①固定重要部位的骨折、闭合胸部伤口。②抗休克治疗。③纠正呼吸、循环、代谢、内分泌紊乱。④尽量恢复和保持正常体温。⑤处理广泛的软组织损伤。⑥如果为感染性疾病，使用抗生素治疗严重的感染。⑦治疗其他的特殊急诊问题。

二、B 型题

1. C【解析】急性病症简称“急症”，就是具备“急”这一特征的疾病，包括起病急

骤、发展急速、必须紧急诊断和治疗的病症。

2. A【解析】由医务人员对各种急性病症患者给予紧急或便捷、及时的医学检查、诊断、鉴别诊断、治疗和挽救生命措施，这一医疗过程被称为紧急诊治，简称“急诊”。

3. B【解析】通常将抢救患者生命、改善危重病况和预防严重后果时所采取的紧急医疗救护措施称为紧急救治，简称“急救”。

4. D【解析】急诊医学是研究急性病症、急性创伤和慢性病急性发作的专门学科。

5. E【解析】急诊医疗服务体系（EMSS）是负责实施有效的现场救助的机构，是一个集接收患者呼救、协调、指挥和完成院前救护工作的单位。

三、X 型题

1. ACE【解析】院前救护有 3 个方面的任务：①对患者需求的紧急回应和行动，接收到患者呼救后立即根据需要派出救护车、救护员等前往现场。②现场急救和救助。③转送途中监护及抢救。

2. AE【解析】现代急诊医学的核心精髓是分拣和紧急快速的诊治。

3. DE【解析】医务人员对急诊医学的理解、对优先分拣理念的认识是影响急诊医学临床决策模式的最关键因素。

4. CDE【解析】急性病症患者的通用决策规则：①紧急评估有无危及生命的情况，迅速去除危及生命的情况。②二次评估患者有无严重或者其他紧急的情况，合理处理这些危重和次紧急情况。③仔细评估患者的其他异常情况，处理这些情况并完成医疗文件、检查、满足患者愿望和完成医疗过程。

第二章 院前急救

一 A1 型题

1. 我国院前急救医疗的发展模式不包括

A. 独立型
B. 指挥型
C. 依托型
D. 自主型
E. 院前型

2. 以下不属于院前急救措施的是

A. 镇痛
B. 搬运
C. 心肺复苏
D. 气管插管
E. 骨折复位

3. 关于院前急救过程，以下叙述正确的是

A. 对大量的伤员首先应该进行分诊
B. 在现场对所有的伤员均应详细查体
C. 对于有出血的患者均应使用止血带止血
D. 对于一氧化碳中毒的患者应就地抢救，不可搬动
E. 成批伤员抢救时，对所有伤员均应尽快送至最近的医院抢救

4. 院前急救处理患者时遵循的顺序最为可靠的是

A. 从头到足
B. 个人习惯
C. 从躯干到四肢
D. 从前面到后面
E. 哪里出血先处理哪里

5. 在现场对伤员进行急救时，黄色标记表示

A. 死亡
B. 轻度损伤
C. 中度损伤
D. 重度损伤
E. 以上都不是

6. 以下有关院前急救医疗的工作特点，叙述正确的是

A. 社会性、时间性、独立性、艰苦性、随机性
B. 社会性、时间性、独立性、艰苦性、风险性
C. 社会性、时间性、艰苦性、风险性、随机性

D. 社会性、独立性、艰苦性、风险性、随机性
E. 社会性、时间性、独立性、艰苦性、风险性、随机性

7. 院前急救中，早期电除颤要求完成的时限是
A. 患者发病后 5 分钟内　B. 接到求救后 5 分钟内
C. 目击者发现患者 5 分钟内　D. 急救医师到达现场 5 分钟内
E. 急救医师到达现场 10 分钟内

8. 抢救伤员首先要处理
A. 休克　B. 出血
C. 窒息　D. 颅脑损伤
E. 骨折

9. 以下属于院前急救“三要素”的是
A. 止血包扎、固定、转运
B. 开通气道、胸外心脏按压、静脉用药
C. 第一目击者、急呼 120、专业急救队伍
D. 有效的现场急救、良好的通信网络、医疗监护运送
E. 心肺复苏，解痉、镇痛、止喘等对症治疗，固定和搬运

10. 以下叙述不符合院前急救的特点的是
A. 急救的环境差　B. 病种多样且复杂
C. 社会性及随机性强　D. 紧急性和流动性大
E. 先明确诊断后再开始治疗

11. 院前急救医疗规范中，现场抢救执行规范的时间一般为
A. 小于 30 分钟　B. 30~60 分钟
C. 60~90 分钟　D. 90~120 分钟
E. 120~150 分钟

12. 对所有年龄（新生儿除外）的患者实施单人急救时胸外心脏按压与人工通气的比例为
A. 15：2　B. 5：2
C. 2：15　D. 30：2
E. 10：2

13. 2005《国际心肺复苏与心血管急救指南》强调急救者应“用力按压，快速按压”，按压速率为
A. 80 次/分　B. 60~100 次/分
C. 90 次/分　D. 80~100 次/分
E. 100 次/分

14. 以下不属于现场急救原则的是

A. 先排险后施救　B. 先救命后治伤
C. 先重伤后轻伤　D. 先疏导后救伤
E. 先救治后运送

15. 胸腔穿刺引起肺水肿是由于
A. 穿刺损伤肺组织　B. 抽液过多、过快，胸膜腔内压突然下降
C. 空气栓塞　D. 胸膜变态反应
E. 以上都不是

16. 快速判断患者有无脉搏时，下列哪项是正确的
A. 不能触摸颈动脉　B. 不能触摸股动脉
C. 触摸颈动脉或肱动脉　D. 检查时间不得短于 20 秒
E. 用测量血压来确定

17. 一旦确诊为心搏骤停，必须在（　　）内开始人工呼吸和胸外心脏按压
A. 4~6 分钟　B. 6~8 分钟
C. 8~10 分钟　D. 10~12 分钟
E. 12~14 分钟

18. 判断口对口人工呼吸法是否正确有效，首先观察
A. 口唇发绀是否改善　B. 瞳孔是否缩小
C. 心搏有无恢复　D. 胸廓是否扩张
E. 意识有无恢复

19. 创伤常用的急救技术，正确的是
A. 复苏、通气、止血、包扎、固定
B. 复苏、通气、止血、包扎、固定、后送
C. 复苏、输液、通气、止血、包扎、固定
D. 复苏、通气、止血、包扎、固定、搬运
E. 复苏、输液、气管切开、止血、包扎、固定

20. 创伤后肢体大出血时捆扎止血带的正确位置
A. 远离伤口　B. 距离伤口 5cm
C. 距离伤口 15cm　D. 靠近伤口近端
E. 根据止血效果确定

21. 现场救治中首先应
A. 呼吸支持　B. 伤员分类
C. 循环支持　D. 判断伤情
E. 镇痛

22. 批量伤员救治中最重要的是

A. 早到现场　　B. 检伤分类
C. 向上级报告　　D. 通知医疗机构
E. 注意危重、沉默伤员

23. 伤口清创中做局部浸润麻醉，正确的方法是
A. 紧靠伤口边缘　　B. 伤口内外均可
C. 直接喷于伤口　　D. 距伤口边缘 1~2cm
E. 伤口清洗干净后在伤口内

24. 火器伤的伤口
A. 伤后 6 小时以内可立即缝合　　B. 伤后 1~2 天缝合
C. 伤后 3~5 天缝合　　D. 伤后 7 天缝合
E. 感染后再次清创

25. 胸部冲击伤最严重的并发症是
A. 血胸　　B. 气胸
C. 急性呼吸窘迫综合征（ARDS）　　D. 肺水肿
E. 肺破裂

26. 创伤后留置尿管的目的不包括
A. 尿道损伤后作为支架　　B. 诊断尿道或膀胱损伤
C. 观察每小时尿量，作为补液的依据　　D. 观察休克变化
E. 将膀胱内的血凝块引出

27. 关于创伤现场救护的目的，不正确的是
A. 抢救、延长伤员的生命　　B. 减少出血，保护伤口
C. 固定骨折，快速止血　　D. 防止并发症的发生
E. 尽快转至三甲医院

28. 对坠落伤患者，现场救治中错误的是
A. 伤肢疑有骨折，应适当外固定
B. 刺入体内伤及血管的硬物应拔除，然后加压包扎止血
C. 对外耳道脑脊液漏患者切忌填塞
D. 对眼球穿孔伤患者，不能对眼球进行加压包扎
E. 肢体有较大伤口者，可用止血带止血

29. 创伤性休克患者的现场急救措施中错误的是
A. 对已控制出血的患者，静脉滴注平衡盐液，维持平均动脉压 70mmHg 左右，迅速转送至医院
B. 若合并颅脑损伤，为保证脑组织有足够血液灌流，收缩压应控制在 100mmHg 以上
C. 对未控制出血的患者，给予限制性补液

D. 对未控制出血的患者，迅速给予大量平衡盐液静脉输入

E. 在短途转送医院过程中，应着重补充有限的液体维持机体基本需要，而不以恢复正常血压为复苏目标

30. 创伤的主要类型不包括

A. 开放性损伤　　B. 闭合性损伤

C. 多发伤　　D. 复合伤

E. 机械伤

31. 头部受伤的清醒患者通常采用的徒手搬运方法是

A. 单人背法或掮法　　B. 单人抱法

C. 双人搬运法　　D. 三人或多人搬运法

E. 四人搬运法

32. 胸部或腹部受轻伤的儿童通常采用的搬运方法是

A. 单人背法或掮法　　B. 单人抱法

C. 双人搬运法　　D. 三人或多人搬运法

E. 四人搬运法

33. 脊柱损伤患者通常采用的搬运方法是

A. 单人背法或掮法　　B. 单人抱法

C. 双人搬运法　　D. 三人或多人搬运法

E. 五人搬运法

34. 下列哪种体征是骨折的专有体征

A. 肿胀与瘀斑　　B. 疼痛与压痛

C. 功能障碍　　D. 反常活动

E. 以上都不是

35. 脊柱骨折的正确搬运法是

A. 单人搀扶　　B. 两人搀扶

C. 抱扶　　D. 背负

E. 平卧式搬运

36. 下列哪种情况要怀疑脊柱损伤的可能

A. 机动车事故中的受伤者　　B. 从超过站立高度的地方坠落

C. 外伤后颈部或背部疼痛　　D. 外伤后主诉肢体麻木无力感

E. 以上都是

37. 快速全身外伤检查发现以下哪种情况需立即运送患者到医院

A. 胸腹部检查发现连枷胸、开放性穿透伤、张力性气胸、血胸等

B. 腹部明显膨隆且有压痛

C. 手部有活动出血

D. 双侧股骨骨折

E. 骨盆不稳定

38. 有关包扎的叙述，错误的是

A. 包扎动作要轻柔，不要触及伤口

B. 包扎松紧要适宜

C. 包扎时要保持伤员体位舒适

D. 包扎方向由近心端向远心端，注意露出肢体末端

E. 包扎时应在肢体的外侧面打结，不要打在伤口上

39. 应用止血带时错误的方法是

A. 止血带应扎在伤口的近心端，并应尽量靠近伤口

B. 前臂和小腿不适于扎止血带

C. 上臂扎止血带时，应扎在下 1/3 处，以防损伤桡神经

D. 止血带与皮肤之间应加衬垫，以免损伤皮肤

E. 上止血带的伤员必须做标记，记上使用止血带日期、时间和部位并挂在醒目的部位，便于观察

40. 上止血带的时间不宜超过

A. 30 分钟　　B. 1 小时

C. 1.5 小时　　D. 2 小时

E. 3 小时

41. 伤后固定材料的选择包括

A. 木制夹板　　B. 塑料夹板

C. 颈托　　D. 充气夹板

E. 以上都是

42. 常用的止血方式不包括

A. 指压止血法　　B. 加压包扎止血法

C. 加垫屈肢止血法　　D. 截肢法

E. 止血带止血法

43. 下肢止血带应缚在

A. 大腿上 1/3 处　　B. 大腿中下 1/3 处

C. 小腿上 1/3 处　　D. 小腿中 1/3 处

E. 小腿下 1/3 处

44. 上止血带时每隔 1 小时松解 1 次，每次历时

A. 1~2 分钟　　B. 2~3 分钟

C. 3~4 分钟　　D. 4~5 分钟

E. 5~10 分钟

45. 上下肢骨折固定时应保持的位置是

A. 上下肢都处于伸直位　　B. 上肢屈肘位，下肢伸直位

C. 上肢伸直位，下肢屈膝位　　D. 上下肢屈曲位

E. 以上均不对

46. 用于关节部位的绷带包扎方法是

A. 环形包扎法　　B. 蛇形包扎法

C. 螺旋包扎法　　D. 螺旋反折法

E. “8”字形法

47. 最基本的绷带包扎法是

A. 环形包扎法　　B. 蛇形包扎法

C. 螺旋包扎法　　D. 螺旋反折法

E. “8”字形法

48. 动脉出血的表现是

A. 血色鲜红，血液呈喷泉样射出　　B. 血色暗红，较缓慢地从破裂血管中流出

C. 血色暗红，血液呈喷泉样射出　　D. 血色鲜红，血液从创面渗出

E. 以上都有可能

49. 静脉出血的特点是

A. 血色鲜红，血液像喷泉样射出　　B. 血色鲜红，较缓慢从破裂血管中流出

C. 血色鲜红，血液从创面渗出　　D. 血色暗红，血液呈喷泉样射出

E. 血色暗红，血流较缓慢，呈持续性，可以自行凝固而止血

50. 毛细血管出血的表现是

A. 血色鲜红，血液呈喷泉样射出　　B. 血色暗红，较缓慢地从破裂血管中流出

C. 血色暗红，血液从创面渗出　　D. 血色鲜红，血液从创面渗出

E. 以上都有可能

51. 最常用的包扎材料不包括

A. 绷带　　B. 三角巾

C. 单头带　　D. 消毒纸巾

E. 就便使用毛巾、手帕等

52. 除下列哪种情况外，均说明绷带缚扎过紧，应解开重新固定

A. 苍白　　B. 青紫

C. 红润　　D. 冰冷

E. 麻木

53. 包扎的作用除外

A. 防止休克
B. 保护创面
C. 压迫止血
D. 固定敷料和夹板
E. 托住受伤肢体，减轻伤员痛苦

54. 固定的作用除外

A. 减轻患者疼痛
B. 压迫止血
C. 避免骨折断端刺伤神经血管
D. 避免骨折断端刺破皮肤
E. 便于患者转送

二 A2 型题

1. 患者，男性，36 岁。右大腿刀刺伤 6 小时，伤口无红肿，无渗出液，最恰当的处理方法是

A. 清创缝合
B. 延期缝合
C. 理疗
D. 留置引流
E. 局部固定

2. 患者，女性，35 岁。左小腿刀刺伤 16 小时，伤口红肿，并有渗出液，最恰当的处理方法是

A. 清创缝合
B. 延期缝合
C. 理疗
D. 留置引流
E. 局部固定

3. 患者，女性，53 岁。被犬咬伤双下肢，5 处撕咬皮肤裂口，最大处宽 3cm、深 5cm，达肌层，最恰当的紧急治疗措施是

A. 清创缝合
B. 包扎
C. 清创换药
D. 理疗
E. 热敷

4. 患者，男性，54 岁。不慎从 2 楼坠落，致骨盆骨折及左股骨下段开放性骨折，创口大量出血，抢救应首先

A. 输液
B. 止血
C. 骨折复位
D. 骨折临时固定
E. 镇痛

5. 在塌方现场挖出一位伤员，面部青紫，烦躁，咳嗽剧烈，吸气呈三凹征，右胸壁压痛及反常呼吸，右股骨折断端外露，首要的紧急处理是

A. 清创包扎固定右股骨骨折
B. 张力性气胸紧急行减张处置
C. 清理口腔和呼吸道分泌物与异物
D. 加压包扎固定浮动胸壁，消除连枷胸

E. 镇静、吸氧

6. 患者，女性，45 岁。急刹车致右髋关节剧痛 3 小时。查体：右髋关节弹性固定，踝关节活动障碍，最可能损伤的是

A. 髋关节骨折
B. 髋关节脱位
C. 髋关节脱位合并闭孔神经损伤
D. 髋关节脱位合并股神经损伤
E. 髋关节脱位合并坐骨神经损伤

三 A3/A4 型题

（1~2 题共用题干）

患者，男性，31 岁。多发外伤，急救时发现窒息，腹部内脏脱出，股骨开放性骨折，血压 75/40mmHg，脉细速。

1. 首先处理下列哪一项

A. 先抢救腹部脏器脱出
B. 先抢救股骨开放性骨折
C. 先抢救休克
D. 先抢救窒息
E. 紧急送往医院

2. 抢救顺序应该是

A. 窒息—休克—开放性骨折—腹腔内脏脱出
B. 休克—窒息—开放性骨折—腹腔内脏脱出
C. 开放性骨折—窒息—休克—腹腔内脏脱出
D. 开放性骨折—窒息—腹腔内脏脱出—休克
E. 腹腔内脏脱出—窒息—开放性骨折—休克

（3~5 题共用题干）

患者，男性，25 岁。车祸伤半小时。急救医师现场发现患者神志清楚，面色苍白，呼吸急促，气管左偏，右侧胸廓饱满，皮下气肿，肋间距增大，叩诊鼓音，上腹无压痛，小腹胀满，骨盆挤压试验阳性，右大腿成角畸形，未及皮肤破损，左小腿开放性骨折，流血，血压 100/60mmHg。

3. 该患者初步诊断是

A. 外伤休克
B. 多发伤
C. 气胸
D. 骨盆骨折
E. 股骨干骨折

4. 该患者首先要处理的是

A. 张力性气胸减张处置，止血包扎
B. 骨折固定
C. 紧急送往医院
D. 抗休克

E. 输血、输液

5. 该患者送往医院的途中应做的准备是

A. 张力性气胸减张处置　　B. 骨折固定

C. 紧急送往医院　　D. 止血包扎

E. 抗休克，静脉输液

（6~7 题共用题干）

患者，女性，75 岁。因雪天路滑摔坐地面近半小时，诉腹胀腰痛，右髋部疼痛，不能站立行走。医师现场查体：神清，胸 12 至腰 1 段脊柱后凸，全腹未及压痛，右髋部压痛阳性，右腿外旋畸形，双膝屈曲自如。

6. 该患者初步诊断是

A. 腰椎间盘突出　　B. 腰椎结核

C. 脊柱压缩性骨折、右粗隆间骨折　　D. 急性腰扭伤

E. 骨盆骨折

7. 该患者送往医院途中应注意的是

A. 四人抬到车上　　B. 单人背到车上

C. 将患者用俯卧平托法搬至救护车上　　D. 双人坐位抬到车上

E. 搀扶患者走到车上

（8~9 题共用题干）

某部队在海上演习时，一战士左肘关节处不慎被弹片炸伤，有活动性出血，左上肢不能活动，伴有脊柱损伤，需搬运至后方治疗。

8. 该患者应用止血带需注意的是

A. 止血带应扎在左臂上 1/3 处　　B. 止血带应扎在左臂中 1/3 处

C. 止血带应扎在左臂下 1/3 处　　D. 止血带止血后可以不固定

E. 上止血带后可以不必记录时间

9. 该患者院前搬运时应注意的是

A. 一人抱胸一人搬腿的双人搬运　　B. 搀扶患者走上车

C. 三人以上同时平行搬运　　D. 一人背上车

E. 滚到平板上，平卧搬到车上

（10~13 题共用题干）

男性，患者，46 岁。不慎摔倒，当时昏迷约 15 分钟，后逐渐清醒恢复正常，步行 150m 左右回家。大约 5 小时后家属发现患者坐立不安，语无伦次。半小时后呼 120 急救，

现场查体：昏迷状态，左瞳孔 5mm，右瞳孔 2mm，右侧肢体无自主运动。

10. 该患者首先考虑的诊断是

A. 蛛网膜下隙出血　　B. 急性硬脑膜外血肿

C. 急性硬膜下血肿　　D. 颅骨骨折

E. 高血压脑出血

11. 该患者院前急救应重点考虑

A. 急速送往专科医院

B. 平卧搬至救护车上，吸氧、监护病情，保持呼吸通畅

C. 紧急颅脑 CT 检查

D. 紧急气管插管

E. 紧急手术

12. 该患者诊断依据是

A. 明确的外伤史

B. 双瞳孔不等大

C. 神志不清

D. 神志丧失，中间清醒期，再度昏迷及对侧偏瘫

E. 右侧肢体无自主运动

13. 该患者如出现脑疝症状，院前应如何处置

A. 紧急送往医院　　B. 颅脑 CT 检查

C. 气管插管　　D. 静脉输血输液

E. 给予 20%甘露醇 250ml 及呋塞米 40mg 静脉推注

（14~15 题共用题干）

患者，男性，26 岁。机器绞伤致前臂中段完全离断 4 小时。

14. 该患者离断段如何保存

A. 浸在 5%葡萄糖溶液中　　B. 浸在 10%葡萄糖溶液中

C. 浸在 0.9%生理盐水中　　D. 干燥冷藏

E. 无须特殊处理

15. 该患者断处近端如何处置

A. 止血带止血，记录时间，三角巾包扎

B. 三角巾包扎

C. 止血钳夹持血管止血

D. 直接就地缝合

E. 填塞包扎

（16~20 题共用题干）

患者，男性，26 岁。因从约 5m 高处坠落伤及胸、腹部，疼痛、呼吸困难 1 小时入院，查体：呼吸 30 次/分，脉搏 110 次/分，血压 88/40mmHg。神志恍惚，气管偏向左侧，右胸呼吸音较低。腹胀，全腹压痛。

16. 考虑患者存在休克及胸部、腹部损伤，必须首先进行
A. 大量补液抗休克
B. 拍摄胸部 X 线片
C. 行胸腔闭式引流术
D. 行胸部、腹部 CT 检查
E. 气管插管

17. 经过上述处理后，腹部穿刺阳性，应该
A. 术前准备，等待手术
B. 立即行腹腔探查术
C. 先行液体复苏后手术
D. 待呼吸、血压稳定后手术
E. 立即气管插管为手术准备

18. 手术中探查发现肝破裂，裂口较大呈星形裂伤，腹腔内较多血性及胆汁样液体，术中患者血压进行性下降，出现呼吸、心搏骤停，此时采用的措施是
A. 继续手术
B. 大量输血
C. 肝切除修补
D. 创面填塞止血，终止手术+立即心肺复苏
E. 腹腔引流终止手术

19. 术后生命体征逐渐平稳，可在术后（　　）考虑开始拔出填塞物
A. 1~2 天
B. 3~5 天
C. 5~7 天
D. 7~10 天
E. 10 天以后

20. 拔出填塞物后不可能出现的并发症是
A. 出血
B. 胆漏
C. 感染
D. 肝坏死
E. 腹腔脓肿

四 B 型题

（1~4 题共用备选答案）

A. 独立型
B. 院前型
C. 单纯型
D. 依托型
E. 指挥型

请选择符合题干描述的院前急救医疗的发展模式

1. 院前急救医疗指挥相对独立，但又附属于一家综合医院，既有院前急救医疗，又有院内急救，形成“一套班子，两块牌子”的机构框架

2. 急救中心配备司机、急救专业人员和车辆。为独立医疗卫生机构，既有指挥调度权，又有人、财、物等资源的调配权，按急救半径设立分站，并与急救网络医院配合，形成完整的急救链
3. 急救中心只是院前急救医疗的总调度，急救中心不配备司机、急救专业人员和车辆，急救中心与各医院无行政隶属关系，各个医院分片负责，统一指挥
4. “大而全”的模式，具有院前、院内急救的全面服务功能，但急救中心的建设投资较大，需要大量的专业技术人才，同时与其他医院急救工作的协调也存在一定困难

（5~7 题共用备选答案）

A. 颞浅动脉指压止血法　　B. 颞深动脉指压止血法
C. 面动脉指压止血法　　D. 颈内动脉指压止血法
E. 颈总动脉指压止血法

5. 头颈部及颞部出血采用
6. 面部出血采用
7. 头部和颈部大出血采用

（8~12 题共用备选答案）

A. 锁骨下动脉指压止血法　　B. 锁骨上动脉指压止血法
C. 肱动脉指压止血法　　D. 桡动脉指压止血法
E. 股动脉指压止血法

8. 腋窝、肩部出血采用
9. 上臂下段、前臂出血采用
10. 手部出血采用
11. 大腿、小腿出血采用
12. 足部出血采用

（13~17 题共用备选答案）

A. 闭合伤　　B. 贯通伤
C. 非贯通伤　　D. 切线伤
E. 反跳伤

13. 火器伤中既有入口又有出口的损伤属于
14. 致伤物沿体表切线方向擦过所致的损伤属于
15. 入口和出口在同一点的损伤属于
16. 只有入口没有出口的损伤属于

17. 皮肤完整无伤口的损伤属于

（18~19 题共用备选答案）

A. 伤口感染　　B. 局部血液循环障碍
C. 营养不良　　D. 免疫功能低下
E. 全身严重并发症

18. 影响创伤愈合因素中，最常见的全身因素是
19. 影响创伤愈合因素中，最常见的局部因素是

（20~22 题共用备选答案）

A. 手指掏出口腔内阻塞物　　B. 抬起下颌
C. 环甲膜穿刺　　D. 气管插管
E. 气管切开

20. 车祸致颅脑损伤，于车祸现场患者再现呼吸困难，首先应该采用
21. 患者于急诊科突然出现呼吸困难，意识丧失，应该立即采取的措施是
22. 患者颌面部损伤，送至急诊科，见口腔大量血凝块，出现呼吸困难，抬下颌并采用吸引器清理口腔后，呼吸困难未能缓解，此时应该采取的措施是

（23~27 题共用备选答案）

A. 指压止血法　　B. 加压包扎止血法
C. 填塞止血法　　D. 止血带止血法
E. 手术止血

23. 手指皮肤裂伤出血时，在到达急诊科手术前通常采用的止血方法是
24. 在急诊处理中最常用的止血方法是
25. 对肌肉和骨端的渗血常用的止血方法是
26. 在骨折手术中经常采用的止血方法是
27. 在肝破裂的手术中经反复止血创面仍然渗血明显，此时可考虑采用的止血方法是

五 X 型题

1. 现场伤员急救的颜色标记包括

A. 红色　　B. 黑色
C. 黄色　　D. 橙色
E. 绿色

2. 院前急救医疗的任务包括

A. 院前急救医疗及医院间医疗转运
B. 参与大型意外灾害事故的指挥、组织和救援
C. 承担社区活动的医疗保障工作
D. 负责或协助组织医疗人员及医疗辅助人员进行急诊、急救方面的业务培训
E. 参与公众健康教育、疾病预防的宣传及相关研究

3. 院前急救医疗管理的具体内容包括
A. 院前急救医疗的组织与结构管理
B. 院前急救医疗的行政管理
C. 院前急救医疗的质量管理
D. 社区医疗的应急预案
E. 灾难事件的反应预案

4. 损伤的现场急救包括
A. 心肺复苏
B. 控制外出血
C. 内脏复位
D. 骨折固定
E. 解救窒息

5. 双侧大腿严重挤压伤患者转运途中监护要点包括
A. 密切观察呼吸、血压、脉搏等生命体征
B. 观察尿量及尿颜色变化
C. 观察受伤肢体的肿胀情况及血液循环状态
D. 观察伤口出血情况
E. 观察意识状态

6. 对于心脏按压，叙述正确的是
A. 按压部位在胸骨下段相当于两乳头连线的中间
B. 按压部位在胸骨中段
C. 按压深度成人 4~5cm，按压与放松的比例各占 50%
D. 按压频率为 80~100 次/分
E. 按压放松时手不能离开胸部，要使胸部充分回弹

7. 心肺复苏的有效指标包括
A. 心前区可触及心尖搏动
B. 扩大的瞳孔变小
C. 面色（口唇）由发绀转为红润
D. 可扪及大动脉搏动
E. 可测到血压（>60/40mmHg）

8. 喉罩（LMA）的优点是
A. 无须肌松药和喉镜
B. 能协助进行气管插管
C. 可用于自主呼吸、人工控制呼吸或机械通气
D. 可避免气管插管的许多并发症

E. 可重复使用

9. 院前急救的紧急救护要点包括

A. 取符合病情的舒适体位　　B. 迅速有效建立静脉通道

C. 正确松解患者衣物　　D. 初步急救

E. 途中监护

10. 院前急救技术包括

A. 止血　　B. 包扎

C. 固定　　D. 消毒

E. 搬运

11. 有关骨折临时固定的叙述，正确的是

A. 处理顺序是止血—包扎—固定

B. 先临时固定再抗休克以减轻疼痛

C. 夹板长度必须超过骨折的上、下两个关节

D. 夹板与皮肤间要加衬垫

E. 肢体骨折固定时，要将指（趾）端露出，以便随时观察末梢血液循环情况

12. 创伤后出血使用止血带正确的是

A. 使用时间一般不超过 1 小时　　B. 禁用橡皮管、三角巾等代替

C. 缚扎适度　　D. 每隔 1 小时放松 2~3 分钟

E. 必须有显著标识并注意时间

13. 关于包扎的叙述，正确的是

A. 缚扎适度

B. 超出伤口边缘 20cm

C. 良好的包扎能达到镇痛、止血的目的

D. 遇有污染的骨折端还纳后再包扎

E. 有脱出内脏可不必包扎

14. 关于固定的叙述，以下正确的是

A. 任何创伤均应固定后再搬运　　B. 固定范围应包括远、近端的关节

C. 可用自体固定法　　D. 固定的夹板不可与皮肤直接接触

E. 有骨折时必须固定

15. 外伤后伤口已经超过 12 小时，未见明显分泌物，处理正确的是

A. 清创后正常缝合　　B. 不能缝合

C. 48 小时后无感染者可以缝合　　D. 伤口内盐水纱条引流

E. 换药引流

六 案例分析题

(1~5 题共用题干)

患者，男性，75 岁。于进食中突然出现面部和口唇发绀，呼吸困难，意识模糊，跌倒在地，家属速呼 120 急救，院前医师到达现场。

1. 首先考虑的诊断为

A. 窒息
B. 癔症
C. 脑血管意外
D. 急性心肌梗死
E. 尿毒症性脑病
F. 糖尿病酮症酸中毒昏迷

2. 首先应准备采取的措施是

A. 予喉罩
B. 气管插管
C. 海姆立克急救法
D. 气管切开术
E. 环甲膜穿刺术
F. 初级心肺复苏术

3. 如心电监护显示心室颤动，进行体外电除颤的正确能量选择应为

A. 单相波除颤仪，首次 360J，双相波除颤仪，首次 300J
B. 单相波除颤仪，首次 300J，双相波除颤仪，首次 360J
C. 单相波除颤仪，首次 360J，双相波除颤仪，首次 200J
D. 单相波除颤仪，首次 200J，双相波除颤仪，首次 300J
E. 单相波除颤仪，首次 200J，双相波除颤仪，首次 250J
F. 单相波除颤仪，首次 200J，双相波除颤仪，首次 360J

4. 除颤后心电监护显示室上性心动过速，心室率 180 次/分，呼吸 7 次/分，血压 60/40mmHg，可采取的措施包括

A. 继续除颤
B. 胸外心脏按压
C. 静脉使用胺碘酮
D. 继续监测生命体征
E. 无须治疗，密切观察
F. 静脉使用血管活性药

5. 如患者病情需要建立人工气道，现场可采取的措施包括

A. 环甲膜穿刺术
B. 给予口咽管
C. 气管切开术
D. 经口气管插管
E. 经鼻气管插管
F. 食管-气管联合导气管

参考答案与解析

一、A1 型题

1. D【解析】我国院前急救医疗的发展模式：独立型、指挥型、院前型、依托型。

2. E【解析】院前急救措施主要内容：①维持患者呼吸道通畅，及时清除异物，解决呼吸道梗阻，对有呼吸障碍或呼吸停止者进行人工呼吸（包括气管插管）。②对发生心搏骤停患者实施心肺复苏。③对意识丧失者采取稳定侧卧位，防止窒息。④对休克患者应及时止血、镇痛、镇静、液体复苏；对未控制出血的休克患者，应采用限制性液体复苏。⑤变开放性气胸为封闭性气胸。⑥固定骨折患肢。

3. A【解析】在现场特别是紧急情况下，必须迅速、简捷、准确地将有生命危险的重伤员区别开来，有效处理并安全转运是最重要的。选项 A 正确，B 错误。现场可采用多种措施有效止血，以减少血容量的丢失。选项 C 错误。一氧化碳中毒多数为火灾或煤气爆炸，应将患者立即移至安全地带，保持患者呼吸顺畅。选项 D 错误。就急、就近、就能力将所有伤者尽快送往医院，不可同一时间将大量伤者送到同一医院。更不可把大量“绿”伤者先送院而延迟“红”或“黄”伤者的救治。选项 E 错误。

4. A【解析】院前急救处理患者时遵循的最为可靠的顺序是从头到足，既保证头部重要器官的安全，又防止漏诊。

5. C【解析】在灾害现场附近设置 4 个区域，即红区、黄区、绿区、黑区。红区是需要立即处理的伤员；黄区、绿区是可以相对缓期处理的伤员，黄区为中度损伤、绿区为轻度损伤；黑区为已经死亡的伤员。

6. E【解析】院前急救医疗的工作特点：社会性、时间性、独立性、艰苦性、风险性、随机性。

7. B【解析】经胸壁直流电电击复律术，又称“心脏电复律术”“电除颤术”，是抢救致命性快速心律失常最有效的方法，在接到求救后 5 分钟内完成。

8. C【解析】抢救伤员首先需要处理的是危及生命的紧急病情，如心搏骤停、窒息、活动性大出血等，以及减少进一步出现继发性损害的可能情况。

9. D【解析】构成院前急救的三要素：①良好的通信网络。②医疗监护运送。③有效的现场急救。

10. E【解析】院前急救的特点：①社会性强、随机性强。②体力强度大。③时间紧急。④以对症治疗为主。⑤流动性大。⑥病种复杂多样。⑦急救环境条件差。

11. A【解析】院前急救医疗规范中，现场抢救执行规范的时间一般小于 30 分钟。

12. D【解析】胸外按压与人工通气的比例为成年人 30：2（单人、双人）；婴儿和儿童单人为 30∶2，双人为 15∶2。

13. E【解析】如患者无脉搏，立即进行心脏按压，按压应平稳、有规律地进行，不能间断，按压频率 100 次/分，按压深度成年人 4~5cm，按压和放松的比例各占 50%。

14. D【解析】现场急救原则：①先排险后施救。②先救命后治伤。③先重伤后轻伤。④先救治后运送。⑤急救与呼救并重。⑥转送与监护相结合。

15. B【解析】院前急救中胸腔穿刺主要用于胸外伤或自发性气胸、血胸、血气胸和其他原因引起的胸腔积液对呼吸循环压迫的减压，所以肺水肿可能为胸腔积液抽取过多、过快，胸膜腔内压突然下降导致的。

16. C【解析】判断患者有无脉搏：一手按患者前额，使患者头部后仰，另一只手示指及中指指尖先触及气管正中部（男性可触及喉结），然后向旁滑移 2~3cm，在气管旁软组织深处轻轻触摸颈动脉搏动，检查时间为 10 秒。婴幼儿因颈部肥胖，颈动脉不易触及，可检查肱动脉。肱动脉位于上臂内侧腋窝和肘关节之间的中点，用示指和中指轻压在内侧，即可触及脉搏。

17. A【解析】常温下心搏骤停 3 秒感觉头晕，10~20 秒后出现晕厥，40 秒左右发生惊厥，45 秒后瞳孔放大，60 秒后则延髓受抑制而呼吸停止、大小便失禁。4~6 分钟后脑细胞发生不可逆性损害，故要求心搏骤停 4~6 分钟内实施有效的心脏复苏，其复苏措施实施得越早，成功率越高，反之则死亡率越高。

18. D【解析】患者如无呼吸，立即进行口对口人工呼吸，向患者口内吹气 2 次，每次吹气时间 1 秒以上，能够看到患者胸廓起伏（建议潮气量 500~600ml）。

19. D【解析】创伤常用的急救技术是：复苏、通气、止血、包扎、固定、搬运。

20. D【解析】上止血带常用部位：上臂为上 1/3 处（中 1/3 处容易损伤神经），下肢为股部的中下 1/3 交界处，靠近伤口近端。

21. A【解析】现场救治时首先应维持患者呼吸道通畅，及时清除异物，解决呼吸道梗阻，对有呼吸障碍或呼吸停止者进行人工呼吸（包括气管插管）。

22. B【解析】批量伤员救治中最重要的是伤检分类，在灾害现场附近设置 4 个区域，即红区、黄区、绿区、黑区。红区是需要立即处理的伤员；黄区、绿区是可以相对缓期处理的伤员；黑区为已经死亡的伤员。

23. D【解析】伤口清创时做局部浸润麻醉的位置：距伤口边缘 1~2cm。

24. C【解析】火器伤的伤口于伤后 3~5 天缝合。

25. C【解析】胸部冲击严重可能导致肺部受损，呼吸困难，可能引起急性呼吸窘迫综合征（ARDS）。

26. E【解析】在创伤后一般需留置导尿管，目的：观察每小时尿量，作为补液的依据；观察休克变化；诊断尿道或膀胱损伤；尿道损伤后作为支架。

27. E【解析】创伤现场抢救的目的：①抢救、延长伤员生命。②减少出血，防止休克。

③保护伤口。④固定骨折。⑤防止并发症的发生。⑥快速转运。

28. B【解析】对坠落伤患者，刺入体内伤及血管的硬物严禁拔除，因为拔除有可能造成大出血或气胸、血胸等严重后果。不适于现场立即救护。

29. D【解析】对休克患者应及时止血、镇痛、镇静、液体复苏；对未控制出血的休克患者，应采用限制性液体复苏。

30. E【解析】创伤的主要类型包括闭合性损伤、开放性损伤、多发伤及复合伤。

31. A【解析】掮法适用于清醒、没有、可以行走的伤者；单人背法适用于年老、年幼、体轻、清醒的伤者。

32. B【解析】单人抱法适用于年幼、体轻的伤者。

33. D【解析】遇有脊柱、脊髓损伤或疑似损伤的伤员，不可任意搬运或扭曲其脊柱部。搬运时，原则上应有 2~4 人同时进行，且用力均匀，动作一致。

34. D【解析】反常活动是指骨折后受伤肢体本没有关节的部位产生的不正常活动。它与畸形和骨擦音或骨擦感一样，都是骨折的专有体征。受伤后只要发现 3 种体征中任何一种，即可确诊为骨折。

35. E【解析】脊柱骨折采用平卧式搬运方法。

36. E【解析】剧烈震荡、碰撞、坠落及背部疼痛麻木都可能为脊柱损伤。

37. C【解析】手部活动出血为动脉出血，其色鲜红呈喷射状，出血快且量多，危险性大，需立即运送患者到医院。

38. D【解析】包扎动作必须轻快，以免加重损伤，包扎松紧适中，达到止血，又防止搬运时脱落。包扎时来从肢体远心端向近心端方向包扎，以促进静脉血液的回流。

39. C【解析】参见 A1 型题第 20 题解析。

40. B【解析】上止血带过久，容易因血液阻断过久而引起肢体坏死，因此每隔 1 小时应松放 1 次，每次 2~3 分钟。

41. E【解析】伤后固定材料有木制夹板、钢丝夹板、充气夹板、负压气垫、塑料夹板，以及其他材料如特制的颈部固定器、股骨骨折的托马固定架和紧急时就地取材的竹棒、木棍、树枝等。

42. D【解析】创伤急救的止血方法：①指压止血法。②直接压迫止血法。③加压包扎止血法。④填塞止血法。⑤止血带止血法。⑥加垫屈肢止血法。⑦止血钳钳夹结扎止血法。

43. B【解析】参见 A1 型题第 20 题解析。

44. B【解析】参见 A1 型题第 40 题解析。

45. B【解析】四肢骨折，上肢应为屈肘位，下肢伸直位。

46. E【解析】“8”字形肘、膝关节绷带包扎适用于肘、膝关节及附近部位的外伤。

47. A【解析】环形包扎法：将绷带进行环形重叠缠绕，多用在胸部、腹部粗细相等的部位，是最基本、最常用的包扎方法。

48. A【解析】从心脏搏出流至机体组织的血为动脉血。动脉血管破裂出血称动脉出血。动脉出血的特点：色鲜红，呈喷射状，出血快且量多，危险性大。

49. E【解析】从机体组织回流至心脏的血为静脉血。静脉血管破裂出血称为静脉出血。静脉出血的特点：血色暗红，血流较缓慢，呈持续性，可以自行凝固而止血。

50. D【解析】机体组织的动脉与静脉交接处的血管破裂出血称毛细血管出血，也称渗血。毛细血管出血的特点：血色鲜红，血从创面渗出，常可以自行凝固而止血。

51. D【解析】包扎材料有急救包、绷带（用长条纱布制成，长度和宽度有多种规格，常用的有宽 5cm、长 600cm 和宽 8cm、长 600cm 两种）、三角巾、单头带、双头带、回头带等。也可用伤员或急救者的毛巾、手帕、衣、帽等。总之，包扎材料为一切可以利用的消毒或干净的软性材料，以达到及时包扎的目的。

52. C【解析】皮肤红润为正常时的表现。

53. A【解析】包扎的目的是保护伤口、止血、固定敷料和夹板、减轻疼痛、减少和防止污染。

54. B【解析】固定是针对骨折的急救措施，对骨折部位应尽早进行临时固定，可以有效防止因骨折断端的移位而损伤血管、神经等组织，减轻伤员痛苦。如有大出血应先止血包扎然后固定。

二、A2 型题

1. A【解析】清创缝合适用于新鲜的创伤伤口，化脓感染伤口不宜缝合。

2. D【解析】受伤超过 12 小时，伤口红肿，有渗出液，判断为感染，伤口处理原则是清洗伤口，留置引流，加强换药。

3. C【解析】当组织损伤非常严重，超过了组织自然愈合能力（不伴有并发症或可能的外形损害）时，就需要外科医师对其进行清创换药。

4. B【解析】患者如有大出血应先止血包扎然后固定。

5. C【解析】灾难事故现场救治的主要内容：①维持患者呼吸道通畅，及时清除异物，解决呼吸道梗阻，对有呼吸障碍或呼吸停止者进行人工呼吸（包括气管插管）。②对发生心搏骤停患者实施心肺复苏术。③对意识丧失者采取稳定侧卧位，防止窒息。④对休克患者应及时止血、镇痛、镇静、液体复苏；对未控制出血的休克患者，应采用限制性液体复苏。⑤变开放性气胸为封闭性气胸。⑥固定骨折患肢。

6. E【解析】该患者急刹车致右髋关节剧痛 3 小时，排除骨折的可能，应该为关节脱位。右髋关节弹性固定，踝关节活动障碍，判断可能为坐骨神经损伤。

三、A3/A4 型题

1. D【解析】参见 A2 型题第 5 题解析。

2. A【解析】抢救时应优先处理危及生命的紧急情况。对于该患者来说，窒息是最危及生命的，故首先应处理窒息，然后是休克、开放性骨折、腹腔内脏器脱出。

3. B【解析】凡符合以下伤情 2 条以上者可定为多发伤。①头颅伤：颅骨骨折，伴有昏迷、半昏迷的颅内血肿，脑挫伤，颌面部骨折。②颈部伤：颈部外伤伴有大血管损伤、血肿、颈椎损伤。③胸部伤：多发肋骨骨折、血气胸、肺挫伤，心、大血管、气管破裂，膈疝。④腹部伤：腹腔内出血，腹内脏器破裂，腹膜后大血肿。⑤泌尿生殖系统损伤：肾破裂，膀胱破裂，子宫破裂，尿道断裂，阴道破裂。⑥复杂性骨盆骨折或伴休克。⑦脊柱骨折、脱位伴脊髓伤，或多发脊柱骨折。⑧上肢肩胛骨、长骨骨折，上肢离断。⑨下肢长骨干骨折，下肢离断。⑩四肢广泛皮肤撕脱伤。

4. A【解析】该患者右侧胸廓饱满，皮下气肿，肋间距增大，叩诊鼓音，现场急救首先应立即排气减压，止血包扎。

5. E【解析】多发伤患者到急诊科时大多伴有休克。在控制外出血的基础上，根据血压、脉搏、皮温、面色判断休克程度进行抗休克治疗，要迅速建立 2 条以上静脉通路，必要时行深静脉穿刺置管术，便于输液和监测。

6. C【解析】胸 12 至腰 1 段脊柱后凸，全腹未及压痛，右髋部压痛阳性，右腿外旋畸形，可判断可能为脊柱及右髋部骨折。

7. C【解析】脊柱骨折采用俯卧平托法搬至救护车上。

8. A【解析】参见 A1 型题第 20 题解析。

9. C【解析】参见 A1 型题第 33 题解析。

10. B【解析】急性硬脑膜外血肿是位于颅骨内板与硬脑膜之间的血肿，好发于幕上半球凸面，十分常见。多为单发，多发者罕见，但可合并其他类型血肿，构成复合型血肿，其症状为意识障碍、颅内压增高、瞳孔散大、偏瘫、失语等。

11. B【解析】颅脑损伤者常有脑组织暴露和呼吸道不畅等表现。搬运时应使伤员取平卧位，易于保持呼吸道通畅；脑组织暴露者，应保护好其脑组织，并用衣物、枕头等将伤员头部垫好，以减轻震动，注意颅脑损伤常合并颈椎损伤。

12. D【解析】急性硬脑膜外血肿的症状为意识障碍、颅内压增高、瞳孔散大、偏瘫、失语等。该患者昏迷，后逐渐清醒恢复正常，后家属发现其坐立不安、语无伦次，符合该病特征。

13. E【解析】颅脑损伤的处理：注意防治脑水肿，可用 20% 甘露醇、呋塞米脱水，或用胶体液提高胶体渗透压。

14. D【解析】离断段应干燥冷藏保存。

15. A【解析】开放性四肢损伤尤其是离断伤，在手术止血前可以使用止血带来辅助止血，并记录时间，用三角巾包扎。

16. C【解析】梗阻性休克解除梗阻的急诊处理：若为心脏压塞，应尽快在超声引导下行心包穿刺抽液或局限性心包探查术；若为心脏破裂等活动性出血导致的心脏压塞，应尽快剖胸探查。张力性气胸应尽快进行胸腔穿刺减压，紧急穿刺减压后可放置胸腔闭式引流管持续引流气体液体。

17. B【解析】高处坠落伤患者出现休克，诊断性腹穿阳性，考虑存在腹腔脏器破裂失血严重，应立即行腹腔探查术。

18. D【解析】患者术中出血严重，无法快速确切的治疗，且出现呼吸、心搏骤停，所以应立即填塞止血，终止手术并立即心肺复苏。

19. B【解析】术后生命体征逐渐平稳，可在术后 3~5 天考虑开始拔出填塞物。

20. D【解析】肝为外伤出血，无肝病基础，且肝脏血运良好，代偿能力极强，一般不会出现肝坏死。

四、B 型题

1. D【解析】依托型：院前急救医疗指挥相对独立，但又附属于一家综合医院，既有院前急救医疗，又有院内急救，形成“一套班子，两块牌子”的机构框架。

2. B【解析】院前型：急救中心配备司机、急救专业人员和车辆。为独立医疗卫生机构，既有指挥调度权，又有人、财、物等资源的调配权，按急救半径设立分站，并与急救网络医院配合，形成完整的急救链。

3. E【解析】指挥型：急救中心只是院前急救医疗的总调度，急救中心不配备司机、急救专业人员和车辆，急救中心与各医院无行政隶属关系，各个医院分片负责，统一指挥。

4. A【解析】独立型：“大而全”的模式，具有院前、院内急救的全面服务功能，但急救中心的建设投资较大，需要大量的专业技术人才，同时与其他医院急救工作的协调也存在一定困难。

5~12 A、C、E、A、C、C、E、E【解析】①颞浅动脉指压止血法：用于头颈部及颞部出血。②面动脉指压止血法：用于面部出血。③颈总动脉指压止血法：用于头部和颈部大出血。④锁骨下动脉指压止血法：用于腋窝、肩部出血。⑤肱动脉指压止血法：用于上臂下段、前臂出血及手部出血。⑥股动脉指压止血法：用于大腿、小腿出血及足部出血。

13. B【解析】贯通伤：火器伤既有入口又有出口的损伤。

14. D【解析】切线伤：致伤物沿体表切线方向擦过所致的损伤。

15. E【解析】反跳伤：入口和出口在同一点的损伤。

16. C【解析】非贯通伤：只有入口没有出口的损伤。

17. A【解析】闭合伤：皮肤完整无伤口的损伤。

18~19 C、A【解析】影响创伤愈合因素中，最常见的全身因素是营养不良，最常见的局部因素为伤口感染。

20~22 B、C、C【解析】车祸致颅脑损伤，于车祸现场患者再现呼吸困难，首先应该采用抬起下颌。患者于急诊科突然出现呼吸困难，意识丧失，应该立即采取的措施是环甲膜穿刺。患者颌面部损伤，送至急诊科，见口腔大量血凝块，出现呼吸困难，抬下颌并采用吸引器清理口腔后，呼吸困难未能缓解，此时应该采取的措施是环甲膜穿刺。

23～27 A、B、C、D、C【解析】①指压止血法：根据人体动脉分布在体表浅表的部位，当某部位出血时，紧急情况下，用手指、手掌或拳在出血动脉的近心端，将血管紧压在深部的骨面上，使血流来源被阻断而达到临时止血的目的。使用时机：浅表皮肤裂伤的出血。手指皮肤裂伤出血时，到达急诊科前采用指压法止血。②加压包扎止血法：是目前最常用的一种止血方法，在没有无菌纱布时，可使用消毒卫生巾、餐巾等替代。③填塞止血法：适用于肌肉、骨端等渗血；肝破裂的手术中经反复止血创面仍然渗血明显时，也可考虑采用此法。④止血带止血法：是快速、有效的止血方法，只适用于四肢大出血，当其他止血法不能止血时才使用此法。骨科肢体手术中为了减少患者出血，保证患者的生命体征平稳，方便术者保持清晰的术野，便于手术操作，通常使用气囊止血带进行止血。

五、X 型题

1. ABCE【解析】在灾害现场附近设置 4 个区域，即红区、黄区、绿区、黑区。参见 A1 型题第 5 题解析。

2. ABDE【解析】院前急救医疗的任务：①院前急救医疗及医院间医疗转运。②参与大型意外灾害事故的指挥、组织和救援。③承担大型集会活动的医疗保障工作。④负责或协助组织医疗人员及医疗辅助人员进行急诊、急救方面的业务培训。⑤参与公众健康教育、疾病预防的宣传及相关研究。

3. ABCE【解析】院前急救医疗管理的具体内容：①院前急救医疗的组织与结构管理。②院前急救医疗的行政管理。③院前急救医疗的质量管理。④院前急救医疗的计算机信息管理。⑤院前急救医疗的人力资源管理。⑥院前急救医疗的经济管理。⑦院前急救医疗中纠纷、差错和事故的防范。⑧院前急救医疗中暴力事件的防范和对策。⑨灾难事件的反应预案。

4. ABDE【解析】损伤现场救治主要内容：①维持患者呼吸道通畅，及时清除异物，解决呼吸道梗阻，对有呼吸障碍或呼吸停止者进行人工呼吸（包括气管插管）。②对发生心搏骤停患者实施心肺复苏术。③对意识丧失者采取稳定侧卧位，防止窒息。④对休克患者应及时止血、镇痛、镇静、液体复苏；对未控制出血的休克患者，应采用限制性液体复苏。⑤变开放性气胸为封闭性气胸。⑥固定骨折患肢。

5. ABCDE【解析】转运途中要密切观察患者的呼吸、血压、脉搏等生命体征，观察尿量及尿颜色变化，观察受伤肢体的肿胀情况及血液循环状态，观察伤口出血情况，观察意识状态。

6. ACE【解析】如患者无脉搏，立即进行心脏按压，按压部位在胸骨下段相当于两乳头连线中间，按压应平稳，有规律地进行，不能间断，按压频率 100 次/分，按压深度成年人 4～5cm，按压和放松的比例各占 50%。注意：按压放松时手不要离开胸部，同时要使胸部充分回弹。

7. BCDE【解析】心肺复苏的有效指标：①扩大的瞳孔变小。②面色（口唇）由发绀转为红润。③大动脉扪及搏动。④可测到血压（>60/40mmHg）。

8. ABCDE【解析】喉罩（LMA）适合于院前急救中心肺复苏早期的气道建立，其优点有操作快捷、简单、易掌握、效果可靠，为进一步抢救赢得时间，且不影响心脏按压。尤其在患者出现深昏迷，舌咽反射和喉反射消失时操作更为方便，且能提高气道管理质量，与面罩通气相比可提高血氧饱和度，气道维持更容易，经验不足的医师也容易放置。喉罩在麻醉程度较浅的情况下被患者接受，无须使用肌松药。无须使用喉镜和气管插管，减少对牙齿和口腔的损伤，可避免气管内插管的许多并发症。可重复使用。如有需要，还可协助行气管内插管。

9. ABCD【解析】选项 A、B、C、D 都是需要现场紧急处置的，只有选项 E 属于转运。

10. ABCE【解析】院前急救医疗主要包括包扎、止血、固定和搬运四大技术。

11. ACDE【解析】患者如有大出血应先止血包扎然后固定。夹板与皮肤间要加衬垫，夹板长度必须超过骨折的上、下两个关节。肢体骨折固定时，要将指（趾）端露出，以便随时观察末梢血液循环情况。

12. ACDE【解析】上止血带过久，容易因血液阻断过久而引起肢体坏死，因此每隔 1 小时应松放 1 次，每次 2~3 分钟。上止血带要松紧适宜，以能止住出血为度，扎得过松不能止血，扎得过紧则损伤皮肤或神经。运送伤员时，在上止血带部位要有明显标志，并注明上止血带与放松止血带时间。包扎材料有急救包、绷带（用长条纱布制成，长度和宽度有多种规格，常用的有宽 5cm、长 600cm 和宽 8cm、长 600cm 两种）、三角巾、单头带、双头带、回头带等。也可用伤员或急救者的毛巾、手帕、衣、帽等。总之，包扎材料应为一切可以利用的消毒或干净的软性材料，以达到及时包扎的目的。

13. AC【解析】包扎动作必须轻快，以免加重损伤；包扎松紧适中，既可止血，又防止搬运时脱落。包扎的目的是保护伤口、止血、减轻疼痛、减少和防止污染。有骨关节损伤时，包扎后要同时进行外固定；开放性骨折不进行复位。从伤口内膨出的人体内脏器官等，不进行回纳，应加以保护后包扎。

14. BCDE【解析】固定是针对骨折的急救措施，可以防止骨折部位移动，不是所有的创伤均应固定，选项 A 错误，余选项均正确。

15. BCDE【解析】清创缝合适用于新鲜的创伤伤口，化脓感染伤口不宜缝合，48 小时后无感染者可以缝合，选项 A 错误，余选项均正确。

六、案例分析题

1. ACD【解析】患者面部和口唇发绀，意识模糊，呼吸困难，考虑有窒息的可能，也可能为脑血管意外或急性心肌梗死。

2. BCF【解析】根据题干描述应帮助患者恢复呼吸，可以采取的措施有气管插管、海姆立克急救法和初级心肺复苏。喉罩不适用于气道异物窒息的患者。

3. C【解析】进行体外电除颤，单相波除颤仪，首次360J，双相波除颤仪，首次200J。

4. CDF【解析】患者经初步复苏后，心室颤动转为室上性心动过速，有血压和自主呼吸，初级复苏成功无须再除颤和心脏按压，应静脉应用胺碘酮、血管活性药，继续监测生命体征。

5. BDEF【解析】心肺复苏的患者、无有效自主呼吸的患者以及昏迷的患者应立即予以口咽管、气管插管（经口）、食管-气管联合导气管、经鼻气管插管。

第三章　灾难医学

一 A1型题

1. 以下不属于自然灾难的是

A. 地震　　B. 恐怖袭击
C. 火山喷发　　D. 泥石流
E. 海平面上升

2. 对于核和放射突发污染事件中属于长期防护措施的是

A. 隐蔽　　B. 个人防护
C. 服用稳定性碘　　D. 控制进出口通道
E. 控制食品和饮水

3. 根据空难的特点，空难的现场医疗救援要建立一所四区。分类区应设在离飞机残骸(　　)的上风处

A. 50m　　B. 90m
C. 1000m　　D. 150m
E. 200m

4. 大型核设施事故被污染区人员应服用碘片，每日服

A. 0.05g　　B. 0.08g
C. 0.1g　　D. 0.15g
E. 0.2g

5. 核辐射事故现场救援的原则不包括

A. 快速有序，边发现边抢救　　B. 先重后轻，对危重伤员先抢救后去除污染
C. 尽快将伤员撤离事件现场　　D. 保护抢救者
E. 对危重伤员去除污染后再进行抢救

6. 用作生物恐怖的生物剂为

A. 细菌　　B. 病毒
C. 毒素　　D. 立克次体
E. 以上都是

7. 以下属于攻击人的真菌生物战剂的是

A. 烟曲霉　　B. 西加毒素
C. 埃博拉病毒　　D. 白色念珠菌
E. 鹦鹉热衣原体

8. 以下属于甲类传染病的是
A. 霍乱　　B. 炭疽病
C. 艾滋病　　D. 人感染高致病性禽流感
E. 严重急性呼吸综合征

9. 运送严重呼吸道传染病的车辆内部终末消毒采用
A. 紫外线消毒　　B. 清水喷洒清洗
C. 甲醛溶液熏蒸消毒　　D. 用含 1000mg/L 有效氯消毒溶液喷洒消毒
E. 用含 5000mg/L 过氧乙酸按 8ml/m^3气溶胶喷雾消毒

10. 转运传染病患者的流程是
A. 出车至现场接患者→工作人员穿戴二级防护物品→将患者安置在医疗舱→将患者转运至传染病指定接收医疗机构→在指定消毒区进行车辆、设备及污物消毒→人员消毒、卫生处理→返回
B. 工作人员穿戴一级防护物品→出车至现场接患者→将患者安置在医疗舱→将患者转运至传染病指定接收医疗机构→在指定消毒区进行车辆、设备及污物消毒→人员消毒、卫生处理→返回
C. 工作人员穿戴二级防护物品→出车至现场接患者→将患者安置在医疗舱→将患者转运至传染病指定接收医疗机构→人员消毒、卫生处理→在指定消毒区进行车辆、设备及污物消毒→返回
D. 出车至现场接患者→工作人员穿戴二级防护物品→将患者安置在医疗舱→将患者转运至传染病指定接收医疗机构→人员消毒、卫生处理→在指定消毒区进行车辆、设备及污物消毒→返回
E. 工作人员穿戴二级防护物品→出车至现场接患者→将患者安置在医疗舱→将患者转运至传染病指定接收医疗机构→在指定消毒区进行车辆、设备及污物消毒→人员消毒、卫生处理→返回

11. 转运传染病患者时工作人员穿戴防护物品流程是
A. 戴帽→穿连体防护服（先不将连体帽戴上）→戴口罩→戴防护镜→穿鞋套或胶鞋→戴手套，将手套套在防护服袖口外
B. 穿连体防护服（先不将连体帽戴上）→戴口罩→戴防护镜→穿鞋套或胶鞋→戴手套，将手套套在防护服袖口外→戴帽
C. 戴帽→穿连体防护服（先不将连体帽戴上）→戴防护镜→戴口罩→穿鞋套或胶鞋→戴手套，将手套套在防护服袖口外

D. 戴帽→穿连体防护服（先不将连体帽戴上）→戴口罩→戴防护镜→戴手套，将手套套在防护服袖口外→穿鞋套或胶鞋

E. 戴帽→戴口罩→戴防护镜→穿鞋套或胶鞋→戴手套，将手套套在防护服袖口外→穿连体防护服（先不将连体帽戴上）

12. 转运传染病患者时工作人员脱防护物品流程是

A. 解防护服→摘下防护镜，放入消毒液中→摘手套，手套里面朝外放入黄色塑料袋中→脱掉防护服，将里面朝外，放入黄色塑料袋中→手指反掏进帽，将帽摘下，里面朝外，放入黄色塑料袋中→摘口罩，一手按住口罩、另一只手将口罩带摘下，放入黄色塑料袋中，注意双手不接触面部→脱下鞋套或胶鞋，将鞋套里面朝外，放入黄色塑料袋中（胶鞋放入消毒液中）→洗手、消毒

B. 摘下防护镜，放入消毒液中→解防护服→摘手套，手套里面朝外放入黄色塑料袋中→脱掉防护服，将里面朝外，放入黄色塑料袋中→手指反掏进帽，将帽摘下，里面朝外，放入黄色塑料袋中→摘口罩，一手按住口罩、另一只手将口罩带摘下，放入黄色塑料袋中，注意双手不接触面部→脱下鞋套或胶鞋，将鞋套里面朝外，放入黄色塑料袋中（胶鞋放入消毒液中）→洗手、消毒

C. 摘下防护镜，放入消毒液中→解防护服→摘手套，手套里面朝外放入黄色塑料袋中→脱掉防护服，将里面朝外，放入黄色塑料袋中→手指反掏进帽，将帽摘下，里面朝外，放入黄色塑料袋中→脱下鞋套或胶鞋，将鞋套里面朝外，放入黄色塑料袋中（胶鞋放入消毒液中）→摘口罩，一手按住口罩、另一只手将口罩带摘下，放入黄色塑料袋中，注意双手不接触面部→洗手、消毒

D. 摘手套，手套里面朝外放入黄色塑料袋中→脱掉防护服，将里面朝外，放入黄色塑料袋中→解防护服→摘下防护镜，放入消毒液中→手指反掏进帽，将帽摘下，里面朝外，放入黄色塑料袋中→摘口罩，一手按住口罩、另一只手将口罩带摘下，放入黄色塑料袋中，注意双手不接触面部→脱下鞋套或胶鞋，将鞋套里面朝外，放入黄色塑料袋中（胶鞋放入消毒液中）→洗手、消毒

E. 摘下防护镜，放入消毒液中→解防护服→脱掉防护服，将里面朝外，放入黄色塑料袋中→手指反掏进帽，将帽摘下，里面朝外，放入黄色塑料袋中→摘口罩，一手按住口罩、另一只手将口罩带摘下，放入黄色塑料袋中，注意双手不接触面部→脱下鞋套或胶鞋，将鞋套里面朝外，放入黄色塑料袋中（胶鞋放入消毒液中）→摘手套，手套里面朝外放入黄色塑料袋中→洗手、消毒

13. 核辐射及放射事故应急救援人员的穿衣顺序正确的是

A. 鞋套→防护服→裤→用带子绑住防护服开口→在防护服外加标签→防护帽和口罩→内层手套→密闭的手套和有带子的防护服袖→剂量计→外层手套

B. 鞋套→裤→防护服→用带子绑住防护服开口→在防护服外加标签→防护帽和口罩→

内层手套→密闭的手套和有带子的防护服袖→剂量计→外层手套

C. 鞋套→裤→防护服→用带子绑住防护服开口→在防护服外加标签→防护帽和口罩→内层手套→密闭的手套和有带子的防护服袖→外层手套→剂量计

D. 裤→鞋套→防护服→用带子绑住防护服开口→在防护服外加标签→防护帽和口罩→内层手套→密闭的手套和有带子的防护服袖→剂量计→外层手套

E. 鞋套→裤→防护服→用带子绑住防护服开口→在防护服外加标签→内层手套→防护帽和口罩→密闭的手套和有带子的防护服袖→剂量计→外层手套

14. 核辐射及放射事故应急救援人员的脱衣顺序正确的是

A. 从防护服去除带子→解除内层手套的带子→外手套→剂量计→防护服→脱裤至膝盖下→坐在放在边界线清洁侧处的椅子上→脱裤→防溅物→口罩→鞋的遮盖物→内层手套

B. 从防护服去除带子→解除内层手套的带子→防护服→剂量计→外手套→脱裤至膝盖下→坐在放在边界线清洁侧处的椅子上→脱裤→防溅物→口罩→鞋的遮盖物→内层手套

C. 从防护服去除带子→外手套→解除内层手套的带子→剂量计→防护服→脱裤至膝盖下→坐在放在边界线清洁侧处的椅子上→口罩→防溅物→脱裤→鞋的遮盖物→内层手套

D. 从防护服去除带子→外手套→解除内层手套的带子→剂量计→防护服→脱裤至膝盖下→坐在放在边界线清洁侧处的椅子上→脱裤→防溅物→口罩→鞋的遮盖物→内层手套

E. 口罩→从防护服去除带子→外手套→解除内层手套的带子→剂量计→防护服→脱裤至膝盖下→坐在放在边界线清洁侧处的椅子上→脱裤→防溅物→鞋的遮盖物→内层手套

15. 照射剂量在（　），为超致死辐射剂量

A. 1000~2000cGy　　B. 1000~3000cGy

C. 3000~4000cGy　　D. 4000~5000cGy

E. 1000~5000cGy

16. 心血管型或毒血症型急性放射病，多死于

A. 心源性休克　　B. 低血容量性休克

C. 脓毒症休克　　D. 感染性休克

E. 神经源性休克

17. 以下选项不属于突发公共事件的是

A. 重大传染病疫情　　B. 群体性不明原因疾病

C. 重大食物和职业中毒　　D. 健康个体突发脑血管意外

E. 其他严重影响公众健康的事件

18. 根据公卫事件的性质，社会危害程度影响范围，可将突发公共卫生事件分为

A. 二级　　B. 三级

C. 四级　　D. 五级

E. 六级

19. 根据突发公共卫生事件的分级，一般（　）级表示事件最为严重

A. Ⅰ　　B. Ⅱ

C. Ⅲ　　D. Ⅳ

E. Ⅴ

20. 突发公共卫生事件的处理原则是

A. 预防为主，常备不懈　　B. 统一领导，分级负责

C. 反应及时，措施果断　　D. 依靠科学，加强合作

E. 以上都是

21. 全国突发公共卫生事件应急预案应由以下哪个部门制定

A. 卫生部制定、国务院批准　　B. 卫生部制定发布

C. 国务院制定　　D. 国务院有关部门制定

E. 医疗卫生机构

22. 突发公共卫生事件应急报告规范由以下哪个部门建立

A. 国务院　　B. 国务院卫生行政主管部门

C. 省级政府　　D. 省级卫生行政部门

E. 医疗卫生机构

23. 发生较大突发公共卫生事件时，用下列哪一种颜色作为隔离标识

A. 黄色　　B. 蓝色

C. 棕色　　D. 橙色

E. 红色

24. 基于突发公共卫生事件管理的信息，仅强调及时，不求准确全面的信息报告是

A. 发现报告　　B. 首次报告

C. 进程报告　　D. 结案报告

E. 以上都不是

25. 生物恐怖事件医疗急救的基本原则是

A. 首先使遇难者脱离险境并迅速对伤情作出正确判断与分类

B. 首先抢救遇难者

C. 无须对伤情立即作出判断

D. 急救时无须按轻重缓急处理

E. 对生命垂危患者先转运再实施紧急抢救

26. 当发生严重急性呼吸综合征、人感染高致病性禽流感，并有扩散趋势时，应划分为

A. 特别重大（Ⅰ级）
B. 重大（Ⅱ级）
C. 较大（Ⅲ级）
D. 一般（Ⅳ级）
E. 以上说法都不正确

27. 突发公共卫生事件监测机构、医疗卫生机构及有关单位发现突发公共卫生事件，应在（　　）内向所在地区县（区）级人民政府的卫生行政部门报告

A. 30 分钟
B. 1 小时
C. 2 小时
D. 6 小时
E. 12 小时

28. 卫生行政部门在接到突发公共卫生事件报告后，应在（　　）内向同级人民政府报告

A. 30 分钟
B. 1 小时
C. 2 小时
D. 6 小时
E. 12 小时

29. ①重大传染病疫情。②群体性不明原因的疾病。③重大食物和职业中毒。④新发传染性疾病。⑤群体性预防接种反应和群体性药物反应。⑥重大环境污染事故。⑦核事故和放射事故。⑧生物、化学、核辐射恐怖事件。⑨自然灾害。⑩其他严重影响公众健康的事件。突发公共卫生按事件的成因和性质分类正确的是

A. ③⑤⑦⑧⑨⑩
B. ①②③④⑨⑩
C. ①②④⑤⑥⑧⑨
D. ②③⑤⑥⑧⑨⑩
E. ①②③④⑤⑥⑦⑧⑨⑩

二　A2 型题

地震现场发现一挤压综合征患者，现场救治中错误的是

A. 迅速转送至医院
B. 尽早解除伤员受压状况
C. 可适当应用镇静及镇痛药
D. 解除受压状况后将患肢适当固定
E. 将患肢伤口加压包扎，尽可能采用止血带止血

三　A3/A4 型题

（1~4 题共用题干）

患者，女性，50 岁。腹泻 18 小时，排米泔水样便 10 余次，8 小时未排尿，伴恶心、呕吐，无腹痛，无发热。现就诊于某市医院肠道门诊。查体：体温（T）35.3℃，脉搏（P）130 次/分，呼吸（R）24 次/分，BP 75/50mmHg；皮肤干燥、腹软，无压痛，肠鸣音亢进。

当时该市报告有霍乱流行。

1. 该患者在肠道门诊最需要做的检查是
   A. 血常规　B. 大便培养
   C. 腹部 B 超　D. 大便常规+隐血试验
   E. 大便霍乱弧菌悬滴动力试验
2. 目前该患者最需要接受的处理是
   A. 快速大量补液　B. 抗生素治疗
   C. 暂时观察，待检查结果回报后处理　D. 静脉用多巴胺
   E. 使用利尿药
3. 大便霍乱弧菌悬滴动力试验阳性，初步诊断为霍乱。应该报告当地卫生防疫机构的时间为
   A. 3 小时内　B. 6 小时内
   C. 12 小时内　D. 24 小时内
   E. 48 小时内
4. 患者需要转运至定点收治医院，转运过程中工作人员需要的防护为
   A. 无须防护　B. 一级防护
   C. 二级防护　D. 穿防化服
   E. 仅戴医用防护口罩

四 B 型题

（1~5 题共用备选答案）

A. 小灾　B. 中灾
C. 微灾　D. 大灾
E. 巨灾

1. 死亡人数百至千人，或直接经济损失在百万元至千万元之间的属于
2. 死亡人数万人以上，或直接经济损失在亿元以上的属于
3. 死亡人数十人以下，或直接经济损失在十万元以下的属于
4. 死亡人数十人至百下，或直接经济损失在十万元至百万元之间的属于
5. 死亡人数千人至万人，或直接经济损失在千万元至亿元之间的属于

（6~9 题共用备选答案）

A. 原生灾难　B. 直接灾难
C. 间接灾难　D. 次生灾难
E. 诱发灾难

请选择下列各题干描述的地震灾难类型：

6. 地震源处地层断裂、地面倾斜、升降、变形等原生现象造成的灾难，破坏力强大，出现于震中区域
7. 地震致建筑物、工程设施被破坏后引起的火灾、水灾、毒气污染等继发灾难
8. 地震波引起地面震动造成的灾难，如建筑物破坏、山崩、坍塌及水震荡导致的海啸等
9. 由地震引起的各种社会性灾难，如瘟疫、饥荒、社会秩序混乱等问题

五 X 型题

1. 突发性灾难特点是
   A. 突然发生　　B. 破坏性大
   C. 逐渐成灾　　D. 缓慢发生
   E. 成因复杂
2. 灾难医学的总体特点包括
   A. 涉及面专一　　B. 沟通协调
   C. 心理疏导　　D. 灾难防疫
   E. 现场指挥
3. 突发性灾难的现场特点包括
   A. 紧迫性　　B. 危险性
   C. 复杂性　　D. 突发性
   E. 自助性
4. 地震灾难的特点包括
   A. 突发性强　　B. 破坏性大
   C. 持续时间长　　D. 周期性
   E. 预测难度大
5. 核辐射事故现场救援的个人防护措施包括
   A. 穿戴防护衣具　　B. 配备辐射剂量仪
   C. 酌情使用稳定碘　　D. 使用抗生素
   E. 使用抗放射药物
6. 丢失的放射源对人体辐射的方式包括
   A. 全身或局部外照射　　B. 局部照射
   C. 复合照射　　D. 体表照射
   E. 体内照射
7. 放射源丢失事故所致的核辐射损伤的特点包括
   A. 由于放射源放置在受害者衣服或周围环境位置不同，全身照射剂量分布不均

B. 持续照射所致的损伤效应，小于同一剂量一次照射所致的损伤效应

C. 由于放射源位置不同，对全身照射剂量分布不均匀，离放射源最近局部病变可能成为全身病变中最突出的表现

D. 随放射源丢失被发现的时间迟早不同，对人体照射持续时间长短不一

E. 体内摄入一定剂量放射源需尽快采取医疗措施，缩短核素半衰期，可减小对人体的损害

8. 对于核和放射突发污染事件中救援人员应了解的减少受照剂量的三原则是

A. 保持与放射源最大距离

B. 可以在污染区内进食和吸烟

C. 只要有可能，就应充分利用屏蔽防护

D. 离开污染区时，无须接受体表和衣服的污染监测

E. 在放射环境中消耗的时间要减至最少，必要时轮换作业

9. 核辐射事故现场救援的基本任务包括

A. 首先将伤员撤离现场，同时进行医学处理

B. 初步估计受照剂量及对人体的照射方式

C. 初步分类诊断，必要时尽早使用稳定性碘及抗放射药物

D. 检查放射性污染情况并判断有无放射性核素体内污染

E. 处理污染源

10. 刺激性气体泄漏中毒院前救治措施包括

A. 立即给予催吐　　B. 保持呼吸道通畅

C. 脱离现场，转移至下风向　　D. 立即脱去被污染衣物，清洗污染的皮肤

E. 重症患者转运，事先通知医院做好接诊准备

11. 以下有关灾难现场的检伤分类标准，叙述正确的是

A. 黑区为危重的伤员　　B. 黑区为已经死亡的伤员

C. 红区是需要立即处理的伤员　　D. 黄区、绿区是可以相对缓期处理的伤员

E. 在灾害现场附近设置4个区域，即红区、黄区、绿区、黑区

12. 以下有关灾难事故现场救治的主要内容，叙述正确的是

A. 维持患者呼吸道通畅，及时清除异物

B. 对发生心搏骤停患者实施心肺复苏术

C. 对意识丧失者采取稳定仰卧位

D. 对休克患者应及时止血、镇痛、镇静、液体复苏

E. 变开放性气胸为封闭性气胸

13. 生物战剂包括

A. 毒品　　B. 寄生虫

C. 致病微生物　　D. 微生物所产生的毒素

E. 携带对人、畜致病性微生物的病媒昆虫

14. 以下可作为攻击人的生物战剂的致病微生物包括

A. 细菌　　B. 病毒

C. 立克次体　　D. 核盘菌

E. 真菌

15. 以下属于乙类传染病的是

A. 霍乱　　B. 鼠疫

C. 炭疽病　　D. 艾滋病

E. 严重急性呼吸综合征

16. 属于灾难现场检伤分类标准第一优先（红色标记）的伤病是

A. 气道阻塞　　B. 昏迷（意识不清）

C. 严重头部创伤但清醒　　D. 超过 50% Ⅱ ~ Ⅲ度皮肤烧伤

E. 须用止血带止血的血管损伤

17. 属于灾难现场检伤分类标准第三优先（绿色标记）的伤病有

A. 多发骨折　　B. 严重烧伤

C. 椎骨受伤（除颈椎之外）　　D. 不造成远端脉搏消失的肌肉和骨骼损伤

E. <20% 的Ⅱ度以下烧伤，且不伤及外生殖器

18. 关于早期放射性落下灰导致的延迟杀伤作用于人体，造成相应损害的途径说法正确的是

A. γ 射线全身外照射，对人体损害和早期核辐射引起的放射病相似

B. 表现有脱毛、红斑、水疱、溃疡、坏死等

C. 可损伤皮肤全层组织，暴露部位多见

D. 食入污染食物、饮用水及吸入污染空气引起的体内照射，造成迟发甲状腺等损害

E. 皮肤沾染后受到的 β 粒子照射，造成皮肤 β 照射烧伤，没有潜伏期

19. 灾难医疗救援人员的任务有

A. 协助救援人员（武警、军人等）尽快使伤员脱离致伤环境

B. 稳定伤员情绪

C. 评估伤员损伤的性质和严重程度

D. 评估伤员伤情以及病情分类

E. 对伤员进行初步的抢救和处理

20. 下列有关灾难现场的检伤方法，叙述正确的有

A. 指引能行动的伤者到一指定区域（红区）

B. 为所有不能行走的伤员进行呼吸检查

C. 检查脑部是否受伤

D. 询问伤员简单问题或给予简单指令

E. 能回答或按照指令行事（绿区），回答不确切（黄区），不能回答（红区）

21. 核爆炸产生的杀伤因素包括
    A. 早期核辐射
    B. 放射性沾染
    C. 光辐射
    D. 核照射
    E. 冲击波

22. 以下有关骨髓型急性放射病的治疗，正确的有
    A. 中度和重度患者，以保护和促进造血功能恢复、预防感染和出血为主
    B. 对轻度患者可采取对症处理，加强营养、休息、严密观察
    C. 一般对受照 900cGy 以上的患者，应考虑同种造血干细胞移植
    D. 对极重度患者，应加强防治感染、出血，注意防治真菌和病毒感染，及早使用细胞因子，积极缓解胃肠和神经系统症状
    E. 理想的血液用品应先去除白细胞和经过 γ 线 1000~2000cGy 照射

23. 全国突发事件应急预案应当包括的主要内容有
    A. 突发事件应急处理指挥部的组成和相关部门的职责
    B. 突发事件的监测与预警；突发事件信息的收集、分析、报告、通报制度
    C. 准确判断突发事件产生原因，并避免发生次事件
    D. 突发事件的分级和应急处理工作方案；突发事件应急处理专业队伍的建设和培训
    E. 突发事件预防、现场控制，应急设施、设备、救治药品和医疗器械以及其他物资和技术的储备与调度

24. 出现某些情形时，医疗卫生机构和有关单位应当在 2 小时内向所在地县人民政府卫生行政部门报告，这些情形包括
    A. 发生或者可能发生重大食物和职业中毒事件
    B. 发生传染病菌种、毒种丢失
    C. 发生或者可能发生传染病暴发、流行
    D. 发生或者发现不明原因的群体性疾病
    E. 其他影响公共健康者

25. 生物恐怖可造成的危害有
    A. 影响公众心理，引发社会动荡
    B. 致病力强
    C. 可造成失能或者死亡
    D. 有传播性
    E. 潜在时间很长

26. 以下属于核或辐射事故发生的可能原因有
    A. 核恐怖
    B. 放射性物质从放射源与辐射技术应用设施异常释放
    C. 放射源安全装置和辐射装置故障或操作失误

D. 密封放射源或包容放射性物质的设备或容器泄漏

E. 放射源、放射性材料、放射性污染严重物件的丢失、被盗或遗弃

27. 核辐射及放射事故的紧急防护措施有

A. 撤离　　B. 临时性避迁

C. 服用稳定性碘　　D. 控制进出口通道

E. 个人防护

28. 核辐射及放射事故的应急救援人员的防护措施有

A. 在放射环境中停留的时间要减至最少，必要时轮换作业

B. 保持与放射源最大距离

C. 只要有可能，就应充分利用屏蔽防护

D. 配备能进行报警的辐射探测仪和个人剂量计，配备必要的个人防护用具

E. 进入放射区域之间服用抗生素

29. 下列有关化学中毒的具体救助措施，叙述正确的有

A. 立即将患者撤离现场，转移至上风向或侧风向空气新鲜处（温区），解开领口，保持呼吸道通畅

B. 医务人员直接进入“温区”来对伤员进行去污处理

C. 保护重要脏器心、肺、脑的功能，注意呼吸、脉搏、血压、意识、瞳孔等生命体征的变化

D. 对循环衰竭、呼吸表浅，或呼吸、心搏骤停者立即采取现场心肺复苏术

E. 对休克和虚脱者，静脉输液，使用升压药，维持正常血压

30. 突发公共卫生事件的特征有

A. 突发性　　B. 公共属性

C. 紧迫性　　D. 危害的严重性

E. 处理的综合性和系统性

31. 以下哪项突发公共卫生事件应划分为特别重大突发公共卫生事件（Ⅰ级）

A. 涉及多个省份的群体性不明原因疾病，并有扩散趋势

B. 发生严重急性呼吸综合征、人感染高致病性禽流感疑似病例

C. 发生烈性病菌株、毒株、致病因子等丢失事件

D. 肺鼠疫、肺炭疽在大、中城市发生并有扩散趋势，或肺鼠疫、肺炭疽疫情波及两个以上省份，并有进一步扩散趋势

E. 周边以及与我国通航的国家和地区发生特大传染病疫情、并出现输入性病例，严重危及我国公共卫生安全的事件

32. 以下哪项突发公共卫生事件应划分为重大突发公共卫生事件（Ⅱ级）

A. 腺鼠疫发生流行，在 1 个市（地）行政区域内，1 个平均潜伏期内多点连续发病 20

例以上，或流行范围波及 2 个以上市（地）

B. 霍乱在 1 个市（地）行政区域内流行，1 周内发病 30 例以上，或波及 2 个以上市（地），有扩散趋势

C. 乙类、丙类传染病波及 2 个以上县（市），1 周内发病水平超过前 5 年同期平均发病水平 2 倍以上

D. 发生群体性不明原因疾病，扩散到县（市）以外的地区

E. 一次性食物中毒 100 人，或出现死亡病例

33. 以下哪项突发公共卫生事件应划分为较大突发公共卫生事件（Ⅲ级）

A. 1 次食物中毒人数 30~99 人，未出现死亡病例

B. 发生肺鼠疫、肺炭疽病例，1 个平均潜伏期内病例数未超过 5 例，流行范围在 1 个县（市）行政区域内

C. 霍乱在 1 个县（市）行政区域内 1 周内发病 10~29 例，或波及 2 个以上县（市），或市（地）级以上城市的市区首次发生

D. 1 周内在 1 个县（市）行政区域内，乙、丙类传染病发病水平超过前 5 年同期平均发病水平 1 倍以上

E. 预防接种或群体预防性服药出现群体心因性反应或不良反应

34. 以下哪项突发公共卫生事件应划分为一般突发公共卫生事件（Ⅳ级）

A. 肺鼠疫在 1 个县（市）行政区域内发生，1 个平均潜伏期内病例数未超过 20 例

B. 霍乱在 1 个县（市）行政区域内，1 周内发病 15 例以下

C. 1 次食物中毒人数 30~99 人，未出现死亡病例

D. 一次性发生急性职业中毒 9 人以下，未出现死亡病例

E. 县级以上人民政府卫生行政部门认定的其他一般突发公共卫生事件

35. 生物恐怖事件具有的特点包括

A. 突发性　　B. 易行性

C. 隐蔽性　　D. 欺骗性

E. 造价昂贵

36. 生物恐怖事件医学救援的防护措施包括

A. 个人防护　　B. 集体防护

C. 预防接种　　D. 注射抗生素

E. 粮食、食物、水源的防护

37. 突发公共卫生事件首次信息报告的内容包括

A. 尚未调查确认的突发公共卫生事件或可能存在隐患的事件相关信息

B. 信息来源

C. 波及范围

D. 事件性质的初步判定及拟采取的措施

E. 经调查确认的突发公共卫生事件报告应包括事件性质、波及范围（分布）、危害程度、势态评估、控制措施等内容

六 案例分析题

（1~4 题共用题干）

患者，男性，50 岁。因发热、干咳伴胸闷、呼吸困难 2 天入院。入院后 4 小时呼吸困难加重，无既往史。查体：体温（T）39.5℃，脉搏（P）120 次/分，呼吸（R）32 次/分，血压（BP）100/70mmHg。端坐呼吸，心率 120 次/分，心律齐，双肺呼吸音粗，可闻少量干、湿啰音。

1. 对该患者的诊断考虑为
   A. 急性左心衰竭
   B. 急性支气管哮喘
   C. 急性呼吸窘迫综合征
   D. 急性心肌梗死
   E. 严重急性呼吸综合征
2. 与该传染病不属于同一类传染病的是
   A. 人感染高致病性禽流感
   B. 肾综合征出血热
   C. 艾滋病
   D. 霍乱
   E. 炭疽病
3. 该传染病的疫情上报时间为
   A. 城镇 12 小时内上报
   B. 农村 24 小时内上报
   C. 城镇 6 小时内上报
   D. 城镇 2 小时内上报，农村 12 小时内上报
   E. 城镇 4 小时内上报，农村 8 小时内上报
4. 患者需要转运入院，以下叙述不正确的是
   A. 转运过程中工作人员均需要用三级防护
   B. 转运过程中工作人员均需要用一级防护
   C. 防护物品不包括防护鞋、防护镜
   D. 转运患者后，救护车内可用含 5000mg/L 过氧乙酸水溶液按 8ml/m^{3}气溶胶喷雾消毒空气与车表面
   E. 工作人员隔离进行医学观察 2 周

参考答案与解析

一、A1 型题

1. B【解析】恐怖袭击属于人为灾害。

2. E【解析】核事故和放射事故是指由于放射性物质或其他放射源造成或可能造成公众健康严重影响或严重损害的突发事件，长期防护措施为控制食品和饮水。

3. B【解析】分类区：紧邻集中区，设在离飞机残骸 90m 的上风处，按照国际通用的红（危重）、黄（重）、绿（轻）、黑（死亡）伤情标识对伤员进行检伤分类，然后分别就近转移到救护区或后送区。

4. C【解析】被污染区人员服用碘片，每日服 0.1g，总量 1.0g，可使甲状腺被稳定碘饱和，阻止放射性碘沉积。

5. E【解析】核辐射事故现场救援的原则：①紧急医疗救援人员服用碘化钾和抗放射病预防药，穿戴防护服和配备急救器材，在统一指挥下配合其他抢险救援人员进入杀伤区实施医疗救援。②有序进行检伤分类。③采取先重后轻、先里后外的原则，对烧伤、冲击伤、急性放射病等不同类型伤员采取现场急救处理。④在避开核沾染区，选择地形隐蔽、靠近水源、后送方便的地方，配合有关医疗机构，设立早期救治机构，包括洗消、抢救、手术、医疗保障、生活保障等分组，对伤员进行早期医疗处置。⑤适时监护、后送伤员到后方医院。

6. E【解析】可能用作生物恐怖的生物剂：①攻击人的生物战剂，如细菌、病毒、立克次体、衣原体、毒素、真菌。②攻击动物的生物战剂，如非洲猪瘟疫病毒、禽流感病毒、口蹄疫病毒、牛瘟病毒、鸡新城疫病毒等。③攻击植物的生物战剂，如玉米黑粉菌、柑橘溃疡病单胞菌、水稻枯黄单胞菌、核盘菌等。

7. A【解析】攻击人的生物真菌包括：荚膜组织胞浆菌、烟曲霉等。

8. A【解析】我国法定传染病有甲类、乙类和丙类 3 种。其中，甲类传染病有 2 种，包括鼠疫和霍乱。

9. E【解析】运送严重呼吸道传染病的车辆内部终末消毒采用含 5000mg/L 过氧乙酸按 $8ml/m^3$ 气溶胶喷雾消毒。

10. E【解析】转运传染病患者流程：工作人员穿戴二级防护物品→出车至现场接患者→将患者安置在医疗舱→将患者转运至传染病指定接收医疗机构→在指定消毒区进行车辆、设备及污物消毒→人员消毒、卫生处理→返回。

11. A【解析】转运传染病患者时工作人员穿戴防护物品流程：戴帽→穿连体防护服（先不将连体帽戴上）→戴口罩→戴防护镜→穿鞋套或胶鞋→戴手套，将手套套在防护服袖口外。

12. B【解析】转运传染病患者时工作人员脱防护物品的流程：摘下防护镜，放入消毒液中→解防护服→摘手套，手套里面朝外放入黄色塑料袋中→脱掉防护服，将里面朝外，放入黄色塑料袋中→手指反掏进帽，将帽摘下，里面朝外，放入黄色塑料袋中→摘口罩，一手按住口罩、另一只手将口罩带摘下，放入黄色塑料袋中，注意双手不接触面部→脱下鞋套或胶鞋，将鞋套里面朝外，放入黄色塑料袋中（胶鞋放入消毒液中）→洗手、消毒。

13. B【解析】核辐射及放射事故应急救援人员的正确穿衣顺序：鞋套→裤→防护服→

用带子绑住防护服开口→在防护服外加标签→防护帽和口罩→内层手套→密闭的手套和有带子的防护服袖→剂量计→外层手套。

14. D【解析】核辐射及放射事故应急救援人员的正确脱衣顺序：从防护服去除带子→外手套→解除内层手套的带子→剂量计→防护服→脱裤至膝盖下→坐在放在边界线清洁侧处的椅子上→脱裤→防溅物→口罩→鞋的遮盖物→内层手套。

15. E【解析】照射剂量在1000~5000cGy，为超致死辐射剂量。

16. A【解析】照射剂量在2000~5000cGy，以心血管损伤为基本病变，以急性循环衰竭症状为主要表现，称为心血管型或毒血症型急性放射病，多死于心源性休克。

17. D【解析】突发公共卫生事件是指突然发生，造成或可能造成社会公众健康严重损害的重大传染病疫情、群体性不明原因疾病、重大食物和职业中毒以及其他严重影响公众健康的事件。

18. C【解析】根据突发公共卫生事件的性质、危害程度、涉及范围，突发事件划分为特别重大（Ⅰ级）、重大（Ⅱ级）、较大（Ⅲ级）和一般（Ⅳ级）四级，依次用红色、橙色、黄色、蓝色进行预警标识。

19. A【解析】参见A1型题第18题解析。

20. E【解析】突发公共卫生事件的处理原则：①预防为主，常备不懈。②统一领导，分级负责。③反应及时，措施果断。④依靠科学，加强合作。

21. A【解析】全国突发公共卫生事件应急预案应由卫生部制定、国务院批准。

22. B【解析】突发公共卫生事件应急报告规范由国务院卫生行政主管部门建立。

23. A【解析】较大突发公共卫生事件（Ⅲ级）的内容：①发生肺鼠疫、肺炭疽病例，一个平均潜伏期内病例数未超过5例，流行范围在1个县（市）行政区域内。②腺鼠疫发生流行，在1个县（市）行政区域内，1个平均潜伏期内连续发病10例以上，或波及2个以上县（市）。③霍乱在1个县（市）行政区域内1周内发病10~29例，或波及2个以上县（市），或市（地）级以上城市的市区首次发生，应用黄色标出。

24. B【解析】首次报告尚未调查确认的突发公共卫生事件或可能存在隐患的事件相关信息，应说明信息来源、波及范围、事件性质的初步判定及拟采取的措施，仅强调及时，不求全面准确的信息。

25. A【解析】生物恐怖事件医疗急救的基本原则：首先使遇难者脱离险境并迅速对伤情作出正确判断与分类。

26. A【解析】特别重大突发公共卫生事件（Ⅰ级）的内容：①肺鼠疫、肺炭疽在大、中城市发生并有扩散趋势，或肺鼠疫、肺炭疽疫情波及2个以上省份，并有进一步扩散趋势。②发生严重急性呼吸综合征、人感染高致病性禽流感病例，并有扩散趋势。

27. C【解析】突发公共卫生事件监测机构、医疗卫生机构及有关单位发现突发公共卫生事件，应在2小时内向所在地区县（区）级人民政府的卫生行政部门报告。

28. C【解析】卫生行政部门在接到突发公共卫生事件报告后，应在 2 小时内向同级人民政府报告。

29. E【解析】突发公共卫生按事件的成因和性质分类：①重大传染病疫情。②群体性不明原因的疾病。③重大食物和职业中毒。④新发传染性疾病。⑤群体性预防接种反应和群体性药物反应。⑥重大环境污染事故。⑦核事故和放射事故。⑧生物、化学、核辐射恐怖事件。⑨自然灾害。⑩其他严重影响公众健康的事件。

二、A2 型题

E【解析】止血带止血法只适用于四肢大出血，当其他止血法不能止血时才用此法，所以选项 E 错误。

三、A3/A4 型题

1. E【解析】根据患者的症状，判断可能为霍乱，需要进行大便霍乱弧菌悬滴动力试验检查。

2. A【解析】患者考虑为霍乱可能，存在严重的脱水和休克，应先隔离，大量快速补液，液体复苏，维持水、电解质及酸碱平衡，再辅以抗菌治疗和对症治疗。

3. B【解析】大便霍乱弧菌悬滴动力试验阳性，初步诊断为霍乱。应该 6 小时内报告当地卫生防疫机构。

4. C【解析】患者需要转运至定点收治医院，转运过程中工作人员需要的防护为二级防护。

四、B 型题

1~5 B、E、C、A、D【解析】见表 1-3-1。

表 1-3-1 我国的灾难分级

分级	死亡人数	经济损失（人民币总额）
巨灾（A 级）	万人以上	亿元以上
大灾（B 级）	千人至万人	千万元至亿元
中灾（C 级）	百人至千人	百万元至千万元
小灾（D 级）	十人至百下	十万元至百万元
微灾（E 级）	十人以下	十万元以下

6~9 A、D、B、E【解析】按照地震灾难形成的顺序和机制，可分为 4 种类型。①原生灾难：指地震源处地层断裂、地面倾斜、升降、变形等原生现象造成的灾难，破坏力强大，出现于震中区域。②直接灾难：指地震波引起地面震动造成的灾难，如建筑物的破坏、山

崩、坍塌以及水震荡导致的海啸等。③次生灾难：指地震致建筑物、工程设施被破坏后引起的火灾、水灾、毒气污染等继发灾难。④诱发灾难：指由地震引起的各种社会性灾难，如瘟疫、饥荒、社会秩序混乱等问题。

五、X 型题

1. ABE【解析】突发性灾难的特点如下。①突发性：突然暴发，发展迅速，猝不及防，并给社会造成震动或激变。②偶然性：人们难以预料，不期而遇。③破坏性：人员伤亡、财产损失，后果严重、难以承受、不可逆转，甚至造成社会整体瓦解和暂时失控。④复杂性：成因复杂，有时一因多灾，有时一灾多因。

2. BCDE【解析】灾难医学的总体特点有：①涉及面广。②现场指挥。③心理疏导。④专业抢救。⑤沟通协调。⑥灾难防疫。

3. ABCD【解析】突发性灾难的现场特点：突发性、复杂性、危险性、拣选性、紧迫性。

4. ABCDE【解析】地震灾难的特点：①突发性强。②破坏性大。③持续时间长。④周期性。⑤预测难度大。⑥社会影响深远。

5. ABCE【解析】发生核辐射后，紧急医疗救援人员服用碘化钾和抗放射病预防药，穿戴防护服和急救器材，在统一指挥下配合其他抢险救援人员进入杀伤区实施医疗救援。

6. ADE【解析】丢失的放射源对人体辐射有 3 种方式：全身或局部外照射、体表照射、体内照射，前 2 种较多见。

7. ABCDE【解析】放射源丢失事故所致的核辐射损伤的特点：①由于放射源放置在受害者衣服或周围环境位置不同，全身照射剂量分布不均匀。②随放射源丢失被发现的时间迟早不同，对人体照射持续时间长短不一；持续照射所致的损伤效应，小于同一剂量一次照射所致的损伤效应。③由于放射源位置不同，对全身照射剂量分布不均匀，离放射源最近局部病变可能成为全身病变中最突出的表现。④体内摄入一定剂量放射源需尽快采取医疗措施，缩短核素半衰期，可减小对人体的损害。

8. ACE【解析】减少受照剂量的三原则：在放射环境中停留的时间要减至最少，必要时轮换作业；保持与放射源最大距离；只要有可能，就应充分利用屏蔽防护。

9. ABCD【解析】核辐射事故现场救援的基本任务：①将伤员撤离现场，同时进行医学处理。②初步估计人员受照的剂量，设立临时分类站，进行初步诊断和处理，必要时及早使用抗放射药物。③对人员进行放射性体表污染检查和初步去污染处理，注意防止污染扩散，对开放性伤口去污染后可酌情进行包扎。④初步判断人员有无放射性核素体内污染，必要时及早采取阻断吸收和促进排出措施。⑤尽可能收集可估计人员受照剂量的物品和生物样品。⑥填写伤员登记表。⑦根据初步分类诊断处置伤员。⑧对突发事件的医学和公共卫生后果进行初步评估，给予放射防护和公共卫生建议。

10. BDE【解析】毒气泄漏灾难的医疗急救原则：①迅速撤离毒气污染区，应选择毒气源上风位置或有遮挡屏障以外地区，切忌大声呼喊和乱跑。②现场人员应急用多层湿毛巾、纱布等掩捂口鼻以减少毒气吸入，穿长袖衣服和戴手套、眼镜减少皮肤接触面积；急救人员应戴防毒面具、穿防化服方可进入染毒现场。③撤出现场人员应迅速脱去染毒衣物，人体、衣物在专门场所分别进行洗涤消毒。④洗涤消毒后的中毒人员给予吸氧、监护转送医院，根据不同中毒类别进行相应的进一步救治。

11. BCDE【解析】在灾害现场附近设置 4 个区域，即红区、黄区、绿区、黑区。红区是需要立即处理的伤员；黄区、绿区是可以相对缓期处理的伤员；黑区为已经死亡的伤员。

12. ABDE【解析】灾难事故现场救治的主要内容：①维持患者呼吸道通畅，及时清除异物，解决呼吸道梗阻，对有呼吸障碍或呼吸停止者进行人工呼吸（包括气管插管）。②对发生心搏骤停患者实施心肺复苏术。③对意识丧失者采取稳定侧卧位，防止窒息。④对休克患者应及时止血、镇痛、镇静、液体复苏；对未控制出血的休克患者，应采用限制性液体复苏。⑤变开放性气胸为封闭性气胸。⑥固定骨折患肢。

13. CD【解析】参见 A1 型题第 6 题解析。

14. ABCE【解析】参见 A1 型题第 6 题解析。

15. CDE【解析】国家规定的法定传染病有甲类、乙类和丙类 3 种。其中，甲类传染病有 2 种，包括鼠疫和霍乱。乙类包括严重急性呼吸综合征、艾滋病、病毒性肝炎、脊髓灰质炎、人感染高致病性禽流感、麻疹、肾综合征出血热、狂犬病、流行性乙型脑炎、登革热、炭疽病、细菌性和阿米巴痢疾、肺结核、伤寒和副伤寒、流行性脑脊髓膜炎、百日咳、白喉、新生儿破伤风、猩红热、布氏杆菌病、淋病、梅毒、钩端螺旋体病、血吸虫病、疟疾、人感染猪链球菌病，2009 年增加了甲型 H1N1 流感。丙类包括流行性感冒、流行性腮腺炎、风疹、急性出血性结膜炎、麻风病、流行性和地方性斑疹伤寒、黑热病、棘球蚴病、丝虫病及除霍乱、痢疾、伤寒和副伤寒以外的感染性腹泻病，2008 年增加了手足口病。为监测管理传染病，应向有关疾病控制专业机构报告疫情。

16~17 ABD、DE【解析】现场需要确定伤员救治的顺序，区分需紧急救治、需限期手术、暂时不需要手术和已死亡的伤员。在分拣后必须确立处理优先次序，确立不同阶段的优先方案，即第一优先（红色）、第二优先（黄色）、第三优先（绿色）和零优先（黑色）。①红色：优先救治的标签，指伤势严重，威胁生命，需紧急救治和转运。②黄色：延迟救治的标签，指伤势较重，但暂无生命危险。③绿色：等待救治的标签，指伤势较轻，暂时不需手术，可走动者。④黑色：期待救治的标签，用于标示存活可能性小、无法救治者。

18. ABCD【解析】早期放射性落下灰导致的延迟杀伤作用于人体，造成相应损害的途径：①γ 射线全身外照射，对人体损害和早期核辐射引起的放射病相似。②皮肤沾染后受到 β 粒子照射，造成皮肤 β 照射烧伤，有一定潜伏期，可损伤皮肤全层组织，暴露部位多见，表现有脱毛、红斑、水疱、溃疡、坏死等。③食入污染食物、饮用水及吸入污染空气引起的体内照射，造成迟发甲状腺等损害。

19. ACDE【解析】灾难医疗救援人员的任务：①协助救援人员（武警、军人等）尽快使伤员脱离致伤环境。②评估伤亡人数。③评估伤员损伤的性质和严重程度。④评估伤员伤情以及病情分类。⑤对伤员进行初步的抢救和处理。⑥确定现场医疗救援所需的人力物力、伤员转运工具和随后进一步处理所需要的医院条件。⑦确定亟须解决的卫生问题。

20. BCDE【解析】灾难现场的检伤方法如下。①行动检查：指引能行动的伤者到一指定区域（绿区）；此类伤员均属第三优先；到不能行动自如的伤员处继续检查。②呼吸检查：为所有不能行走的伤员进行呼吸检查；如有需要先保持气道畅通（需同时小心保护颈椎），可用提颏法等。③血液循环检查：不能触及桡动脉搏动，或脉搏>120 次/分，贴红标签，还要查看全身是否有严重出血。四肢血管大出血者应直接用指压法或敷料加压包扎；测定脉率和血压，血压测定困难时可进行血压估计，如触摸桡动脉、股动脉、颈动脉搏动。④清醒程度检查：检查脑部是否受伤；询问伤员简单问题或给予简单指令；能回答或按照指令行事分至绿区，回答不确切分至黄区，不能回答分至红区。

21. ABCE【解析】核爆炸产生的杀伤因素分类如下。①瞬时杀伤因素：光辐射、冲击波、早期核辐射。②延迟杀伤因素：放射性沾染。

22. ABCD【解析】骨髓型急性放射病的治疗：对轻度患者可采取对症处理，加强营养、休息、严密观察。中度和重度患者，以保护和促进造血功能恢复、预防感染和出血为主。对极重度患者，应加强防治感染、出血，注意防治真菌和病毒感染，及早使用细胞因子，积极缓解胃肠和神经系统症状。一般对受照 900cGy 以上的患者，应考虑同种造血干细胞移植。理想的血液用品应先去除白细胞和经过 γ 线 1500~2500cGy 照射。

23. ABDE【解析】全国突发事件应急预案的主要内容：①突发事件应急处理指挥部的组成和相关部门的职责。②突发事件的监测与预警。③突发事件信息的收集、分析、报告、通报制度。④突发事件应急处理技术和监测机构及其任务。⑤突发事件的分级和应急处理工作方案。⑥突发事件预防、现场控制，应急设施、设备、救治药品和医疗器械以及其他物资和技术的储备与调度。⑦突发事件应急处理专业队伍的建设和培训。

24. ABCD【解析】下列情形之一的，省、自治区、直辖市人民政府应当在接到报告1 小时内，向国务院卫生行政主管部门报告；突发事件监测机构、医疗卫生机构和有关单位，应当在 2 小时内向所在地县级人民政府卫生行政主管部门报告；接到报告的卫生行政主管部门应当在 2 小时内向本级人民政府报告，并同时向上级人民政府卫生行政主管部门和国务院卫生行政主管部门报告：①发生或者可能发生传染病暴发、流行的。②发生或者发现不明原因的群体性疾病的。③发生传染病菌种、毒种丢失的。④发生或者可能发生重大食物和职业中毒事件的。

25. ABCD【解析】生物恐怖是由特殊组织秘密进行的，基于其政治、经济、宗教、民族等目的且经过预谋，针对平民或民用目标使用致病性微生物或毒素等作为恐怖袭击手段，造成烈性传染病的暴发、流行，导致人群失能和死亡，造成社会公众极大恐慌，引发社会动荡，从而破坏国家和谐安定与妨碍社会经济发展。

26. ABCDE【解析】核或辐射事故发生的可能原因：①放射源、放射性材料、放射性污染严重物件的丢失、被盗或遗弃。②放射源安全装置和辐射装置故障或操作失误。③密封放射源或包容放射性物质的设备或容器泄漏。④放射性物质从放射源与辐射技术应用设施异常释放。⑤核恐怖。

27. ACDE【解析】核辐射及放射事故的应急防护措施分为紧急防护措施和长期防护措施。紧急防护措施包括隐蔽、撤离、服用稳定性碘、控制进出口通道、个人防护。

28. ABCD【解析】核辐射及放射事故的应急救援人员的防护措施：首先应当让救援人员了解减少受照剂量的三原则，包括在放射环境中停留的时间要减至最少，必要时轮换作业；保持与放射源最大距离；只要有可能，就应充分利用屏蔽防护。其次，应当为他们配备能进行报警的辐射探测仪和个人剂量计，配备必要的个人防护用具，减轻或防止放射性污染。另外，要熟悉并遵守应急工作人员通用防护导则。

29. ACDE【解析】化学中毒的具体救助措施：①立即将患者撤离现场，转移至上风向或侧风向空气新鲜处（温区），解开领口，保持呼吸道通畅。②医务人员经特别指定的路径进入“温区”来对伤员进行去污处理，包括立即脱去被污染的衣物（注意保暖），彻底清洗污染的皮肤、黏膜、毛发等，防止毒物继续侵入。③保护重要脏器心、肺、脑的功能，注意呼吸、脉搏、血压、意识、瞳孔等生命体征的变化。④对循环衰竭、呼吸表浅，或心搏、呼吸骤停者立即采取现场心肺复苏术。⑤对休克和虚脱者，静脉输液，使用升压药，维持正常血压。⑥对症治疗，吸氧、解痉、镇痛、镇静等。⑦重症转运者携带周知卡，随时应急救援，保证治疗措施延续，并事先通知医院做好接诊准备。

30. ABDE【解析】突发公共卫生事件的特征：①突发性。②公共属性。③危害的严重性。④处理的综合性和系统性。

31. ACDE【解析】特别重大突发公共卫生事件（Ⅰ级）的内容：①肺鼠疫、肺炭疽在大、中城市发生并有扩散趋势，或肺鼠疫、肺炭疽疫情波及 2 个以上省份，并有进一步扩散趋势。②发生严重急性呼吸综合征、人感染高致病性禽流感病例，并有扩散趋势。③涉及多个省份的群体性不明原因疾病，并有扩散趋势。④发生新传染病或我国尚未发现的传染病发生或传入，并有扩散趋势，或发现我国已消灭的传染病重新流行。⑤发生烈性病菌株、毒株、致病因子等丢失事件。⑥周边以及与我国通航的国家和地区发生特大传染病疫情、并出现输入性病例，严重危及我国公共卫生安全的事件。⑦国务院卫生行政部门认定的其他特别重大突发公共卫生事件。

32. ABCD【解析】重大突发公共卫生事件（Ⅱ级）的内容：①在 1 个县（市）行政区域内，1 个平均潜伏期内（6 天）发生 5 例以上肺鼠疫、肺炭疽病例，或者相关联的疫情波及 2 个以上县（市）。②发生严重急性呼吸综合征、人感染高致病性禽流感疑似病例。③腺鼠疫发生流行，在 1 个市（地）行政区域内，1 个平均潜伏期内多点连续发病 20 例以上，或流行范围波及2个以上市（地）。④霍乱在1个市（地）行政区域内流行，1周内发病30例以上，或波及2个以上市（地），有扩散趋势。⑤乙类、丙类传染病波及2个以上县（市），1周内发病水平超过前5年同期平均发病水平2倍以上。⑥我国尚未发现的传染病发生或传入，尚未造成扩散。⑦发生群体性不明原因疾病，扩散到县（市）以外的地区。⑧发生重大医源性感染事件。⑨预防接种或群体预防性服药出现人员死亡。⑩1次食物中毒人数超过100人并出现死亡病例，或出现10例以上死亡病例。⑪一次性发生急性职业中毒50人以上，或死亡5人以上。⑫境内外隐匿运输、邮寄烈性生物病原体、生物毒素造成我境内人员感染或死亡的。⑬省级以上人民政府卫生行政部门认定的其他重大突发公共卫生事件。

33. BCDE【解析】较大突发公共卫生事件（Ⅲ级）的内容：①发生肺鼠疫、肺炭疽病例，1个平均潜伏期内病例数未超过5例，流行范围在1个县（市）行政区域内。②腺鼠疫发生流行，在1个县（市）行政区域内，一个平均潜伏期内连续发病10例以上，或波及2个以上县（市）。③霍乱在1个县（市）行政区域内一周内发病10~29例，或波及2个以上县（市），或市（地）级以上城市的市区首次发生。④1周内在1个县（市）行政区域内，乙、丙类传染病发病水平超过前5年同期平均发病水平1倍以上。⑤1个县（市）行政区域内发现群体性不明原因疾病。⑥一次性食物中毒100人，或出现死亡病例。⑦预防接种或群体预防性服药出现群体心因性反应或不良反应。⑧1次发生急性职业中毒10~49人，或死亡4人以下。⑨市（地）级以上人民政府卫生行政部门认定的其他较大突发公共卫生事件。

34. CDE【解析】一般突发公共卫生事件（Ⅳ级）的内容：①肺鼠疫在1个县（市）行政区域内发生，1个平均潜伏期内病例数未超过10例。②霍乱在1个县（市）行政区域内，1周内发病9例以下。③1次食物中毒人数30~99人，未出现死亡病例。④一次性发生急性职业中毒9人以下，未出现死亡病例。⑤县级以上人民政府卫生行政部门认定的其他一般突发公共卫生事件。

35. ABCD【解析】生物恐怖具有突发性、易行性、散发性、隐蔽性、欺骗性等特点。

36. ABCE【解析】应对生物恐怖的措施：①监测。②判定。③防护措施，包括个人防护、集体防护、预防接种，以及粮食、食物、水源的防护。④采集标本送检。⑤做好检疫工作，及时处理污染区及疫区。⑥消毒。

37. ABCDE【解析】首次报告尚未调查确认的突发公共卫生事件或可能存在隐患的事件相关信息，应说明信息来源、波及范围、事件性质的初步判定及拟采取的措施。经调查确认的突发公共卫生事件报告应包括事件性质、波及范围（分布）、危害程度、势态评估、控制措施等内容。

六、案例分析题

1. E【解析】严重急性呼吸综合征的体征：肺部体征常不明显，部分患者可闻及少许湿啰音，或有肺实变体征。偶有局部叩浊、呼吸音减低等少量胸腔积液的体征。该病的临床分期如下。①早期：一般为发病的前1~7天。起病急，以发热为首发症状。②进展期：多发生在病程的8~14天，个别患者可更长。③恢复期：进展期过后，体温逐渐下降，临床症状缓解，肺部病变开始吸收，多数患者经2周左右的恢复，可达到出院标准，肺部阴影的吸收则需要较长的时间。

2. D【解析】参见X型题第15题解析。

3. D【解析】严重急性呼吸综合征的疫情上报时间为城镇2小时内上报，农村12小时内上报。

4. ABCE【解析】转运传染病患者的流程：工作人员穿戴二级防护物品→出车至现场接患者→将患者安置在医疗舱→将患者转运至传染病指定接收医疗机构→在指定消毒区进行车辆、设备及污物消毒→人员消毒、卫生处理→返回。运送严重呼吸道传染病的车辆内部终末消毒采用含5000mg/L过氧乙酸按8ml/m^3气溶胶喷雾消毒。

第四章　急救医学管理

一　A1 型题

1. 急诊医疗服务体系（EMSS）是医学领域发展的一次重大变革，也称“急救一体化体系”，包括
   A. 现场急救、途中监护转运、急诊科急诊急救
   B. 急诊科抢救、急诊急危重症监护（ICU）救治、专科救治
   C. 院前急救、院内急诊科急救、ICU 急救
   D. 院前急救、灾难医学紧急救援、创伤急救
   E. 院前急救、创伤急救、危重症监护急救
2. 以下属于第 2 级救助人员的是
   A. 警察　　B. 护士
   C. 消防队员　　D. 公共场所的公众
   E. 船员及飞机乘务人员
3. 以下哪些人员是第 3 级救助人员
   A. 保安人员　　B. 运动员领队
   C. 消防队员　　D. 在工作现场或公共场所的公众
   E. 高危人群的家属和朋友
4. 现场急救多发伤患者时应优先转运
   A. 已死亡的患者　　B. 骨折已固定者
   C. 伤情严重但救治及时可以存活的伤员　　D. 经救护后伤情已基本稳定的伤员
   E. 以上都是
5. ICU 是 EMSS 中的
   A. 第一环节　　B. 第二环节
   C. 第三环节　　D. 第四环节
   E. 第五环节
6. 急救中心依托行政区域化，形成（　　）三级急救医疗服务网络
   A. 市级为主体、区级为基础、乡村为单位
   B. 省级为指导、县级为主体、乡村为单位

C. 省级为指导、市级为主体、乡村为基础
D. 市级为指导、区级为基础、乡村为单位
E. 市级为指导、县级为基础、乡村为单位

7. 以下哪个区不属于现场急救区的划分区域
A. 安全区 B. 收容区
C. 急救区 D. 后送区
E. 太平区

8. 灾害事故伤员一级救治的原则是
A. 现场急救、伤员转运、紧急救治、损伤控制
B. 自救、互救、搜救、现场急救、伤员转运
C. 紧急救治、损伤控制、早期救治、院间转运
D. 专科治疗、集中收治、跨省转移、康复治疗
E. 紧急救治、损伤控制、早期救治、专科治疗

9. 急救站每 5 万人口应配（　　）急救车
A. 1 辆 B. 2 辆
C. 3 辆 D. 4 辆
E. 5 辆

10. 急救中心应按每 5 万人口配（　　）急救车，但至少配备（　　）急救车，其中至少（　　）监护型急救车
A. 1 辆，10 辆，2 辆 B. 1 辆，10 辆，4 辆
C. 1 辆，20 辆，4 辆 D. 1 辆，20 辆，5 辆
E. 1 辆，25 辆，5 辆

11. 医院急诊急救的范围应除外
A. 严重喘息、呼吸困难者 B. 各种心脏疾病者
C. 各种急性出血者 D. 糖尿病患者
E. 急性中毒者

12. 急诊科的指挥系统应除外
A. 业务副院长 B. 急诊科主任
C. 护士长 D. 医务处（科）负责人
E. 急诊急救工作有关的各临床和医技科室主任

13. ICU 的收治对象不包括
A. 休克 B. 蛇虫咬伤
C. 急性传染病 D. 心肺脑复苏术后
E. 多器官功能障碍综合征（MODS）患者

14. ICU 的主要临床任务是

A. 危重患者的监护与救治　　B. 危重患者的集中监护

C. 对危重患者进行特种检查　　D. 对危重患者进行各种监测

E. 手术后患者无创监测

15. 急危重症急救医学是 EMSS 重要组成部分，是反映一所综合医院急诊急救水平，对危重患者治疗管理的实力表现，急危重症监护病房（EICU）应配备一定数量的医务人员，其监护床单元与医务人员定编的比例是

A. 监护床单元：医师：护士=1：(0.8~1)：(2.5~3)

B. 监护床单元：医师：护士=1：(1~1.2)：(3~3.5)

C. 监护床单元：医师=1：(0.8~1)；监护床单元：护士=1：2

D. 监护床单元：医师：护士=1：0.8：2

E. 监护床单元：医师=1：(1~1.5)；监护床单元：护士=1：(2.5~3)

16. 每个 ICU 管理单元以（　　）床位为最佳

A. 3~5 张　　B. 5~8 张

C. 8~10 张　　D. 8~12 张

E. 12~15 张

17. ICU 的病床数量根据医院等级和实际收治患者的需要，一般 ICU 监护病床数占医院病床总数的（　）为宜，可根据实际需要适当增减

A. 2%~5%　　B. 5%~10%

C. 2%~8%　　D. 10%~15%

E. 2%~10%

18. 以下有关 ICU 急危重症 B 级监测的护理，叙述错误的是

A. 人工气道护理及氧疗管理　　B. 每 1 小时测血压 1 次

C. 每 4 小时记录液体出入量 1 次　　D. 每 12 小时总结液体出入量 1 次

E. 每 12 小时记录呼吸参数 1 次

19. 下列有关 ICU 急危重症 C 级监测的内容，叙述不正确的是

A. 每 24 小时查血气、血电解质、血糖 1 次

B. 每 24 小时查血红蛋白、血细胞比容、血小板、血乳酸、渗透压 1 次

C. 持续监测动脉压、心电、血氧饱和度（SpO_2）

D. 每 6 小时测中心静脉压（CVP）1 次

E. 3~5 天查心电监护、胸部 X 线片 1 次

20. ICU 护士专业培训要有（　　）以上的护士工作经验，护士边工作边学习，培训结束有证书

A. 半年　　B. 1 年

C. 2年　　D. 3年

E. 4年

二、X 型题

1. 以下属于急救医学范畴的是

A. 创伤急救学　　B. 灾难医学医疗救援

C. 院前急救学　　D. 急危重症急救医学

E. 神经外科学

2. 下列哪些人员是第 1 级救助人员

A. 警察　　B. 船员

C. 运动员领队　　D. 保安人员

E. 消防队员

3. EMSS 的主要参与人员包括

A. 急救医护人员　　B. ICU 的医护人员

C. 现场的群众　　D. 医院急诊科医护人员

E. 第一目击者

4. 灾害事故伤病员现场紧急医疗救援现场救治（一级救治）包括

A. 心理咨询　　B. 现场急救处置

C. 紧急损伤控制手术　　D. 患者途中监护转运

E. 自救、互救，专业搜救

5. 院前急救要求急救专业人员携带抢救医疗设备器材及时到达病员发病现场，以赢得宝贵的抢救时间。因此，院前急救必须网络化，相互之间要有机联系和配合。院前急救网络的设置应

A. 由行政主管部门指定

B. 配置转送伤员运输工具及急救医疗设备和抢救药品

C. 根据区域现有医疗机构和医疗资源配置，划区进行急救医疗网点设置

D. 急救网点的通讯配备：统一 120 急救电话，有线或无线通信、视频传输和卫星

E. 急救网络的选点，急救网点的急救服务半径：急救半径以<5km 为宜，急救反应时间应在 5~8 分钟以内

6. 有关现场急救区，以下说法正确的是

A. 现场急救区可划分为收容区、急救区、后送区和太平区

B. 收容区主要是对伤（病）员进行分类的场所，不提供任何急救措施

C. 急救区用于接收伤（病）情严重的患者，在此做进一步抢救工作

D. 后送区主要接收能自己行走或较轻的伤（病）员

E. 太平区是停放死亡者的区域

7. 下列有关急诊科的设置注意事项，说法正确的有
   A. 急诊科的位置应设在医院的一侧，形成独立区域
   B. 急诊科门前应有宽敞的停车场和通畅的进出道路，便于急救车停靠和输送患者
   C. 急诊科的建筑以一层平面展开为宜，大厅及走廊要明亮宽敞舒适
   D. 急诊科内的各室布局，要争取最佳方案，以减少院内感染、交叉穿行和节省时间
   E. 急诊急救患者的挂号、检验、心电、X 线检查、B 超、药房、收费等部门，均应在急诊独立区域内或邻近部位

8. 急诊科急诊医师要求
   A. 必须具有 3 年以上的临床经验
   B. 责任心强、服务态度好
   C. 各临床科室派出的低年资医师参加急诊急救轮转培训（或值班）的，必须征得急诊科同意，妥善安排，参加急诊工作时间定为 1 年以上
   D. 经有关部门审核后才能调入工作，定向培养成为从事急诊医学的专业人才
   E. 急诊进修医师和实习医师不得单独值急诊班

9. 以下有关急诊科急救的工作特点，叙述正确的是
   A. 急诊科内各部门的诊疗工作应达到标准化、程序化，井井有条，忙而不乱
   B. 急症药品和抢救设备必须齐全、到位、好用，做到“四定”（定品种、定数量、定位置、定专人）管理
   C. 急诊科物品完好率要达到 95%以上
   D. 建立行之有效的通讯、呼叫系统，以保障重大抢救时，能及时调集有关部门或人员迅速赶赴急诊科共同协作完成抢救任务
   E. 急诊科医护人员要随时为院前急救、突发公共事件紧急医疗救援做好准备，一旦呼救或接到指令即赴灾害现场

10. 下列有关急诊急救病历的书写质量要求，说法正确的是
    A. 要求首页填写齐全　　B. 病史记录规格化
    C. 查体项目要详尽　　D. 诊断及鉴别诊断要有依据、合理
    E. 书写急诊急救病历一般采用表格式填写

11. 急诊急救专业人员在职业务教育的基本原则和方法是
    A. 基本功训练与专科技术训练相结合　　B. 普遍培养与择优重点培养相结合
    C. 当前需要与长远需要相结合　　D. 有统一固定模式的培训方式
    E. 开展学术活动，注意吸取国内外急诊急救医学新知识、新技术和新经验

12. 急诊科研工作的重点包括
    A. 研究如何在现有条件下提高工作效率，搞好急诊急救工作的科学管理

B. 研究常见急危重症的抢救措施及实施程序的最佳方案，提高抢救成功率

C. 对急诊抢救知识、技术方面和管理方面的薄弱环节，研究改进措施

D. 结合国内外急诊急救进展，对急危重症开展病因、病理、机制方面的深入研究，进一步寻找规律，提高急诊质量

E. 研究医院急诊科如何应对突发公共事件

13. 我国三级和有条件的二级医疗机构均应设立重症监护病房，其建设的基本要求是

A. ICU 是急危重症急救、重症医学学科的临床基地。三级以上医疗机构应建立与急诊科一体化的 EICU

B. ICU 必须有一定数量的康复病床相匹配，待重症患者病情稳定后直接转入康复治疗，以维持救治的连续性

C. ICU 必须配备足够数量、受过专门训练、掌握重症医学基础知识和基本操作技术、具备独立工作能力的专职医护人员

D. EICU 因收治病员复杂，需常规配备内科、外科等专业学科的医师，以适应多学科急危重症患者的需要

E. ICU 必须配置必要的监护和救治仪器设备，接收多学科的危重症患者，尤其是经院前急救、院内急诊科急救的急危重症患者

14. ICU 急危重症 A 级监测的病情是

A. 重要器官功能衰竭　　B. 2 个以上重要器官功能不全

C. 多器官功能不全　　D. 随时有生命危险

E. 生命体征相对较稳定

15. ICU 急危重症 A 级监测的内容有

A. 每 12 小时查血气、血电解质、血糖 1 次

B. 每 12 小时查血红蛋白、血细胞比容、血小板、血乳酸、渗透压 1 次

C. 持续监测动脉压、心电、SaO_2

D. 持续血流动力学监测，每 5 小时测全套指标，计算氧供和氧耗

E. 每 24~48 小时查肾功能、ECG、胸部 X 线片

16. ICU 急危重症 A 级监测的护理内容有

A. 人工气道护理及氧疗管理

B. 每 15~30 分钟测动脉压，根据血压调整升压药物的速度 1 次

C. 2 小时记录液体出入量 1 次

D. 根据指尖血氧饱和度和血气分析结果，及时调整吸入氧浓度（FiO_2）和呼吸参数并及时做记录

E. 观察记录意识、瞳孔大小和对光反射

17. ICU 急危重症 B 级监测的内容有

A. 每 12 小时查血气、血电解质、血糖 1 次

B. 每 12 小时查血红蛋白、血细胞比容、血小板、血乳酸、渗透压 1 次

C. 持续监测动脉压、心电、SaO_2

D. 持续血流动力学监测，每 6 小时测全套指标 1 次，计算氧供和氧耗

E. 每 48 小时查肾功能、ECG、胸部 X 线片 1 次

参考答案与解析

一、A1 型题

1. C【解析】急诊医疗服务体系（EMSS）又称“急救一体化体系”，就是将 EMSS 中的 3 个重要环节——院前急救体系（第一环节）、院内急诊科急救体系（第二环节）和急危重症监护（ICU）急救体系（第三环节），三位一体地有机结合、组建起来的一种急救医学模式。

2~3 D、E【解析】警察、消防队员、保安人员、运动员领队、船员以及飞机乘务人员为第 1 级救助人员。第 2 级救助人员是在工作现场或公共场所的公众。第 3 级救助人员是高危人群的家属或朋友。

4. C【解析】现场急救多发伤患者时应优先转运伤情严重但救治及时可以存活的伤员。

5. C【解析】参见 A1 型题第 1 题解析。

6. C【解析】急救中心依托行政区域化，形成省级为指导、市级为主体、乡村为基础三级急救医疗服务网络。

7. A【解析】现场急救区可划分为收容区、急救区、后送区以及太平区。

8. B【解析】灾害事故伤员分级救治的原则如下。①一级救治：自救、互救、搜救、现场急救、伤员转运。②二级救治：紧急救治、损伤控制、早期救治、院间转运。③三级救治：专科治疗、集中收治、跨省转移、康复治疗。

9. A【解析】急救站每 5 万人口配 1 辆急救车，每 5 辆中须配备一辆监护型急救车。

10. C【解析】急救中心按每 5 万人口配 1 辆急救车，但至少配备 20 辆急救车，其中至少 4 辆监护型急救车。

11. D【解析】医院急诊急救的范围：①急性发热性疾病，体温一般在 38℃（腋下）以上者，具有明显的全身症状，有一定痛苦，虽然体温不到 38℃也应予以处理。②严重喘息、呼吸困难者。③各种心脏疾病。④严重高血压或血压波动剧烈者或高血压脑病、脑血管意外者。⑤各种急性出血。⑥各种急性炎症。⑦昏迷。⑧急性尿路疾病、尿闭、血尿、急性肾衰竭。⑨急腹症。⑩休克。⑪癫痫发作。⑫急性外伤、烧伤。⑬急性中毒。⑭意外事故（电击、溺水、自缢、异物等）。⑮临产、流产。

12. A【解析】急诊科的指挥系统由主管院长、急诊科主任及护士长、医务处（科）负责人、与急诊急救工作有关的各临床和医技科室主任组成。

13. C【解析】ICU 的收治对象：心肺脑复苏、多器官功能障碍综合征（MODS）、各类休克、急性中毒、溺水、电击伤、蛇咬伤、威胁生命的心脑血管疾病、急性呼吸衰竭、急性呼吸窘迫综合征（ARDS）、重症哮喘、急性肾衰竭、重症胰腺炎、消化道大出血、严重创伤、多发伤、复合伤、水电解质紊乱、酸碱平衡失调、严重脓毒血症、高热患者以及其他需要收入 ICU 的患者等。

14. A【解析】ICU 的主要临床任务是对急、危、重症患者进行全面的监护、救治。

15. A【解析】急危重症急救医学是 EMSS 重要组成部分，是反映一所综合医院急诊急救水平，对危重患者治疗管理的实力表现，急危重症监护病房（EICU）应配备一定数量的医务人员，其监护床单元与医务人员定编的比例是监护床单元：医师：护士=1：(0.8~1.0)：(2.5~3.0)。

16. D【解析】每个 ICU 管理单元以 8~12 张床位为最佳；监护病床使用率 75%左右为恰当。

17. C【解析】ICU 的病床数量根据医院等级和实际收治患者的需要，一般 ICU 监护病床数占医院病床总数的 2%~8%为宜，可根据实际需要适当增减。

18. E【解析】ICU 急危重症的 B 级监测的护理：①人工气道护理及氧疗管理。②每 1 小时测血压 1 次。③每 4 小时记录液体出入量 1 次；每 12 小时总结液体出入量 1 次。④每 8 小时记录呼吸参数 1 次。

19. B【解析】ICU 急危重症的 C 级监测的内容：①每 24 小时查血气、血电解质、血糖 1 次。②持续监测动脉压、心电、血氧饱和度（SpO_2）。③每 6 小时测中心静脉压（CVP）1 次。④3~5 天查心电监护、胸部 X 线片 1 次。

20. C【解析】ICU 专业培训要有 2 年以上的护士工作经验，护士边工作边学习，培训结束有证书。

二、X 型题

1. ABCD【解析】急救医学包括创伤急救学、院前急救学、灾难医学医疗救援以及急危重症急救医学。

2. ABCDE【解析】参见 A1 型题第 2 题解析。

3. ABDE【解析】EMSS 的主要参与人员包括第一目击者、急救医护人员、医院急诊科医护人员、ICU 的医护人员。

4. BDE【解析】一级救治：自救、互救、搜救、现场急救、伤员转运。

5. BD【解析】设置全国统一号码 120 的急救电话，以提高应急能力。配置转送伤员运输工具及急救医疗设备和抢救药品，配备有线或无线通信、视频传输或卫星，以保证伤病员在发病现场和途中安全运送到医院。目前国内城市院前急救中心建设没有统一模式，但大多数遵循根据服务人口和医疗救治的需求“统一规划、统一协调、统一调度、统一指挥、分区建设、依托医院、就近转运”的原则，而非根据现有医疗机构划区设置。急救半径<5km是指救护车的出警范围，不是根据现有医疗机构划区设置急救中心站，此处易混淆。

6. ACDE【解析】收容区主要是对伤（病）员进行分类的场所并提供急救措施，选项B错误，余选项叙述均正确。

7. ABCDE【解析】急诊科的位置，要从方便就诊和最大限度地缩短诊前时间为原则来全面考虑，以争取急、危、重患者的抢救时机，因而应设在医院的一侧，形成独立区域，急诊科门前应有宽敞的停车场和通畅的进出道路，便于急救车停靠和输送患者。急诊科的建筑以一层平面展开为宜，大厅及走廊要明亮宽敞舒适。急诊科内的各室布局，要争取最佳方案，以减少院内感染、交叉穿行和节省时间。急诊急救患者的挂号、检验、心电、X线检查、B超、药房、收费等部门，均应在急诊独立区域内或邻近部位，力争缩短急救处置时间。

8. ABDE【解析】急诊科急诊医师必须具有3年以上的临床经验、责任心强、服务态度好，经有关部门审核后才能调入工作，定向培养成为从事急诊医学的专业人才，有利于提高急诊技术水平和急诊医疗质量。各临床科室派出的低年资医师参加急诊急救轮转培训（或值班）的，必须征得急诊科同意，妥善安排，参加急诊工作时间定为4~6个月，其工作由急诊科统一安排。急诊进修医师和实习医师不得单独值急诊班。

9. ABDE【解析】急诊科急救的工作特点：①急危重症多、突发事故患者多，大多发病急骤、变化迅速。②急诊急救医护人员应具有一定的基础理论、跨科知识、技术水平和实践经验，基础理论、基本知识、基本技能要扎实，要训练有素，基本功过硬，抢救操作熟练，而且要具有应急本领。③急诊科内各部门的诊疗工作应达到标准化、程序化，井井有条，忙而不乱。④急症药品和抢救设备必须齐全、到位、好用，做到“四定（定品种、定数量、定位置、定专人）”管理。物品完好率要达到100%。⑤建立行之有效的通讯、呼叫系统，以保障重大抢救时，能及时调集有关部门或人员迅速赶赴急诊科共同协作完成抢救任务。⑥急诊科医护人员要随时为院前急救、突发公共事件紧急医疗救援做好准备，一旦呼救或接到指令即赴灾害现场。能正确完成创伤、出血、休克、中毒以及重要脏器衰竭的急救和患者转运，能熟练应用“五大技术（通气、止血、包扎、固定、搬运）”和心肺复苏术。⑦急诊急救的伤病员常涉及治安、交通等法律事宜，医院应与有关部门建立联系。⑧急诊科医务人员应具有良好素质和服务态度，急患者所急，体贴关心伤病员，还应针对性对病员进行心理治疗，使其得到安慰、心情稳定，配合诊治。⑨由于急诊急救时不分昼夜、争分夺秒，因而工作节奏紧张，劳动强度大，生活不规律，应予以重视和关怀。⑩完成急诊急救质量指标。

10. ABCD【解析】急诊急救病历书写要重视质量：①要求首页填写齐全。②病史记录规格化。③查体项目要详尽。④诊断及鉴别诊断要有依据、合理。⑤记录要及时，急危重病或病情突变随时记录。⑥要反映上级医师及会诊医师意见，要反映病情变化的分析判断、处理措施和效果等。⑦死亡病历要有时间性记录和抢救经过。⑧各种申请报告单填写完整、粘贴有序。书写急诊急救病历一般不采用表格式填写。

11. ABCE【解析】急诊急救专业人员在职业务教育的基本原则和方法：①基本功训练与专科技术训练相结合。②普遍培养与择优重点培养相结合。③当前需要与长远需要相结合。④结合实际情况可采用灵活的培训方式。⑤开展学术活动，注意吸取国内外急诊急救医学新知识、新技术和新经验。

12. ABCDE【解析】急诊科研工作的重点：①研究如何在现有条件下提高工作效率、搞好急诊急救工作的科学管理。②研究常见急危重症的抢救措施及实施程序的最佳方案，提高抢救成功率。③对急诊抢救知识、技术方面和管理方面的薄弱环节，研究改进措施。④结合国内外急诊急救进展，对急危重症开展病因、病理、机制方面的深入研究，进一步寻找规律，提高急诊质量。⑤研究医院急诊科如何应对突发公共事件。

13. ACE【解析】ICU 的基本要求：①我国三级和有条件的二级医疗机构均应设立 ICU。ICU 是急危重症急救、重症医学学科的临床基地。尤其三级以上医疗机构应建立与急诊科一体化的 EICU。②ICU 必须配备足够数量、受过专门训练、掌握重症医学基础知识和基本操作技术、具备独立工作能力的专职医护人员。③ICU 必须配置必要的监护和治疗设备，接收多学科的危重症患者，尤其是经院前急救、院内急诊科急救的急危重症患者。

14. ACD【解析】ICU 急危重症的 A 级监测的病情：重要器官功能衰竭，多器官功能不全，随时有生命危险。

15. BCE【解析】ICU 急危重症的 A 级监测的内容：①每 4～6 小时查血气、血电解质、血糖。②每 12 小时查血红蛋白、血细胞比容、血小板、血乳酸、渗透压 1 次。③持续监测动脉压、心电、SpO_2。④持续血流动力学监测，每 4 小时测全套指标，计算氧供和氧耗。⑤每24～48 小时查肾功能、ECG、胸部 X 线片。

16. ABDE【解析】ICU 急危重症的 A 级监测的护理：①人工气道护理及氧疗管理。②每15～30 分钟测动脉压，根据血压调整升压药物的速度 1 次。③1 小时记录液体出入量 1 次；每 8 小时总结液体出入量 1 次。④根据指尖 SpO_2和血气分析结果，及时调整吸入氧浓度（FiO_2）和呼吸参数并及时做记录。⑤观察记录意识、瞳孔大小和对光反射。⑥肠外营养支持（TPN）。

17. ACD【解析】ICU 急危重症的 B 级监测的内容：①每 12 小时查血气、血电解质、血糖 1 次。②每 24 小时查血红蛋白、血细胞比容、血小板、血乳酸、渗透压 1 次。③持续监测动脉压、心电图、SpO_2。④持续血流动力学监测，每 6 小时测全套指标 1 次，计算氧供和氧耗。⑤每 72 小时查肾功能、ECG、胸部 X 线片 1 次。

第二篇

急诊常用急救技术

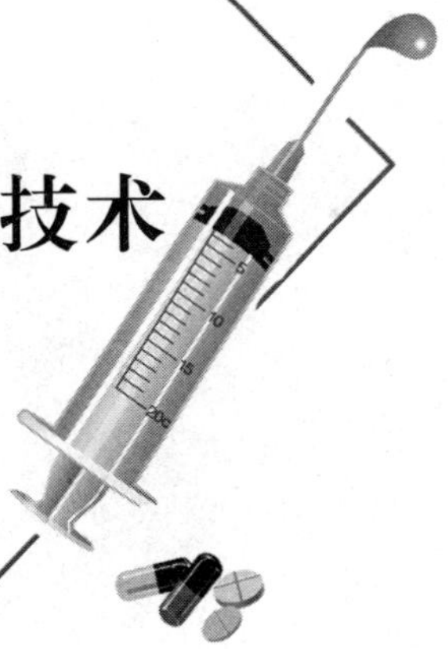

第一章　气管插管术

一 A1 型题

1. 关于气管插管，下列哪项是不正确的
   A. 气管插管插入过深时，极易插入左支气管
   B. 昏迷患者经口气管插管，一般以维持 24~48 小时为限，超过此限应行气管切开
   C. 婴幼儿一般不用带套囊的导管
   D. 下颌发育不全的患者，通常经口腔明视插管，操作是困难的
   E. 口腔内手术，经鼻腔插管手术方便
2. 需行气管插管和胸腔闭式引流术的是
   A. 自发性气胸
   B. 单纯性肋骨骨折
   C. 多发性肋骨骨折
   D. 开放性肋骨骨折
   E. 多发性肋骨骨折伴血气胸
3. 气管内管插管操作的时间，每次不应超过
   A. 15 秒
   B. 30 秒
   C. 45 秒
   D. 60 秒
   E. 2 分钟
4. 气管内管插管后行胸部 X 线片检查显示气管内管前端，以（　　）为最佳
   A. 第 5 颈椎处
   B. 第 7 颈椎处
   C. 第 2 胸椎处
   D. 第 4 胸椎处
   E. 第 5 胸椎处
5. 气管插管气囊压力过高，充气时间过长，易导致
   A. 气道漏气
   B. 气道阻塞
   C. 咳嗽反射
   D. 气管插管滑落
   E. 气道黏膜溃疡坏死
6. 关于气管插管术的气管导管规格选择，男性、女性分别为
   A. 32~36 号、28~32 号
   B. 36~38 号、32~34 号
   C. 32~36 号、32~36 号
   D. 36~40 号、32~36 号
   E. 36~38 号、32~36 号

7. 以下有关经口气管内插管的操作步骤，叙述不正确的是
   A. 患者仰卧，头部尽量后仰，检查口腔有无义齿及牙齿松动
   B. 右手持喉镜柄，左手拇指推开患者下唇，用喉镜片将舌体推向右侧，沿舌背面向咽喉部缓慢进入，先暴露悬雍垂，后暴露会厌
   C. 喉镜片前端置于会厌软骨前，并向上提起，暴露声门
   D. 放入牙垫，用胶布将导管固定
   E. 胸部听诊以确定导管的位置和深度
8. 经口气管插管看到声门后，将气管导管轻轻插入声门，其深度以越过声门（　　）为宜
   A. 1~2cm　　B. 2~3cm
   C. 3~6cm　　D. 3~5cm
   E. 4~6cm

二 A2 型题

患者，女性，51 岁。突然呼吸、心搏骤停，抢救过程中宜用
   A. 持续低流量鼻导管吸氧　　B. 持续高流量鼻导管吸氧
   C. 常规环甲膜穿刺　　D. 常规环甲膜切开
   E. 气管插管

三 X 型题

1. 气管插管的适应证有
   A. 主动脉瘤压迫气管者
   B. 慢性呼吸衰竭急性恶化等不能满足机体通气和氧供者
   C. 存在上呼吸道损伤、狭窄、阻塞等影响正常通气者
   D. 颈椎骨折脱位者
   E. 麻醉手术的患者
2. 下列有关气管插管术的注意事项叙述正确的是
   A. 插管前检查各种用具必须完备无缺，导管套囊无漏现象
   B. 插管动作要轻巧、准确、迅速
   C. 吸痰时尽量注意无菌操作，并且每次吸痰时间不应大于 30 秒
   D. 导管插入气管后应检查两肺呼吸音是否对称，防止误入一侧支气管导致对侧肺不张
   E. 插管时间一般不超过 24 小时
3. 以下关于气管插管的禁忌证，叙述正确的是
   A. 明显喉头水肿或声门及声门以下狭窄者

B. 颈部软组织皮下气肿

C. 咽喉部烧灼伤

D. 下呼吸道分泌物潴留

E. 肿瘤或异物滞留

参考答案与解析

一、A1 型题

1. A【解析】右支气管与气管纵轴之夹角比左支气管与气管纵轴之夹角小，所以气管内导管若插入过深，易进入右支气管。

2. E【解析】多发性肋骨骨折伴血气胸需行气管插管和胸腔闭式引流术。

3. B【解析】气管内管插管操作的时间，每次不应超过 30 秒。

4. C【解析】气管内管插管后行胸部 X 线片检查显示气管内管前端，第 2 胸椎处为最佳。

5. E【解析】气管插管气囊压力过高，充气时间过长，易导致气道黏膜溃疡坏死。

6. D【解析】气管导管多采用一次性塑料管，根据患者年龄、性别、体型等选择不同长度和粗细的导管。成年男性一般 36~40 号，女性 32~36 号；小儿号数常为 1~7 岁：年龄+19；7~10 岁：年龄+18；10~14 岁：年龄+16。

7~8 B、D【解析】经口气管插管的选用及操作步骤：①患者仰卧，头部尽量后仰，检查口腔有无义齿及牙齿松动。如喉头暴露欠佳，可肩背部下垫薄枕。②左手持喉镜柄，右手拇指推开患者下唇，用喉镜片将舌体推向左侧，沿舌背面向咽喉部缓慢进入，先暴露悬雍垂，后暴露会厌。③喉镜片前端置于会厌软骨前，并向上提起，暴露声门。④看到声门后，将气管导管轻轻插入声门，其深度以越过声门 3~5cm 为宜，过浅易致导管滑出，过深则易插入一侧主支气管。如看不到声门，可在会厌缘的下中方向插入导管，探索声门。⑤放入牙垫，用胶布将导管固定。

二、A2 型题

E【解析】气管插管主要用于危重病伴有呼吸功能不全和呼吸、心搏骤停的患者，以保持气道通畅，便于吸痰，防止胃内容物、口腔分泌物误吸入肺，还能有效地进行辅助和控制呼吸。

三、X 型题

1. BCE【解析】气管插管的适应证：①呼吸、心搏骤停患者，应尽早行气管插管，紧急建立人工气道行机械通气治疗。②慢性呼吸衰竭急性恶化等不能满足机体通气和氧供者。

③存在上呼吸道损伤、狭窄、阻塞等影响正常通气者。④严重胸部外伤、多发肋骨骨折、开放性或闭合性血气胸、肺挫伤等导致缺氧经吸氧等处理无效者。⑤中枢神经系统及神经肌肉系统疾病如吗啡及镇静安眠药过量、有机磷杀虫药中毒、重症肌无力、脊髓灰质炎导致缺氧经其他治疗无效者。⑥随时有误吸可能者。⑦麻醉手术的患者。

2. ABD【解析】气管插管术的注意事项：①对呼吸困难或呼吸停止者，插管前应先行人工呼吸、吸氧等，以免因插管费时而增加患者缺氧时间。②插管前检查各种用具必须完备无缺，导管套囊无漏现象。③根据患者年龄、性别、体型选择粗细适当的气管导管进行插管，男性选用 F36～40 号，女性可用 F32～36 号。④插管动作要轻巧、准确、迅速。⑤导管插入气管后应检查两肺呼吸音是否对称，防止误入一侧支气管导致对侧肺不张。

3. ACDE【解析】气管插管的禁忌证：①主动脉瘤压迫气管者。②咽喉部脓肿。③颈椎骨折脱位者。④下呼吸道分泌物潴留所致呼吸困难，难以从插管内清除者，应行气管切开。⑤喉头水肿、急性喉炎、喉头黏膜下血肿、插管创伤引起的严重出血等。此类患者在面罩给氧下行气管切开较安全。

第二章　环甲膜穿刺术

一 A1 型题

1. 环甲膜穿刺术穿刺针保留时间一般不超过

A. 6 小时　　B. 12 小时

C. 24 小时　　D. 48 小时

E. 72 小时

2. 环甲膜穿刺术的操作方法，不正确的是

A. 患者取侧卧位，去枕

B. 操作者用一根粗注射针头（16 号）在行局部皮肤消毒后，以示、中指固定环甲膜两侧，右手持注射器从环甲膜垂直刺入

C. 当针头刺入环甲膜后，即可感到阻力突然消失或落空感，并能抽出气体，患者可出现咳嗽反射

D. 有条件时先做一皮肤切口，然后穿刺环甲膜并插入导管

E. 经环甲膜穿刺进入后，将针芯取出，外套管留于气管内

3. 环甲膜穿刺有条件时先做一皮肤切口，然后穿刺环甲膜并插入导管。必须选用不损伤喉部的粗套管，其外径成人、小儿分别为

A. 4mm、2mm　　B. 5mm、3mm

C. 6mm、4mm　　D. 6mm、3mm

E. 7mm、5mm

4. 关于环甲膜，以下叙述不正确的是

A. 位于颈前正中喉结的上方，位置表浅

B. 上有甲状软骨，下有环状软骨，气管管腔大

C. 穿刺处较薄，在皮肤下方无重要神经、血管

D. 不随年龄增长而钙化

E. 经此穿刺简便，组织损伤轻，愈合快，不影响美容

二 A2 型题

患者，女性，32 岁。患急性化脓性扁桃体炎在某医院注射室注射青霉素后突发呼吸困难，

喉头喘鸣，嘴唇发绀。医务人员立即给予肾上腺素皮下注射的同时，为缓解呼吸困难，宜首选

A. 气管插管　　B. 面罩吸氧
C. 放置口咽管　　D. 环甲膜穿刺
E. 气管切开

三 X 型题

1. 环甲膜穿刺术的适应证有
A. 有明显出血倾向者　　B. 上呼吸道梗阻
C. 喉源性呼吸困难　　D. 头面部严重外伤
E. 无法行气管插管术者
2. 环甲膜穿刺术的注意事项，叙述正确的有
A. 必须回抽有空气，确定针尖在喉腔内才可注射药物
B. 注射药物时嘱患者勿吞咽及咳嗽，注射速度宜缓，注射完毕后迅速拔出注射器及针头
C. 针头拔出以前应防止喉部上下运动，否则容易损伤喉部的黏膜
D. 注入药物以等渗盐水配制，pH 要适宜，以减少对气管黏膜的刺激
E. 环甲膜穿刺通气用的针头及 T 形管应作为急救常规装备而消毒备用
3. 以下关于环甲膜穿刺术，叙述正确的是
A. 主要用于现场急救
B. 当患者上气道阻塞，没有自主呼吸而又无法行插管通气时为争取时间而采取的措施
C. 环甲膜位于环状软骨和甲状软骨之间
D. 所选导管为套管针或 12 号外套管针
E. 可外接喷射呼吸机做高频通气

参考答案与解析

一、A1 型题

1. C【解析】环甲膜穿刺术穿刺针保留时间一般不超过 24 小时。

2~3 A、D【解析】环甲膜穿刺术的操作方法：①患者取仰卧位，去枕，肩部垫起，头后仰。②操作者用一根粗注射针头（16 号）在行局部皮肤消毒后，以示、中指固定环甲膜两侧，右手持注射器从环甲膜垂直刺入。③当针头刺入环甲膜后，即可感到阻力突然消失或落空感，并能抽出气体，患者可出现咳嗽反射。随即上呼吸道阻塞的症状缓解。④有条件时

先做一皮肤切口，然后穿刺环甲膜并插入导管。必须选用不损伤喉部的粗套管，其外径成人为6mm，小儿为3mm。亦可使用12号外套管针，长5~10cm。经环甲膜穿刺进入后，将针芯取出，外套管留于气管内。⑤当上呼吸道完全阻塞难以呼吸时，必须插入另一大口径的气管导管针为呼吸建立通路。

4. A【解析】环甲膜位于颈前正中喉结的下方，位置表浅，上有甲状软骨，下有环状软骨，气管管腔大，穿刺处较薄，在皮肤下方无重要神经、血管，且不随年龄增长而钙化。经此穿刺简便，组织损伤轻，愈合快，不影响美容。

二、A2 型题

D【解析】环甲膜穿刺术的适应证：上呼吸道梗阻、喉源性呼吸困难、头面部严重外伤、气管插管有禁忌或无法行气管插管术。

三、X 型题

1. BCDE【解析】参见A2型题解析。

2. ACDE【解析】环甲膜穿刺术的注意事项：①穿刺时进针不要过深，以免损伤喉后壁黏膜。②必须回抽有空气，确定针尖在喉腔内才可注射药物。③注射药物时嘱患者勿吞咽及咳嗽，注射速度要快，注射完毕后迅速拔出注射器及针头。④用消毒干棉球压迫穿刺点片刻。针头拔出以前应防止喉部上下运动，否则容易损伤喉部的黏膜。⑤注入药物以等渗盐水配制，pH要适宜，以减少对气管黏膜的刺激。⑥在初期复苏成功后应改行正规气管切开或立即行消除病因（如异物的摘除等）的处理。⑦环甲膜穿刺通气用的针头及T形管应作为急救常规装备且消毒备用。接口必须紧密不漏气。⑧个别情况下穿刺部位有较明显的出血时应注意止血，以免血液反流入气管内。

3. ACDE【解析】环甲膜穿刺术的适应证：上呼吸道梗阻；喉源性呼吸困难；头面部严重外伤；气管插管有禁忌或无法行气管插管术。环甲膜穿刺术主要用于现场急救。当患者因颈部或颌面部外伤或其他原因导致上呼吸道完全或部分阻塞但尚有自主呼吸时，在手法开放气道的同时，为争取抢救时机，可行环甲膜穿刺术。所以选项B叙述错误。

第三章　心脏电复律术

一　A1 型题

1. 同步电复律不适用于

A. 心房扑动　　B. 心房颤动

C. 室性心动过速　　D. 室上性心动过速

E. 病态窦房结综合征

2. 同步电复律和非同步电复律的主要区别是

A. 放电的能量不同

B. 放电时是直流电还是交流电

C. 要根据患者的心电图和临床表现来判断

D. 同步电复律放电时需要和心电图 R 波同步，以避开心脏的易损期

E. 以上都不对

3. 心脏的易损期主要在

A. QRS 波降支　　B. P 波前 20 毫秒

C. T 波后 20~40 毫秒　　D. T 波前 20~30 毫秒

E. QRS 波前 20~40 毫秒

二　X 型题

1. 不宜做心脏电复律的情况包括

A. 低血钾所致快速心律失常　　B. 非阵发性交界性心动过速

C. 心房颤动伴室内差异性传导　　D. 病态窦房结综合征伴快速室上性心动过速

E. 心室颤动

2. 心脏电复律术的术前准备，说法正确的是

A. 试服奎尼丁的患者，应观察心率、血压、脉搏及有无奎尼丁反应

B. 服用洋地黄患者，术前需停药 5 天

C. 心房颤动、有栓塞史者，需先抗凝治疗 1 周后再复律

D. 电击前禁食，以免胃内容物反流而窒息

E. 记录心电图以供对照，并选择 P 波明显的导联测试电复律器的同步功能

3. 心脏电复律术并发症的防治措施，叙述正确的是

A. 交界区心律失常可用阿托品 1~2mg 静脉注射

B. 频发室性期前收缩呈二联律或短暂室性心动过速时，可予利多卡因 50~100mg 静脉注射，继以静脉滴注维持

C. 发生心搏骤停以服用普萘洛尔者多见，故术前 1 周应停用此药

D. 1%~6%慢性心房颤动患者可出现栓塞，故对术前有血栓史者应给予抗凝治疗

E. 当使用高能电击或硫喷妥钠麻醉时易出现低血压，多在数小时内自行恢复，但需密切观察患者

4. 关于心脏电复律的叙述，以下说法正确的是

A. 心脏电复律是治疗某些快速型心律失常安全、有效、快速的方法

B. 心房颤动用非同步电复律

C. 心室颤动用非同步电复律

D. 室上性心动过速用同步电复律

E. 除颤要和心肺复苏结合

5. 以下有关心脏电复律术的操作步骤，叙述正确的是

A. 患者睡在硬板床上

B. 用盐水纱布擦湿两极间皮肤

C. 术前做 12 导联心电图供对照，选 R 波较大的导联测试复律机的同步功能

D. 使用地西泮 15~30mg 做静脉麻醉至患者呈朦胧或嗜睡状态，必要时亦可加硫喷妥钠

E. 放电后随即听心率和观察心电图改变，如复律未成功，可增加电功率再次复律

参考答案与解析

一、A1 型题

1. E【解析】心脏电复律术的适应证：①心室颤动，是电复律的绝对指征。②慢性心房颤动（心房颤动史在 1~2 年以内），持续心房扑动。③阵发性室上性心动过速，常规治疗无效而伴有明显血流动力学障碍者，或预激综合征并发室上性心动过速而用药困难者。④呈 1∶1 传导的心房扑动。

2. D【解析】同步电复律和非同步电复律的主要区别是放电方式不同：同步电复律放电时需要和心电图 R 波同步，以避开心脏的易损期；非同步电复律则是随机的非同步放电方式。

3. D【解析】心脏的易损期主要在 T 波前 20~30 毫秒。

二、X 型题

1. ABD【解析】电复律的禁忌证：伴病态窦房结综合征的异位快速心律失常、洋地黄中毒和低血钾时的心律失常；非阵发性交界性心动过速可由洋地黄中毒引起，必须查明病因，其治疗主要在于消除病因，所以 ABD 为正确选项。心房颤动复律可选用此法，但亦应选择好适应证。

2. ADE【解析】心脏电复律术的术前患者准备：①对择期复律的患者，做好思想工作，消除恐惧心理，取得良好配合。必要时术前给予镇静药。②试服奎尼丁的患者，应观察心率、血压、脉搏及有无奎尼丁反应。服用洋地黄患者，术前需停药 1~2 天。③心房颤动、有栓塞史者，需先抗凝治疗 2 周后再复律。④电击前禁食，以免胃内容物反流而窒息。⑤记录心电图以供对照，并选择 P 波明显的导联测试电复律器的同步功能。

3. BDE【解析】心脏电复律术并发症的防治如下。①电击伤：电极板置放局部皮肤可出现红斑、灼痛，3~5 天自行消退，不必治疗。②短暂心律失常：电击常见窦性心动过缓伴逸搏。心率低于 50 次/分时，可用阿托品 1~2mg 静脉注射。房性期前收缩、交界区心律失常持续时间短暂，可自行消失，无须治疗。频发室性期前收缩呈二联律或短暂室性心动过速时，可予利多卡因 50~100mg 静脉注射，继以静脉滴注维持。电复律偶尔出现心室颤动，即用非同步电除颤；也可偶尔发生心搏骤停，应立即按心搏骤停治疗。发生心搏骤停以服用普萘洛尔者多见，故术前 3 天应停用此药。③心肌损伤。④血栓栓塞：1%~6% 慢性心房颤动患者可出现栓塞，故对术前有血栓史者应给予抗凝治疗。⑤呼吸抑制：多见于镇静药使用过量或静脉给药速度过快所致，应做好面罩给氧、正压通气或气管插管等准备工作。⑥肺水肿。⑦低血压：发生率为 1%~3%。当使用高能电击或硫喷妥钠麻醉时易出现，多在数小时内自行恢复，但需密切观察患者。⑧起搏器失灵。

4. ACDE【解析】非同步电复律可在心动周期的任何时期放电，仅适用于心室颤动、心室扑动及无脉性室性心动过速，选项 B 错误，余选项均正确。

5. ACDE【解析】心脏电复律术的操作步骤：①患者睡在硬板床上或放置一块心脏按摩板，建立静脉通路。②术前做 12 导联心电图供对照，选 R 波较大的导联测试复律机的同步功能。③选用地西泮 15~30mg 行静脉麻醉至患者呈朦胧或嗜睡状态，必要时亦可加硫喷妥钠。麻醉过程中严密观察呼吸，有呼吸抑制时，面罩加压吸氧。神志丧失或病情危急者无须麻醉。④两电极板上涂满耦合剂或包以生理盐水浸湿的纱布。两个电极板分别紧贴胸骨右缘第 2~3 肋间和心尖部。按需要量充电，心室颤动为 250~300Ws 非同步复律。室性心动过速为 150~200Ws，心房颤动为 150~200Ws，心房扑动为 80~100Ws，室上性心动过速为 100Ws，均为同步复律。⑤放电后随即听心率和观察心电图改变，如复律未成功，可增加电功率再次复律。两次电击需间隔 10~15 分钟。复律后有心室颤动、室性心动过速等心律失常出现时紧接再次复律。

第四章　深静脉置管术

一 A1 型题

1. 行中心静脉置管术后，为了及时发现可能发生的机械并发症，应
   A. 经常检查导管回血是否通畅及液体滴入是否通畅
   B. 常规行 X 线检查，确定导管位置及检查是否有胸腔异常情况
   C. 常规行 B 超检查，确定导管是否在中心静脉内及有无胸腔积液
   D. 监测患者血压、心率等生命体征，必要时检测血气分析、血常规等
   E. 注意观察患者是否有胸闷气促等症状或通过体格检查及时发现患者体征变化
2. 颈内静脉穿刺置管时，通常选用右侧颈内静脉而非左侧，其原因与下列哪项无关
   A. 右颈内静脉至无名静脉入上腔静脉几乎为一直线
   B. 置管方便
   C. 在右侧没有胸导管
   D. 右侧胸膜顶部较左侧低
   E. 右侧颈内静脉容易暴露

二 X 型题

1. 深静脉置管术的过程包括
   A. 穿刺前告知患者或家属有关穿刺的目的、风险及预防措施，取得知情同意
   B. 严格遵循无菌操作原则，有条件的应在手术室进行
   C. 局部皮肤常规消毒后，铺手术巾
   D. 局部麻醉后，可用注射器细针经穿刺点以相应的方向做试探性穿刺，边进针边抽动针筒使管内形成负压
   E. 试穿抽到静脉回血确定深静脉的位置后，即可换用导针穿刺置管
2. 深静脉置管术的适应证有
   A. 需短期静脉营养治疗者
   B. 需经静脉输注高渗溶液或强酸、强碱类药物者
   C. 体外循环下各种心脏手术

D. 估计手术中可能出现血流动力学变化的大手术

E. 经静脉放置心脏起搏器者

3. 锁骨下静脉穿刺置管时，如操作不当，可发生的并发症有

A. 气胸　　B. 血胸

C. 气栓　　D. 血肿

E. 误伤气管

参考答案与解析

一、A1 型题

1. B【解析】中心静脉置管术后，为了及时发现可能发生的机械并发症，应常规行 X 线检查，确定导管位置及检查是否有胸腔异常情况。

2. E【解析】一般选用右侧颈内静脉穿刺置管，因为右颈内静脉至无名静脉入上腔静脉几乎为一直线，置管方便，且在右侧没有胸导管，同时右侧胸膜顶部较左侧低，故穿刺相对安全。

二、X 型题

1. ABCDE【解析】深静脉置管技术的过程：①穿刺前告知患者或家属有关穿刺的目的、风险及预防措施，取得知情同意。②严格遵循无菌操作原则，有条件的应在手术室进行。局部皮肤常规消毒后，铺手术巾。③局部麻醉后，可用注射器细针经穿刺点以相应的方向做试探性穿刺，边进针边抽动针筒使管内形成负压。④试穿抽到静脉回血确定深静脉的位置后，即可换用导针穿刺置管，导针的穿刺点和穿刺方向与试探性穿刺相同，负压进针一旦进入深静脉的位置后即可抽得大量回血，确定为静脉血后，使导针的整个斜面在静脉腔内，并保持斜面向下，以利导丝推进。

2. BCDE【解析】深静脉置管术的适应证：①严重创伤、休克、急性肾衰竭等危重患者，需监测中心静脉压者。②需长期静脉营养治疗者。③需经静脉输注高渗溶液或强酸、强碱类药物者。④体外循环下各种心脏手术。⑤估计手术中可能出现血流动力学变化的大手术。⑥经静脉放置心脏起搏器者。

3. ABCD【解析】锁骨下静脉穿刺如操作不当，可发生气胸、血胸、气栓、血肿等并发症，故操作者应熟悉该静脉周围解剖关系。

第五章　中心静脉压测定术

一　A1 型题

1. 关于中心静脉压测定术的叙述不正确的是
   A. 通过中心静脉导管
   B. 依据 U 形管测压的物理学原理
   C. 测定血液流经右心房及上、下腔静脉胸腔段的压力
   D. 测定血液流经左心房及上、下腔静脉胸腔段的压力
   E. 测定中心静脉导管头的抵达位置的压力
2. 中心静脉压正常范围为
   A. 3~7cmH_2O　　B. 4~10cmH_2O
   C. 6~12cmH_2O　　D. 10~20cmH_2O
   E. 15~20cmH_2O
3. 中心静脉压监测主要反映
   A. 左心房和右心房的压力　　B. 左心室和右心室的压力
   C. 上、下腔静脉和右心房的压力　　D. 胸腔内动、静脉压力
   E. 腹腔动、静脉压力

二　X 型题

可使中心静脉压测定值偏高的因素包括
   A. 测压时或测压前应用多巴胺　　B. 测压时或测压前应用毛花苷 C
   C. 呼气末正压通气（PEEP）　　D. 支气管痉挛
   E. 肾素、醛固酮分泌增多

参考答案与解析

一、A1 型题

1. D【解析】中心静脉压测定的解剖依据在于通过中心静脉导管，依据 U 形管测压的物

理学原理，测定血液流经右心房及上、下腔静脉胸腔段（即中心静脉导管头的抵达位置）的压力。

2. C【解析】中心静脉压（CVP）是指血液流经右心房及上、下腔静脉胸腔段的压力，正常值为6~12cmH_2O。

3. C【解析】中心静脉压监测主要反映右心房及上、下腔静脉胸腔段压力。参见A1型题第1题解析。

二、X型题

ACDE【解析】病理因素导致中心静脉压偏高的情况包括张力性气胸、心脏压塞、右心衰竭及全心衰竭、心房颤动、支气管痉挛、缺氧性肺血管收缩、输血输液过量、肺梗死、纵隔压迫、缩窄性心包炎、腹内高压等。神经体液因素导致中心静脉压偏高主要包括交感神经兴奋，儿茶酚胺、抗利尿激素、肾素、醛固酮分泌增多。药物因素导致中心静脉压偏高主要包括测压时或测压前应用血管收缩药。其他因素导致中心静脉压偏高包括体位改变等使零点位置低、床头下降、插管过浅、间歇正压通气（IPPV）和呼气末正压通气（PEEP）时可使中心静脉压升高2~5cmH_2O。

第六章　三腔双囊管压迫术

一 A1 型题

1. 下列有关三腔双囊管压迫术的注意事项，错误的是
   A. 用前应检查管和囊的质量，橡胶老化或气囊充盈后囊壁不均匀者不宜使用
   B. 防止三腔管被牵拉出来，必须先向食管囊内充气，再向胃气囊充气
   C. 定时用注射器抽取胃液，以观察出血是否停止
   D. 充气量过多，食管易发生压迫性溃疡
   E. 必要时可于胃管内注入冷盐水，加去甲肾上腺素 4~8mg，或注入其他止血药
2. 三腔双囊管压迫止血，出血停止（　　）后，可放掉食管囊内气体，放松牵引，继续观察有无出血
   A. 10 小时　　B. 12 小时
   C. 20 小时　　D. 24 小时
   E. 36 小时

二 X 型题

关于三腔双囊管的使用注意事项，以下叙述正确的是
A. 胃气囊充气要足，以防牵引三腔双囊管时由于胃气囊充气少而致胃气囊进入食管，压迫气管，引起窒息。若发生窒息，应立即拔除三腔双囊管
B. 食管气囊充气要足，压力要高，以达到完全止血的目的
C. 每隔 12~24 小时放气或缓解牵引 1 次，以免发生缺血坏死。一般放气 30 分钟后可再充气，放气前口服液体石蜡 20ml
D. 放置三腔双囊管的时间不宜持续超过 3~5 天，否则可使食管或胃底黏膜因受压迫太久而发生溃烂、坏死、食管破裂
E. 即使技术熟练的医师使用气囊压迫装置，其并发症的发生率也有 10%~20%，并发症包括吸入性肺炎、食管破裂及窒息

参考答案与解析

一、A1 型题

1. B【解析】三腔双囊管压迫术的注意事项：①用前应检查管和囊的质量，橡胶老化或气囊充盈后囊壁不均匀者不宜使用。②防止三腔管被牵拉出来，必须先向胃气囊内充气，再向食管囊充气。其充气量太少达不到止血目的；充气量过多，食管易发生压迫性溃疡。③定时用注射器抽取胃液，以观察出血是否停止。必要时可于胃管内注入冷盐水，加去甲肾上腺素 4~8mg，或注入其他止血药。

2. D【解析】出血停止 24 小时后，可放掉食管囊内气体，放松牵引，继续观察有无出血。

二、X 型题

ACDE【解析】三腔双囊管使用时需注意的事项：①胃气囊充气要足，以防牵引三腔双囊管时由于胃气囊充气少而致胃气囊进入食管，压迫气管，引起窒息。若发生窒息，应立即拔除三腔双囊管。②食管气囊压力不宜过高，防止压迫食管黏膜发生溃疡。③每隔 12~24 小时放气或缓解牵引 1 次，以免发生缺血坏死。一般放气 30 分钟后可再充气，放气前口服液体石蜡 20ml。④放置三腔双囊管的时间不宜持续超过 3~5 天，否则可使食管或胃底黏膜因受压迫太久而发生溃烂、坏死、食管破裂。⑤即使技术熟练的医师使用气囊压迫装置，其并发症的发生率也有 10%~20%，并发症包括吸入性肺炎、食管破裂及窒息。

第七章　漂浮导管测定术

一　A1 型题

1. 肺动脉导管末端的理想位置是进入下带肺血管内，在该区域
   A. 肺内压（PA）>肺血管动脉端压力（Pa）>肺血管静脉端压力（Pv）
   B. Pa>PA>Pv
   C. Pa>Pv>PA
   D. Pv>PA>Pa
   E. Pv>Pa>PA
2. 漂浮导管的顶端经过右心系统时，如出现短暂的室上性心动过速和期前收缩，最合理的处理是
   A. 电复律　　B. 静脉推注利多卡因
   C. 抽光气囊气体进导管　　D. 放慢速度，继续进导管
   E. 将导管退出，心律稳定后再改变方向和角度置入导管
3. 漂浮导管测定术的相对禁忌证，除外
   A. 三尖瓣或肺动脉瓣狭窄　　B. 大血管术后
   C. 右心房或右心室内赘生物　　D. 法洛四联症
   E. 近期置起搏导管

二　A2 型题

患者，女性，41 岁。气急，夜间不能平卧，下肢水肿，HR 120 次/分，心律齐，BP 96/60mmHg，RR 20 次/分，安置 Swan-Ganz 导管后，监测心排血量（CO），其正常值是
   A. 2~31L/min　　B. 3~41L/min
   C. 4~81L/min　　D. 8~101L/min
   E. 10~151L/min

三　X 型题

1. 放置 Swan-Ganz 漂浮导管，要监测的血流动力学指标为
   A. 肺毛细血管楔压（PCWP）　　B. 中心静脉压（CVP）

C. CO　　D. 肺动脉压（PAP）

E. 右心室压（RVP）

2. 漂浮导管测定术的适应证有

A. 严重心律失常　　B. 心肌梗死

C. 严重心力衰竭　　D. 休克

E. 肺水肿

参考答案与解析

一、A1 型题

1. C【解析】在解剖上，肺可以被理想地划分为上、中、下 3 带，在上带：肺血管静脉端压力（Pv）<肺血管动脉端压力（Pa）<肺内压（PA），因此血管呈闭合状；在中带：Pa>PA>Pv，血流仍不通畅；在下带：Pa>Pv>PA，血管开放。

2. E【解析】漂浮导管的顶端经过右心系统时，如出现短暂的室上性心动过速和期前收缩，最合理的处理是将导管退出，心律稳定后再改变方向和角度置入导管。

3. B【解析】漂浮导管测定术的相对禁忌证：三尖瓣或肺动脉瓣狭窄、右心房或右心室内赘生物、法洛四联症、严重心律失常、凝血功能障碍或近期置起搏导管。

二、A2 型题

C【解析】心排血量的正常值是 4~81L/min。

三、X 型题

1. ABCDE【解析】通过肺动脉导管可同时连续监测右心各部位、肺动脉压（PAP）和心排血量（CO）、右心室射血分数（EF%）、右心室舒张末期容积（RVEDV）和混合静脉血氧饱和度（SvO_2），以及中心静脉压（CVP）和肺毛细血管楔压（PCWP），判定心内容量，并计算心内分流量、全身血管和肺血管的阻力、氧供和氧耗，来评价心肺功能和病变的严重程度。

2. BCDE【解析】漂浮导管测定术的适应证：心肌梗死、严重心力衰竭、休克、肺水肿、肺动脉高压或心胸外科和大血管术后。

第三篇

急诊常用治疗技术

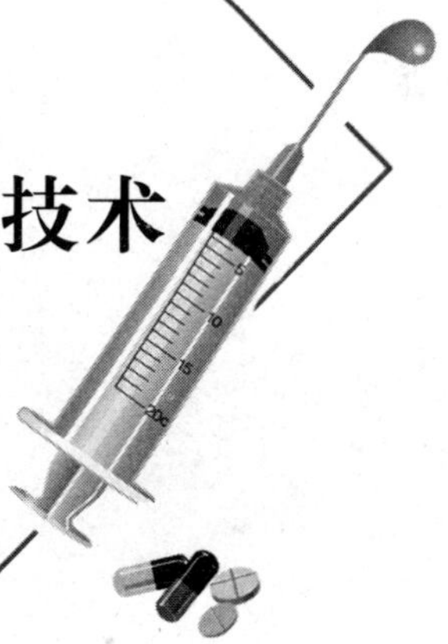

第一章　急诊人工心脏起搏术

一 A1 型题

1. 使起搏阈值降低的情况是

A. 脉宽变窄
B. 低钾血症
C. 睡眠状态
D. 电极与心肌的距离增加
E. 心肌缺血、坏死、纤维化

2. 速度最快的临时心脏起搏是

A. 经胸壁穿刺临时心脏起搏
B. 经食管临时心脏起搏
C. 经皮临时心脏起搏
D. 经锁骨下静脉临时心脏起搏
E. 经右侧颈内静脉临时心脏起搏

3. 临时心脏起搏最常见的部位是

A. 右心房
B. 右心室流出道
C. 右心室心尖部
D. 右心室间隔部
E. 左心室心尖部

4. 临时心脏起搏导线的放置时间最好不要超过

A. 1 周
B. 2 周
C. 3 周
D. 1 个月
E. 2 个月

5. 脉宽>（　　）时，几乎测不到起搏阈值

A. 1 毫秒
B. 2 毫秒
C. 3 毫秒
D. 4 毫秒
E. 5 毫秒

6. VDD 起搏器适用于

A. 房室传导正常者
B. 心房静止而心室率缓慢者
C. 窦房结功能障碍者
D. 持续性心房颤动者
E. 窦房结功能正常的房室传导阻滞者

7. 经胸壁安置临时心脏起搏电极的方法，不正确的是

A. 首先需要准备 1 根心脏穿刺针和 1 个细软的特殊电极（作为阴性电极），取 1 个普通

针头刺入胸壁皮下作为阳性电极

B. 将阴阳两个电极与起搏器连接好并打开起搏器，连接好心电监护系统

C. 将阳性电极插入心脏穿刺针内，头端伸出穿刺针外并折叠成约 30°

D. 用小刀于胸骨左缘第 4 肋间或剑突下切一小口作为心脏穿刺针的穿刺点，一面插入心脏穿刺针，一面观察心电监护，出现室性期前收缩或心室起搏后再进针 1～2cm

E. 仅拔出心脏穿刺针而阴性起搏电极则留在心内膜或心肌以起搏心脏

8. 择期的心内膜临时心脏起搏，首选（　　）的方法进行

A. 股静脉穿刺　　B. 锁骨下静脉穿刺

C. 颈内静脉穿刺　　D. 颈外静脉穿刺

E. 以上都不是

9. 安装临时心脏起搏器经锁骨下静脉穿刺发生并发症，除外

A. 误穿锁骨下动脉　　B. 气胸

C. 血胸　　D. 乳糜胸

E. 空气栓塞

二　A3/A4 型题

（1～2 题共用题干）

患者，女性，21 岁。发热 38℃左右近 2 周，伴恶心、呕吐、腹泻。遂出现心悸、胸痛、呼吸困难、晕厥发作。查体：面色苍白，精神萎靡。心率 40 次/分，心律齐，心尖部第一心音低钝，且可闻及大炮音。临床诊断为病毒性心肌炎。

1. 心电图表现最可能是

A. 窦性心动过缓　　B. 一度房室传导阻滞

C. 二度房室传导阻滞　　D. 三度房室传导阻滞

E. 室内传导阻滞

2. 最适宜的治疗措施为

A. 静脉注射阿托品　　B. 静脉滴注硝酸甘油

C. 皮下注射肾上腺素　　D. 植入临时心脏起搏器

E. 心脏电复律

（3～6 题共用题干）

患者，女性，71 岁。因持续性胸痛 2 小时，含硝酸甘油无效来院急诊。心电图示Ⅱ、Ⅲ、aVF 导联呈弓背样抬高 3mm，V_1～V_3导联 ST 段水平样压低 2mm，偶发室性期前收缩 1 次，诊断急性心肌梗死。

3. 此时最合适的处理是

A. 吸氧　　B. 溶栓治疗
C. 静脉注射吗啡　　D. 皮下注射低分子肝素
E. 静脉滴注硝酸甘油

4. 2 小时后复查心电图Ⅱ、Ⅲ、aVF 导联出现病理性 Q 波，其梗死部位应是
A. 正后壁　　B. 间壁
C. 下侧壁　　D. 下壁
E. 前间隔

5. 患者第 2 天出现烦躁不安、出冷汗、血压偏低，心电图示三度房室传导阻滞、交界性逸搏。此时应首选的治疗方法是
A. 多巴胺静脉滴注　　B. 肾上腺素静脉滴注
C. 加快输液速度，扩容治疗　　D. 阿托品静脉滴注
E. 行临时心脏起搏

6. 如果出现急性乳头肌功能不全，心脏检查可发现
A. 剑突下收缩期杂音　　B. 心尖部收缩期杂音
C. 主动脉瓣区收缩期杂音　　D. 肺动脉瓣区收缩期杂音
E. 胸骨左缘第 2 肋间连续性机器样杂音

（7~10 题共用题干）

患者，男性，55 岁。冠心病史 6 年，近 3 天反复胸骨后压迫性疼痛，持续 10~20 分钟。6 小时前再次出现胸骨后疼痛，伴大汗、恶心、呕吐，含服硝酸甘油不能缓解。查体时心率为 43 次/分，节律规整，可闻及大炮音，行急诊冠状动脉造影显示右冠状动脉近端完全闭塞，诊断急性下壁心梗。

7. 该患者最可能出现的心律失常是
A. 三度房室传导阻滞、室性逸搏心律　　B. 窦性心动过缓
C. 窦房阻滞　　D. 三度房室传导阻滞、交界性逸搏心律
E. 以上都不是

8. 目前最合适的治疗是
A. 临时心脏起搏器植入　　B. 异丙肾上腺素静脉滴注
C. 阿托品 1mg 静脉推注　　D. 多巴胺静脉推注
E. 以上都不是

9. 该患者经过治疗后，恢复窦性心律，1 周后出院，出院后最应该继续的治疗是
A. 口服阿司匹林　　B. 口服氯吡格雷
C. 口服阿托伐他汀　　D. 择期安装永久心脏起搏器
E. 适当休息

10. 如果该患者正准备出院时，突然头痛、恶心、呕吐，右下肢活动不灵活，考虑患者合并

A. 心脏破裂　　B. 脑血栓

C. 短暂性脑缺血发作　　D. 高血压脑病

E. 脑栓塞

三 B 型题

（1~3 题共用备选答案）

A. 刺激哪个心腔

B. 感知哪个心腔的自身激动

C. 感知心脏自身激动后用什么方式反应

D. 程控、遥测、频率应答功能

E. 抗快速心律失常功能

1. 人工心脏起搏器编码的第 3 个字码代表起搏器
2. 人工心脏起搏器编码的第 2 个字码代表起搏器
3. 人工心脏起搏器编码的第 1 个字码代表起搏器

（4~7 题共用备选答案）

A. 心房起搏、心房感知，感知自身心房活动后抑制心房脉冲发放

B. 心室起搏、心室感知，感知自身心室活动后抑制心室脉冲发生

C. 心房和心室双重感知、触发和抑制双重反应

D. 心室起搏、心房心室双重感知，感知 P 波后心室起搏，感知 QRS 波后心室起搏受抑

E. 以上都不是

4. AAI 起搏器表示
5. VVI 起搏器表示
6. DDD 起搏器表示
7. VDD 起搏器表示

（8~11 题共用备选答案）

A. 经气管　　B. 经胸壁

C. 经静脉　　D. 开胸

E. 经食管

置入临时心脏起搏电极导线的方法：

8. 病情危重，患者不能搬动的时候
9. 诊断窦房结功能及进行超速抑制终止快速心动过速的时候

10. 心脏复苏抢救中，既可行人工呼吸，又可行心脏起搏的是
11. 最常用的人工心脏起搏方式是

四 X 型题

1. 经皮心脏起搏器治疗的适应证包括
   A. 血流动力学不稳定的心动过缓　　B. 二度Ⅱ型房室传导阻滞
   C. 双束支阻滞　　D. 左前分支阻滞
   E. 三度房室传导阻滞
2. 关于急诊人工心脏起搏术，以下叙述错误的是
   A. 右心室心尖部的起搏心电图表现为肢体导联呈右束支传导阻滞及电轴右偏
   B. 右心室流出道起搏的体表心电图表现为左束支传导阻滞图形
   C. 右心室心内膜正常的腔内心电图呈 Rs 形
   D. 经静脉临时心脏起搏是最常用的起搏方法
   E. 最常用的临时心脏起搏模式为 DDD
3. 急诊经静脉临时心脏起搏常选用
   A. 左侧颈内静脉　　B. 右侧颈内静脉
   C. 左侧锁骨下静脉　　D. 右侧锁骨下静脉
   E. 股静脉
4. 影响人工心脏起搏阈值高低的因素有
   A. 心肌的特性　　B. 电极与心肌的距离
   C. 端电极的极性与表面积　　D. 起搏脉冲的宽度
   E. 电解质紊乱
5. 下列有关人工心脏起搏器电极单级的说法，正确的有
   A. 单极电极表面积小　　B. 易发生感知过度
   C. 起搏阈值低　　D. 感知灵敏度高
   E. 不易出现感知故障
6. AAI 起搏器的适应证有
   A. 持续性心房颤动　　B. 窦房结功能障碍
   C. 窦房结功能正常的房室传导阻滞者　　D. 心房静止而心室率缓慢者
   E. 房室传导正常者
7. DDD 起搏器禁用于
   A. 持续性心房颤动　　B. 窦房结功能障碍
   C. 房室传导阻滞　　D. 心房静止
   E. 心室率缓慢

8. 当安装临时心脏起搏时，有哪些表现提示电极导管移位

A. 不能起搏
B. 间歇性起搏
C. 起搏阈值降低
D. 起搏阈值升高
E. 感知障碍

9. 安装临时心脏起搏发生心肌穿孔的原因包括

A. 电极位置放置有误
B. 导管质硬
C. 操作过于粗暴
D. 误穿锁骨下动脉
E. 导管顶端过分顶压

10. 安装临时心脏起搏时，下列哪些表现将提示心肌穿孔

A. 胸痛
B. 低血压
C. 心前区心包摩擦音
D. 不能有效起搏
E. 间歇性起搏

11. 安装临时心脏起搏时，引起膈肌刺激的原因有

A. 导管质硬
B. 电极导线放置过深
C. 起搏电压过高
D. 起搏电压过低
E. 导管顶端过分顶压

参考答案与解析

一、A1 型题

1. B【解析】高钾血症、代谢性酸中毒可提高心肌起搏阈值，从而减弱起搏效果；缺氧和低钾血症可降低心肌起搏阈值，从而可诱发心室颤动。

2. C【解析】速度最快的临时心脏起搏是经皮临时起搏。

3. C【解析】临时心脏起搏最常见的部位是右心室心尖部。

4. B【解析】临时心脏起搏是一种非永久置入起搏电极导线的临时性或暂时性人工心脏起搏术，起搏电极导线放置一般不超过 2 周，最长不要超过 1 个月。

5. B【解析】起搏脉冲的宽度简称“脉宽”，即通电时间。脉宽越窄，起搏阈值越高，脉宽>2 毫秒时，几乎测不到起搏阈值。

6. E【解析】VDD 即心房同步心室抑制型起搏，心室起搏、心房心室双重感知，感知 P 波后心室起搏，感知 QRS 波后心室起搏受抑。适用于窦房结功能正常的房室传导阻滞者。

7. C【解析】经胸壁安置临时心脏起搏电极的方法：首先需要准备 1 根心脏穿刺针和 1 个细软的特殊电极（作为阴性电极），取 1 个普通针头刺入胸壁皮下作为阳性电极。将阴阳 2 个电极与起搏器连接好并打开起搏器，连接好心电监护系统。将阴性电极插入心脏穿刺

针内，头端伸出穿刺针外并折叠成约 30°。用小刀于胸骨左缘第 4 肋间或剑突下切一小口作为心脏穿刺针的穿刺点，一面插入心脏穿刺针，一面观察心电监护，出现室性期前收缩或心室起搏后再进针 1~2cm。然后仅拔出心脏穿刺针而阴性起搏电极则留在心内膜或心肌以起搏心脏。

8. A【解析】择期的心内膜临时起搏，首选股静脉穿刺的方法进行（或大隐静脉切开进入），其次选用锁骨下静脉、颈内静脉、颈外静脉穿刺的方法。

9. D【解析】安装临时心脏起搏器经锁骨下静脉穿刺并发症：①误穿锁骨下动脉。②气胸、血胸。③空气栓塞。

二、A3/A4 型题

1. D【解析】患者年轻女性，病毒性心肌炎诊断明确，心尖部第一心音低钝，心率 40 次/分（正常值 60~100 次/分，严重偏慢），且可闻及大炮音（三度房室传导阻滞的典型体征），提示患者有病毒性心肌炎伴三度房室传导阻滞。

2. D【解析】患者有晕厥发作、面色苍白、精神萎靡等组织血液灌流不足的表现，可能为三度房室传导阻滞导致心室率极慢，左心室排血量降低所致。对于三度房室传导阻滞出现晕厥的病毒性心肌炎患者最适宜的治疗措施为植入临时心脏起搏器（D 选项正确）。静脉注射阿托品可提高房室阻滞的心率，多用于阻滞位于房室结的患者，但适用于无心脏起搏条件的应急情况（A 选项错误）。静脉滴注硝酸甘油可扩张正常和粥样硬化的冠状动脉，缓解心肌缺血，主要用于冠心病心绞痛的治疗和预防（B 选项错误）。对于房室传导阻滞的患者多可静脉滴注异丙肾上腺素治疗，而皮下注射肾上腺素常用于治疗过敏性休克和心搏骤停（C 选项错误）。心脏电复律是指将原先的心律失常的异常起搏点恢复为正常的窦性心律，但本例为完全性房室传导阻滞，并非心脏节律异常（E 选项错误）。

3. B【解析】溶栓治疗是最有效的治疗急性心肌梗死方法。

4. D【解析】急性心肌梗死患者心电图通常表现为宽而深的 Q 波（病理性 Q 波），临床上可根据不同导联出现的变化判断梗死部位，其中Ⅱ、Ⅲ、aVF 处出现 Q 波往往提示下壁梗死可能性大。

5. E【解析】参见 A3/A4 型题第 2 题解析。

6. B【解析】乳头肌功能失调或断裂可在心尖区出现收缩中晚期喀喇音和吹风样收缩期杂音，第一心音可不减弱。

7. D【解析】三度房室传导阻滞是指由于房室传导系统某部分的传导能力异常降低，所有来自心房的激动都不能下传至心室而引起完全性房室分离，与急性心肌炎、药物中毒有关。交界性心律分两种类型：一种称为交界性心动过速，即交界处发出冲动的频率超过窦房结发出冲动的频率，属于病理性；另一种称为交界性逸搏心律，即窦房结功能低下，不能发出冲动，仅在交界处发出冲动，是一种生理性保护机制。

8. A【解析】参见 A3/A4 型题第 2 题解析。

9. A【解析】题干中提示患者此次诊断为急性下壁心肌梗死，合并三度房室传导阻滞，予放置临时心脏起搏器治疗，出院后应依据住院期间各种事件、治疗效果、耐受性予以个体化治疗，即 ABCDE 方案，指导二级预防：A——使用抗血小板、抗心绞痛、ACEI 类药物；B——使用 β 受体阻断药预防心律失常，控制血压；C——控制血脂或烟；D——控制饮食，治疗糖尿病；E——健康教育、运动。其中首推阿司匹林抗血小板治疗，其余可视病情决定。

10. E【解析】脑栓塞症状以头痛、恶心、猝然昏倒、偏瘫、言语智力障碍为主。

三、B 型题

1~3 C、B、A【解析】常用起搏器的工作方式可用 3 个字码表示：①第 1 个字码表示起搏器刺激哪个心腔，A＝心房，V＝心室，D＝心房和心室双心腔。②第 2 个字码表示起搏器感知哪个心腔的自身激动，A＝心房，V＝心室，D＝心房和心室都能感知，O＝没有感知功能。③第 3 个字码表示起搏器感知心脏自身激动后用什么方式反应，T＝触发反应，I＝抑制反应，D（或 T/I）＝既有触发反应，又有抑制反应，O＝没有反应。

4. A【解析】AAI 即心房起搏心房感知抑制型起搏，心房起搏、心房感知，感知自身心房活动后抑制心房脉冲发放。

5. B【解析】VVI 即心室起搏心室感知抑制型起搏，心室起搏、心室感知，感知自身心室活动后抑制心室脉冲发生。

6. C【解析】DDD 即生理性或全能型起搏，心房和心室双重感知、触发和抑制双重反应。

7. D【解析】VDD 即心房同步心室抑制型起搏，心室起搏、心房心室双重感知，感知 P 波后心室起搏，感知 QRS 波后心室起搏受抑。

8. B【解析】经胸壁安置临时心脏起搏电极可在床边操作，用于病情危重，患者不能搬动的时候。

9. E【解析】经食管左心房起搏多用于诊断窦房结功能及进行超速抑制终止快速心动过速。

10. A【解析】经气管心脏起搏的方法适用于心脏复苏抢救中，既可行人工呼吸，又可行心脏起搏。

11. C【解析】经静脉临时心脏起搏的方法是目前最常用的人工心脏起搏方式。

四、X 型题

1. ABCDE【解析】经皮心脏起搏器治疗的适应证：①血流动力学不稳定的心动过缓。②二度Ⅱ型房室传导阻滞。③双束支阻滞。④左前分支阻滞。⑤三度房室传导阻滞。

2. ACE【解析】右心室心尖部起搏的体表胸导联心电图应呈左束支传导阻滞型，选项 A 错误。心腔内心电图，显示 QRS 波为 rS 型，ST 段呈弓背向上抬高，选项 C 错误。VVI 是临床最常用的一种心室起搏方式，选项 E 错误。

3. BCD【解析】急诊经静脉临时心脏起搏常选用右侧颈内静脉、左侧锁骨下静脉、右侧锁骨下静脉。

4. ABCDE【解析】影响人工心脏起搏阈值高低的因素：①心肌的特性。②电极与心肌的距离。③端电极的极性与表面积。④起搏脉冲的宽度。⑤电解质紊乱。⑥药物作用。⑦饮食和睡眠等生理情况。

5. ABCD【解析】电极的种类如下。①单极、是指导线远端只有一个负电极，位于导线顶端，与心内膜接触，此负极与起搏器外壳构成回路，单极电极表面积小，起搏阈值低，感知灵敏度高，易发生感知过度。②双极、是指导线顶端为负极，正极位于距负极 1~2cm 处，电流回路位于心腔内，不受电磁干扰，不易出现感知故障。

6. BE【解析】AAI 即心房起搏心房感知抑制型，心房起搏、心房感知，感知自身心房活动后抑制心房脉冲发放。适用于窦房结功能障碍、房室传导正常者。

7. AD【解析】DDD 又称生理性或全能型起搏模式，心房和心室双重感知、触发和抑制双重反应。适用于窦房结功能障碍和/或房室传导阻滞者，禁用于持续性心房颤动或心房静止。

8. ABDE【解析】电极导管移位是临时心脏起搏常见并发症，发生率为 2%~8%。表现为不能起搏、间歇性起搏、起搏阈值升高、感知障碍等，移位明显时，X 线检查可发现。需要重新放置，调整电极位置。

9~10 BCE、ABCD【解析】临时心脏起搏引起的心肌穿孔的原因、表现及处理：心肌穿孔的发生率为 0.1%，主要由于导管质硬、操作过于粗暴或导管顶端过分顶压所致，表现为胸痛、低血压、心前区心包摩擦音和不能有效起搏等。一旦发现，小心撤回导线至心腔、改变起搏位置，若有心脏压塞，应及时心包穿刺抽液并引流。

11. BC【解析】临时心脏起搏引起的膈肌刺激的表现及处理：膈肌刺激表现为顽固性呃逆、腹部搏动感，可能与电极导线放置过深或起搏电压过高有关，适当降低起搏器输出电压或撤回导线少许，症状可消失。

第二章　血液净化

一、A1 型题

1. 一般情况下，透析液的流速为血液流速的（　　）倍最有利溶质的清除
   A. 1.2　　B. 1.5
   C. 2　　D. 0.5
   E. 3
2. 影响弥散的因素不包括
   A. 溶质的分子量　　B. 溶质的浓度梯度
   C. 膜的阻力　　D. 透析液电导度
   E. 透析液和血液流速
3. 影响对流的因素不包括
   A. 血浆蛋白的浓度　　B. 血细胞比容
   C. 血液黏滞度　　D. 温度
   E. 血流量
4. 透析器膜两侧的压力差称为
   A. 动脉压　　B. 滤器前压
   C. 静脉压　　D. 跨膜压
   E. 静水压
5. 为预防血液透析首剂效应（A 型）的发生，主要应预冲透析器、避免使用(　　)透析器
   A. 过氧乙酸化学消毒　　B. 环氧乙烷消毒
   C. γ 射线照射　　D. 蒸汽消毒
   E. 以上都不对
6. 血液透析疗法不允许分子量超过（　　）的物质通过
   A. 15 000　　B. 25 000
   C. 30 000　　D. 35 000
   E. 40 000
7. 随着血液净化技术的提高和净化方法的增多，严格意义上血液净化均无绝对的禁忌证，其相对禁忌证有

A. 未控制的严重糖尿病
B. 严重心律失常、心功能不全不能耐受体外循环者
C. 严重高血压，收缩压>200mmHg，舒张压>130mmHg
D. 恶性肿瘤晚期
E. 以上都是

8. 无肝素血液透析在开始透析时放弃预充液，并以生理盐水冲洗，透析时血流量至少在
A. 100~120ml/min
B. 200~300ml/min
C. 250~300ml/min
D. 80~100ml/min
E. 100~250ml/min

9. 血液透析全身肝素化法在透析前按每千克体重（　　）计算，一次静脉注入
A. 0.3~0.5mg
B. 0.5~0.8mg
C. 0.5~1.0mg
D. 0.1~0.5mg
E. 1.0~1.5mg

10. 血液透析全身肝素化法应在透析结束前（　　）停用肝素
A. 15 分钟
B. 20 分钟
C. 0.5~1.0 小时
D. 1 小时
E. 1.5~2.0 小时

11. 使用血液透析全身肝素化法，如透析过程中静脉压增高，气泡驱除器中气泡增多，提示肝素用量不足，即将出现凝血的征象，应立即追加肝素
A. 5mg
B. 8mg
C. 10mg
D. 15mg
E. 20mg

12. 血液透析小剂量肝素化法在透析前给予肝素首剂（　　）静脉推注
A. 2mg
B. 4mg
C. 6mg
D. 8mg
E. 10mg

13. 下列有关透析失衡综合征的叙述，不正确的是
A. 透析失衡综合征发生在透析结束前或透析后
B. 常见于体液潴留、氮质血症及酸中毒较明显，行高效透析患者
C. 充分合理的诱导透析、提高透析液钠浓度、降低初次透析血流量及超滤量可预防其发生
D. 一般不必停止透析，予以吸氧及对症处理后可缓解
E. 其主要发生机制是血透后患者血中代谢产物下降速度快，而肌酐、尿素氮等通过血脑屏障较缓慢，导致脑实质及脑脊液与血浆渗透压差，引起脑水肿，颅内压升高

14. 血液透析性骨病与下列因素有关，除外

A. 甲状腺功能亢进症　　B. 继发性甲状旁腺功能亢进

C. 透析性骨软化症　　D. 淀粉样变

E. 腕管综合征

15. 血液透析引起低血压的主要原因是

A. 透析液温度过高　　B. 透析液成分

C. 透析液钠浓度过低　　D. 透析膜生物相容性差

E. 透析液钠浓度过高

16. 维持性血液透析患者预防首剂效应最重要的措施是

A. 了解患者透析状况

B. 询问患者药物过敏史

C. 对曾发生首剂效应的患者给予预灌透析器

D. 向患者解释，取得患者配合

E. 观察患者病情变化

17. 抢救严重 A 型首剂效应患者最首要的措施是

A. 立即平卧　　B. 氧气吸入

C. 对症处理　　D. 注意保暖

E. 停止透析，丢弃体外管路及透析器的血液，对症处理

18. 血液透析滤过后稀释置换液的输入量应≤血流量

A. 20%　　B. 30%

C. 35%　　D. 40%

E. 50%

19. 血浆胶体渗透压是对抗跨膜压的主要力量，受（　）的影响

A. 红细胞　　B. 球蛋白

C. 珠蛋白　　D. 血浆蛋白

E. 血红蛋白

20. 有机磷杀虫药中毒最适宜的血液净化方式是

A. 血液透析　　B. 血液灌流

C. 血液滤过　　D. 单纯超滤

E. 血浆置换

21. 血浆各种置换液的使用顺序是

A. 蛋白质溶液和血浆代用品，哪个先用无所谓

B. 先给蛋白质溶液，再给血浆代用品

C. 先给电解质溶液或血浆代用品，最后给予蛋白质溶液

D. 蛋白质溶液和血浆代用品可以交替使用

E. 以上都不对

22. 在连续性肾脏替代治疗（CRRT）中，下列哪项至关重要

A. 出凝血功能　　B. 预防感染

C. 生命体征　　D. 液体平衡

E. 电解质及血气分析

二 A2 型题

1. 患者，男性，68 岁。全身水肿，尿量减少，血压（BP）120/60mmHg，血钾 6.6mmol/L，肌酐（Cr）210μmol/L，尿素氮（BUN）14mmol/L。下列哪项是肾脏替代治疗的适应证

A. 水肿

B. 血钾>6.5mmol/L

C. BUN>10mmol/L 或血 Cr>200μmol/L

D. 24 小时尿量<1200ml

E. 二氧化碳结合力（CO_2CP）<20mmol/L

2. 患者，男性，21 岁。发热、咳嗽、水肿、肺部可闻及湿啰音，X 线胸片示右下肺炎，BUN 40mmol/L，Cr 1080μmol/L，24 小时尿量 500ml，拟行血液透析。以下哪项不适宜做血液透析

A. 中毒　　B. 多器官功能障碍综合征（MODS）

C. 急性肾衰竭　　D. 严重出血倾向

E. 腹腔局灶性炎症

3. 患者，男性，61 岁。误服氨茶碱 2 瓶后，出现少尿。查体：BP 100/60mmHg，心率（HR）60 次/分，心律齐。血钾 5.7mmol/L，BUN 80mmol/L，Cr 500μmol/L。最佳治疗方法是

A. 使用利尿药　　B. 血液透析

C. 血液灌流　　D. 碳酸氢钠

E. 清水洗胃

三 A3/A4 型题

（1~3 题共用题干）

患者，男性，体重 75kg。血液透析治疗 8 年，本次透析方案如下：血液透析机器，碳酸氢盐透析液，电导度 14.2，FX60 血滤器，透析液流量 500ml/min，AVF 引血，血流量 250ml/min，透析时间 4 小时，低分子肝素首剂量 4100U，超滤 4kg。患者在透析 2 小时突然

出现漏血报警。

1. 血液透析过程中机器漏血报警常见原因不包括

A. 透析器破膜 B. 空气大量进入透析液

C. 漏血探测器有脏物沉积 D. 探测器故障

E. 空气大量进入体外循环

2. 发生漏血报警紧急处理恰当的是

A. 观察透析液颜色及跨膜压，必要时从透析液出口取样测定，如破膜，应立即停血泵、停超滤，更换透析器

B. 如果跨膜压>0，说明破膜较小，膜内仍为正压，透析液不会进入膜内，可回输血液

C. 如果跨膜压≤0，说明破膜较大，有反超的危险，宁可废弃血液，也不应回输给患者

D. 如未见漏血，可继续完成操作

E. 若无漏血，亦无空气或气泡则应回血暂停透析，如有备用机器，可换机继续透析

F. 请专职工程师对机器进行维修

3. 为预防漏血，应采取的预防措施有

A. 选用质量好的透析器，使用前仔细查对

B. 单位时间内超滤量适中，不可过多，严密观察 TMP，不大于 400mmHg

C. 及时合理调整抗凝方案，减少透析器凝血危险

D. 反复用水冲洗时水压不宜过小，时间不宜过短

E. 做好机器的保养、维修及检测，防止机器带病工作

四 B 型题

（1~3 题共用备选答案）

A. 弥散 B. 对流

C. 超滤 D. 吸附

E. 弥散和对流

1. 血液透析治理模式清除小分子毒素的主要原理是
2. 血液透析滤过治理模式的主要原理是
3. 血液灌流清除溶质的主要原理是

（4~6 题共用备选答案）

A. 弥散 B. 对流

C. 超滤 D. 吸附

E. 以上都不对

4. 溶质在浓度梯度下的跨膜转运称为

5. 溶质在压力梯度下通过半透膜的运动称为
6. 人为加大一侧（透析液侧）负压或增大另一侧（膜内血压）正压来增加跨膜压，使水分从血液向透析液方向移动的运动称为

（7~10 题共用备选答案）

A. 渗透　　B. 弥散
C. 超滤　　D. 对流
E. 以上都不是

血液透析中的溶质转运方式：

7. 溶质分子或者颗粒从高浓度处向低浓度处转移
8. 溶质随着溶剂移动而移动
9. 水通过半透膜从低渗透压侧向高渗透压侧移动
10. 人为加大膜一侧（透析液侧）负压或增大另一侧（膜内血液）正压来增加跨膜压，使水分从血液向透析液方向移动

（11~15 题共用备选答案）

A. 高血压　　B. 低血压
C. 心绞痛及心肌梗死　　D. 心搏骤停
E. 严重心律失常

11. 血液透析中有效血容量减少、血浆渗透压下降、透析膜生物相容性差、透析液污染等因素，会引起
12. 血液透析中超滤脱水使血容量减少，会引起
13. 血液透析中血钾水平异常，基础心脏病，酸碱失衡，缺氧等因素，会引起
14. 血液透析时原有冠心病、严重贫血、高龄及透析时血流动力学改变，会引起
15. 血液透析时患者存在严重基础疾病、酸碱失衡、电解质紊乱、心力衰竭、超滤致血压突然下降、心脏压塞、出血、快速输入含钙液、严重失衡综合征等，会引起

（16~18 题共用备选答案）

A. 肺部感染　　B. 腹痛、腹胀
C. 肺水肿　　D. 高血糖
E. 腹膜炎

16. 腹膜透析时无菌操作不严格、切口及隧道感染、免疫力低下、透析液污染、高龄等因素，会引起
17. 腹膜透析时膈肌抬高、卧床，会引起

18. 腹膜透析时透析液及透析管致局部刺激、位置不当、缝合不严等，会引起

（19~22 题共用备选答案）

A. 电解质酸碱失衡　　B. 低血压
C. 高血压　　D. 内分泌紊乱
E. 血液感染

19. 血液滤过时超滤过多、过快，置换液补充不足，可致
20. 血液滤过时补液不当，可致
21. 长期血液滤过可使部分中分子激素丢失，可引起
22. 由于置换液输入量大，污染机会多，有可能发生

五 X 型题

1. 血液净化的基本原理是
A. 弥散　　B. 对流
C. 吸附　　D. 渗透
E. 转运
2. 根据菲克定律，溶质的弥散量与（　　）有关
A. 溶质运动的距离　　B. 溶质弥散系数
C. 认知度浓度梯度差　　D. 溶质弥散面积
E. 超滤量
3. 临时性血管通路的适应证有
A. 急性肾衰竭者
B. 慢性肾衰竭急性恶化者
C. 内瘘条件成熟前，需紧急进行血液净化者
D. 急性药物或毒物中毒、脓毒症、多器官功能障碍综合征、自身免疫性疾病等需紧急血液净化者
E. 慢性肾衰竭需长期进行血液净化者
4. 血液透析中的常用抗凝方法有
A. 大剂量肝素化法　　B. 全身肝素化法
C. 小剂量肝素化法　　D. 低分子量肝素抗凝法
E. 枸橼酸盐抗凝法
5. 血液透析后出现肌肉痉挛疼痛与下列哪些因素有关
A. 低血压　　B. 超滤过多
C. 低钠　　D. 高血压

E. 高钠

6. 血液透析后发热的常见原因包括

A. 毒素残留等感染性因素　　B. 输液反应

C. 透析管路消毒剂残留　　D. 过敏等非感染因素

E. 透析管路细菌感染

7. 血液透析滤过选用的高通量透析器应具有以下特点

A. 理化性质不稳定　　B. 生物相容性好

C. 不易吸附蛋白质　　D. 对水分具有高通透性，高滤过率

E. 无毒性

8. 影响腹膜透析效率的因素有

A. 透析物质的浓度梯度差　　B. 透析液容量和流速

C. 透析液在腹腔内停留时间　　D. 腹膜与透析液接触面积

E. 透析液温度

9. 腹膜透析的相对禁忌证有

A. 广泛化脓性腹膜炎　　B. 腹腔内脏外伤

C. 结肠造瘘或粪瘘　　D. 盆腔内有局限性炎症或脓肿

E. 疝未修补者

10. 为防止血液滤过的滤器及管路中形成血栓，延长滤器使用寿命，应定期使用生理盐水冲洗滤器，冲洗征象有

A. 滤液尿素值、血尿素值<0.7　　B. 滤液尿素值、血尿素值<0.9

C. 最大超滤量<100ml/h　　D. 滤器前压力过高，管道搏动

E. 最大超滤量<120ml/h

11. 血液滤过最大的特点为血流动力学稳定，适于治疗心血管不稳定的患者，与血液透析相比，血液滤过血流动力学的优点是

A. 治疗过程中血压稳定，对一些肾素依赖性高血压患者长期应用可以使血压下降或恢复正常

B. 末梢血管总阻力下降

C. 血浆去甲肾上腺素水平增加

D. 脉搏稳定

E. 心排血量下降

12. 血浆置换的主要适应证有

A. 吉兰-巴雷综合征　　B. 慢性肾功能不全尿毒症

C. 冷巨球蛋白血症　　D. 重症肌无力危象

E. 洋地黄中毒

六 案例分析题

(1~4 题共用题干)

患者，男性，53 岁，体重 60kg。透析 10 年，原用低通量透析，改为高通量透析，上机后出现胸闷，喘憋，血压下降，荨麻疹、流涕、流泪，有便意。

1. 评估该患者出现了什么情况
   A. A 型首剂效应　　B. B 型首剂效应
   C. 透析失衡综合征　　D. 低血压
   E. 心律失常
2. 发生上述情况的原因有
   A. 透析器膜激活补体系统　　B. 透析液钠浓度低
   C. 使用环氧乙烷消毒剂消毒的透析器　　D. 初次透析血流快
   E. 以上都不是
3. 应采取的紧急处理措施有
   A. 立即停止透析
   B. 予氧气吸入
   C. 遵医嘱给予肾上腺素、抗组胺药及类固醇等药物
   D. 病情严重时给予心肺功能支持
   E. 监测生命体征
   F. 丢弃透析器内血液
   G. 静脉推注甘露醇、地西泮
4. 为预防上述情况，应采取的预防措施有
   A. 透析前严格冲洗透析器
   B. 对使用环氧乙烷消毒的透析器过敏者应避免使用，改用其他消毒法消毒的透析器
   C. 透析前可使用抗组胺药物
   D. 避免在服用血管紧张素转换酶抑制药患者身上使用 AN69 透析器
   E. 以上都是

参考答案与解析

一、A1 型题

1. C【解析】一般情况下，透析液的流速为血液流速的 2 倍最有利溶质的清除。

2. D【解析】影响弥散的因素主要是溶质分子量和分子体积、浓度差、半透膜的阻力、透析液性质及血液通过透析器流量等。血液透析是以弥散原理为主清除溶质。

3. E【解析】影响对流的因素包括温度、血液黏滞度、血浆蛋白的浓度和血细胞比容等。

4. D【解析】透析器膜两侧的压力差称为跨膜压。

5. B【解析】预防血液透析首剂效应（A 型）的发生主要应预冲透析器、避免使用环氧乙烷消毒透析器等。

6. D【解析】血液透析疗法可以清除体内潴留的水分、电解质及代谢产物如尿素、肌酐等小分子物质以及部分中分子物质如胍类等，并同时补充需要的物质，纠正电解质和酸碱平衡紊乱，维持内环境稳定，但不允许大分子（分子量超过35 000）的物质如蛋白质、致热原、病毒、细菌以及血细胞等通过。

7. E【解析】随着血液净化技术的提高和净化方法的增多，严格意义上血液净化均无绝对的禁忌证，相对禁忌证：①休克或收缩压<80mmHg。②大手术后 3 天内或有严重出血或出血倾向者。③未控制的严重糖尿病。④严重心律失常、心功能不全不能耐受体外循环者。⑤严重高血压，收缩压>200mmHg，舒张压>130mmHg 或脑血管意外者。⑥严重感染如脓毒症。⑦恶性肿瘤晚期。⑧极度衰竭、临终患者。⑨精神病及不合作者，或家属不同意透析者。

8. C【解析】存在活动性出血或高危出血倾向患者亦可采用无肝素透析。开始透析时放弃预充液，并以生理盐水冲洗，透析时血流量在 250～300ml/min。

9. C【解析】血液透析全身肝素化法的方法：透析前按每千克体重 0.5～1.0mg 计算，1 次静脉注入。

10. C【解析】血液透析全身肝素化法的方法：透析开始后每小时于动脉端追加肝素 5～10mg，每小时监测 1 次凝血时间，透析结束前 0.5～1.0 小时停用肝素。

11. C【解析】如透析过程中静脉压增高，气泡驱除器中气泡增多，提示肝素用量不足，即将出现凝血的征象，应立即追加肝素 10mg。

12. C【解析】血液透析中小剂量肝素化法透析前给予肝素首剂 6mg 静脉推注，透析开始后持续给予肝素 5mg/h，透析结束前 30 分钟停用或不停用肝素均可。

13. D【解析】血液透析引起透析失衡综合征的特点：透析失衡综合征发生在透析结束前或透析后，是以神经系统症状为主的一组综合征，表现为头痛、烦躁不安、恶心、呕吐、血压升高，严重者可出现视物模糊、震颤，甚至癫痫样大发作，惊厥、昏迷而导致死亡。目前认为其主要发生机制是透析后患者血中代谢产物下降速度快，而肌酐、尿素氮等通过血脑屏障较缓慢，导致脑实质及脑脊液与血浆渗透压差，引起脑水肿，颅内压升高。常见于体液潴留、氮质血症及酸中毒较明显，行高效透析患者。充分合理的诱导透析、提高透析液钠浓度、降低初次透析血流量及超滤量可预防其发生。症状较轻患者可静脉推注高渗葡萄糖和应用镇静药，症状严重者应中止透析，静脉推注甘露醇、地西泮等，注意呼吸道通畅、生命体征支持等。

14. A【解析】血液透析性骨病主要与继发性甲状旁腺功能亢进、透析性骨软化症、淀粉样变及腕管综合征有关。

15. C【解析】血液透析引起低血压，发生率为 20%~40%，与透析中有效血容量减少、血浆渗透压下降、透析膜生物相容性差、透析液污染等因素有关，临床表现为恶心、呕吐、出汗、有便意、面色苍白、呼吸困难、晕厥等。可通过适当提高透析液钠浓度、减少超滤量、透析前停用降压药来预防，必要时可改用血液滤过或腹膜透析。

16. C【解析】血液透析患者首剂效应，A 型：预防其发生主要应预冲灌析器、避免使用环氧乙烷消毒透析器等；B 型：为与透析器有关的非特异性反应（Ⅱ型反应），发生率一般为 3%~5%，多发生于透析开始 60 分钟内，症状包括胸痛或背痛，原因不明，一般不必停止透析，予以吸氧及对症处理后可缓解。

17. E【解析】血液透析引起 A 型首剂效应发生后应立即停止透析，丢弃透析器内血液，并使用异丙嗪、糖皮质激素、肾上腺素等。

18. B【解析】血液透析滤过后稀释置换液的输入量应≤血流量 30%。

19. D【解析】跨膜压受滤器内静水压、血液侧正压、滤液侧负压、血浆胶体渗透压等因素共同影响，其中滤液侧负压是主要因素，而血浆胶体渗透压是对抗跨膜压的主要力量，受血浆蛋白的影响。

20. B【解析】对于药物或毒物中毒伴以下指征时应行血液灌流治疗：①摄入毒物或药物出现昏迷、低血压、低体温、脏器衰竭等严重临床症状者。②如摄取未知成分和数量的药物或毒物，出现深度昏迷，经一般治疗无效者。③药物或毒物的血浓度已达致死量者，或虽未达到致死量，但估计毒物会继续被吸收者。④药物或毒物摄入量已达致死量者。⑤原有肝肾疾病的毒物或药物中毒者。

21. C【解析】血浆各种置换液的使用顺序是先给电解质溶液或血浆代用品，最后给予蛋白质溶液。

22. D【解析】在连续性肾脏替代治疗（CRRT）中，液体平衡是至关重要的。

二、A2 型题

1. B【解析】肾脏替代治疗的适应证如下：①终末期肾脏疾病。②严重高钾血症（>6.5mmol/L）。③代谢性酸中毒（pH<7.15）。④肺水肿等严重负荷过重且利尿药治疗无效，心包炎、严重脑病持续少尿或无尿。题干中选项以 B 项最为严重。

2. D【解析】参见 A1 型题第 7 题解析。

3. B【解析】血液透析的适应证：①急性肾衰竭。②慢性肾衰竭。③急性药物或毒物中毒。④其他：难治性充血性心力衰竭、急性肺水肿、肝性脑病、高胆红素血症、肝硬化顽固腹水、肝肾综合征、严重电解质紊乱及酸碱失衡、肾病综合征、高尿酸血症、银屑病、精神分裂症等，行血液透析治疗均有一定疗效。

三、A3/A4 型题

1. ABCD【解析】漏血报警原因：透析器破膜、空气大量进入透析液、漏血探测器有脏物沉积、探测器故障，E 选项空气大量进入体外循环为空气报警原因。

2. ABCEF【解析】发生漏血报警紧急处理：观察透析液颜色及跨膜压，必要时从透析液出口取样测定，如破膜，应立即停血泵、停超滤，更换透析器。是否回血应根据跨膜压（TMP）变化，如 TMP>0，说明破膜较小，膜内仍为正压，透析液不会进入膜内，可回输血液；如 TMP≤0，说明破膜较大，透析液管与透析器接头较松情况下发生，透析液除气不良也会产生大量气泡，若无漏血，亦无空气或气泡，则应回血暂停透析，如有备用机器，可换机继续透析，同时请专职工程师对机器进行维修。

3. ABCDE【解析】预防漏血采取措施：①选用质量好透析器，使用前仔细查对。②单位时间内超滤量适中，不可过多，严密观察 TMP，不可大于 400mmHg。③及时合理调整抗凝方案，减少透析器凝血危险。④定期评估内瘘功能，防止内瘘狭窄及血栓形成等并发症。⑤做好机器的保养、维修及检测，防止机器带病工作。⑥反复用水冲洗时，水压不宜过小，时间不宜过短。

四、B 型题

1. A【解析】血液透析是以弥散原理为主清除溶质。

2. E【解析】血液滤过是以对流原理为主清除溶质。

3. D【解析】血液灌流是以吸附的原理清除溶质。

4~10 A、B、C、B、D、A、C【解析】任何溶质总是从高浓度处向低浓度处运动，这种依靠浓度差进行的转运称弥散。对流的概念：溶质随溶剂（水）移动的方向通过半透膜，跨膜的动力是膜两侧的水压差，清除溶质速度比弥散快。人为加大一侧（透析液侧）负压或增大另一侧（膜内血压）正压来增加跨膜压，使水分从血液向透析液方向移动称为超滤。水通过半透膜从低渗透压侧向高渗透压侧移动为渗透压。

11. B【解析】低血压在血液透析中发生率为 20%~40%，与透析中有效血容量减少、血浆渗透压下降、透析膜生物相容性差、透析液污染等因素有关。

12. A【解析】高血压因血液透析中超滤脱水使血容量减少而引起，血浆肾素活性增高有关，对降压药反应较差。

13. E【解析】严重心律失常可有高度窦房或房室传导阻滞、持续交界性或室性异位节律等表现，常与血钾水平异常、基础心脏病、酸碱失衡、缺氧等因素有关。

14. C【解析】心绞痛及心肌梗死与原有冠心病、严重贫血、高龄及透析时血流动力学改变等有关，出现后应及时处理并中止透析。

15. D【解析】心搏骤停与患者存在严重基础疾病、酸碱失衡、电解质紊乱、心力衰竭、超滤致血压突然下降、心脏压塞、出血、快速输入含钙液、严重失衡综合征等有关。

16. E【解析】腹膜炎为腹膜透析中最常见并发症，其发生与无菌操作不严格、切口及隧道感染、免疫力低下、透析液污染、高龄等因素有关。

17. A【解析】肺部感染发生率约 25%，与膈肌抬高、卧床等因素有关。

18. B【解析】机械性并发症表现为透析液引流不畅、透析管堵塞、腹痛腹胀、透析液渗漏、出血、内脏损伤等，常与透析液及透析管致局部刺激、位置不当、缝合不严等因素有关。

19. B【解析】血液滤过时超滤过多、过快，置换液补充不足，可致低血压。

20. A【解析】血液滤过时补液不当，可致电解质酸碱失衡。

21. D【解析】长期血液滤过可使部分中分子激素丢失，引起内分泌紊乱。

22. E【解析】由于置换液输入量大，污染机会多，有可能发生血液感染。

五、X 型题

1. ABC【解析】血液净化的基本原理包括弥散、对流、超滤和吸附。

2. ABCD【解析】根据菲克定律，溶质的弥散量与溶质运动的距离、溶质弥散面积、系数和认知度浓度梯度差有关。

3. ABCD【解析】临时性血管通路的适应证有：①急性肾衰竭者。②慢性肾衰竭急性恶化或内瘘条件成熟前，需紧急进行血液净化者。③急性药物或毒物中毒、脓毒症、多器官功能障碍综合征、自身免疫性疾病等需紧急血液净化者。

4. BCDE【解析】血液透析中的常用抗凝方法有 5 种：①全身肝素化法。②小剂量肝素化法。③低分子肝素（LMWH）抗凝法。④枸橼酸盐抗凝法。⑤无肝素透析。

5. ABC【解析】血液透析后出现肌肉痉挛疼痛常见于足部及下肢，亦见于上肢及背部，与低血压、超滤过多或低钠等有关，应降低超滤速度，静脉滴注生理盐水或高渗盐水、调整透析液钠浓度。

6. ABCDE【解析】血液透析后发热的常见原因：透析管路细菌感染或毒素残留等感染性因素、透析管路消毒剂残留、输液反应、过敏等非感染因素。除予以对症处理外，应仔细查找原因，严重者须中止透析。

7. BCDE【解析】血液透析滤过选用的高通量透析器应具有无毒性、不易吸附蛋白质、对水分具有高通透性，高滤过率、生物相容性好的特点。

8. ABCDE【解析】影响腹膜透析效率的因素：①透析物质的浓度梯度差。②透析液容量和流速。③透析液在腹腔内停留时间。④腹膜与透析液接触面积。⑤透析液温度。⑥透析液葡萄糖浓度和腹膜的血液循环等。

9. BCDE【解析】腹膜透析相对禁忌证：①广泛腹膜粘连、肠粘连。②腹腔内脏外伤。③腹部大手术 3 日以内，腹部有外科引流管。④结肠造瘘或粪瘘。⑤疝未修补者。⑥腹部皮肤广泛感染无法置管者。⑦腹腔内弥散性恶性肿瘤、多囊肾等。⑧盆腔内有局限性炎症或脓肿。⑨妊娠、不合作者或有精神病者。⑩肠麻痹、严重肠胀气等。腹膜透析绝对禁忌证：各种腹部病变导致的腹膜清除率降低、腹壁广泛感染或严重烧伤无法插管者。

10. ACD【解析】为防止滤器及管路中形成血栓，延长滤器使用寿命，应定期使用生理盐水冲洗滤器，其征象：①滤液尿素值，血尿素值<0.7，表示滤液与血液溶质不平衡。②最大超滤量<100ml/h。③滤器前压力过高，管道搏动。

11. ACDE【解析】血液滤过最大的特点为血流动力学稳定，适于治疗心血管不稳定的患者，与血液透析相比，血液滤过血流动力学的优点是脉搏稳定，心排血量下降，血浆去甲肾上腺素水平增加，治疗过程中血压稳定，对一些肾素依赖性高血压患者长期应用可以使血压下降或恢复正常。

12. ACDE【解析】血浆置换的适应证如下：①急进性肾小球肾炎、IgA 肾病、韦格纳（Wegener）肉芽肿及多发性动脉炎所致肾损害等。②多种免疫性疾病如重症肌无力危象、吉兰-巴雷综合征、类风湿关节炎、系统性红斑狼疮、硬皮病、天疱疮、多发性神经根炎等。③自身免疫性溶血性贫血、妊娠中 Rh 溶血、血栓性血小板减少性紫癜、溶血性尿毒症。④甲状腺危象、肝性脑病等疾病。⑤肾移植后急、慢性排异性反应、移植肾复发肾小球疾病等。⑥急性药物或毒物中毒。⑦其他：恶性黑色素瘤、结肠癌、雷诺综合征、冷巨球蛋白血症、高黏滞综合征、肺出血肾炎综合征等。

六、案例分析题

1. A【解析】A 型首剂效应的特点：为严重变态反应（Ⅰ型反应），发生率约 5/10 万，多发生于透析开始 20～30 分钟，以前 5 分钟多见，症状包括呼吸困难、内瘘部位灼热感、荨麻疹、流涕、流泪、腹部痉挛性疼痛、腹泻，严重者可有濒死感甚至心搏骤停。

2. AC【解析】A 型首剂效应发生的原因为透析器膜激活补体系统和使用环氧乙烷消毒剂消毒透析器。

3. ABCDEF【解析】发生后应立即停止透析，丢弃透析器内血液，并使用异丙嗪、糖皮质激素、肾上腺素等。

4. E【解析】预防其发生主要应预冲透析器、避免使用环氧乙烷消毒透析器等。

第三章　呼吸机的临床应用

一 A1型题

1. 影响气道阻力最主要的因素是

A. 气道内径　　B. 气道长度

C. 气体密度　　D. 气流速度

E. 气道厚度

2. 以下属于可行机械通气情况的是

A. 大咯血窒息　　B. 肺和胸廓异常

C. 大量胸腔积液　　D. 巨大肺大疱或肺囊肿

E. 未经引流的气胸或纵隔气肿

3. 正常成人肺活量约为

A. 60ml/kg　　B. 70ml/kg

C. 75ml/kg　　D. 80ml/kg

E. 85ml/kg

4. 正在接受机械通气的患者，其呼吸系统有效顺应性的大小取决于以下哪一项

A. 呼吸频率（RR）　　B. 气道阻力

C. 肺顺应性　　D. 胸壁顺应性

E. 气道阻力和肺胸壁顺应性

5. 正常人的潮气量约为

A. 350ml　　B. 400ml

C. 450ml　　D. 500ml

E. 550ml

6. 正常人生理无效腔的通气占肺通气量的比例为

A. 15%~20%　　B. 20%~30%

C. 30%~40%　　D. 40%~50%

E. 50%~60%

7. 患者出现下列哪种情况应立即准备行经口气管插管

A. 间停呼吸　　B. 大咯血窒息

C. 心包大量积液
D. 深快而大的呼吸
E. 高热抽搐的患儿

8. 以下哪种情况仍不能撤离呼吸机
A. 患者最大吸气压（MIP）>-25cmH_2O
B. 患者的氧合指数（PaO_2/FiO_2）>200mmHg
C. 患者的自主呼吸潮气量 7.5~10ml/kg
D. 短暂停用呼吸机后患者的呼吸频率<25 次/分
E. 患者的肺活量 10~15ml/kg

9. PaO_2/FiO_2常用于评估 ARDS 患者严重程度，以下哪一项提示中度 ARDS
A. 80mmHg
B. 220mmHg
C. 150mmHg
D. 350mmHg
E. 400mmHg

10. 气管切开的早期并发症是指并发症出现在术后
A. 12 小时内
B. 24 小时内
C. 36 小时内
D. 48 小时内
E. 72 小时内

11. 人工气道最严重的并发症是
A. 气胸
B. 气道出血
C. 导管易位
D. 气道梗阻
E. 气管-食管瘘

12. 同步间歇指令通气（SIMV）常用于
A. 呼吸停止的患者
B. 呼吸不稳定的患者
C. 各种需要机械通气的患者
D. 治疗伴有弥漫性肺浸润的低氧血症
E. 已有自主呼吸，作为撤离呼吸机之前的呼吸肌锻炼

13. 机械通气量不足常见原因不包括
A. 没有随病情变化及时调整通气量
B. 呼吸机管路漏气
C. 通气压力或潮气量设置过高
D. 通气量选择过小
E. 呼吸道阻塞

14. 呼气触发灵敏度一般设置为
A. 25%
B. 30%
C. 35%
D. 40%
E. 45%

15. 机械辅助通气的作用有
A. 纠正严重呼吸性酸中毒
B. 纠正低氧血症

C. 预防术后肺不张　　D. 缓解呼吸肌疲劳
E. 以上均是

16. 以下有关机械通气的目的，不正确的是
A. 增强呼吸肌做功，缓解呼吸肌疲劳　　B. 纠正低氧血症，缓解组织缺氧
C. 防止肺不张　　D. 稳定胸壁
E. 纠正呼吸性酸中毒

17. 以下属于正压通气方式必备的机械功能是
A. 启用　　B. 辅助
C. 限定　　D. 替换
E. 备用

18. 呼吸支持的主要指征是
A. 窒息　　B. 呼吸停止
C. 低氧血症　　D. 通气功能障碍
E. 低氧血症和通气功能障碍

19. 以下有关呼吸机治疗的生理学指标，正确的是
A. 自主潮气量<10ml/kg　　B. 肺活量为30~45ml/kg
C. 肺内分流（Q_S/Q_T）>15%　　D. 呼吸指数（f/V_T）>130
E. 生理无效腔/潮气量（V_D/V_T）>80%

20. 以下不属于呼吸机治疗禁忌证的是
A. 肺大疱　　B. 大咯血或严重误吸引起的窒息
C. 张力性气胸或大量胸腔积液　　D. 严重的换气功能障碍
E. 急性心肌梗死或低血容量性休克

21. 以下不属于机械通气容量预置模式的是
A. 控制通气　　B. 反比通气
C. 间歇指令通气　　D. 分钟指令通气
E. 同步间歇指令通气

22. 以下不属于控制通气（CMV）适应证的是
A. 呼吸停止
B. 严重的换气功能障碍
C. 手术过程中应用肌松药后做控制呼吸
D. 麻醉过程中应用肌松药后做控制呼吸
E. 神经肌肉疾病引起的通气不足

23. 以下有关双水平气道正压通气（Bi-PAP）的叙述，不正确的是
A. 是一种通用型的通气方式，中断时无须转换

B. 临床用途广泛，可根据不同要求灵活调节出多种通气方式
C. 比目前所用的大多数通气方式损伤要小，是一种真正的压力调节通气方式
D. 降低气道峰压，减少气压伤和气管损伤的危险
E. 在整个通气周期，均可进行不受限制的自主呼吸，无须用较多的镇静药和肌松药来抑制自主呼吸

24. 以下不属于持续气道正压通气（CPAP）的临床适应证的是
A. 慢性阻塞性肺疾病（COPD）和哮喘
B. 心源性肺水肿的治疗
C. 神经肌肉疾病引起的通气不足
D. 阻塞性睡眠呼吸暂停综合征
E. 自主呼吸功能良好的急性肺损伤患者，一般在早期有创机械通气建立前应用

25. 以下有关呼吸频率的设置，不正确的是
A. 自主呼吸频率正常、减弱、停止时，按正常呼吸频率设置（16~20 次/分）
B. 自主呼吸频率快（>28 次/分）时，初始呼吸频率不宜设置过低
C. 引起自主呼吸频率增快的原因去除后，再将呼吸频率逐渐下调
D. 可依据呼吸衰竭病理生理，气道阻力增高患者选择慢而深的呼吸频率
E. 对限制性肺部疾病选择正常呼吸频率设置（16~20 次/分）

26. 以下有关潮气量的设置，正确的是
A. 潮气量（V_T）与呼吸频率没有关系
B. 一般先以 6~8ml/kg 设置，以后根据动脉血气分析调整
C. 一般先以 8~10ml/kg 设置，以后根据动脉血气分析调整
D. 一般先以 10~12ml/kg 设置，以后根据动脉血气分析调整
E. 一般先以 14~78ml/kg 设置，以后根据动脉血气分析调整

27. 以下有关接口或面罩的叙述，不正确的是
A. 接口置于齿唇之间，与鼻夹配合使用
B. 接口或面罩主要用于神志清楚、能合作和长时间使用机械通气的患者
C. 用四头带将面罩紧闭固定于口鼻
D. 接口或面罩具有易漏气、口腔护理困难、吸痰不方便、易造成胃肠胀气等缺点
E. 面罩通气还会造成面部压迫

28. 以下有关呼气末正压通气（PEEP）和 CPAP 作用的叙述，不正确的是
A. CPAP 只能用于呼吸中枢功能正常，有自主呼吸的患者
B. PEEP 和 CPAP 目前主要用于治疗低氧血症
C. CPAP 可用于插管患者，也可经面罩或鼻塞使用
D. PEEP 可使萎陷的肺泡重新扩张
E. CPAP 不能与 SIMV、压力支持通气（PSV）等方式合用

29. 以下不属于机械通气脱机方法的是

A. SIMV 脱机
B. Bi-PAP 脱机
C. PUV 脱机
D. PSV 脱机
E. T 形管脱机法

30. 以下不属于气管切开并发症的是
A. 气胸
B. 出血
C. 心血管反应
D. 空气栓塞
E. 皮下气肿和纵隔气肿

31. 以下不属于气管插管长期留置引起人工气道梗阻的原因是
A. 导管扭曲
B. 痰栓或异物阻塞管道
C. 管道塌陷
D. 气管插管的压迫
E. 气管侧壁或支气管

32. 机械通气直接引起通气不足的原因是
A. 呼吸机回路漏气
B. 气管插管的压迫
C. 导管扭曲
D. 机械刺激
E. 管侧壁或支气管

33. 自主呼吸与呼吸机不协调对应的原因不包括
A. 神志不清、烦躁不安
B. 气道因素
C. 痰液阻塞或连接管道漏气
D. 频繁咳嗽、咳痰、疼痛或恶心呕吐
E. 呼吸机参数调整不当，通气量不足

34. 机械通气量过大原因是
A. 随病情变化及时调整通气量
B. 通气量选择过大
C. 呼吸道阻塞
D. 通气量选择过小
E. 呼吸机管路漏气

二、A2 型题

患者，男性，72 岁。昏迷，呼吸频率（RR）10 次/分，呼吸浅，心率（HR）100 次/分，血压（BP）160/90mmHg，颅脑 CT 提示脑出血，给予气管插管后，行 SIMV 模式机械通气时，下列哪一项是正确的

A. 不能加用 PEEP
B. 患者的实际呼吸频率可低于预先设置的频率
C. 患者的每分钟实际呼吸频率均与预先设置频率相同
D. 患者的实际呼吸频率可大于预先设置频率
E. 呼吸频率的设置应与开机前患者的呼吸频率一致

三 B 型题

（1~4 题共用备选答案）

A. 避免胃肠胀气，且吸痰方便，但是对咽喉部有刺激作用并且容易脱出

B. 易耐受，可留置 7~14 天，最长可达 2 个月

C. 插管容易、适合急救，较少无效腔，气道阻力小，利于吸痰，不易漏气

D. 容易清除分泌物，呼吸道阻力及无效腔明显减少

E. 可永久性置管

1. 属于喉罩优缺点的是
2. 属于经口气管插管优点的是
3. 属于经鼻气管插管优点的是
4. 属于气管切开优点的是

四 X 型题

1. 呼吸机治疗的禁忌证包括

A. 张力性气胸 B. 急性心肌梗死或低血容量性休克

C. 肺大疱 D. 大量胸腔积液

E. 大咯血或严重误吸引起的窒息

2. 下列关于喉罩说法正确的是

A. 球囊充气 B. 可避免胃肠胀气

C. 主要用于安静、能合作和长期应用的成人 D. 喉罩放入口腔

E. 对咽喉部有刺激作用并且容易脱出

3. 可选择的气管导管包括

A. 食管气管导管 B. 喉罩气道导管

C. 咽气管导管 D. 鼻咽气道导管

E. 口咽气道导管

4. 机械通气撤离指征包括

A. 全身情况好转，原发病已有效控制，呼吸频率<25 次/分

B. 动脉血气正常［吸气氧浓度（FiO_2）40%~60%］

C. MIP>20cmH_2O

D. V_T>6ml/kg

E. 动脉血氧饱和度（SaO_2）为 70%~80%

5. 关于撤离呼吸机的生理指标下列哪些正确

A. 自主呼吸潮气量：7.5~10ml/kg

B. 静息每分通气量<10L，最大每分通气量≥2 倍静息每分通气量

C. MIP>-20cmH_2O

D. 肺活量 10~15ml/kg

E. 短暂停用呼吸机后动脉血氧分压（PaO_2）45~55mmHg，FiO_2 100%，动脉血二氧化碳分压（$PaCO_2$）>30mmHg

6. 适应性压力通气（APV）的工作原理是

A. 以最低气道压力维持目标潮气量

B. 对患者肺机械功能进行评估

C. 当肺顺应性及患者的呼吸状态发生改变时，APV 通过改变气道压力来实现预定潮气量

D. 连续 5 次通气以测定患者肺的动态顺应性

E. 计算并以最低的气道压力达到所需目标潮气量

7. 吸气触发的种类有

A. 弹力触发　　B. 压力触发

C. 流速触发　　D. 气道触发

E. 流量触发

8. 经鼻气管插管的缺点有

A. 易发生鼻出血　　B. 不易吸痰

C. 不适合急救　　D. 可引起鼻骨折

E. 气道阻力大

9. 解除气道梗阻可采用的方法有

A. 腹部冲击法　　B. 胸部冲击法

C. 手指清除异物法　　D. 舌上颌上提法

E. 启动急诊医疗服务体系，行心肺复苏

10. 应用无创通气时患者应具备的基本条件是

A. 意识清醒　　B. 有自主咳痰能力

C. 有自主呼吸能力　　D. 血流动力学稳定

E. 依从性好，能够耐受无创通气

11. 可以防治呼吸机相关性肺炎的措施有

A. 将吸入气体加温、加湿　　B. 防止反流与误吸

C. 应用广谱抗生素　　D. 加强营养支持

E. 应用糖皮质激素

12. 压力调节容量通气（PRVC）模式需要设置的参数有

A. 呼吸频率　　B. 潮气量

C. 触发灵敏度
D. 压力支持
E. 吸气流速

13. 关于 CPAP 叙述正确的是
A. CPAP 既可在有创通气中应用，也可在无创通气中应用
B. 无自主呼吸的患者也可应用 CPAP
C. CPAP 模式下有时会出现人机对抗
D. CPAP 模式必须设置触发灵敏度
E. CPAP 可以和 PSV 联合应用

14. 急性呼吸窘迫综合征（ARDS）患者肺保护性通气策略的核心是
A. 小潮气量
B. 反比通气
C. 限制吸入氧浓度
D. 最佳 PEEP
E. 允许高碳酸血症

15. 正压通气方式必备的机械功能包括
A. 启动
B. 限定
C. 控制
D. 按压
E. 切换

16. 气管切开的缺点有
A. 切口出血
B. 管扩大
C. 不适合急救
D. 需经常更换敷料
E. 创伤大

17. 下列关于持续气道正压说法正确的是
A. 由呼吸机向气道内输送
B. 正压气流小于吸气气流
C. 恒定正压气流
D. 有自主呼吸
E. 正压气流新鲜

18. 呼吸机脱机指征包括
A. MIP<$-25cmH_2O$
B. PEEP$\leqslant 10cmH_2O$
C. $PaO_2/FiO_2 \geqslant 300mmHg$
D. $FiO_2 \leqslant 40\%$时，$PaO_2 \geqslant 60mmHg$
E. 每分通气量（VE）>15L

19. 以下属于呼吸机治疗的临床适应证的是
A. 中枢性呼吸衰竭
B. 严重的换气功能障碍
C. 大咯血或严重误吸引起的窒息
D. 慢性阻塞性肺疾病导致的呼吸衰竭
E. 气道梗阻或胸廓疾病引起的呼吸衰竭

20. 以下属于机械通气压力预置模式的是
A. 压力支持通气
B. 控制通气

C. 自动导管补偿　　D. 容量支持

E. 反比通气

21. PCV 的优点包括

A. 气体分布更加均匀

B. 改善气体交换

C. 降低气道峰压，减少气道压发生的危险性

D. 降低气道峰压，减少气压伤和气管损伤的危险

E. 适用于儿童、不带套囊的气管导管及有瘘管的患者，因为通过增加流量可维持预设的压力

22. 以下有关 FiO_2的设置，正确的是

A. 长期机械通气的患者应使 $FiO_2<60\%$

B. 如果 $FiO_2>70\%$，并超过 12 小时易致氧中毒

C. 如果 FiO_2已达 60%，低氧血症仍不改善，可加用 EIP

D. 如果 FiO_2已达 60%，低氧血症仍不改善，可延长吸气时间

E. 如果 FiO_2已达 60%，低氧血症仍不改善，只能提高吸入氧浓度

23. 以下属于经口气管插管适应证的是

A. 神志不清或昏迷者

B. 自主咳痰能力差或无的患者

C. 需长时间应用呼吸机而又不考虑气管切开者

D. 需紧急建立人工气道者

E. 安静、能合作和短期应用的成人

24. 以下有关经口气管插管的叙述，正确的是

A. 经口气管插管对咽喉部刺激强

B. 清醒患者不能长时间耐受

C. 利于口腔护理

D. 长时间应用可损伤牙齿、口腔、咽喉、会厌等部位

E. 一般留置不超过 7 天

25. 以下属于气管切开适应证的是

A. 需长期机械通气者

B. 需紧急建立人工气道者

C. 神志清楚、能合作和短时间使用机械通气的患者

D. 患者难以耐受气管插管而又无法脱离呼吸机者

E. 因上呼吸道狭窄或损伤等无法气管插管者

26. PEEP 和 CPAP 的适应证包括

A. 阻塞性睡眠呼吸暂停综合征

B. 新生儿透明膜病

C. 肺炎、呼吸道烧伤、哮喘、支气管炎的治疗

D. 左心室衰竭和肺水肿

E. 术后呼吸支持

27. CPAP 的使用方法包括

A. 气管插管使用 CPAP　　B. 氧罩使用 CPAP

C. 喉罩使用 CPAP　　D. 面罩使用 CPAP

E. 鼻导管使用 CPAP

28. 机械通气脱机时的注意事项包括

A. 应在上午医护人员较多时进行　　B. 镇静、镇痛药和肌松药的作用已消失

C. 在严密观察和监测下脱机　　D. 脱离呼吸机时不可继续吸氧

E. 呼吸和循环功能指标符合脱机要求

29. 气管插管的并发症包括

A. 牙齿及口腔软组织损伤　　B. 高血压

C. 心律失常　　D. 喉或声门下水肿

E. 喉、支气管痉挛

30. 气管插管长期留置引起气道黏膜溃疡的原因是

A. 与导管和气管间的机械摩擦有关　　B. 与气管插管的压迫有关

C. 与吸痰负压过大或次数过频有关　　D. 与管道远端开口嵌顿于隆突有关

E. 为气囊压力过大压迫气管壁所致

31. 气管插管长期留置引起人工气道梗阻的处理措施包括

A. 调整人工气道位置

B. 抽出气囊气体

C. 加强吸痰

D. 如气道梗阻仍不缓解，立即重新建立人工气道

E. 可给予呼吸道黏膜麻醉预防

32. 机械通气直接引起的并发症包括

A. 通气不足　　B. 脑出血

C. 气压伤　　D. 氧中毒

E. 肺不张

33. 以下属于机械通气直接引起的通气不足的处理要点是

A. 调整人工气道位置　　B. 给予呼吸道黏膜麻醉预防

C. 检查呼吸回路　　D. 消除人机对抗

E. 调高呼吸机参数

34. 机械通气对保持呼吸道通畅的要求包括

A. 注意呼吸道湿化

B. 有效排除痰液

C. 配合翻身拍背、体位引流

D. 采用滴入法湿化时，吸痰与湿化不能同时进行

E. 吸痰前可用 5ml 生理盐水先稀释痰液再抽吸

五 案例分析题

（1~5 题共用题干）

患者，男性，42 岁。以高热、咳嗽、咳痰、胸痛 2 天入院，给予抗感染治疗体温不降，2 小时前出现呼吸困难、烦躁。查体：呼吸 43 次/分，血压 97/75mmHg，脉搏 110 次/分，口唇发绀，两肺闻及广泛哮鸣音。

1. 最可能的并发症是

A. 心肌炎　　B. ARDS

C. 脑膜炎　　D. 支气管哮喘

E. 自发性气胸

2. 目前首选的检查是

A. 脑脊液检查　　B. 血气分析

C. 心电图　　D. 血常规

E. X 线胸片

3. 若 X 线胸片提示两肺门旁斑片状渗出、融合成片。血气分析：PaO_2 49mmHg，$PaCO_2$ 30mmHg（FiO_2 50%）。此时最重要的治疗是

A. 调整抗生素用量　　B. 提高吸氧浓度

C. 限制钠、水摄入量　　D. 采用呼吸机治疗

E. 应用肾上腺皮质激素

4. 若患者需要呼吸机治疗，其最佳的通气模式应是

A. 呼气末正压通气　　B. 压力支持通气

C. 压力控制通气　　D. 容量控制通气

E. 同步间歇指令通气

5. 关于应用呼气末正压通气治疗 ARDS 的原理，叙述正确的是

A. 增加肺的功能残气量　　B. 扩张萎陷的肺泡

C. 增加吸入氧浓度　　D. 促进肺泡水肿消退

E. 减少肺内动静脉分流

参考答案与解析

一、A1 型题

1. A【解析】气道阻力是肺通气阻力中非弹性阻力的一部分，受气流速度、气流形式和管径大小的影响。由于流体阻力与管道半径的 4 次方成反比，因而当呼吸管道口径稍有变化时，气道阻力将有明显的变化。

2. B【解析】大咯血窒息、大量胸腔积液、巨大肺大疱或肺囊肿、未经引流的气胸或纵隔气肿均为机械通气禁忌证。

3. B【解析】正常成人肺活量约为 70ml/kg。

4. E【解析】正在接受机械通气的患者，其呼吸系统有效顺应性的大小，取决于气道阻力和肺胸壁顺应性。

5. D【解析】正常人的潮气量约为 500ml。

6. C【解析】正常人生理无效腔的通气占肺通气量的比例为 30%～40%。

7. A【解析】经口气管插管适用于神志不清或昏迷者、自主咳痰能力差或无的患者、需长时间应用呼吸机而又不考虑气管切开者、需紧急建立人工气道者等。

8. E【解析】呼吸功能参数达到表 3-3-1 所示要求，可考虑逐步停机。

表 3-3-1　脱机的呼吸参数

呼吸参数	脱机标准	正常值
氧合指数（PaO_2/FiO_2）	>200mmHg	>400
潮气量（V_T）	>6ml/kg	5～8ml/kg
肺活量（Vc）	>15ml/kg	65～75ml/kg
呼吸频率（RR）	<25 次/分	14～18 次/分
最大吸气压（MIP）	>-25cmH$_2$O	>-90cmH$_2$O（女） >-120cmH$_2$O（男）

9. C【解析】$PaO_2/FiO_2 \leqslant 100$mmHg 为重度呼吸衰竭，101～200mmHg 为中度呼吸衰竭，201～300mmHg 为轻度呼吸衰竭。

10. B【解析】气管切开的早期并发症是指并发症出现在术后 24 小时内。

11. D【解析】人工气道梗阻是人工气道最严重的并发症，常危及生命。

12. E【解析】同步间歇指令通气（SIMV）常用于已有自主呼吸，作为撤离呼吸机之前的呼吸肌锻炼。

13. C【解析】机械通气量不足常见原因：①通气量选择过小。②没有随病情变化及时调整通气量。③呼吸机管路漏气。④呼吸道阻塞。

14. A【解析】呼气触发灵敏度一般设置为25%。

15. E【解析】机械辅助通气的作用是纠正低氧血症和严重呼吸性酸中毒，缓解呼吸肌疲劳，预防术后肺不张。

16. A【解析】机械通气的目的：①纠正低氧血症，缓解组织缺氧。②纠正呼吸性酸中毒。③降低呼吸肌做功，缓解呼吸肌疲劳。④防止肺不张。⑤为安全使用镇静药和肌松药提供通气保障。⑥稳定胸壁等。

17. C【解析】正压通气方式必备的机械功能：①启动。②限定。③切换。

18. E【解析】呼吸支持的主要指征是低氧血症和通气功能障碍。

19. C【解析】呼吸机治疗的生理学指标：①自主呼吸频率大于正常3倍或小于1/3。②自主潮气量<5ml/kg。③肺活量为10~15ml/kg。④生理无效腔/潮气量（V_D/V_T）>60%。⑤肺内分流（Q_S/Q_T）>15%。⑥MIP>-25cmH_2O。⑦呼吸指数（f/V_T）>105。⑧PaO_2/FiO_2 <300mmHg。⑨吸气氧浓度（FiO_2）= 0.21，动脉血氧分压（PaO_2）<60mmHg［慢性呼吸衰竭和慢性阻塞性肺疾病（COPD）急性发作除外］。⑩动脉二氧化碳分压（$PaCO_2$）>50mmHg（慢性阻塞性肺疾病除外），且呈升高趋势，伴pH<7.30，或出现肺性脑病。⑪FiO_2=0.21，肺泡-动脉氧分压差［P（A-a）O_2］>50mmHg；FiO_2=1.0，P（A-a）O_2 >300mmHg。

20. D【解析】呼吸机治疗的禁忌证：①大咯血或严重误吸引起的窒息。②肺大疱。③张力性气胸或大量胸腔积液。④急性心肌梗死或低血容量性休克。

21. B【解析】机械通气容量预置模式：①控制通气（CMV）。②辅助呼吸（AMV）。③间歇指令通气（IMV）和SIMV。④分钟指令通气（MMV）。

22. B【解析】CMV的适应证：呼吸停止、神经肌肉疾病引起的通气不足、麻醉和手术过程中应用肌松药后做控制呼吸等。

23. D【解析】双水平气道正压通气（Bi-PAP）的优点：①比目前所用的大多数通气方式损伤要小，是一种真正的压力调节通气方式。②在整个通气周期，均可进行不受限制的自主呼吸，无须用较多的镇静药和肌松药来抑制自主呼吸。③吸气和呼气触发灵敏，压力上升时间和流量触发灵敏度可调，使得患者呼吸较舒适。④是一种通用型的通气方式，中断时无须转换。⑤临床用途广泛，可根据不同要求灵活调节出多种通气方式。

24. C【解析】持续气道正压通气（CPAP）的临床适应证：①自主呼吸功能良好的急性肺损伤患者，一般在早期有创机械通气建立前应用。②阻塞性睡眠呼吸暂停综合征。③COPD和哮喘。④心源性肺水肿的治疗。

25. E【解析】呼吸频率的设置：依据自主呼吸频率，如自主呼吸频率正常、减弱、停止时，按正常呼吸频率设置（16~20 次/分）；自主呼吸频率快（>28 次/分）时，初始呼吸频率不宜设置过低，否则易出现呼吸机对抗，随着引起自主呼吸频率增快原因的去除，再将呼吸频率逐渐下调。还可依据呼吸衰竭病理生理，对气道阻力增高患者选择慢而深的呼吸频率，对限制性肺部疾病选择稍快的呼吸频率（18~24 次/分）。

26. B【解析】潮气量与呼吸频率有一定关系，首次潮气量设置，应掌握一定规律，减少设置盲目性。一般先以 6~8ml/kg 设置，以后根据动脉血气分析调整。

27. B【解析】接口置于齿唇之间，与鼻夹配合使用；用四头带将面罩紧闭固定于口鼻。接口或面罩主要用于神志清楚、能合作和短时间使用机械通气的患者，但具有易漏气、口腔护理困难、吸痰不方便、易造成胃肠胀气等缺点，面罩通气还会造成面部压迫。

28. E【解析】CPAP 只能用于呼吸中枢功能正常，有自主呼吸的患者。凡是用肺内分流量增加引起的低氧血症都可应用 CPAP。CPAP 可用于插管患者，也可经面罩或鼻塞使用。CPAP 可和 SIMV、压力支持通气（PSV）等方式合用。应用 CPAP 时，吸气期由于正压气流大于吸气气流，患者吸气省力，自觉舒服；呼气期气道内正压，起到呼气末正压通气（PEEP）的作用。PEEP 和 CPAP 目前主要用于治疗低氧血症。PEEP 可使萎陷的肺泡重新扩张，增加功能残气量（FRC）和肺顺应性，改善通气和氧合，减少肺内分流，提高 PaO_2，使 $FiO_2<50\%$，有效地预防氧中毒带来的肺损害。

29. C【解析】机械通气脱机方法包括：T 形管脱机法、SIMV 脱机、Bi-PAP 脱机、PSV 脱机。

30. C【解析】①气管切开的并发症：出血、皮下气肿和纵隔气肿、气胸、空气栓塞。②气管插管的并发症：损伤和心血管反应。

31. D【解析】气管插管长期留置引起人工气道梗阻的原因：导管扭曲、痰栓或异物阻塞管道、管道塌陷、管道远端开口嵌顿于隆突、气管侧壁或支气管。一旦发生气道梗阻，应采取以下措施：调整人工气道位置、抽出气囊气体、加强吸痰。如气道梗阻仍不缓解，则应立即重新建立人工气道。

32. A【解析】机械通气直接引起通气不足的原因：①呼吸机回路漏气。②呼吸机参数调节不当。③压控模式下，出现胸肺顺应性下降或呼吸道阻塞。④机体代谢率明显增加时，没有相应的调整呼吸机参数，会发生相对通气不足。⑤人机对抗。

33. B【解析】自主呼吸与呼吸机不协调对应的原因：①痰液阻塞或连接管道漏气。②频繁咳嗽、咳痰、疼痛或恶心呕吐。③神志不清、烦躁不安。④呼吸机参数调整不当，通气量不足。

34. B【解析】机械通气量过大原因：①通气量选择过大。②气道阻塞时或病情需要较大通气量，缓解后未能及时减少通气量。

二、A2 型题

D【解析】SIMV 是指呼吸机在每分钟内按预设的呼吸参数、呼吸频率、潮气量、呼吸比等给予患者指令通气，在触发窗内出现自主呼吸，协助患者完成自主呼吸；如触发窗内无自主呼吸，则在触发窗结束时给予间隙正压通气。因此，患者实际呼吸频率可≥预先设置频率，SIMV 模式下可依据患者病情调整 PEEP。

三、B 型题

1. A【解析】喉罩主要用于安静、能合作和短期应用的成人，此方式可避免胃肠胀气，且吸痰方便，但是对咽喉部有刺激作用并且容易脱出。

2. C【解析】经口气管插管的优点：插管容易、适合急救，较少无效腔，气道阻力小，利于吸痰，不易漏气等。

3. B【解析】经鼻气管插管的优点：①易耐受，可留置 7～14 天，最长可达 2 个月。②易固定、不易脱出。③利于口腔护理。④对口腔和咽喉部损伤小。

4. D【解析】气管切开的优点：容易清除分泌物，呼吸道阻力及无效腔明显减少，患者易耐受，可以保持数月或数年，患者可以进食，易于口腔护理。

四、X 型题

1. ABCDE【解析】参见 A1 型题第 20 题解析。

2. ABDE【解析】喉罩与患者的连接方法：应用时将喉罩放入口腔，罩于喉头，球囊充气。其余参见 B 型题第 1 题解析。

3. ABC【解析】可选择的气管导管包括喉罩气道导管、食管气管导管、咽气管导管。

4. ABCD【解析】机械通气撤离的指征：①血流动力学平稳，心排血量、血容量正常，无严重心律失常。②患者全身情况好转，神志清楚、安静、无出汗，呼吸平稳。呼吸频率 <25 次/分。③FiO_2 为 40%～60%，CPAP $<5cmH_2O$，PaO_2 70～90mmHg，$PaCO_2<45mmHg$ 和 $pH>7.35$，最大吸气压 $>20cmH_2O$，动脉血氧饱和度（SaO_2）达到 90%，以不超过 96% 为宜。④呼吸功能参数参见 A1 型题第 8 题解析。

5. BCD【解析】撤离呼吸机的生理指标：最大吸气压 $>-20cmH_2O$。潮气量 $>5ml/kg$。静态每分通气量 $<10L$。最大每分通气量大于静息时 2 倍。呼吸频率 <25 次/分。$FiO_2<40\%$，$PaO_2>8.0kPa$。肺活量 10～15ml/kg，第 1 秒时间肺活量 $>10ml/kg$。撤机时呼吸参数指标：最大吸气负压 $>30cmH_2O$，潮气量 8～10ml/kg 体重，FiO_2 40%，R 12 次/分，PEEP $\leqslant 5cmH_2O$，$PaO_2\geqslant 60mmHg$，$PaCO_2<50mmHg$。当短期撤机后患者出现呼吸和心率增快、$PaO_2<60mmHg$、$PaCO_2>55mmHg$ 等一系列症状时，立即恢复机械通气。

6. ABCDE【解析】适应性压力通气（APV）的工作原理：①对患者肺机械功能进行评估，连续 5 次通气以测定患者肺的动态顺应性。②计算并以最低的气道压力达到所需目标潮气量。③以最低气道压力维持目标潮气量，当肺顺应性及患者的呼吸状态发生改变时，APV 通过改变气道压力来实现预定潮气量。

7. BE【解析】吸气触发的种类：①压力触发。②流量触发。

8. ABCDE【解析】经鼻气管插管的缺点：①气道阻力大，不易吸痰，不适合急救。②易发生鼻出血、鼻骨折等，长时间放置会发生鼻窦炎、中耳炎等。

9. ABCDE【解析】解除气道梗阻可采用的方法：胸腹部冲击法、手指清除异物法、舌上颌上提法和启动急诊医疗服务体系，行心肺复苏。

10. ABCDE【解析】应用无创通气时患者应具备的基本条件：①意识清醒。②有自主呼吸、自主咳痰能力。③血流动力学稳定。④依从性好，能够耐受无创通气。

11. ABD【解析】呼吸机相关性肺炎的防治原则：避免交叉感染、严格无菌操作、加强人工气道管理、对呼吸道管路严格消毒、对吸入气体加温加湿、防止反流与误吸、针对病原菌选择敏感抗生素、加强营养支持等。

12. ABC【解析】压力调节容量通气（PRVC）模式需要设置的参数有潮气量、呼吸频率、触发灵敏度等。

13. AE【解析】参见 A1 型题第 28 题解析。

14. AD【解析】小潮气量通气是最常用的肺保护性通气策略。虽然能提高急性呼吸窘迫综合征（ARDS）患者的存活率，但也导致了肺不张及低氧血症的发生。最佳 PEEP 的概念是肺顺应性最好，萎陷的肺泡膨胀，氧分压达最高，肺内分流降至最低及氧输送最多，而对心排血量影响最小的 PEEP 水平，是 ARDS 患者肺保护性通气策略的核心。

15. ABE【解析】参见 A1 型题第 17 题解析。

16. ACDE【解析】气管切开的缺点：创伤大，可发生切口出血、感染，需经常更换敷料，不适合急救，拔除气管套管后会留有瘢痕，有时会造成气管狭窄。

17. ACDE【解析】持续气道正压是指在患者有自主呼吸的情况下，在整个呼吸周期，由呼吸机向气道内输送一个恒定的新鲜正压气流，正压气流大于吸气气流。

18. ABCD【解析】每分通气量（VE）$<10L$，若$>10L$，表明通气过度，可能发生呼吸性碱中毒；小于 3L，表明通气不足，可发生呼吸性酸中毒。E 选项错误，其他选项均正确。

19. ABDE【解析】呼吸机治疗的临床适应证：①气道梗阻或胸廓疾病引起的呼吸衰竭。②严重的换气功能障碍。③神经肌肉疾病引起的呼吸衰竭。④中枢性呼吸衰竭。⑤慢性阻塞性肺疾病导致的呼吸衰竭。⑥对于大手术或严重的创伤后出现呼吸功能异常者，应及早给予呼吸机支持，预防 ARDS 发生。⑦心肺复苏术后，对于自主呼吸弱或没有自主呼吸的患者，必须应用呼吸机维持适当的通气和气体交换。

20. ACDE【解析】机械通气压力预置模式：①压力支持通气（PSV）。②压力控制通气（PCV）。③压力限制通气（PLV）。④双水平气道正压通气（Bi-PAP）。⑤反比通气（IRV）。⑥自动导管补偿（ATC）。⑦压力调节容量控制（PRVC）。⑧容量支持（VSV）。⑨气道压力释放通气（APRV）。

21. ABCE【解析】PCV 的优点：①降低气道峰压，减少气道压发生的危险性。②气体分布更加均匀。③改善气体交换。④适用于儿童、不带套囊的气管导管及有瘘管的患者，因为通过增加流量可维持预设的压力。

22. ACD【解析】长期机械通气的患者应使 FiO_2<60%，如果 FiO_2>70%，并超过 24 小时易致氧中毒。如果 FiO_2已达 60%，低氧血症仍不改善，不要盲目提高吸入氧浓度，可试用：①PEEP 或 CPAP。②加用 EIP。③延长吸气时间。

23. ABCD【解析】经口气管插管适用于神志不清或昏迷者、自主咳痰能力差或无的患者、需长时间应用呼吸机而又不考虑气管切开者、需紧急建立人工气道者等。

24. ABDE【解析】经口气管插管对咽喉部刺激强，清醒患者不能长时间耐受，不利于口腔护理，长时间应用可损伤牙齿、口腔、咽喉、会厌等部位，一般留置不超过 7 天。

25. ADE【解析】气管切开的适应证：需长期机械通气者、因上呼吸道狭窄或损伤等无法气管插管者、难以耐受气管插管而又无法脱离呼吸机者。

26. BCDE【解析】PEEP 和 CPAP 的适应证：①急性呼吸窘迫综合征。②新生儿透明膜病。③术后呼吸支持。④预防性应用 PEEP/CPAP。⑤左心室衰竭和肺水肿。⑥其他疾病的治疗：肺炎、呼吸道烧伤、哮喘、支气管炎。

27. ABDE【解析】CPAP 的使用方法：①气管插管使用 CPAP。②鼻导管使用 CPAP。③面罩使用 CPAP。④鼻罩使用 CPAP。⑤氧罩使用 CPAP。

28. ABCE【解析】机械通气脱机时的注意事项：①应在上午医护人员较多时进行。②镇静药、镇痛药和肌松药的作用已消失。③呼吸和循环功能指标符合脱机要求。④在严密观察和监测下脱机。⑤脱离呼吸机时继续吸氧。

29. ABCDE【解析】①气管插管即时的并发症：牙齿及口腔软组织损伤、高血压及心动过速、心律失常、颅内压升高、气管导管误入食管、误吸。②导管留置期间的并发症：气管导管梗阻、导管脱出、导管误入单侧主支气管、呛咳、支气管痉挛。③拔管的并发症：喉痉挛、拔管后误吸胃内容或异物堵塞、拔管后气管萎陷。④拔管后并发症：咽炎、喉炎。喉水肿或声门下水肿、声带麻痹、勺状软骨脱臼、肺感染。

30. ABCE【解析】气管插管长期留置引起气道黏膜溃疡主要是气囊压力过大压迫气管壁所致，还与导管和气管间的机械摩擦、气管插管的压迫、吸痰负压过大或次数过频等有关。

31. ABCD【解析】气管插管长期留置一旦发生气道梗阻，应采取以下措施：调整人工气道位置、抽出气囊气体、加强吸痰。如气道梗阻仍不缓解，则应立即重新建立人工气道。

32. ACDE【解析】机械通气直接引起的并发症：通气不足、通气过度、气压伤、呼吸机相关性肺炎、氧中毒、肺不张、心血管系统并发症（低血压、休克和心律失常）、消化系统并发症（胃肠胀气、上消化道出血）、肾功能不全、精神障碍。

33. CDE【解析】机械通气直接引起的通气不足的处理要点：①检查呼吸回路。②调高呼吸机参数。③消除人机对抗，必要时抑制自主呼吸后应用控制通气。

34. ABCE【解析】呼吸机的工作原理是借人工或机械装置产生通气，呼吸道通畅才能实现通气效果，机械通气对保持呼吸道通畅的要求：注意呼吸道湿化，有效地排除痰液。吸痰前可用5ml生理盐水先稀释痰液再抽，同时配合翻身拍背、体位引流。采用滴入法湿化时，吸痰与湿化最好同时进行。

五、案例分析题

1. B【解析】ARDS通常在诱因治病后6~72小时出现，并迅速加重。常表现为呼吸困难、发绀和弥漫性湿啰音。呼吸窘迫常明显，包括呼吸急促、心动过速、出汗和呼吸费力，也可出现咳嗽和胸痛。

2. B【解析】ARDS动脉血气分析可显示低氧血症，常伴急性呼吸碱中毒和肺泡-动脉氧梯度增加。

3. D【解析】患者X线胸片提示两肺门旁斑片状渗出、融合成片，结合题干患者病史、症状、体征考虑为ARDS，血气示$PaO_2$49mmHg，$PaCO_2$30mmHg，$FiO_2$50%，存在ARDS导致Ⅰ型呼吸衰竭，最有效的方法为呼吸机辅助通气。

4. A【解析】ARDS最佳的通气模式为呼气末正压通气。

5. ABDE【解析】ARDS采用呼气末正压通气治疗原理：通过呼气末正压顶托作用，扩张萎陷肺泡，增加肺的功能残气量，减少肺内动静脉分流，促进肺泡水肿消退。

第四篇

急救常用药物

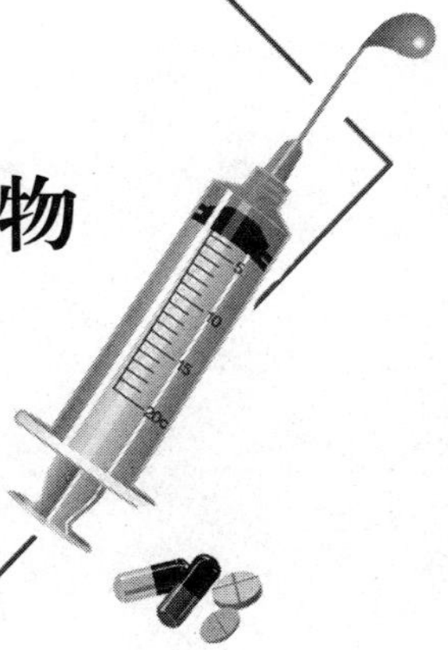

第一章　生命支持抢救药

一 A1 型题

1. 肾上腺素发挥最佳效应的剂量范围为
   A. 0.01~0.05mg/kg　　B. 0.045~0.200mg/kg
   C. 0.05~0.10mg/kg　　D. 0.145~0.250mg/kg
   E. 0.05~0.20mg/kg
2. 抢救溺水、麻醉意外引起的心搏骤停，最好选用
   A. 地高辛　　B. 间羟胺
   C. 多巴胺　　D. 拟肾上腺素药
   E. 去甲肾上腺素
3. 盐酸肾上腺素适用于心搏骤停患者，主要因为其具有
   A. M 受体作用　　B. 兴奋多巴胺受体 1
   C. 兴奋多巴胺受体 2　　D. β 肾上腺素受体激动药的特性
   E. α 肾上腺素受体激动药的特性
4. 以下关于肾上腺素和去甲肾上腺素的叙述，不正确的是
   A. 两者在化学结构上都属于儿茶酚胺
   B. 肾上腺素可使心排血量增加
   C. 小剂量肾上腺素可引起骨骼肌血管舒张
   D. 去甲肾上腺素可升高血压
   E. 去甲肾上腺素可使心率加快
5. 以下关于肾上腺素的作用，不正确的是
   A. 刺激 α 受体，增加外周血管阻力，提高主动脉舒张压
   B. 刺激 β 受体，增加心肌收缩力，但对除颤有不利影响
   C. 标准剂量为 1mg 静脉注射或骨髓腔内注射，每间隔 3~5 分钟可重复使用
   D. 可用 2.0~2.5mg 气管内给药
   E. 联合应用肾上腺素和抗利尿激素可提高心搏骤停患者恢复自主循环的概率
6. 如果去甲肾上腺素发生药物渗漏，应尽快给予处理的药物是
   A. 阿托品　　B. 间羟胺

C. 东莨菪碱　　D. 酚妥拉明
E. 硝酸甘油

7. 多巴胺舒张肾血管和肠系膜血管的主要机制是
A. 激动多巴胺受体　　B. 阻断 α_1受体
C. 兴奋 α_2受体　　D. 兴奋 β_2受体
E. 阻断 β_1受体

8. 不能在同一输液管道内同时给予碱性液体的药物是
A. 间羟胺　　B. 肾上腺素
C. 多巴胺　　D. 抗利尿激素
E. 多巴酚丁胺

9. 多巴胺起轻度正性肌力作用和肾血管扩张作用时的剂量为
A. 1~2μg/(kg·min)　　B. 2~4μg/(kg·min)
C. 4~6μg/(kg·min)　　D. 6~8μg/(kg·min)
E. 8~10μg/(kg·min)

10. 兼有缩血管和扩血管活性的药是
A. 间羟胺　　B. 去氧肾上腺素
C. 多巴胺　　D. 东莨菪碱
E. 肾上腺素

11. 多巴胺主要起 β 受体激动作用的用药剂量是
A. 1~5μg/(kg·min)　　B. 5~10μg/(kg·min)
C. 10~15μg/(kg·min)　　D. 15~20μg/(kg·min)
E. 20~25μg/(kg·min)

12. 多巴胺在哪个剂量范围主要起 α 受体激动效应
A. 1~10μg/(kg·min)　　B. 10~20μg/(kg·min)
C. 20~30μg/(kg·min)　　D. 30~40μg/(kg·min)
E. 40~50μg/(kg·min)

13. 以下不具有缩血管活性的药是
A. 多巴胺　　B. 间羟胺
C. 去氧肾上腺素　　D. 东莨菪碱
E. 肾上腺素

14. 非选择性 β 受体兴奋药物是
A. 多巴胺　　B. 多巴酚丁胺
C. 异丙肾上腺素　　D. 去甲肾上腺素
E. 肾上腺素

15. 以下有关异丙肾上腺素的临床应用，不正确的是

A. 常用于哮喘发作时的控制症状
B. 一般用气雾剂吸入
C. 可舌下含服，数分钟内即见效
D. 适用于急救心脏房室传导阻滞
E. 维持时间较长

16. 以下有关异丙肾上腺素用法用量的叙述，正确的是

A. 舌下含服，每次 15mg，1 日 3 次，1 日量不超过 60mg
B. 为求速效，用 0.25%~0.50%气雾剂吸入，每次吸入 1~3ml，1 日 2~4 次
C. 重复使用间隔不得少于 5 小时
D. 抗休克，在初步扩充血容量以后应用
E. 心搏骤停时向心腔内注射 1~3mg

17. 以下异丙肾上腺素制剂规格，不正确的是

A. 片剂：10mg
B. 气雾剂：50mg/2ml
C. 气雾剂：100mg/2ml
D. 注射剂：1mg/2ml
E. 注射剂：10mg/2ml

18. 以下有关使用异丙肾上腺素的叙述，不正确的是

A. 无耐受性，可长期使用
B. 禁用于高血压、心脏病、甲状腺功能亢进症
C. 与其他肾上腺素受体激动药合用时可增效，不良反应也增多
D. 对普萘洛尔有拮抗作用
E. 常见的副作用为心悸、心动过速、头痛、眩晕、恶心等

19. 多巴酚丁胺的主要药理作用是激动

A. α_1受体
B. α_2受体
C. 多巴胺 D_1
D. 多巴胺 D_2
E. β_1 受体

20. 以下哪项不是兼有兴奋 α、β 受体的血管活性药

A. 多巴胺
B. 间羟胺
C. 肾上腺素
D. 多巴酚丁胺
E. 去甲肾上腺素

21. 多巴酚丁胺常用的剂量范围是

A. 1~10μg/(kg·min)
B. 3~15μg/(kg·min)
C. 5~20μg/(kg·min)
D. 8~30μg/(kg·min)
E. 10~40μg/(kg·min)

22. 以下有关间羟胺作用的叙述，不正确的是

A. 主要激动 α 受体

B. 升压效果比去甲肾上腺素稍弱，但较持久

C. 升压效果比去甲肾上腺素稍强，但不能长久

D. 可增加脑及冠状动脉的血流量

E. 有中度加强心脏收缩的作用

二 A2 型题

1. 患者，男性，32 岁。被人发现时晕倒在地，送入医院急诊室后，立即进行心肺复苏，使用肾上腺素，以下哪一项是其主要的药理作用

A. γ 受体兴奋作用　　B. α 受体兴奋作用

C. 多巴胺受体 D_1 兴奋作用　　D. 多巴胺受体 D_2 兴奋作用

E. 刺激血管平滑肌 V_1 受体

2. 患者，女性，48 岁。患风湿性心脏病，因心房颤动和心功能不全，近 2 周来服用地高辛和奎尼丁，突然出现意识丧失，瞳孔散大，心电图（ECG）示平直线。在心肺复苏期间，为恢复自主循环，首选药物是

A. 阿托品　　B. 多巴胺

C. 利多卡因　　D. 肾上腺素

E. 碳酸氢钠

3. 患者，女性，61 岁。既往有冠心病史，1 周前查 ECG 示三度房室传导阻滞。突发意识丧失，大动脉搏动消失，急查 ECG 示心室电活动。立即行人工呼吸和胸外心脏按压。心肺复苏期间，使用肾上腺素时，以下哪一种方法不宜选择

A. 静脉注射　　B. 肌内注射

C. 心内注射　　D. 静脉滴注

E. 气管内注射

4. 患者，女性，68 岁。胸痛、出冷汗，神志淡漠，口唇发绀、面色苍白，脉搏 50 次/分，血压 74/56mmHg，ECG 示窦性心动过缓，Ⅱ、Ⅲ、aVF 导联可见 ST 段抬高，肌酸激酶同工酶（CK-MB）50%。在补充血容量的基础上，中剂量多巴胺治疗的常用剂量是

A. 1~2μg/(kg · min)　　B. 1~3μg/(kg · min)

C. 3~5μg/(kg · min)　　D. 3~10μg/(kg · min)

E. 6~10μg/(kg · min)

三 A3/A4 型题

(1~2 题共用题干)

患者，男性，22 岁。鼻塞、流涕伴咳嗽近 10 天，乏力 1 天，晨起时突然跌倒，神志不

清，面色苍白，大动脉搏动消失，瞳孔散大。拟诊：心搏骤停，心肌炎可能。

1. 在心肺复苏期间，肾上腺素的常用首次剂量是
   A. 0.01~0.10mg/kg　　B. 0.01~0.02mg/kg
   C. 0.1~0.2mg/kg　　D. 0.05~0.20mg/kg
   E. 0.05~0.10mg/kg
2. 心肺复苏时重复使用肾上腺素的间隔时间为
   A. 1~3 分钟　　B. 3~5 分钟
   C. 5~7 分钟　　D. 5~10 分钟
   E. 7~10 分钟

四 X 型题

1. 以下药物可以造成心肌需氧量增加，除外
   A. 吗啡　　B. 硝普钠
   C. 肾上腺素　　D. 抗利尿激素
   E. 去甲肾上腺素
2. 肾上腺素的用法与用量正确的是
   A. 作为血管收缩药用于麻醉期间，肾上腺素在蛛网膜下隙阻滞时宜偏高（1∶10 000），总量以 0.3mg 为度；局部浸润麻醉时宜偏低（1∶100 000或1∶200 000），总量不得超过 1mg
   B. 支气管哮喘：皮下或肌内注射 0.25~0.50mg，必要时可每隔 20 分钟至 4 小时重复，逐渐增量至 1 毫克/次
   C. 心搏骤停：稀释后心内注射或静脉注射，0.1~1.0 毫克/次，必要时可每隔 5 分钟重复。
   D. 小儿常用量：按体表面积 $0.3mg/m^2$
   E. 抢救过敏性休克：0.5~1.0mg 皮下、肌内或静脉注射；若疗效较差可 4~8mg 加入 500~1000ml 葡萄糖液中静脉滴注
3. 使用肾上腺素的注意事项有
   A. 低血压、心脏病、糖尿病、甲状腺功能亢进症禁用
   B. 有心悸、血压升高、心律失常等副作用
   C. 洋地黄中毒、外伤性及出血性休克、心源性哮喘禁用
   D. 避光保存，变色不可用
   E. 口服无效
4. 使用去甲肾上腺素的注意事项有
   A. 孕妇可以用　　B. 甲状腺功能亢进症和糖尿病患者慎用

C. 高血压患者禁用
D. 动脉粥样硬化、器质性心脏病患者禁用
E. 肾功能不全者禁用

5. 以下关于静脉应用多巴胺，正确的是
A. 2~10μg/(kg·min)时，加强心肌收缩力
B. >10μg/(kg·min)时，可加强心肌收缩力，增加肾脏供血
C. 2~10μg/(kg·min)时，可加强心肌收缩力，增加肾脏供血
D. <2μg/(kg·min)时，增加内脏血流量及尿量
E. <2μg/(kg·min)时，可加强心肌收缩力，增加肾脏供血

6. 使用多巴胺的注意事项有
A. 急性心肌梗死、动脉粥样硬化、低血压者禁用
B. 嗜铬细胞瘤、心动过速或心室颤动者禁用
C. 使用本品前应补充血容量
D. 使用本品前应纠正碱中毒
E. 甲状腺功能亢进症、糖尿病、血管阻塞性疾病患者慎用

7. 使用异丙肾上腺素的注意事项有
A. 不会出现耐受性
B. 常见的副作用为心悸、心动过速、头痛、眩晕、恶心等
C. 禁用于低血压、心脏病、甲状腺功能亢进症
D. 对普萘洛尔有拮抗作用
E. 与其他肾上腺素受体激动药合用时可增效，不良反应降低

8. 使用多巴酚丁胺的注意事项有
A. 与β受体阻断药合用
B. 梗阻性肥厚型心肌病患者宜使用
C. 可有心悸、恶心、头痛、胸痛、气短等副作用
D. 有可能时应测定中心静脉压
E. 用药期间监测心电图、血压、心排血量

9. 使用间羟胺的注意事项及制剂要求有
A. 高血压患者慎用
B. 甲状腺功能亢进症患者慎用
C. 注射剂：15mg
D. 糖尿病患者慎用
E. 心脏病患者慎用

10. 以下有关间羟胺用法用量与制剂要求正确的是
A. 静脉注射：5~10 毫克/次，直接缓注
B. 静脉注射：10~20 毫克/次，直接缓注
C. 静脉滴注：15~100 毫克/次，根据血压调整滴速

D. 静脉滴注：20~50 毫克/次，根据血压调整滴速

E. 注射剂：10mg

参考答案与解析

一、A1 型题

1. B【解析】肾上腺素发挥最佳效应的剂量范围为 0.045~0.200mg/kg。

2. D【解析】拟肾上腺素药具有兴奋心脏、收缩血管、松弛支气管平滑肌等作用，剂量大时可使血压升高。常用于抢救心搏骤停、过敏性休克、哮喘等。

3. E【解析】盐酸肾上腺素刺激 α 受体增加外周血管阻力，提高主动脉舒张压或平均动脉压，从而增加心、脑等重要器官的血流灌注。

4. E【解析】去甲肾上腺素与肾上腺素相比，前者血管收缩效应突出，正性肌力效应较弱，并反射性地引起心率减慢。

5. B【解析】肾上腺素具有 α 受体与 β 受体双重兴奋作用。刺激 α 受体增加外周血管阻力，提高主动脉舒张压或平均动脉压，从而增加心、脑等重要器官的血流灌注；刺激 β 受体，增加心肌的兴奋性，增强心肌收缩力，加快心率，并可使心室细颤变为粗颤，易于除颤。

6. D【解析】如果去甲肾上腺素发生药物渗漏，应尽快给予酚妥拉明 5~10mg，用生理盐水稀释后局部浸润注射。

7~8 A、C【解析】多巴胺属于儿茶酚胺类药物，为去甲肾上腺素的前体，既可激动 α 受体和 β 受体，还可激动多巴胺受体。多巴胺受体存在于中枢神经系统、肾、肠系膜、脑、冠状血管，因此，激动多巴胺受体可使肾、肠系膜血管舒张。多巴胺在碱性液体中不稳定，遇碱易分解，故不宜与碱性药物配伍。

9. B【解析】多巴胺起轻度正性肌力作用和肾血管扩张作用时，其剂量为 2~4μg/(kg·min)。

10. C【解析】多巴胺兼有缩血管和扩血管活性。

11. B【解析】多巴胺主要起 β 受体激动作用的用药剂量是 5~10μg/(kg·min)。

12. B【解析】多巴胺在 10~20μg/(kg·min) 范围主要起用 α 受体激动效应。

13. D【解析】东莨菪碱属于血管扩张药。

14. C【解析】异丙肾上腺素为非选择性 β 受体激动药，对支气管扩张作用较肾上腺素强，在治疗剂量时无升压的副作用。

15. E【解析】异丙肾上腺素临床常用于哮喘发作时控制症状，一般用气雾剂吸入，也可舌下含服，数分钟内即见效，但维持时间不长（多数不到 1 小时）。

16. D【解析】异丙肾上腺素的用法与用量：舌下含服，每次 10mg，1 日 3 次，1 日量

不超过 60mg。为求速效，用 0.25%～0.50%气雾剂吸入，每次吸入 0.5～1.0ml，1 日 2～4 次，重复使用间隔不得少于 2 小时。抗休克，在初步扩充血容量以后应用。一次量为 200ml 液体内加入本品 0.2～0.4mg，根据心律调整滴速，必要时可适当增加药物浓度（可至 1～2mg）；心搏骤停时向心腔内注射 0.5～1.0mg；三度房室传导阻滞，心率低于 40 次/分时，可用 0.5～1.0mg 溶于 5%葡萄糖液 200～300ml 内，缓慢维持滴注。

17. E【解析】异丙肾上腺素常用制剂，片剂：10mg；注射剂：1mg/2ml；气雾剂：50mg/2ml，100mg/2ml。

18. A【解析】使用异丙肾上腺素的注意事项：①常见的副作用为心悸、心动过速、头痛、眩晕、恶心等。②长期使用可出现耐受性；禁用于高血压、心脏病、甲状腺功能亢进症。③对普萘洛尔有拮抗作用；与其他肾上腺素受体激动药合用时可增效，不良反应也增多。

19. E【解析】多巴酚丁胺是一种合成的儿茶酚胺类药物，主要通过激动 β_1受体发挥作用，具有很强的正性肌力作用，在增加心排血量的同时伴有左心室充盈压下降，且具有剂量依赖性。

20. E【解析】去甲肾上腺素主要作用于 α 受体，而刺激心脏 β_1受体的作用轻微，对 β_2受体几乎无作用。

21. B【解析】多巴酚丁胺常用的剂量范围为 3～15μg/(kg·min)，当用量在 15μg/(kg·min)以下时，心率和外周血管阻力基本无变化。

22. C【解析】间羟胺的作用：主要激动 α 受体，升压效果比去甲肾上腺素稍弱，但较持久，有中度加强心脏收缩的作用，可增加脑及冠状动脉的血流量。

二、A2 型题

1. B【解析】参见 A1 型题第 5 题解析。

2. D【解析】参见 A1 型题第 2 题解析。

3. B【解析】抢救心搏骤停，应选择药物作用较快的途径，不适宜肌内注射。

4. D【解析】中剂量多巴胺治疗的常用剂量是 3～10μg/(kg·min)。

三、A3/A4 型题

1. B【解析】在心肺复苏期间，肾上腺素的常用首次剂量是 0.01～0.02mg/kg。

2. B【解析】心肺复苏时重复使用肾上腺素的间隔时间为 3～5 分钟。

四、X 型题

1. ABD【解析】拟肾上腺素药，以兴奋 α 受体为主，升高血压作用较强，兴奋心脏和扩张支气管作用较弱，用于各种休克和手术时低血压，口服可用于消化道出血。拟肾上腺素药具有兴奋心脏、收缩血管、松弛支气管平滑肌等作用，剂量大时可使血压升高，常用于抢救心搏骤停、过敏性休克、哮喘等。所以肾上腺素和去甲肾上腺素是可以造成心肌需氧量增加的药物。

2. ABCDE【解析】肾上腺素的用法与用量：①抢救过敏性休克。0.5～1.0mg 皮下、肌内或静脉注射；疗效较差可 4～8mg 加入 500～1000ml 葡萄糖液中静脉滴注。②心搏骤停，稀释后心内注射或静脉注射，0.1～1.0 毫克/次，必要时每隔 5 分钟重复。③支气管哮喘，皮下或肌内注射 0.25～0.50mg，必要时可每隔 20 分钟至 4 小时重复，逐渐增量至 1 毫克/次。④作为血管收缩药用于麻醉期间，肾上腺素在蛛网膜下隙阻滞时宜偏高（1∶10 000），总量以 0.3mg 为度；局部浸润麻醉时宜偏低（1∶100 000或 1∶200 000），总量不得超过 1mg。⑤小儿常用量：按体表面积 0.3mg/m^2。

3. BCDE【解析】使用肾上腺素的注意事项：①有心悸、血压升高、心律失常等副作用。②高血压、心脏病、糖尿病、甲状腺功能亢进症、洋地黄中毒、外伤性及出血性休克、心源性哮喘禁用。③避光保存，变色不可用。④口服无效。

4. BCDE【解析】使用去甲肾上腺素的注意事项：①高血压、动脉粥样硬化、器质性心脏病、肾功能不全者禁用。②孕妇禁用。③甲状腺功能亢进症和糖尿病患者慎用。

5. AD【解析】静脉应用多巴胺<2μg/(kg · min）时，增加内脏血流量及尿量；2～10μg/(kg · min）时，加强心肌收缩力。

6. BCE【解析】使用多巴胺的注意事项：①使用前应补充血容量及纠正酸中毒。②嗜铬细胞瘤、心动过速或心室颤动者禁用。③急性心肌梗死、动脉粥样硬化、高血压、甲状腺功能亢进症、糖尿病、血管阻塞性疾病患者慎用。

7. BD【解析】见 A1 型题第 18 题解析。

8. CDE【解析】使用多巴酚丁胺的注意事项：①可有心悸、恶心、头痛、胸痛、气短等副作用。②梗阻性肥厚型心肌病不宜使用。不宜与 β 受体阻断药合用。③用药期间监测心电图、血压、心排血量，有可能时应测定中心静脉压。

9. ABDE【解析】使用间羟胺的注意事项及制剂要求：甲状腺功能亢进症、高血压、糖尿病、心脏病患者慎用。注射剂：10mg。

10. BCE【解析】间羟胺用法用量：①静脉注射：10～20 毫克/次，直接缓注。②静脉滴注：15～100 毫克/次，根据血压调整滴速。③注射剂：10mg。

第二章 抗心律失常药物

一 A1 型题

1. 治疗阵发性室上性心动过速最好选用
   A. 普萘洛尔　　B. 普鲁卡因胺
   C. 苯妥英钠　　D. 利多卡因
   E. 维拉帕米
2. 治疗二、三度房室传导阻滞宜选用
   A. 多巴胺　　B. 肾上腺素
   C. 去甲肾上腺素　　D. 异丙肾上腺素
   E. 多巴酚丁胺
3. 普萘洛尔不宜用于
   A. 原发性高血压　　B. 糖尿病
   C. 稳定型心绞痛　　D. 甲状腺功能亢进症
   E. 阵发性室上性心动过速
4. 既常用于局部麻醉，又有抗心律失常作用的药物是
   A. 胺碘酮　　B. 苯妥英钠
   C. 利多卡因　　D. 罗哌卡因
   E. 普鲁卡因胺
5. 急性心肌梗死所致的室性心律失常应首选
   A. 奎尼丁　　B. 胺碘酮
   C. 普萘洛尔　　D. 利多卡因
   E. 以上都不是
6. 利多卡因连续静脉滴注（　　）后应减量
   A. 6 小时　　B. 12 小时
   C. 24 小时　　D. 36 小时
   E. 72 小时
7. 一次使用维拉帕米的最大剂量为
   A. 10mg　　B. 15mg

C. 20mg　　D. 25mg
E. 30mg

8. 维拉帕米可有效终止窄 QRS 波的阵发性室上性心动过速，其初始剂量为
A. 1~2mg　　B. 2.5~5.0mg
C. 5.0~7.5mg　　D. 7.5~10.0mg
E. 10~15mg

9. 静脉滴注利多卡因维持用药的剂量为
A. 1~4mg/min　　B. 4~6mg/min
C. 6~8mg/min　　D. 8~10mg/min
E. 10~12mg/min

10. 阿托品不适用于
A. 窦性停搏　　B. 窦性心动过缓
C. 有机磷杀虫药中毒　　D. 伴宽 QRS 波的三度房室传导阻滞
E. 伴窄 QRS 波的三度房室传导阻滞

11. 每日使用胺碘酮的最大剂量为
A. 1.0g　　B. 1.5g
C. 2.0g　　D. 2.5g
E. 3.0g

12. 阿托品可应用于
A. 二度Ⅱ型房室传导阻滞　　B. 不完全性三度房室传导阻滞
C. 房室传导阻滞（结外阻滞）　　D. 完全性三度房室传导阻滞
E. 窦性心动过速

13. 以下属于阿托品禁忌证的是
A. 胆绞痛　　B. 胃肠绞痛
C. 心动过缓　　D. 感染性休克
E. 前列腺增大

14. 心脏颤动或无脉性室性心动过速经电除颤或肾上腺素治疗无效时，可给予大剂量的利多卡因，其剂量是
A. 0.5mg/kg　　B. 1mg/kg
C. 1.5mg/kg　　D. 2mg/kg
E. 3.5mg/kg

15. 心房扑动和阵发性室上性心动过速单相波转复所需的首次能量为
A. 20~50J　　B. 50~100J
C. 100~200J　　D. 200~300J

E. 360J

16. 单形性室性心动过速单相波转复所需的首次能量是

A. 50J　　B. 100J

C. 150J　　D. 200J

E. 250J

17. 顽固性室性心动过速或心室颤动时，可再给予利多卡因冲击量，其剂量正确的是

A. 0.10~0.25mg/kg　　B. 0.25~0.50mg/kg

C. 0.50~0.75mg/kg　　D. 0.75~1.00mg/kg

E. 1.0~1.5mg/kg

18. 禁用于哮喘患者的抗心律失常药是

A. 腺苷　　B. 胺碘酮

C. 阿托品　　D. 普罗帕酮

E. 维拉帕米

19. 以下有关普萘洛尔的用法与用量，正确的是

A. 口服：10~20mg/d，分 3~4 次服

B. 静脉注射：10mg 加入 5%葡萄糖液 20~40ml 中，以 0.5~1.0mg/min 速度滴入

C. 静脉滴注：15mg 加入 5%葡萄糖液 200ml 中，以 1mg/min 速度滴入

D. 治疗梗阻性肥厚型心肌病每日可达 200mg

E. 治疗心绞痛和高血压时可逐渐增加剂量达每日 300mg

20. 以下有关普萘洛尔制剂叙述正确的是

A. 片剂：5mg　　B. 片剂：20mg

C. 注射剂：5mg/5ml　　D. 注射剂：5mg/1ml

E. 注射剂：5mg/10ml

21. 以下有关胺碘酮具有的作用特点，叙述不正确的是

A. 直接作用于冠状动脉血管平滑肌　　B. 降低冠状动脉血流量

C. 降低外周阻力并减慢心率　　D. 降低心肌耗氧量

E. 负性肌力作用轻或无

22. 以下胺碘酮的用途，叙述不正确的是

A. 室上性和室性心律失常不适用

B. 对心室颤动，或持续性室性心动过速患者，在电除颤和使用肾上腺素后，使用胺碘酮

C. 伴有充血性心力衰竭的宽 QRS 波心动过速，除电复律外，胺碘酮属首选药物

D. 对快速心房颤动、心房扑动伴左心室功能不全，或急性心肌梗死伴心房颤动者，可一线使用控制心室率

E. 是转复心房颤动及转复后维持窦性心律的最常用药物

23. 以下有关索他洛尔的叙述，不正确的是

A. 用于室上性和室性心律失常的治疗
B. 常用剂量 80~160mg，2 次/天口服
C. 半衰期较长，由肾脏排出
D. 心力衰竭者禁用
E. 不良反应与剂量无关

24. Ⅳ类抗心律失常药的作用，叙述不正确的是

A. 负性肌力作用较弱
B. 能终止维拉帕米敏感的室性心动过速
C. 减慢心房颤动的心室率
D. 能延长房室结有效不应期
E. 有效终止房室结折返性心动过速

25. 维拉帕米的用法用量，叙述错误的是

A. 静脉注射 5~10mg，5~10 分钟注射完毕
B. 用药 15 分钟仍未获得预期效果，可重复给予 5mg，5 分钟内静脉注射
C. 用药 30 分钟仍未获得预期效果，可重复给予 5mg，5 分钟内静脉注射
D. 老年人酌情减量
E. 口服 80~120mg，1 次/8 小时，根据临床反应可增加到最大剂量 160mg，1 次/8 小时

26. 地高辛的禁忌证，叙述不正确的是

A. 预激综合征
B. 单纯性二尖瓣狭窄
C. 梗阻性心肌病
D. 二尖瓣狭窄
E. 存在其他旁路证据

27. 地高辛中毒最多见的心脏毒性反应是

A. 室性期前收缩
B. 心动过缓
C. 室性心动过速
D. 房室传导阻滞
E. 阵发性室上性心动过速

二 A2 型题

1. 患者，女性，42 岁。因频发房性期前收缩服用普萘洛尔治疗 2 个月余，近日感病情好转而擅自停药，出现心悸、心律失常加重，此现象属于

A. 不良反应
B. 毒性作用
C. 停药反应
D. 继发反应
E. 后遗效应

2. 患者，女性，36 岁。风湿性心脏瓣膜病 6 年，因心悸、胸闷就诊，查体：心率 125 次/分，心律不规则，第一心音强弱不等，脉搏短绌。心电图示心房颤动。控制室性心率的药物首先考虑使用

A. 胺碘酮
B. 普罗帕酮

C. β受体阻断药　　D. 阿司匹林

E. 利多卡因

三 A3/A4 型题

(1~2 题共用题干)

患者，男性，29岁。10小时前突发心悸伴胸闷，后渐加重，乏力、头晕、黑矇1次。血压（90~95）/（45~50）mmHg，脉搏细速、频率难辨，意识清醒，呼吸困难，高枕卧位，颈静脉无充盈，双肺未闻及干、湿啰音，心率190次/分，心律齐，心尖区第一心音强度恒定，腹部（-），双下肢不肿。心肌梗死三项［肌酸激酶同工酶（CK-MB）、心肌肌钙蛋白Ⅰ（cTNI）、肌红蛋白］正常；X线胸片提示肺淤血可能；血生化：丙氨酸氨基转移酶（ALT）66U/L、天冬氨酸氨基转移酶（AST）57U/L、血肌酐（Cr）91μmol/L、K^+ 4.2mmol/L。心电图示宽QRS波心动过速。

1. 该患者治疗应首选

A. 非药物方法　　B. 抗心律失常药

C. 电复律　　D. 硝酸甘油

E. 硝普钠

2. 药物治疗应首选

A. 毛花苷C　　B. 胺碘酮

C. β受体阻断药　　D. 钙拮抗药

E. 硝酸甘油

(3~5 题共用题干)

患者，男性，54岁。诊断为缺血性心肌病，心功能Ⅳ级，超声心动图示左心室明显扩大，射血分数为22%。心电图示频发室性期前收缩。血钾4.5mmol/L，血地高辛浓度1.1ng/ml。

3. 该患者抗心律失常药首选

A. 氟卡尼　　B. 美西律

C. 胺碘酮　　D. 普罗帕酮

E. 利多卡因

4. 针对该患者，最不应选用的药为

A. 氟卡尼　　D. 胺碘酮

E. 美西律　　B. 维拉帕米

C. 利多卡因

5. 该患者经积极处理后，心功能明显改善，能离床活动。24小时动态心电图发现非持续室性心动过速发作 5 次，最长 1 次发作由 7 个室性期前收缩连续出现组成，频率 180 次/分。针对这种情况，能改善预后的治疗措施为

A. 外科切除瘢痕组织
B. 射频消融
C. 安置心脏起搏器
D. 安置植入式心脏复律除颤器（ICD）
E. 长期住院，严密观察

四 X 型题

1. 以下属于钙通道阻滞药适应证的是
   A. 经房室结折返性心动过速
   B. 心房扑动
   C. 频发房性期前收缩
   D. 心房颤动
   E. 严重左心衰竭
2. 磷酸二酯酶抑制药使用的适应证正确的是
   A. 快速心律失常
   B. 儿茶酚胺反应差
   C. 支气管哮喘
   D. 急性心肌梗死并心源性休克
   E. 急性失血性休克早期
3. 尖端扭转型室性心动过速的治疗原则为
   A. 补镁
   B. 补钾
   C. 电超速起搏
   D. 使用异丙肾上腺素
   E. 电复律
4. 利多卡因可用于
   A. 单支病变的急性心肌梗死或心肌缺血出现频发室性期前收缩
   B. 电除颤和给予肾上腺素后仍表现为心室颤动或无脉性室性心动过速
   C. 控制已引起血流动力学改变的室性期前收缩
   D. 预防性用药，避免发生急性心肌梗死，造成室性心律失常
   E. 血流动力学稳定的室性心动过速
5. 心室肌动作电位平台期的形成主要是由于
   A. Na^+通道失活，Na^+停止内流
   B. K^+外流
   C. Ca^{2+}内流
   D. Cl^-内流
   E. Mg^{2+}内流
6. β 受体阻断药的绝对禁忌证是
   A. 二度房室传导阻滞
   B. 低血压
   C. 严重充血性心力衰竭
   D. 支气管哮喘
   E. 三度房室传导阻滞
7. Ⅳ类抗心律失常药的作用有

A. 为钙通道阻滞药

B. 负性肌力作用较强

C. 能延长房室结有效不应期，有效终止房室结折返性心动过速，减慢心房颤动的心室率，也能终止维拉帕米敏感的室性心动过速

D. 主要阻滞心肌细胞 ICa-L 介导的兴奋至收缩偶联，减慢窦房结和房室结的传导

E. 对早后除极和晚后除极电位及 ICa-L 参与的心律失常有治疗作用

8. 以下关于阿托品叙述正确的是

A. 0.5~1.0mg 静脉注射

B. 负性肌力作用较强

C. 必要时每 5~6 分钟可重复使用

D. 主要用于心动过缓

E. 每次最大剂量<0.04mg

9. 关于普罗帕酮，叙述正确的是

A. 阻滞 INa，动作电位（APD）时程或 QT 间期延长

B. 阻滞 INa，APD 时程或 QT 间期不变

C. 阻滞 INa，APD 时程或 QT 间期缩短

D. 静脉注射普罗帕酮尤可用于纠治无器质性损伤的心脏病、心功能良好者的心房颤动或阵发性室上性心动过速

E. 可用于终止预激综合征并发的心房颤动

10. 下列关于毛花苷 C 的说法正确的是

A. 即西地兰

B. 2 小时左右可追加 0.2~0.4mg

C. 根据临床情况，4~6 小时可继续追加 0.2mg

D. 0.4~0.6mg 稀释后静脉注射

E. 12 小时内不超过 1.2mg

11. 胺碘酮的临床应用包括

A. 转复心房颤动及转复后维持窦性心律的最常用药物

B. 对心房颤动/心房扑动伴左心室功能不全，或急性心肌梗死伴心房颤动者，可作为一线药物使用控制心室率

C. 伴有充血性心力衰竭的宽 QRS 波心动过速，胺碘酮是首选治疗药物

D. 对心室颤动或持续性室性心动过速患者，在电复律和使用肾上腺素后，可使用胺碘酮

E. 对控制血流动力学稳定的室性心动过速无效

12. 有关普萘洛尔的临床用途的叙述，正确的是

A. 治疗多种原因所致的心律失常

B. 室性心动过速宜慎用

C. 不可用于心绞痛、嗜铬细胞瘤（手术前准备）

D. 治疗心绞痛时，常与硝酸酯类合用，可提高疗效，并互相抵消不良反应

E. 对高血压有一定疗效，不易引起直立性低血压

13. 普萘洛尔的不良反应包括

A. 眩晕　　B. 头晕

C. 皮疹　　D. 腹泻

E. 支气管痉挛

14. 以下有关普萘洛尔使用注意事项，正确的是

A. 支气管哮喘禁用

B. 心脏传导阻滞（二至三度房室传导阻滞）慎用

C. 窦性心动过缓禁用

D. 充血性心力衰竭禁用

E. 重度心力衰竭禁用

15. 以下有关普萘洛尔的作用，正确的是

A. 阻断心肌 β 受体　　B. 减慢心率

C. 抑制心脏收缩与房室传导　　D. 增加循环血流量

E. 降低心肌氧耗量

16. 胺碘酮用于心房颤动转复和维持窦性心律的用法用量，正确的是

A. 可采用口服、静脉+口服两种方式

B. 对于住院患者一般口服 1.2～1.8g/d，分次服，直至总量 10g，然后 200～400mg/d 维持

C. 静脉注射负荷量 150mg（3～5mg/kg），10 分钟注入，15～30 分钟或以后可重复，随后 1～1.5mg/min 静脉滴注 6 小时

D. 静脉用量 5～7mg/kg，静脉滴注 30～60 分钟，然后 1.2～1.8g/d 持续静脉滴注或分次口服，直至总量 10g，然后 200～400mg/d 维持

E. 院外患者一般 600～800mg/d 分次服，直至总量 10g，然后 200～400mg/d 维持

17. 索他洛尔的禁忌证，叙述正确的是

A. 哮喘或慢性阻塞性肺疾病禁用　　B. 窦性心动过缓禁用

C. 高度房室传导阻滞禁用　　D. 肾功能不全慎用

E. 病态窦房结综合征慎用

18. 以下有关胺碘酮的叙述，正确的是

A. 最常见及最严重的急性并发症为低血压

B. 经由肾脏代谢，故肾衰竭患者应予减量

C. 会造成 QT 间期延长

D. 可增加地高辛、奎尼丁、普鲁卡因胺及华法林的血药浓度

E. 胺碘酮是多通道阻滞药

19. 维拉帕米的不良反应及禁忌，叙述正确的是

A. 病态窦房结综合征、二度或三度房室传导阻滞慎用

B. 严重心动过缓禁用

C. 妊娠和哺乳期妇女慎用

D. 严重低血压或心源性休克禁用

E. 可出现低血压、心动过缓、胃肠道反应、头痛、头晕等不良反应

20. 地尔硫䓬的作用及用法用量，叙述正确的是

A. 用于控制心房颤动和心房扑动的心室率

B. 终止室上性心动过速发作

C. 减慢窦性心动过速

D. 如心室率控制不满意，5 分钟内可重复给负荷量

E. 静脉注射负荷量 15~25mg（0.25mg/kg），随后 5~15mg/h 静脉滴注维持

21. 关于洋地黄类药，以下叙述正确的是

A. 兴奋迷走神经，使心房不应期缩短，心房率增快

B. 加重房室传导阻滞，使心室率减慢，尤其对于交感神经兴奋时的心室率控制满意

C. 最适用于伴有心功能不全的室上性心动过速

D. 控制心室率必要时可与 β 受体阻断药或钙拮抗药合用

E. 高血钾时更易发生中毒反应

参考答案与解析

一、A1 型题

1. E【解析】维拉帕米用于控制心房颤动和心房扑动的心室率，终止室上性心动过速和某些特殊类型的室性心动过速（如特发性室性心动过速）发作，减慢窦速。

2. D【解析】异丙肾上腺素：1~4μg/min 持续静脉滴注，维持有效心室率在 60~70 次/分即可。适用于任何部位的房室传导阻滞，但急性心肌梗死者慎用，因其用量过大可增加心肌耗氧量，易产生室性心律失常。

3. B【解析】普萘洛尔对于有过敏史、充血性心力衰竭、糖尿病、肺气肿或非过敏性支气管炎、肝功能不全、甲状腺功能低下、雷诺综合征或其他周围血管疾病、肾功能减退应慎用。

4. C【解析】利多卡因既是常用的局部麻醉药，又有抗心律失常作用。

5. D【解析】利多卡因治疗各种原因特别是急性心肌梗死引起的室性心律失常，包括室

性期前收缩、室性心动过速和心室颤动。

6. C【解析】利多卡因连续静脉滴注 24 小时后应减量。

7. C【解析】维拉帕米的用法用量：静脉注射 5～10mg，5～10 分钟静脉注射，如用药 15 分钟仍未获得预期效果，可重复给予 5mg，5 分钟内静脉注射，一次使用维拉帕米的最大剂量为 20mg。

8. B【解析】维拉帕米可有效终止窄 QRS 波的阵发性室上性心动过速，其初始剂量为 2.5～5.0mg。

9. A【解析】利多卡因的用法与用量：500～100mg 加入 5%葡萄糖液 20ml 内静脉注射，若无效，5～10 分钟可重复，2 小时内不超过 3 次。有效后 1～4mg/min 静脉滴注维持。

10. D【解析】阿托品阻断 M 受体，交感神经相对亢奋，进而影响窦房结和房室结，但是无法对浦肯野纤维内的激动信号进行干预，所以不适用于伴宽 QRS 波的三度房室传导阻滞。

11. C【解析】胺碘酮控制快速心室率的用法用量：静脉注射负荷量为 150mg（3～5 mg/kg），10 分钟注入，15～30 分钟或以后可重复，随后 1～1.5mg/min 静脉滴注 6 小时，以后根据病情逐渐减量至 0.5mg/min，24 小时总量一般不超过 1.2g，最大不超过 2.0g。

12. B【解析】阿托品可抑制迷走神经张力、提高交感神经兴奋性，以提高窦房结自律性，改善房室传导，使窦性心律增快。迷走神经在房室束以下极少分布，二度Ⅱ型及三度阻滞在 His-V 水平，阿托品无效。

13. E【解析】阿托品的禁忌证：伴有青光眼患者禁用；前列腺增大患者、妊娠及哺乳期妇女慎用。选项 A、B、C、D 为适应证。

14. C【解析】心脏颤动或无脉性室性心动过速经电除颤或肾上腺素治疗无效时，可给予大剂量的利多卡因，其剂量是 1.5mg/kg。

15. B【解析】心房扑动和阵发性室上性心动过速单相波转复所需的首次能量为 50～100J。

16. B【解析】单形性室性心动过速单相波转复所需首次能量为 100J。

17. E【解析】顽固性室性心动过速或心室颤动时，可再给予利多卡因 1.0～1.5mg/kg。

18. A【解析】腺苷禁用于有哮喘史、窦房结和/或房室传导功能障碍的患者。

19. D【解析】普萘洛尔的用法与用量如下。①口服：10～30mg/d，分 3～4 次服。②治疗心绞痛和高血压时可逐渐增加剂量每日达 100mg。③治疗梗阻性肥厚型心肌病每日可达 200mg。④静脉注射：5mg 加入 5%葡萄糖液 20～40ml 中以 0.5～1.0mg/min 速度滴入。⑤静脉滴注：5mg 加入 5%葡萄糖液 200ml 中，以 1mg/min 速度滴入，滴注过程中要严密观察血压、心律、心率变化，如心率转慢立即停药。一般总量不应超过 10mg。

20. C【解析】普萘洛尔制剂规格，注射剂：5mg/5ml，片剂：10mg。

21. B【解析】胺碘酮具有直接作用于冠状动脉血管平滑肌，增加冠状动脉流量；降低外周阻力并减慢心率，从而降低心肌耗氧量；负性肌力作用轻或无等特点。

22. A【解析】胺碘酮的用途：室上性和室性心律失常的治疗，是转复心房颤动及转复后维持窦性心律的最常用药物；对心房颤动、心房扑动伴左心室功能不全，或急性心肌梗死伴心房颤动者，可一线使用控制心室率；对于伴有充血性心力衰竭的宽 QRS 波心动过速，除电复律外，胺碘酮属首选药物；对心室颤动或持续性室性心动过速患者，在电除颤和使用肾上腺素后，使用胺碘酮；也可用于控制血流动力学稳定的室性心动过速，致心律失常反应少。

23. E【解析】索他洛尔用于室上性和室性心律失常的治疗。常用剂量为 80~160mg，2 次/天口服。索他洛尔的半衰期较长，由肾脏排出。副作用与剂量有关，随剂量增加，尖端扭转型室性心动过速发生率上升。哮喘或慢性阻塞性肺疾病、窦性心动过缓、病态窦房结综合征、高度房室传导阻滞、心力衰竭者禁用。

24. A【解析】Ⅳ类抗心律失常药能延长房室结有效不应期，有效地终止房室结折返性心动过速，减慢心房颤动的心室率，也能终止维拉帕米敏感的室性心动过速。负性肌力作用也较强。

25. C【解析】维拉帕米的用法用量：静脉注射 5~10mg，5~10 分钟；如用药 15 分钟仍未获得预期效果，可重复给予 5mg，5 分钟内静脉注射。口服 80~120mg，1 次/8 小时；根据临床反应可增加到最大剂量 160mg，1 次/8 小时，老年人酌情减量。

26. D【解析】地高辛的禁忌证：低血钾、低血镁、高血钙和甲状腺功能减退时可影响洋地黄类药物作用，易发生中毒反应。梗阻性心肌病或单纯性二尖瓣狭窄、预激综合征或存在其他旁路证据者禁用。

27. A【解析】地高辛中毒最多见的心脏毒性反应是室性期前收缩。

二、A2 型题

1. C【解析】因其擅自停药而引起的心悸、心律失常的临床反应为停药反应。

2. C【解析】β 受体阻断药抑制心脏收缩，适用于房性期前收缩、心房颤动、心房扑动、阵发性室上性心动过速、预激综合征合并室上性心律失常、室性期前收缩、室性心动过速的治疗及经电转复后预防心房颤动或心房扑动的维持治疗。

三、A3/A4 型题

1~2 C、B【解析】患者可诊断为伴有充血性心力衰竭的宽 QRS 波心动过速，治疗除电复律外，胺碘酮属首选药物。

3. C【解析】胺碘酮对心房颤动、心房扑动伴左心室功能不全，或急性心肌梗死伴心房颤动者，可作为一线药物使用控制心率。

4. A【解析】氟卡尼属于Ⅰc 类抗心律失常药，可用于室性心律失常，但该药有明显的负性肌力作用，禁用于充血性心力衰竭，而该患者心功能Ⅳ级，左心室明显扩大，不排除心力衰竭，故不应使用氟卡尼。氟卡尼与洋地黄合用时，可提高洋地黄的血浆浓度。

5. D【解析】植入式心脏复律除颤器（ICD）植入适应证（Ⅰ类）：①心肌梗死，左心室射血分数（LVEF）<35%，且美国纽约心脏病学会（NYHA）Ⅱ级或Ⅲ级，或 LVEF<30%的 NYHA Ⅰ级者。②心肌梗死致非持续性室性心动过速，LVEF<40%。

四、X 型题

1. ABCD【解析】钙通道阻滞药适用于心房颤动、心房扑动、频发房性期前收缩和经房室结折返性心动过速。

2. ABCD【解析】磷酸二酯酶抑制药通过增加血管平滑肌细胞内 cAMP 的含量而具有扩血管的作用，故休克患者不宜使用，余选项皆为适应证。

3. ABCD【解析】尖端扭转型室性心动过速的治疗原则：①补镁。②补钾。③电超速起搏。④使用异丙肾上腺素。

4. ABCE【解析】利多卡因的作用及用途：①治疗各种原因特别是急性心肌梗死引起的室性心律失常，包括室性期前收缩、室性心动过速和心室颤动。②对室上性心律失常基本无效，但对强心苷引起的心律失常无论室性还是室上性均有效。③急性心肌梗死发生后立即使用，可预防心律失常的发生，电复律后使用可预防心室颤动。

5. BC【解析】心室肌动作电位平台期的形成主要是由于 K^+ 外流、Ca^{2+} 内流。

6. ABCDE【解析】β 受体阻断药减慢房室传导，故禁用于房室传导阻滞的患者；支气管哮喘患者禁用 β 受体阻断药；因 β 受体阻断药对心肌有抑制作用，长期以来禁用于充血性心力衰竭；有症状的低血压或心动过缓亦是 β 受体阻断药的禁忌。

7. ABCDE【解析】Ⅳ类抗心律失常药的作用：为钙通道阻滞药，主要阻滞心肌细胞 ICa-L 介导的兴奋至收缩偶联，减慢窦房结和房室结的传导，对早后除极和晚后除极电位及 ICa-L 参与的心律失常有治疗作用。能延长房室结有效不应期，有效地终止房室结折返性心动过速，减慢心房颤动的心室率，也能终止维拉帕米敏感的室性心动过速。负性肌力作用较强。

8. ABDE【解析】阿托品主要用于心动过缓，0.5～1.0mg 静脉注射，必要时每 3～5 分钟可重复使用，每次最大剂量<0.04mg。阿托品非静脉注射和用量过小（<0.5mg）可产生矛盾性心动过缓。负性肌力作用也较强。

9. BDE【解析】普罗帕酮适用于预防和治疗室性或室上性异位搏动、室性或室上性心动过速、预激综合征、电复律后心室颤动发作等。静脉注射普罗帕酮尤可用于纠治无器质性心脏病、心功能良好者的心房颤动或阵发性室上性心动过速，阻滞 INa，动作电位（APD）时程或 QT 间期不变。

10. ABCD【解析】毛花苷 C 即西地兰，0.4～0.6mg 稀释后静脉注射，2 小时左右可追加 0.2～0.4mg，根据临床情况，4～6 小时可继续追加 0.2mg，24 小时内不超过 1.2mg。

11. ABCD【解析】参见 A1 型题第 22 题解析。

12. ABDE【解析】普萘洛尔临床上用于治疗多种原因所致的心律失常，如房性及室性期前收缩（效果较好）、窦性及室上性心动过速、心房颤动等，但室性心动过速慎用。锑剂中毒引起的心律失常，当其他药物无效时可试用本品。也可用于心绞痛、嗜铬细胞瘤（手术前准备）等。治疗心绞痛时，常与硝酸酯类合用，可提高疗效，并互相抵消副作用。对高血压有一定疗效，不易引起直立性低血压等。

13. ABCE【解析】普萘洛尔不良反应有眩晕、头晕、心率减慢、支气管痉挛、皮疹。

14. ACE【解析】使用普萘洛尔的注意事项：支气管哮喘、心源性休克、心传导阻滞（二至三度房室传导阻滞）、重度心力衰竭、窦性心动过缓应禁用。有过敏史、充血性心力衰竭、糖尿病、肺气肿或非过敏性支气管炎、肝功能不全、甲状腺功能低下、雷诺综合征或其他周围血管疾病、肾功能减退应慎用。

15. ABCE【解析】普萘洛尔为β肾上腺素受体阻断药，阻断心肌的β受体，减慢心率，抑制心脏收缩与房室传导，减少循环血流量，降低心肌氧耗量。

16. ABDE【解析】胺碘酮用于心房颤动转复和维持窦性心律可采用口服、静脉及口服两种方式。①口服：对于住院患者一般1.2~1.8g/d，分次服，直至总量10g，然后200~400mg/d维持；院外患者一般600~800mg/d分次服，直至总量10g，然后200~400mg/d维持。②静脉或静脉+口服：静脉用量5~7mg/kg，静脉滴注30~60分钟，然后1.2~1.8g/d持续静脉滴注或分次口服，直至总量10g，然后200~400mg/d维持。

17. ABCD【解析】索他洛尔的禁忌证：哮喘或慢性阻塞性肺疾病、窦性心动过缓、病态窦房结综合征、高度房室传导阻滞、心力衰竭者禁用；肾功能不全、糖尿病或有自发性低血糖史、进展性甲状腺功能亢进症患者慎用。

18. ACDE【解析】胺碘酮静脉应用的主要副作用为低血压（往往与注射过快有关）和心动过缓，是多通道阻滞药。服药期间QT间期均有不同程度的延长，一般不是停药的指征。部分碘从分子中移出经尿液排泄，大部分经肝脏从大便排泄，肾衰患者可使用常规剂量胺碘酮。胺碘酮增高血浆中奎尼丁、地高辛、华法林、普鲁卡因胺、氟卡尼及苯妥英钠的浓度。与地高辛合用，也增加胺碘酮血浆药物浓度。

19. BCDE【解析】维拉帕米的不良反应及禁忌：可出现低血压、心动过缓、胃肠道反应、头痛、头晕等不良反应。病态窦房结综合征、二度或三度房室传导阻滞、严重低血压或心源性休克、严重心动过缓、心力衰竭者禁用，妊娠和哺乳期妇女慎用。

20. ABCE【解析】地尔硫䓬用于控制心房颤动和心房扑动的心室率，终止室上性心动过速发作，减慢窦性心动过速。用法用量：静脉注射负荷量15~25mg（0.25mg/kg），随后5~15mg/h静脉滴注维持，如心室率控制不满意，15分钟内可重复给负荷量。

21. ACD【解析】洋地黄类药通过兴奋迷走神经，使心房不应期缩短、心房率增快，同时加重房室传导阻滞，使心室率减慢。洋地黄类最适用于伴有心功能不全的快速型室上性心律失常患者，可使心房扑动变为心房颤动而较易恢复窦性心律，也可终止室上性心动过速或控制心房颤动的心室率。必要时与β受体阻断药或钙拮抗药同用，但要注意调整地高辛剂量，避免过量中毒。

第三章　强　心　药

一 A1 型题

1. 去乙酰毛花苷的作用及用途，以下叙述不正确的是
   A. 可加强心肌收缩力
   B. 减慢心率
   C. 抑制心脏传导
   D. 主要用于充血性心力衰竭
   E. 作用缓慢
2. 去乙酰毛花苷使用过量时的症状不包括
   A. 腹泻
   B. 食欲缺乏
   C. 心动过缓
   D. 黄视
   E. 头痛
3. 使用米力农的禁忌证是
   A. 快速心律失常的患者
   B. 发生心肌梗死的心力衰竭患者
   C. 对儿茶酚胺反应差的患者
   D. 瓣膜阻塞性疾病的心力衰竭患者
   E. 对洋地黄类药反应差的患者
4. 以下有关米力农作用的叙述，不正确的是
   A. 扩张外周血管作用较弱
   B. 能明显降低肺小动脉楔压、平均肺动脉压及体循环阻力
   C. 正性肌力作用较氨力农强 10~40 倍
   D. 心血管效应与剂量有关
   E. 是氨力农的衍生物，具有正性肌力和扩张血管作用
5. 以下对氨力农用法用量的叙述，正确的是
   A. 口服：100~200 毫克/次，3 次/日，每日最大量 600mg
   B. 口服：20~40 毫克/次，3 次/日，每日最大量 120mg
   C. 口服：60~80 毫克/次，3 次/日，每日最大量 240mg
   D. 静脉滴注：每次 0.5~3.0mg/kg；滴注速度为每分钟 5~10μg/kg，每日最大量不超过 10mg/kg
   E. 静脉滴注：每次 1~3mg/kg；滴注速度为每分钟 5~10μg/kg，每日最大量不超过 10mg/kg

二 B 型题

（1~5 题共用备选答案）

A. 去乙酰毛花苷　　B. 普鲁卡因

C. 胺碘酮　　D. 维拉帕米

E. 氨力农

1. 用于室性心律失常，包括室性期前收缩和室性心动过速，疗效好的药物是
2. 适用于经洋地黄、利尿药及血管扩张药治疗无效的慢性难治性心力衰竭的药物是
3. 转复心房颤动及转复后维持窦性心律的最常用药物是
4. 用于充血性心力衰竭的药物是
5. 用于控制心房颤动和心房扑动的心室率的药物是

三 X 型题

1. 以下有关去乙酰毛花苷的用法用量及制剂要求，正确的是
   A. 片剂：0. 8mg
   B. 片剂：0. 5mg
   C. 注射剂：0. 6mg（ml）
   D. 静脉注射：首次剂量 0. 4~0. 6mg，2~4 小时后可再给予 0. 2~0. 4mg，用葡萄糖注射液稀释后缓慢注射
   E. 口服：0. 5 毫克/次，4 次/天。维持量，1mg/d，2 次/天
2. 以下有关米力农用法用量的叙述，正确的是
   A. 口服，每次 2. 5~7. 5mg，每 3 小时 1 次
   B. 缓慢静脉注射，首次为 37. 5~50. 0μg/kg，约 10 分钟
   C. 静脉滴注，按 0. 375~0. 750μg/（kg · min）滴注，共 4 小时，每日 1 次
   D. 一般总量为 5~10mg
   E. 停药后可改为口服维持
3. 以下有关氨力农用途的叙述，正确的是
   A. 适用于心肌梗死并发心力衰竭的治疗
   B. 对血流动力学改善的持续时间较短（8 小时）
   C. 疗效显著，适用范围广，可作为治疗心力衰竭的替代药物
   D. 适用于经洋地黄、利尿药及血管扩张药治疗无效的慢性难治性心力衰竭
   E. 用于治疗各种原因（心源性或非心源性）所致的急、慢性心力衰竭
4. 以下有关氨力农使用的叙述，正确的是

A. 静脉滴注速度过快可致室性期前收缩和室性心动过速

B. 静脉注射不能用含有右旋糖酐或葡萄糖的溶液稀释

C. 本品的不良反应较少见，故宜长期应用

D. 治疗期间应监测血压、心率、心律和肝功能，如发现异常，立即停药

E. 大剂量长期使用可引起血小板减少，常在用药的第 2~4 周出现，但减量或停药后好转

5. 以下有关氨力农的制剂要求，正确的是

A. 片剂：100mg　　B. 片剂：20mg

C. 注射剂：100mg/2ml　　D. 注射剂：50mg/5ml

E. 注射剂：50mg/10ml

参考答案与解析

一、A1 型题

1. E【解析】去乙酰毛花苷的作用及用途：强心药，可加强心肌收缩力，减慢心率，抑制心脏传导。主要用于充血性心力衰竭。其作用较快，适用于急性心功能不全或慢性心功能不全急性加重的患者。

2. A【解析】去乙酰毛花苷过量时可有恶心、食欲缺乏、头痛、心动过缓、黄视等。

3. D【解析】使用米力农的注意事项：对本品过敏者禁用。急性心肌梗死早期及孕妇慎用。对有明显肾功能减退者慎用。如因药物过量引起低血压，应暂时停药。快速型心律失常、心肌梗死、低血压慎用，不宜用于严重瓣膜狭窄病变及梗阻性肥厚型心肌病患者。

4. A【解析】米力农是氨力农的衍生物，具有正性肌力和扩张血管作用。其正性肌力作用较氨力农强 10~40 倍，能明显降低肺小动脉楔压、平均肺动脉压及体循环阻力。其扩张外周血管作用也较强。其心血管效应与剂量有关，小剂量时主要表现为正性肌力作用，当剂量增大，逐渐达到稳定状态的最大正性肌力效应时，其扩张血管的作用也随着剂量的增加而逐渐加强。

5. A【解析】氨力农的用法与用量：①口服：100~200 毫克/次，3 次/日，每日最大量 600mg。②静脉滴注：每次 0.5~2.5mg/kg；滴注速度为每分钟 5~10μg/kg，每日最大量不超过 10mg/kg。

二、B 型题

1. B【解析】普鲁卡因的电生理作用、药理作用与奎尼丁一致，主要用于室性心律失常，包括室性期前收缩和室性心动过速，疗效好。

2. E【解析】氨力农适用于治疗各种原因（心源性或非心源性）所致的急、慢性心力衰

竭，尤适用于经洋地黄、利尿药及血管扩张药治疗无效的慢性难治性心力衰竭。

3. C【解析】胺碘酮适用于室上性和室性心律失常的治疗，是转复心房颤动及转复后维持窦性心律的最常用药物。

4. A【解析】去乙酰毛花苷为强心药，可加强心肌收缩力，减慢心率，抑制心脏传导，主要用于充血性心力衰竭。

5. D【解析】维拉帕米用于控制心房颤动和心房扑动的心室率，终止室上性心动过速和某些特殊类型的室性心动过速（如特发性室性心动过速）发作，减慢窦性心动过速。

三、X 型题

1. DE【解析】去乙酰毛花苷的用法与用量如下。①口服：每次 0.5mg，4 次/天。维持量，1mg/d，2 次/天。②静脉注射：首次剂量 0.4～0.6mg，2～4 小时后可再给予 0.2～0.4mg，用葡萄糖注射液稀释后缓慢注射。片剂：0.25mg，注射剂：0.4mg/2ml。

2. BCDE【解析】米力农用法与用量：口服，每次 2.5～7.5mg，每 6 小时 1 次。缓慢静脉注射，首次为 37.5～50.0μg/kg，约 10 分钟；以后静脉滴注，0.375～0.750μg/（kg·min）滴注共 4 小时，每日 1 次。一般总量为 5～10mg。停药后可改为口服维持。

3. ACDE【解析】氨力农适用于治疗各种原因（心源性或非心源性）所致的急、慢性心力衰竭，尤适用于经洋地黄、利尿药及血管扩张药治疗无效的慢性难治性心力衰竭。因其不增加甚至降低心肌耗氧量，因而更适用于心肌梗死并发心力衰竭的治疗。本品与多巴酚丁胺静脉滴注的疗效对比，发现初始的血流动力学改善，以多巴酚丁胺效果较好，但氨力农对血流动力学改善的持续时间较长，可达 24 小时。本品疗效显著，适用范围广，可作为治疗心力衰竭的替代药物。

4. ABDE【解析】使用氨力农的注意事项：①静脉滴注速度过快可致室性期前收缩和室性心动过速，要注意观察。②大剂量长期使用可引起血小板减少，常在用药的第 2～4 周出现，但减量或停药后好转。③治疗期间应监测血压、心率、心律和肝功能，如发现异常，立即停药。由于本品的不良反应较常见，故不宜长期应用。④静脉注射不能用含有右旋糖酐或葡萄糖的溶液稀释。⑤孕妇、哺乳期妇女及小儿慎用。

5. AE【解析】氨力农的制剂要求：①片剂：100mg。②注射剂：50mg/10ml。③粉针剂：每支 50mg。

第四章　抗心绞痛药

一 A1 型题

1. 用硝酸甘油治疗疑似急性冠脉综合征时，舌下含服给药的目的是
   A. 加快药物吸收　　B. 加快药物分布
   C. 减少药物的副作用　　D. 避免药物被胃酸破坏
   E. 避免药物的首过效应
2. 硝酸甘油对以下哪类血管扩张作用最弱
   A. 小动脉　　B. 小静脉
   C. 大动脉　　D. 冠状动脉
   E. 毛细血管括约肌
3. 临床最常用的硝酸酯类药物是
   A. 硝酸异山梨酯　　B. 硝酸甘油
   C. 单硝酸异山梨酯　　D. 戊四硝酯
   E. 硝苯地平
4. 硝酸酯类药物舒张血管的作用机制是
   A. 释放一氧化氮　　B. 阻滞 Ca^{2+}通道
   C. 促进 K^+通道开放　　D. 直接激动 β_2受体
   E. 选择性阻断 α_1受体
5. 硝酸甘油的药效主要取决于
   A. 药物剂量　　B. 血容量状态
   C. 心功能状态　　D. 患者精神状态
   E. 用药前血压情况
6. 持续静脉滴注硝酸甘油的起始剂量正确的是
   A. 1~10μg/min　　B. 10~20μg/min
   C. 20~30μg/min　　D. 30~40μg/min
   E. 40~50μg/min
7. 以下有关硝酸异山梨酯用法与用量的叙述，错误的是
   A. 舌下含服：5~10 毫克/次，每 2~4 小时 1 次

B. 口服：10~20 毫克/次，每日 3~4 次

C. 静脉滴注：起始剂量为 1~10mg/h，最大不超过 20mg/h。持续应用超过24~48小时可产生耐药性

D. 静脉滴注：起始剂量为 1~10mg/h，最大不超过 20mg/h。持续应用超过12~24小时可产生耐药性

E. 对于疑似急性冠脉综合征患者，本品舌下含服 2.5~10.0mg，5~10 分钟后症状未能缓解，可重复应用，一般不超过 3 次

8. 以下有关硝酸异山梨酯使用注意事项和制剂要求，不正确的是

A. 气雾剂使用时患者要直接将药液喷射至口腔黏膜，不能将药液吞下

B. 喷药时充分吸气，以增强药液吸收

C. 片剂：5mg 或 10mg

D. 休克或低血压虚脱者禁用

E. 使用本品期间，禁止饮酒

9. 以下有关硝苯地平的叙述，错误的是

A. 用于急、慢性冠状动脉功能不全，尤其是心绞痛及心肌梗死

B. 口服每次 10mg，3 次/天，紧急时可舌下含服

C. 制剂要求：片剂，5mg

D. 为长效冠状动脉扩张药

E. 能增加冠状动脉血流量，减少心肌耗氧量

10. 以下对于硝苯地平的叙述不正确的是

A. 踝、足与小腿肿胀反应短暂而较多见

B. 呼吸困难、咳嗽、哮鸣、心率快而重等反应较少见

C. 胸痛、昏厥罕见

D. 孕妇、哺乳期妇女、老年人禁用

E. 重度主动脉瓣狭窄、肝或肾功能不全者慎用

11. 以下有关地尔硫䓬作用的叙述，不正确的是

A. 降压时能减少脑、肾的血流量

B. 抑制冠状血管痉挛

C. 改善心功能和心肌的能量代谢，缩小缺血区的面积

D. 增加心肌缺血部的血流量

E. 降低心率，在不减少心排血量的同时降低心肌耗氧量

12. 以下有关地尔硫䓬的叙述，错误的是

A. 制剂要求，片剂 30mg　　B. 口服，成人每次 1 片，每日 3 次

C. 依症状酌情增减剂量　　D. 可用于治疗原发性高血压（轻度至中度）

E. 用于急、慢性冠状动脉功能不全

13. 地拉革不适用于

A. 心绞痛

B. 与强心苷并用可增强对慢性心力衰竭的控制效果

C. 治疗原发性高血压（轻度至中度）

D. 心肌梗死的预防及其恢复期

E. 冠状动脉功能不全

14. 以下有关地拉革的叙述，错误的是

A. 口服，每次 60mg，每日 3 次，2 个月为 1 个疗程

B. 不良反应小

C. 偶有头晕、胃肠道不适等

D. 口服，每次 60mg，每日 3 次，1 个月为 1 个疗程

E. 新近心肌梗死患者禁用

15. 以下有关硝酸甘油控释口颊片作用的叙述，错误的是

A. 由口腔给药，具有起效迅速、作用持续时间长的特点，优于舌下含片

B. 受肝脏首关效应影响

C. 其作用机制及改善血流动力学效应与硝酸甘油相同

D. 为兼有速效和长效作用的新型制剂

E. 由口腔黏膜迅速吸收，3 分钟左右起效，10~20 分钟达血浆浓度峰值，作用持续时间为 3~5 小时

16. 以下有关硝酸甘油控释口颊片的叙述，不正确的是

A. 是一种新型、有效缓解心绞痛的药物

B. 缓解心绞痛急性发作效果显著，总有效率达 97%，心电图有效率达 66.7%

C. 是一种缓释制剂，随着唾液进入药片，药物逐渐溶解释出，作用持续时间明显长于舌下含片

D. 起效快，使用剂量小

E. 不适用于半夜易发作和需长期服用的冠心病心绞痛患者

17. 以下不属于单硝酸异山梨酯药理作用的是

A. 口服后有肝脏首关效应

B. 生物利用度可达 100%

C. 半衰期为 9~10 小时，作用持续时间较长

D. 有效血药浓度为 100~500μg/ml

E. 口服后 48 小时约有 81%从尿中排出，胆汁排泄量约为 18%

二 A2 型题

患者，男性，62 岁。诉最近 3 天有夜间阵发性呼吸困难，最近 2 周未服药。查体：血压 170/90mmHg，脉搏 102 次/分，呼吸不规则，36 次/分，浅而短，患者有明显的呼吸困难，两肺底可闻及吸气性啰音，两足明显水肿。此时考虑的一线用药为

A. 地尔硫䓬、普萘洛尔和阿托品　　B. 维拉帕米、肾上腺素和多巴胺

C. 硝酸甘油、呋塞米和吗啡　　D. 多巴胺、去甲肾上腺素和多巴酚丁胺

E. 多巴酚丁胺、硝酸甘油和血管转换酶抑制药

三 B 型题

（1~5 题共用备选答案）

A. 单硝酸异山梨酯　　B. 硝酸甘油控释口颊片

C. 地拉䓬　　D. 地尔硫䓬

E. 硝苯地平

1. 血管痉挛型和混合型心绞痛患者应选择的治疗药物是
2. 适用于冠状动脉功能不全、心绞痛，并用于心肌梗死的预防及其恢复期的药物是
3. 适用于急、慢性冠状动脉功能不全，尤其是心绞痛及心肌梗死的药物是
4. 治疗劳力性心绞痛和陈旧性心肌梗死的心绞痛，也可用于治疗原发性高血压（轻度至中度）的药物是
5. 半夜易发作和需长期服用的冠心病心绞痛患者应选择的治疗药物是

四 X 型题

1. 静脉应用硝酸甘油的不良反应包括

A. 心动过速　　B. 低血压

C. 反常的心动过缓　　D. 头痛

E. 低氧血症

2. 以下哪些情况应使用硝酸甘油

A. 心绞痛　　B. 心动过缓

C. 右心室心肌梗死　　D. 严重的心动过速

E. 心肌梗死相关的充血性心力衰竭

3. 使用地尔硫䓬的副作用有

A. 疲倦　　B. 面色潮红

C. 房室传导阻滞　　D. 头晕

E. 黄疸

4. 关于硝酸甘油，叙述正确的是

A. 用于急性冠脉综合征、高血压急症或亚急症、各种原因引起的充血性心力衰竭

B. 静脉滴注硝酸甘油的起始剂量为 10~20μg/min，维持量一般为 50~100μg/min

C. 小剂量（<50μg/min）以扩张静脉为主，大剂量（>100μg/min）以扩张动脉为主

D. 低血容量可削弱药物的血流动力学作用并增加低血压风险

E. 可引起心动过缓

5. 使用硝苯地平时反应持续出现并需加注意的有

A. 眩晕

B. 头晕

C. 面红

D. 腹痛

E. 恶心

6. 以下有关硝酸甘油控释口颊片用法用量与制剂要求，正确的是

A. 可间歇给药，1 次 1 片贴入上唇和龈之间的黏膜上，用手指或舌尖移动药片至舒适位置

B. 初用剂量为 2.5mg，如效果不理想可增至 4.5mg

C. 对急性心绞痛患者，于发作时使用 1 片，如需增加剂量，可在口腔另一侧加入 1 片

D. 片剂：1 毫克/片

E. 片剂：2.5 毫克/片

7. 以下有关单硝酸异山梨酯使用注意事项，正确的是

A. 孕妇慎用

B. 急性心绞痛时慎用

C. 片剂：20 毫克/片

D. 严重低血压者禁用

E. 急性心肌梗死、急性左心衰竭伴低充盈压者禁用

参考答案与解析

一、A1 型题

1. A【解析】对于疑似急性冠脉综合征患者，首先舌下含服硝酸甘油 0.4~0.6mg，加快药物吸收。

2. E【解析】硝酸甘油对毛细血管括约肌扩张作用最弱。

3. B【解析】硝酸甘油为临床最常用的硝酸酯类药物，可在局部血管内皮细胞产生一氧化氮，具有松弛血管平滑肌作用，用于急性冠脉综合征、高血压急症或亚急症、各种原因引起的充血性心力衰竭。

4. A【解析】硝酸酯类药物舒张血管的作用机制是释放一氧化氮。

5. B【解析】硝酸甘油的药效主要取决于血容量状态。

6. B【解析】静脉滴注硝酸甘油的起始剂量为10~20μg/min，根据血流动力学变化每5~10分钟增加5~10μg/min，直至维持量50~100μg/min。

7. D【解析】硝酸异山梨酯的用法与用量如下。①舌下含服：5~10毫克/次，每2~4小时1次。②口服：10~20毫克/次，每日3~4次。对于疑似急性冠脉综合征患者，本品舌下含服2.5~10.0mg，5~10分钟后症状未能缓解，可重复应用，一般不超过3次。③静脉滴注：起始剂量为1~10mg/h，最大不超过20mg/h。持续应用超过24~48小时可产生耐药性。

8. B【解析】使用硝酸异山梨酯的注意事项：气雾剂使用时患者要直接将药液喷射至口腔黏膜，不能将药液吞下；喷药时不要吸气，以免药液吸入；使用本品期间，禁止饮酒；休克或低血压虚脱者禁用。片剂：5mg或10mg。

9. C【解析】硝苯地平为长效冠状动脉扩张药。能增加冠状动脉血流量，减少心肌耗氧量。用于急、慢性冠状动脉功能不全，尤其是心绞痛以及心肌梗死。口服每次10mg，3次/天，紧急时可舌下含服。片剂：10mg。

10. D【解析】使用硝苯地平的注意事项：①反应短暂且较多见的是踝、足与小腿肿胀，较少见的是呼吸困难、咳嗽、哮鸣、心率快而重，罕见的是胸痛、昏厥。②持续出现并需加注意的反应有眩晕、头晕、面红及热感、头痛、恶心。孕妇、哺乳期妇女、老年人慎用。严重主动脉瓣狭窄、肝或肾功能不全者须慎用。服药期间必须经常测血压和做心电图检查，在开始用药决定剂量及从维持量加大用量时尤须注意。

11. A【解析】地尔硫䓬能促进侧支循环和冠状动脉的扩张，从而增加心肌缺血部的血流量；抑制冠状血管痉挛；扩张周围血管从而减轻心脏后负荷，减低心率，在不减少心排血量的同时降低心肌耗氧量；改善心功能和心肌的能量代谢，缩小缺血区的面积。本品对正常血压无影响，可缓慢地降低高血压，并可抑制运动负荷引起的血压升高。降压时并不减少脑、肾的血流量。

12. E【解析】地尔硫䓬的用法与用量：口服，成人每次1片，每日3次。依症状酌情增减剂量。片剂：30mg。用于治疗劳力性心绞痛和陈旧性心肌梗死的心绞痛，也可用于治疗原发性高血压（轻度至中度）。

13. C【解析】地拉䓬适用于冠状动脉功能不全、心绞痛，并用于心肌梗死的预防及其恢复期。与强心苷并用可增强对慢性心力衰竭的控制效果。

14. D【解析】地拉䓬的用法与用量：口服，每次60mg，每日3次，2个月为1个疗程。使用地拉䓬的注意事项：副作用小，偶有头晕、胃肠道不适等。新近心肌梗死患者禁用。

15. B【解析】硝酸甘油控释口颊片为兼有速效和长效作用的新型制剂。由口腔给药，具有起效迅速、作用持续时间长的特点，优于舌下含片。其作用机制及改善血流动力学效应与硝酸甘油相同。由口腔黏膜迅速吸收，3分钟左右起效，10~20分钟达血浆浓度峰值，作用持续时间为3~5小时。不受肝脏首关效应影响，药物经肝内谷胱苷肽硝酸酯还原酶代谢，生成二硝酸甘油、单硝酸甘油及无机亚硝酸盐，由尿排出，血浆半衰期短。

16. E【解析】硝酸甘油控释口颊片用于治疗及预防冠心病心绞痛，特别适用于半夜易发作和需长期服用的冠心病心绞痛患者。本品起效快，使用剂量小，且可随时取出药片中止给药，故优于内服片。本品又是一种缓释制剂，随着唾液进入药片，药物逐渐溶解释出，作用持续时间明显长于舌下含片，其缓解心绞痛急性发作效果显著，总有效率达97%，心电图有效率达66.7%，是一种新型、有效缓解心绞痛的药物。

17. A【解析】单硝酸异山梨酯口服后无肝脏首关效应，生物利用度可达100%，半衰期为9~10小时，作用持续时间较长。有效血药浓度为100~500μg/ml。其主要成分经肝脏后完全不变，排泄缓慢。主要由肾脏排出，其次由胆汁排泄。口服后48小时约有81%从尿中排出，胆汁排泄量约为18%。

二、A2 型题

C【解析】患者目前考虑为急性心力衰竭，应取坐位，双足下垂，减少静脉回心血量，减轻心脏前负荷，吸氧、吗啡镇静，静脉用袢利尿药，扩张血管。

三、B 型题

1. A【解析】单硝酸异山梨酯用于治疗和预防心绞痛，特别对血管痉挛型和混合型心绞痛患者，能进一步防止心肌梗死发生。

2. C【解析】地拉革适用于冠状动脉功能不全、心绞痛，并用于心肌梗死的预防及其恢复期。与强心苷并用可增强对慢性心力衰竭的控制效果。

3. E【解析】硝苯地平为长效冠状动脉扩张药，能增加冠状动脉血流量，减少心肌耗氧量。用于急、慢性冠状动脉功能不全，尤其是心绞痛及心肌梗死。

4. D【解析】地尔硫䓬用于治疗劳力性心绞痛和陈旧性心肌梗死的心绞痛，也可用于治疗原发性高血压（轻度至中度）。

5. B【解析】硝酸甘油控释口颊片用于治疗及预防冠心病心绞痛，特别适用于半夜易发作和需长期服用的冠心病心绞痛患者。

四、X 型题

1. ABCDE【解析】在静脉应用硝酸甘油的过程中可能会出现不良反应，如面部潮红、头痛、恶心呕吐、低血压、心动过速、出汗、肌肉震颤、胸骨后不适、心悸、眩晕和腹痛，也可出现异常的心动过缓。由于肺通气/血流比例失调可出现低氧血症。患有闭角型青光眼禁用硝酸酯类药物。

2. AE【解析】硝酸甘油为硝酸酯类药物，可在局部血管内皮细胞产生一氧化氮，具有松弛血管平滑肌作用，用于急性冠脉综合征、高血压急症或亚急症、各种原因引起的充血性心力衰竭。硝酸酯类药是最有效的抗心绞痛药物，作用迅速，通过扩张全身的小静脉和小动脉，减少心脏的前、后负荷，降低心肌耗氧量而缓解心绞痛。

3. ABCDE【解析】使用地尔硫䓬的注意事项：有时有头晕、脉缓、面色潮红、房室传导阻滞现象，偶见心悸、头痛、头重、疲倦、无力、黄疸、肝大等现象，应停药。

4. ABCDE【解析】硝酸甘油为硝酸酯类药物，可在局部血管内皮细胞产生一氧化氮，具有松弛血管平滑肌作用，用于急性冠脉综合征、高血压急症或亚急症、各种原因引起的充血性心力衰竭。静脉滴注硝酸甘油的起始剂量为 10～20μg/min，根据血流动力学变化每5～10分钟增加 5～10μg/min，直至维持量 50～100μg/min。小剂量（<50μg/min）以扩张静脉为主，中等剂量（50～100μg/min）兼具扩张静脉与动脉，大剂量（>100μg/min）以扩张动脉为主。低血容量可削弱硝酸甘油的血流动力学作用并增加低血压的风险，其他常见不良反应为心动过速及反常心动过缓。肺通气/血流比失调致低氧血症、头痛。

5. ABCE【解析】参见 A1 型题第 10 题解析。

6. ACDE【解析】硝酸甘油控释口颊片的用法与用量：可间歇给药，1 次 1 片贴入上唇和龈之间的黏膜上，用手指或舌尖移动药片至舒适位置。初用剂量为 1mg，如效果不理想可增至 2.5mg。对急性心绞痛患者，于发作时使用 1 片，如需增加剂量，可在口腔另一侧加入 1 片。片剂：1 毫克/片或 2.5 毫克/片。

7. ACDE【解析】使用单硝酸异山梨酯的注意事项：在治疗开始时，可能出现血压下降、短暂头痛、恶心和轻微头晕，一般不影响治疗。本品与降压药合用，可增强其降压作用。急性心肌梗死、急性左心衰竭伴低充盈压者及严重低血压者禁用，孕妇慎用，急性心绞痛时不适宜使用。片剂：20 毫克/片。

第五章　抗高血压药

一 A1 型题

1. 硝普钠的常用有效剂量为

A. 0.1~0.5μg/(kg·min)　　B. 0.10~5.05μg/(kg·min)

C. 5.0~10.0μg/(kg·min)　　D. 10~20μg/(kg·min)

E. 20~30μg/(kg·min)

2. 可以同时有效降低动脉压和左心室收缩速率（dp/dt），对主动脉夹层分离的治疗有效的药物是

A. 硝普钠　　B. 乌拉地尔

C. 美托洛尔　　D. 拉贝洛尔

E. 硝酸甘油/硝酸异山梨酯

3. 以下有关拉贝洛尔作用的叙述，错误的是

A. 主要分布于肺、肝、肾等脏器

B. 在肝脏迅速代谢灭活

C. 平均口服半衰期为 55 小时，静脉给药为 35~45 小时

D. 口服后吸收迅速，1~2 小时达血药浓度高峰

E. 作用可维持 12 小时左右

4. 属于血管扩张药的是

A. 间羟胺　　B. 去氧肾上腺素

C. 酚妥拉明　　D. 多巴酚丁胺

E. 去甲肾上腺素

二 A3/A4 型题

（1~3 题共用题干）

患者，女性，39 岁。既往无高血压、糖尿病病史，无明显诱因出现头痛、心悸、多汗 10 余天。查体：意识清醒，血压 210/176mmHg，体温 37.6℃，脉搏 118 次/分，心、肺（-）。红细胞沉降率 39mm/h。应用降压药效果差。

1. 该患者最可能的诊断是
   A. 脑出血　　B. 脑梗死
   C. 嗜铬细胞瘤　　D. 上呼吸道感染
   E. 原发性高血压
2. 首选的检查是
   A. CT　　B. B 超
   C. 心电图　　D. 血生化
   E. 胸部 X 线片
3. 首选的药物治疗是
   A. 呋塞米　　B. 氨茶碱
   C. 硝酸甘油　　D. 酚妥拉明
   E. 卡托普利

三 X 型题

1. 乌拉地尔的功效是
   A. 改善心功能　　B. 降低平均肺动脉压
   C. 降低心脏前、后负荷　　D. 对心率无明显影响
   E. 可治疗严重充血性心力衰竭
2. 以下适用于硝普钠治疗的高血压急症包括
   A. 高血压危象　　B. 高血压脑病
   C. 原发性高血压　　D. 颅内或蛛网膜下隙出血
   E. 嗜铬细胞瘤
3. 以下有关使用硝普钠的叙述，正确的是
   A. 维生素 B_{12}缺乏者及儿童禁用
   B. 肝肾功能不良、甲状腺功能减退、孕妇及老年人慎用
   C. 不宜用于治疗代偿性高血压
   D. 宜长期使用
   E. 粉针剂：每支 50mg，附 5%葡萄糖注射液 2ml 1 支
4. 硝普钠是一种直接作用于外周血管的快速、强效药物，其作用包括
   A. 扩张静脉血管，降低心室充盈压　　B. 扩张动脉血管，减轻心脏后负荷
   C. 增加心室壁张力和心排血量　　D. 治疗高血压急症和肺动脉高压
   E. 可引起惊厥、意识模糊等氰化物中毒表现
5. 拉贝洛尔适用于
   A. 高血压危象　　B. 妊娠毒血症

C. 急性心肌梗死　　D. 心绞痛
E. 原发性、继发性高血压

6. 以下有关拉贝洛尔的用法与用量，正确的是
A. 静脉注射后为预防直立性低血压发生，应静卧 10~30 分钟
B. 口服：每次 50~100mg，每日 2~3 次，餐后服
C. 静脉滴注：1~4mg/min
D. 静脉注射：每次 25~50mg，加入 10%葡萄糖注射液 20ml，于 5~10 分钟内缓慢静脉注射
E. 口服：每次 100~200mg，每日 2~3 次，餐后服

7. 以下对于拉贝洛尔使用注意事项和制剂要求正确的是
A. 片剂：每片 100mg　　B. 片剂：每片 200mg
C. 哮喘及肝病患者禁用　　D. 注射剂：每支 50mg/5ml
E. 脑出血、传导阻滞及心动过缓者不宜使用

8. 以下对于酚妥拉明的叙述，正确的是
A. 又称苄胺唑啉　　B. 属短效制剂
C. 降低心排血量　　D. 降低周围血管阻力
E. 非选择性抑制 α_1受体、α_2受体

9. 以下不适用乌拉地尔的是
A. 肾功能不全　　B. 糖尿病
C. 合并妊娠高血压危象　　D. 心绞痛
E. 伴前列腺增大的老年高血压

10. 使用乌拉地尔血压下降过快可致
A. 腹痛　　B. 恶心呕吐
C. 出汗　　D. 心律失常
E. 胸部压迫

参考答案与解析

一、A1 型题

1. B【解析】硝普钠的常用有效剂量为 0. 10~5. 05μg/(kg · min)。

2. D【解析】拉贝洛尔可以同时有效降低动脉压和左心室收缩速率（dp/dt），对主动脉夹层分离的治疗有效。

3. E【解析】拉贝洛尔口服后吸收迅速，1~2 小时达血药浓度高峰，主要分布于肺、

肝、肾等脏器；在肝脏迅速代谢灭活；平均口服半衰期为55小时，静脉给药为35~45小时；24小时从尿中排出给药量的55%~60%，从大便中排泄12%~27%。作用可维持8小时左右；生物利用度25%~40%。

4. C【解析】常用的血管扩张药有异丙肾上腺素、酚妥拉明、酚苄明、妥拉唑林、阿托品、山莨菪碱、东莨菪碱、硝普钠、硝酸甘油、硝酸异山梨酯、氯丙嗪等。其中，酚妥拉明又称苄胺唑啉，属短效制剂，非选择性抑制α_1受体、α_2受体，降低周围血管阻力，增加心排血量。

二、A3/A4 型题

1. C【解析】嗜铬细胞瘤临床表现个体差异甚大，可表现为突发恶性高血压、心力衰竭或脑出血等。临床症状及体征与儿茶酚胺分泌过量有关，表现有高血压、头痛、心悸、高代谢状态、高血糖、多汗。

2. A【解析】确诊嗜铬细胞瘤首选肾上腺CT检查。

3. D【解析】酚妥拉明的临床应用：①对嗜铬细胞瘤引起的高血压危象有特效。②拮抗外周血管痉挛如雷诺病。③对抗拟交感胺药外漏（即局部封闭）。

三、X 型题

1. ABCDE【解析】乌拉地尔的功效：可降低心脏前、后负荷和平均肺动脉压，改善心功能，对心率无明显影响，可治疗严重充血性心力衰竭。

2. ABDE【解析】硝普钠适用于高血压危象、高血压脑病、嗜铬细胞瘤、颅内或蛛网膜下隙出血等高血压急症。

3. ABCE【解析】使用硝普钠的注意事项：维生素B_{12}缺乏者及儿童禁用；肝肾功能不良、甲状腺功能减退者、孕妇及老年人慎用；本品不宜用于治疗代偿性高血压；本品不宜长期使用，治疗超过48小时者，应监测血液中硫氰酸盐的浓度；本品见光易分解，故静脉滴注瓶应用黑色纸包裹。粉针剂：每支50mg，附5%葡萄糖注射液2ml 1支。

4. ABDE【解析】硝普钠可降低心室壁张力，使心排血量增加，余选项均正确。

5. ABCDE【解析】拉贝洛尔适用于治疗原发性、继发性高血压病，对高血压危象等疗效显著。可用于妊娠毒血症，亦可用于心绞痛、急性心肌梗死的治疗。

6. ACDE【解析】拉贝洛尔的用法与用量如下。①口服：每次100~200mg，每日2~3次，餐后服。②静脉注射：每次25~50mg，加入10%葡萄糖注射液20ml，于5~10分钟内缓慢静脉注射，或以1~4mg/min静脉滴注。静脉注射后为预防发生直立性低血压，应静卧10~30分钟。

7. ABDE【解析】拉贝洛尔的制剂要求如下。①片剂：每片100mg或200mg。②注射剂：每支50mg/5ml。脑出血、传导阻滞及心动过缓者不宜使用，哮喘及肝病患者慎用。

8. ABDE【解析】参见A1型题第4题解析。

9. CD【解析】乌拉地尔用于除合并妊娠外的大多数高血压危象，尤其糖尿病、肾功能不全，或伴前列腺增大的老年高血压患者。不适用于心绞痛患者。

10. BCDE【解析】乌拉地尔的不良反应及禁忌：血压下降过快可致头痛、恶心呕吐、出汗、心律失常、胸部压迫感或呼吸困难。主动脉狭窄患者及孕妇禁用。

第五篇

常见急诊症状

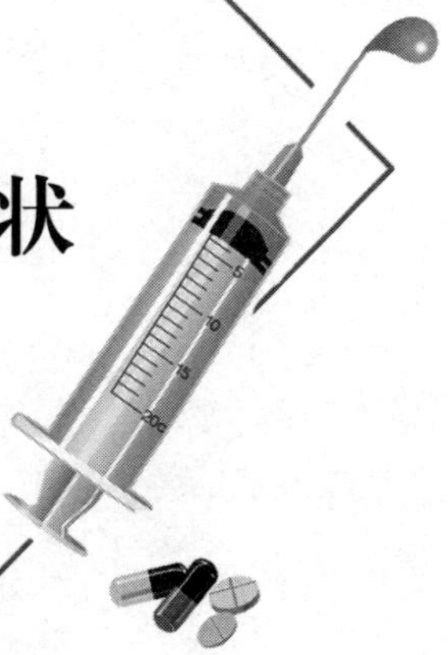

第一章　呼吸困难

一　A1 型题

1. 慢性发作性呼吸困难的最常见病因是

A. 肺炎　　B. 肺癌

C. 糖尿病　　D. 支气管哮喘

E. 急性酒精中毒

2. 严重吸气性呼吸困难最主要的特点为

A. 发绀明显　　B. 鼻翼扇动

C. 三凹征　　D. 呼吸频率、深度、节律改变

E. 以上都不是

二　A2 型题

1. 患者，女性，72 岁。胸闷、气短数年，无明显发热、胸痛，结合 X 线胸片如图所示，最可能的诊断是

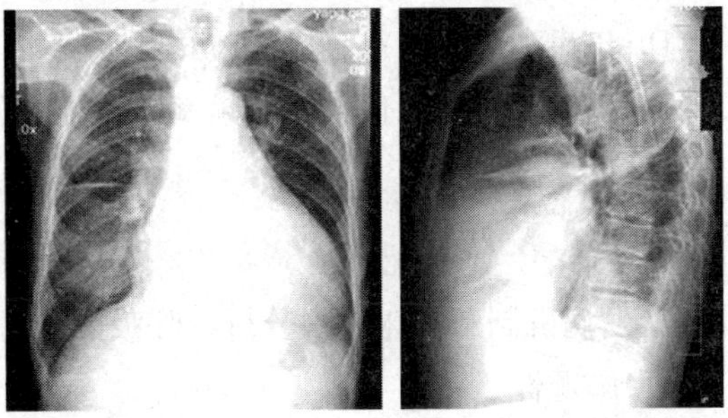

A. 心包积液并右水平裂积液

B. 心包积液并右下肺炎

C. 心包积液并右斜裂积液

D. 心包积液并右双叶间裂积液

E. 心包积液

2. 患者，男性，22 岁。左侧胸壁刺伤 3 小时，呼吸窘迫，结合 X 线胸片如图所示，该患者最可能的诊断是

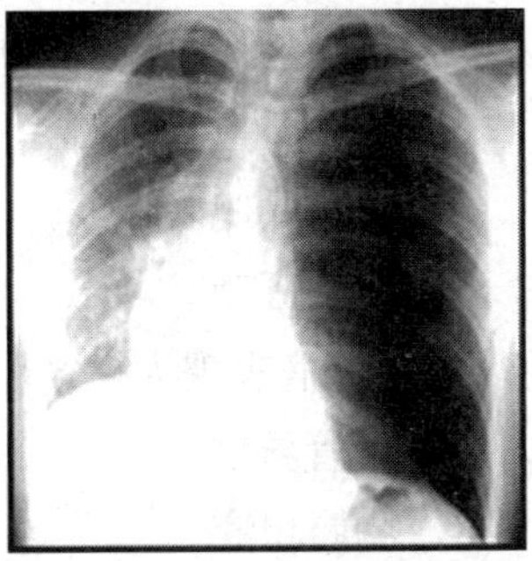

A. 肺气肿

B. 气胸

C. 纵隔气肿

D. 肺挫伤

E. 胸腔积液

3. 患者，男性，24 岁。突感呼吸困难，X 线胸片检查如图所示，该患者最可能的诊断是

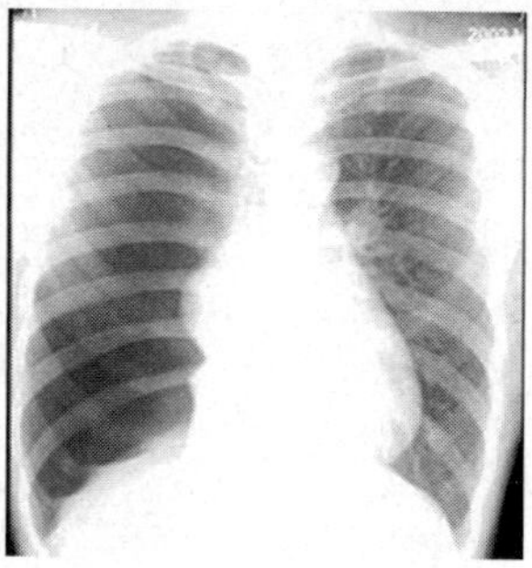

A. 胸部无异常
B. 右侧肺气肿
C. 纵隔肿瘤
D. 右侧气胸
E. 右侧肺栓塞

4. 患者，男性，62 岁。因近日来呼吸急促、头痛及多次晕厥被送入急诊。查体：颈静脉扩张，眼眶周围、面部及上肢皆有水肿现象。胸部 X 线检查未见右心室增大，但纵隔增宽，最可能的诊断是
A. 心脏压塞　　B. 肺动脉栓塞
C. 肾病综合征　　D. 上腔静脉综合征
E. 主动脉壁夹层形成

5. 患者，男性，58 岁。有慢性阻塞性肺疾病（COPD）病史，因渐进性呼吸困难就诊。到院时血压 150/93mmHg，脉搏 112 次/分，呼吸 24 次/分，体温 37.9℃，血氧饱和度（SpO_2）91%。总诊医师在以下哪种情形下最不应考虑使用无创通气
A. 该患者病情恶化致呼吸停止
B. 该患者动脉血二氧化碳分压达 60mmHg，且 pH 7.30
C. 该患者呼吸困难，须使用呼吸机辅助呼吸
D. 该患者呼吸困难，已有腹式呼吸
E. 该患者病情恶化致呼吸频率达 28 次/分

三 X 型题

1. 从发病机制和临床表现分析，呼吸困难可以分为
A. 肺源性　　B. 心源性
C. 中毒性　　D. 神经精神性
E. 血源性

2. COPD 患者呼吸困难的特点有
A. 呼气性呼吸困难　　B. 呼气延长且费力
C. 呼气喘鸣音　　D. 吸气三凹征
E. 深大呼吸

3. 以下疾病表现为呼气性呼吸困难的有
A. 气管异物　　B. 气胸
C. 胸腔积液　　D. 哮喘

E. COPD

四 案例分析题

（1~3 题共用题干）

患者，女性，63 岁。因突发性呼吸困难 1 天入院，既往有冠心病及乳腺癌根治术后放疗史。查体：体温 36.8℃，脉搏 110 次/分，呼吸频率 22 次/分，血压 86/70mmHg，心律齐，心音遥远，上腹部轻度胀痛，双下肢轻度水肿。

1. 该患者可能的诊断有

A. 急性心脏压塞　B. 急性心肌梗死
C. 急性胰腺炎　D. COPD 急性发作
E. 气胸　F. 心源性休克
G. 急性左心衰竭

2. 为明确诊断应紧急检查的项目包括

A. 血常规+血生化　B. 心肌酶
C. 心电图　D. 血、尿淀粉酶
E. 胸部 X 线平片　F. 超声心动图
G. 心包穿刺

3. 当前应采取的治疗措施包括

A. 抗生素　B. 主动脉内球囊反搏术（IABP）
C. 行心包穿刺术　D. 溶栓治疗
E. 毛花苷 C　F. 连续性肾脏替代治疗（CRRT）

参考答案与解析

一、A1 型题

1. D【解析】慢性发作性呼吸困难常见病因如下。①呼吸系统疾病：慢性阻塞性肺疾病（COPD）、支气管哮喘、气道占位、间质性肺病、胸腔积液、肺动脉高压、呼吸肌无力。②精神神经系统疾病：过度换气综合征、心理疾病、神经肌肉疾病、中枢神经系统疾病、神经肌肉接头阻滞。③循环系统疾病：冠心病、心肌病、心脏瓣膜疾病、心律失常、心包疾病、高血压病。

2. C【解析】吸气性呼吸困难：多见于喉、气管狭窄（炎症、水肿、异物或肿物压迫），表现为喘鸣，吸气时胸骨和锁骨上窝及肋间隙凹陷，称三凹征。

二、A2 型题

1. D【解析】X 线胸片提示患者心影增大，边缘饱满，右肺野叶间隙处可见克利 B 线，因而诊断为心包积液并右双叶间裂积液。

2. B【解析】X 线胸片提示左侧透过度高，无肺纹理，结合患者外伤史，考虑为气胸。

3. D【解析】X 线胸片提示右侧透过度高，无肺纹理，结合患者年龄及突发呼吸困难，考虑为右侧气胸。

4. D【解析】上腔静脉综合征是指多种原因引起的完全性或不完全性上腔静脉及其主要属支回流受阻，静脉压小，或伴侧支循环形成，从而产生头面部、颈部、上肢水肿及胸壁淤血和静脉曲张等临床综合征。患者常出现急性或亚急性呼吸困难和面部肿胀，严重头痛、头晕、头胀、嗜睡、憋气等症状。

5. A【解析】无创通气主要适用于轻、中度呼吸衰竭，患者神志清楚，能够配合呼吸机辅助通气时方可使用。本例中 A 选项“病情恶化致呼吸停止”不适合无创通气。

三、X 型题

1. ABCDE【解析】从发病机制和临床表现分析，呼吸困难可分为肺源性呼吸困难、心源性呼吸困难、中毒性呼吸困难、血源性呼吸困难、神经精神性呼吸困难及其他原因引起的呼吸困难。

2. ABC【解析】COPD 患者呼吸困难的特点：①呼气性呼吸困难。②呼气延长且费力。③呼气喘鸣音。

3. DE【解析】呼气性呼吸困难多见于支气管哮喘及 COPD，表现为呼气延长伴有喘鸣声。

四、案例分析题

1. ABG【解析】心音遥远提示心脏压塞；既往冠心病病史，不排除心肌梗死；突发呼吸困难，不除外急性心力衰竭。

2. ABCEF【解析】该患者暂不考虑胰腺炎，不需查淀粉酶；心包穿刺为有创操作，暂宜先行无创检查，余选项皆为应查项目。

3. C【解析】患者存在心脏压塞，应行心包穿刺术。

第二章 昏　迷

一 A1 型题

1. 判断昏迷最有价值的是
   A. 角膜反射　B. 吞咽反射
   C. 瞳孔是否散大　D. 能否被唤醒
   E. 瞳孔对光反射
2. 患者呼之不应，压眶有反应，呼吸平稳，腹壁反射消失，瞳孔对光反射及腱反射存在，其意识状态为
   A. 昏睡　B. 意识模糊
   C. 轻度昏迷　D. 中度昏迷
   E. 深度昏迷
3. 中度昏迷与深度昏迷最有价值的鉴别要点是
   A. 各种刺激均无反应　B. 不能唤醒
   C. 无自主运动　D. 深、浅反射均消失
   E. 大小便失禁
4. 格拉斯哥昏迷量表（GCS）评分为 8 分，属于
   A. 嗜睡　B. 轻度意识障碍
   C. 中度意识障碍　D. 重度意识障碍
   E. 极重度意识障碍
5. 发现昏迷患者首选的处理措施是
   A. 保持呼吸道通畅　B. 应用呼吸兴奋药
   C. 使用抗生素预防吸入性肺炎　D. 静脉注射 50%葡萄糖 20~40ml
   E. 给予地西泮 10mg 肌内注射以避免抽搐发生
6. 昏迷的主要特征是
   A. 意识丧失　B. 大小便失禁
   C. 随意运动消失　D. 对外界刺激反应减弱或无反应
   E. 以上都是
7. 以下哪种昏迷患者出现深快呼吸

A. 脑出血　　B. 糖尿病酮症酸中毒
C. 中暑　　D. 肺性脑病
E. 镇静药中毒

8. 处于熟睡状态，不易唤醒，虽在强烈刺激下可被唤醒，但又很快入睡，醒时答话含糊或答非所问，属于
A. 嗜睡　　B. 昏睡
C. 昏迷　　D. 谵妄
E. 意识模糊

二 A2 型题

1. 患者，男性，37 岁。突然昏迷 1 小时，被人发现送入院，既往体健。查体：皮肤湿冷，双瞳孔直径 2mm，双肺底少量湿啰音，心率 90 次/分，心律齐，无杂音。以下哪项实验室检查对诊断最重要
A. 红系造血刺激剂（EsA）　　B. 肝肾功能
C. 血糖、血酮　　D. 全血胆碱酯酶（ChE）
E. 动脉血气分析

2. 患者，女性，35 岁。因呕吐、昏迷就诊，就诊时血压 120/80mmHg，脉搏 116 次/分、规则，血糖 30mmol/L、血钠 130mmol/L、血钾 3.5mmol/L、动脉血气分析：pH 7.2，二氧化碳分压（$PaCO_2$）20mmHg，HCO_3^- 14mmol/L。有关输液治疗以下最适当的组合是
A. 生理盐水+普通胰岛素+氯化钾　　B. 生理盐水+普通胰岛素+碳酸氢钠
C. 普通胰岛素+氯化钾+3%氯化钠液　　D. 普通胰岛素+碳酸氢钠+3%氯化钠液
E. 生理盐水+普通胰岛素+氯化钾+碳酸氢钠

三 A3/A4 型题

（1~3 题共用题干）

患者，男性，53 岁。昏倒在浴室中，被人发现后送入急诊。查体：双侧瞳孔等大，对光反射减弱，刺痛无睁眼，有呻吟，不能应答，四肢对疼痛可定位，无明显的定位体征。面色潮红，口唇呈樱桃红色。

1. 该患者昏迷程度为
A. 轻度昏迷　　B. 中度昏迷
C. 深度昏迷　　D. 意识模糊
E. 嗜睡

2. 该患者最可能诊断为

A. 脑出血
B. 心肌梗死
C. 一氧化碳中毒
D. 低血糖昏迷
E. 糖尿病酮症酸中毒

3. 此时对诊断有帮助的检查是
A. 血胆碱酯酶活性
B. 血气分析
C. 血糖测定
D. 血碳氧血红蛋白（COHb）测定
E. 颅脑 CT

（4~5 题共用题干）

患者，男性，27 岁。心肺复苏术后，查体：脉搏 124 次/分，呼吸机治疗中，无自主呼吸，瞳孔散大，对光反射消失，刺痛无睁眼，无应答，无肢体反应。

4. 患者昏迷程度为
A. 轻度昏迷
B. 中度昏迷
C. 深度昏迷
D. 脑死亡
E. 持续植物状态

5. 瞳孔对光反射消失提示患者脑干受损平面为
A. 中脑平面
B. 脑桥平面
C. 延髓平面
D. 间脑平面
E. 脑桥下部

（6~8 题共用题干）

患者，男性，45 岁。1 小时前家属发现其躺在卫生间，无意识，有自主呼吸。既往未做过健康体检，家属诉患者平时身体状况较好，未曾服药。查体：体温 37.0℃，血压 130/90mmHg，脉搏 80 次/分，呼吸 18 次/分，刺痛不能睁眼，失语，仅能发声，刺痛时肢体能回缩，枕部有皮下出血点，左肘部有皮肤挫伤。

6. 以下哪些是昏迷的可能原因
A. 创伤性疾病
B. 代谢性疾病
C. 血管性疾病
D. 中毒及感染性疾病
E. 以上都是

7. 以下哪些急诊处理不恰当
A. 给氧
B. 进一步检查患者，特别是神经系统查体，并行 GCS 评估
C. 立即予 50%葡萄糖液 50ml 静脉推注，以排除低血糖性昏迷
D. 计划进一步检查项目

E. 密切观察病情变化，对恶化的症状体征给予迅速治疗

8. 下列对 GCS 评分叙述不正确的是
   A. 为评定中枢神经系统损害程度的常规指标
   B. 对非创伤性昏迷，GCS 评分的预测性差
   C. 颅脑外伤导致的昏迷，预后与 GCS 评分呈明显相关性
   D. 此患者 GCS 评分为 8 分
   E. 最低为 3 分，最高为 15 分

四 X 型题

1. 脑死亡的征象包括
   A. 自主呼吸消失
   B. 脑干反射消失，且持续时间至少 12 小时
   C. 脑电图呈一直线，对任何刺激无反应
   D. 过深昏迷，对外界刺激无反应
   E. 去大脑强直
2. 深昏迷的临床表现为
   A. 肌肉松弛
   B. 巴宾斯基（Babinski）征阳性
   C. 生命体征无变化
   D. 角膜反射消失
   E. 腱反射存在
3. 昏迷样状态主要包括
   A. 癔症性回应增强
   B. 木僵状态
   C. 闭锁综合征
   D. 癔症性回应缺失
   E. 持续性植物状态

五 案例分析题

（1~6 题共用题干）

患者，男性，65 岁。因嗜睡、意识障碍 4 小时，抽搐发作 2 次急诊入院。近 1 周因受凉后发热、咳嗽，到当地卫生院进行静脉输注葡萄糖溶液及庆大霉素等治疗。近 3 天出现乏力、口干、多饮、多尿等症状，并日渐加剧。查体：体温 38.8℃，脉搏 108 次/分，血压 150/75mmHg；双侧瞳孔等大、直径 3.0mm，对光反射减弱；刺痛无睁眼反应，无发声，肢体能回缩；无面瘫，颈无抵抗，左下肺可闻及湿啰音，大小便失禁。

1. 目前患者昏迷程度为
   A. 深度昏迷
   B. 中度昏迷
   C. 轻度昏迷
   D. GCS 评分 3 分
   E. GCS 评分 9 分
   F. GCS 评分 8 分

2. 为明确诊断应立即进行的检查项目包括

A. 血脂　　B. 血糖

C. 颅脑 CT　　D. 血气分析

E. 脑脊液　　F. 血清钾、钠、氯、钙

3. 实验室检查：血钾 3.7mmol/L、血钠 156mmol/L、血氯 110mmol/L、血钙 2.5mmol/L、血糖 38.8mmol/L，实际碳酸氢盐（AB）23mmol/L，剩余碱（BE）-2.8mmol/L，动脉血氧饱和度（SaO_2）92%，血浆渗透压 358mmol/L。颅脑 CT 无明显异常。患者目前的诊断为

A. 肺性脑病　　B. 脑血管意外

C. 糖尿病高渗性昏迷　　D. 糖尿病酮症酸中毒昏迷

E. 糖尿病乳酸性酸中毒昏迷　　F. 非胰岛素依赖型（2 型）糖尿病

4. 急诊处理措施包括

A. 应用 20%甘露醇脱水

B. 皮下注射胰岛素

C. 静脉输注 1.87%乳酸钠溶液

D. 系统监测患者生命体征，吸氧

E. 行口鼻腔分泌物吸引，保持上呼吸道通畅

F. 静脉输注 0.45%氯化钠注射液或 0.9%氯化钠注射液

5. 静脉滴注胰岛素 8U，后行实验室检查：血钾 3.0mmol/L、血钠 150mmol/L、血糖 32.4mmol/L、血浆渗透压 328mmol/L。患者第 1 小时静脉补 0.45%氯化钠注射液及 0.9%氯化钠注射液 1000ml。血压 135/60mmHg。目前正确的处理措施包括

A. 静脉补钾　　B. 继续静脉输入 0.45%氯化钠溶液

C. 静脉输入 5%葡萄糖溶液　　D. 可静脉输入血浆或全血

E. 可静脉输入 25%人血清清蛋白　　F. 继续每小时静脉滴注胰岛素 4~6U

6. 患者经上述处理 12 小时，脱水状况减轻，意识恢复。体温 37.3℃。实验室检查：血钾 3.4mmol/L、血钠 144mmol/L、血糖 14.2mmol/L、血尿素氮 10.8mmol/L、血肌酐 133mmol/L。X 线胸片示左肺感染。目前应采取的处理措施包括

A. 应用抗生素　　B. 继续静脉补钾

C. 静脉输入 5%葡萄糖氯化钠溶液　　D. 继续静脉输入 0.9%氯化钠溶液

E. 鼓励患者饮水、进食　　F. 继续静脉滴注胰岛素使血糖降至正常范围

（7~9 题共用题干）

患者，女性，45 岁。主因反复间断出现意识障碍 6 个月，呼之不应 2 小时入院。既往有高血压史。查体：血压 140/95mmHg，身高 156cm，体重 65kg。昏迷，刺激无反应，颈软，四肢无自主活动。

7. 为明确诊断，应紧急检查的项目包括

A. 颅脑 CT　　B. 血糖

C. 血液电解质　　D. 脑电图

E. 腹部 B 超　　F. 心电图

8. 患者发病多在凌晨，意识障碍可自行缓解。发病以来，食量增加伴体重增加，查体见双瞳孔等大正圆。颅脑 CT 检查未发现异常。急诊应尽快做的处理包括

A. 吸氧　　B. 给予二氮嗪

C. 鼻饲降压药　　D. 气管插管

E. 给予中枢神经兴奋药　　F. 静脉注射葡萄糖溶液

9. 患者有时出现癫痫样抽搐。心电图显示窦性心动过速；腹部 B 超未见异常；血糖 2.8mmol/L。考虑的诊断是

A. 癔症　　B. 短暂性脑缺血发作

C. 低血糖昏迷　　D. 脑梗死

E. 癫痫　　F. 脑肿瘤

参考答案与解析

一、A1 型题

1. D【解析】昏迷可从患者睁眼、言语和动作的应答反应进行评价，判断昏迷最有价值的是能否被唤醒。

2. C【解析】轻度昏迷：意识大部分丧失，强烈痛觉刺激才可引起肢体简单的防御回避反应，对语言、声音、强光等刺激均无反应；脑干的生理反射如瞳孔对光反射、角膜反射、吞咽反射、咳嗽反射及眶上压痛反射等均存在；血压、脉搏、呼吸等生命体征多正常。

3. D【解析】深、浅反射消失是深度昏迷的表现，是与中度昏迷的鉴别要点。

4. D【解析】格拉斯哥昏迷量表（GCS）正常 15 分，轻度昏迷 12~14 分，中度昏迷 9~11 分，8 分以下为重度昏迷。

5. A【解析】对于昏迷患者应立即给予有效处置，保持呼吸道通畅，必要时气管插管，人工辅助通气，应用呼吸兴奋药；纠正休克，维持有效循环。

6. E【解析】昏迷是指由于脑功能受到高度抑制而产生的意识丧失和随意运动消失，并对刺激反应异常或反射活动异常的一种病理状态。可表现为大小便失禁。

7. B【解析】糖尿病酮症酸中毒的临床表现：早期患者原有糖尿病症状如乏力、口渴、多饮、多尿、疲倦加重，继而食欲减退、极度口渴、恶心、呕吐、尿量显著增加。常伴头痛、烦躁、嗜睡、呼吸深快、呼气有烂苹果味。

8. B【解析】昏睡是持续、深度的睡眠状态，不易被唤醒。需要强烈刺激方可被唤醒，但很快又入睡，醒时答话含糊或答非所问。可见到自发性肢体活动，对痛觉有防御性躲避反应，但无自发性言语反应。

二、A2 型题

1. D【解析】患者皮肤湿冷、瞳孔缩小，考虑为有机磷杀虫药中毒，故首先应检查全血胆碱酯酶（ChE）。

2. A【解析】患者为糖尿病酮症酸中毒危象，合并低血钾，需用胰岛素降低血糖。用胰岛素后 K^+ 进入细胞增多，低血钾会更严重，所以需同时补充 K^+，以免出现严重后果。根据病情，给予患者生理盐水、普通胰岛素、氯化钾最适当。

三、A3/A4 型题

1. B【解析】中度昏迷：对强烈疼痛刺激有防御反应，角膜与瞳孔对光反射均减弱，大小便失禁或潴留；血压、脉搏、呼吸等生命体征亦出现异常。

2~3 C、D【解析】患者目前最可能的诊断为一氧化碳中毒，一氧化碳进入血液后，可与血红蛋白结合，生成碳氧血红蛋白（COHb），使集体携氧能力下降。接触一氧化碳时间稍长，血液中碳氧血红蛋白浓度为 30%~40%，部分中毒患者的皮肤黏膜会出现樱桃红色，还有部分患者可出现意识障碍。

4. C【解析】深度昏迷：对外界一切刺激包括强烈的痛觉刺激均无反应，全身肌肉松弛，各种深、浅反射包括角膜、瞳孔对光等反射消失，病理反射也多消失；生命体征进一步恶化。

5. A【解析】瞳孔对光反射消失提示患者脑干受损平面为中脑平面。

6. E【解析】造成昏迷的原因：①创伤性疾病。②代谢性疾病。③血管性疾病。④中毒及感染性疾病。

7. C【解析】患者平素身体健康，未诉有糖尿病。目前未进行血糖检查，不宜直接进行补糖处理，以防出现高渗高血糖昏迷。

8. D【解析】判断该患者可能为中度昏迷，见 A1 型题第 4 题解析。

四、X 型题

1. ACD【解析】患者处于濒死状态，无自主呼吸，各种反射消失，脑电图呈病理性电静息，脑功能丧失持续 24 小时以上，排除药物、低温和严重内分泌紊乱等因素，临床可考虑脑死亡（又称“过度昏迷”）。

2. AD【解析】参见 A3/A4 型题第 4 题解析。

3. BCDE【解析】昏迷样状态主要包括闭锁综合征、癔症性回应缺失、木僵状态以及持续性植物状态。

五、案例分析题

1. BE【解析】参见 A1 型题第 4 题、A3/A4 型题第 1 题解析。

2. BCDF【解析】患者目前正处于中度昏迷，造成昏迷的原因包括创伤性疾病、代谢性疾病、血管性疾病、中毒及感染性疾病。因此，需进一步完善血糖、颅脑 CT、血气分析、脑脊液、血清钾、血清钠、血清氯、血清钙等检查。

3. C【解析】患者血钾、血钠、血氯、血钙等电解质未见明显异常，血糖 38. 8mmol/L，明显异常增加，血浆渗透压增加，颅脑 CT 正常，因此考虑糖尿病高渗性昏迷。

4. DEF【解析】针对糖尿病高渗性昏迷，应系统监测患者生命体征，吸氧，对于昏迷患者，应对口鼻腔分泌物吸引，保持上呼吸道通畅，患者血液内血糖>33. 3mmol/L，血浆渗透压升高，应使用等渗或低渗溶液静脉输注。

5. AF【解析】血钾的正常范围为 3. 5 ~ 6. 5mmol/L，该患者需要补钾$^{+}$，患者血糖 32. 4mmol/L，应继续胰岛素降糖治疗。

6. ABDE【解析】患者血钾 3. 4mmol/L，有所下降，故继续静脉补钾。X 线胸片提示左肺感染，可行抗生素抗感染治疗，患者目前仍有血糖偏高、脱水症状，故可继续输入 0. 9% 氯化钠溶液（等渗），不宜输葡萄糖溶液，患者高龄，有基础疾病，血糖可不降至正常范围内。

7. ABEF【解析】患者既往间断意识障碍、高血压病史，目前处于昏迷状态。造成昏迷的原因包括创伤性疾病、代谢性疾病、血管性疾病、中毒及感染性疾病，故应分别完善颅脑 CT、血糖、腹部 B 超（排除腹腔脏器出血）、心电图检查来明确昏迷的原因。

8. AF【解析】患者凌晨有意识障碍，可自行缓解，应给予氧气处理。食量增加，应静脉注射葡萄糖溶液补充能量。

9. C【解析】低血糖昏迷：无口渴、多饮、多尿，查血糖明显低于正常，尿糖阴性是其特点，不难鉴别，但糖尿病患者在治疗中是否过量使用降糖药物，应通过病史来判断。

第三章 晕 厥

一 A1 型题

1. 最常见的晕厥类型是
   A. 盗血综合征
   B. 情境性晕厥
   C. 心律失常性晕厥
   D. 神经反射性晕厥
   E. 器质性心脏病晕厥
2. 对于疑为晕厥的患者，以下处理最为合理的是
   A. 早期做超声心动图检查
   B. 初始评估不能作出明确诊断
   C. 颈动脉窦按摩试验在初始评估范畴内
   D. 心室平均信号心电图可作为常规检查
   E. 首先做初始评估，包括常规心电图检查
3. 怀疑是神经反射性晕厥时，首选的检查项目是
   A. 直立倾斜试验
   B. 心电监测（无创和有创）
   C. 腺苷三磷酸（ATP）试验
   D. 颈动脉窦按摩
   E. 食管电生理检查
4. 对于首次发作晕厥的患者，可不住院诊治的情况包括
   A. 器质性心脏病患者
   B. 心电图有异常
   C. 有猝死家族史
   D. 无器质性心脏病，心电图正常，初次评估考虑神经反射性晕厥
   E. 从事高危行业的工作人员

二 A2 型题

1. 患者，女性，56 岁。因心悸伴晕厥而收入重症监护室（ICU），在心电监护过程中，突然出现室性心动过速。以下哪一项措施不适宜进行
   A. 捶击复律
   B. 咳嗽复律
   C. 同步电复律
   D. 静脉注射利多卡因
   E. 静脉注射普罗帕酮

2. 患者，男性，35 岁。乏力、晕厥 3 天，心电图 P 波与 QRS 波无关系，P 波频率 90 次/分，QRS 波频率 32 次/分，首选以下哪种治疗方法

A. 含化硝酸甘油舌下含服　　B. 立即同步电复律

C. 静脉注射毛花苷 C　　D. 静脉注射普萘洛尔

E. 安装临时心脏起搏器

三 A3/A4 型题

（1~3 题共用题干）

患者，女性，25 岁。乘坐公交车时突然晕倒，被送入医院急诊。查体：血压 100/54mmHg，意识清醒，精神萎靡，心率 100 次/分，心律齐，无杂音。2 年前有类似发作1 次，无其他疾病史。

1. 该患者最可能的诊断是

A. 心律失常性晕厥　　B. 盗血综合征

C. 癫痫　　D. 神经反射性晕厥

E. 癔症样发作

2. 通过初始评估后未能明确诊断，最合理的检查是

A. 超声心动图　　B. 颈动脉窦按摩

C. 直立倾斜试验　　D. 心电监测

E. 运动试验

3. 如果直立倾斜试验阳性，患者不从事高危活动（如驾驶、机器操作、飞行等），对该患者的处理意见为

A. 解释预后，避免引发因素，可选择一些训练方法

B. 进一步检查

C. 可选择 β 受体阻断药

D. 戴腹带和/或穿连裤袜预防重力引起的下肢和腹部血液淤积

E. 如反复发作可选择安装心脏起搏器

四 X 型题

1. 按晕厥的病因分类，包括

A. 直立性晕厥　　B. 心律失常性晕厥

C. 盗血综合征　　D. 神经反射性晕厥

E. 器质性心脏病晕厥

2. 神经反射性晕厥主要的病理生理机制为

A. 血管通透性增加
B. 脑组织的异常电活动
C. 血管扩张
D. 心肌收缩功能异常
E. 心率减慢

3. 引起晕厥的因素包括
A. 心排血量减少
B. 周围血管阻力降低
C. 有效血容量减少
D. 脑血管阻力异常增高
E. 心脏流出道梗阻

4. 晕厥患者初始评估的内容包括
A. 仔细询问病史
B. 体格检查
C. 测量平卧和直立位血压
D. 常规心电图检查
E. 脑电图

5. 晕厥的治疗方法包括
A. 心脏起搏
B. 给予镇静药
C. 体能训练
D. 深呼吸
E. 给予 β 受体阻断药

五、案例分析题

（1~3 题共用题干）

患者，女性，56 岁。因 30 分钟前突发意识丧失被家属送至急诊室，到达医院时患者意识已经恢复。自诉 3 个月来曾多次晕倒，近 5 年有活动后胸闷和气促感，近 2 年常有心悸，但均未接受诊治。既往有慢性关节疼痛史，否认有高血压、糖尿病史。查体：体温 36.5℃，脉搏 52 次/分，呼吸 17 次/分，血压 99/50mmHg。可疑二尖瓣面容，口唇轻度发绀，无颈静脉怒张，肝颈回流征阳性，心前区未触及震颤，心浊音界无明显扩大，心率 52 次/分，心律不齐，第一心音强弱不等，心尖区可闻及舒张期隆隆样杂音，肺动脉瓣第二心音亢进。双下肢轻度水肿。

1. 急诊医师必须考虑或强调的问题包括
A. 有利于评估该患者危险度的病史和查体资料
B. 神经系统影像学检查
C. 有助于该患者危险分层的首选检查方法
D. 确定患者是否需要住院诊治
E. 如何选择治疗药物
F. 患者是否进食

2. 该患者心电图提示心房颤动，平均心室率 51 次/分，左心房增大。对进一步明确诊断有帮助的检查是

A. 心脏 CT　　B. ATP 试验
C. 心电监测　　D. 电生理检查
E. 心脏超声　　F. 颈动脉窦按摩试验

3. 该患者心电监测示当心室率减慢到 31 次/分，再次出现晕厥现象，同时心脏超声提示重度二尖瓣狭窄。该患者可以接受的治疗措施包括

A. 给予抗凝治疗　　B. 给予利尿药
C. 行人工二尖瓣置换　　D. 安装心脏起搏器
E. 口服抗心律失常药　　F. 结合患者的情况行二尖瓣球囊扩张

参考答案与解析

一、A1 型题

1. D【解析】神经反射性晕厥是指神经反射导致血管扩张和/或心率减慢引起的晕厥。可见于正常人，在所有晕厥患者中约占 50%。

2. E【解析】疑似晕厥的诊断：首先做初始评估，应仔细询问病史、体格检查，包括测平卧和直立位血压。12 导联心电图应作为常规检查。在初始评估的基础上，当晕厥的机制不明确时，可疑或确定心源病的存在。对具有预示心源性晕厥临床特征的患者，应进行心脏评估，包括超声心动图检查、负荷试验、长程心电图监测和电生理检查。

3. A【解析】直立倾斜试验的主要适应证：①从事高危作业（如高空作业、坑道作业或驾驶车辆者）的不明原因的单次晕厥患者。②反复发作但无明显器质性心脏病的患者。③有器质性心脏病但已排除心源性晕厥的患者。④临床上提示可能为神经反射性晕厥的患者。

4. D【解析】对于无器质性心脏病、心电图正常、初次评估考虑神经反射性晕厥的患者可不住院诊治。

二、A2 型题

1. A【解析】患者目前处于晕厥状态，不适宜捶击复律。

2. E【解析】患者的心电图 P 波与 QRS 波无关系，P 波频率 90 次/分，QRS 波频率 32 次/分，考虑三度房室阻滞，首选安装临时心脏起搏器。

三、A3/A4 型题

1. D【解析】长久站立或处于拥挤、闷热的环境中可引起神经反射性晕厥。

2. C【解析】参见 A1 型题第 3 题解析。

3. A【解析】直立倾斜试验阳性提示下肢静脉有一定的功能障碍，但目前患者状态不明

显，且无高危作业，因此，向患者解释预后，避免引发因素，选择一些训练方法即可。

四、X 型题

1. ABCDE【解析】晕厥的病因分类：①神经反射性晕厥。②直立性晕厥。③心律失常性晕厥。④器质性心脏病晕厥。⑤盗血综合征（主动脉弓综合征）。

2. CE【解析】参见 A1 型题第 1 题解析。

3. ABCDE【解析】引起晕厥的常见原因如下①心律失常：包括缓慢型和快速型心律失常。②心排血量下降：包括心肌功能障碍、心脏流出道梗阻、血容量相对或绝对不足等。③血管阻力下降：包括神经源性、药物影响等。由于心排血量和脑血流量减少及脑动脉硬化等原因，脑血管阻力增高，易导致晕厥发生。

4. ABCD【解析】参见 A1 型题第 2 题解析。

5. ACE【解析】晕厥的治疗方法：①心脏起搏。②体能训练。③给予 β 受体阻断药。

五、案例分析题

1. ACD【解析】患者目前意识已恢复，无神经系统症状，故暂时不考虑神经系统影像学检查。目前患者病因、诊断尚不明确，暂不考虑行何种药物治疗。急诊医师接待患者时，应首先考虑有利于评估患者危险度的病史和查体资料，首选检查方法，确定患者是否需要住院。

2. CDE【解析】患者目前心电图提示心律失常，左心房增大，故心电监测、电生理检查、心脏超声检查有助于明确诊断。

3. ACDF【解析】患者有心房颤动，应行抗凝治疗。心室率 31 次/分，可安装心室起搏器，重度二尖瓣狭窄可行人工二尖瓣置换或二尖瓣球囊扩张。

第四章 胸 痛

一 A1 型题

1. 以下可引起胸痛的胸壁疾病是
   A. 肺癌
   B. 胸膜炎
   C. 胸膜肿瘤
   D. 肋间神经炎
   E. 自发性气胸
2. 呕吐后出现剧烈胸痛应考虑
   A. 肺栓塞
   B. 食管破裂
   C. 主动脉夹层
   D. 张力性气胸
   E. 急性心肌梗死
3. 下列引起胸痛的原因，不属于胸壁疾病的是
   A. 胸膜肿瘤
   B. 肋间神经炎
   C. 肋间骨折
   D. 非化脓性软骨炎
   E. 带状疱疹

二 A2 型题

1. 患者，男性，49 岁。因胸痛 1 小时来急诊，急性病容，大汗，在测量血压时突然全身抽搐，意识丧失。查体：大动脉搏动消失，血压测不出，以下哪组处理正确
   A. 先查心电图，明确有无心搏骤停或心室颤动
   B. 先给予气管插管，人工呼吸，再进行胸外心脏按压
   C. 考虑急性心肌梗死，立即做再灌注治疗
   D. 立即请神经及心脏专科会诊
   E. 立即将患者平放在硬板床或地面上并开始胸外心脏按压，同时尽快准备除颤及心电监护，并准备气管插管人工呼吸

2. 患者，女性，82 岁。突发右侧胸痛，呼吸急促，行急诊 CT 检查如图，该患者诊断为

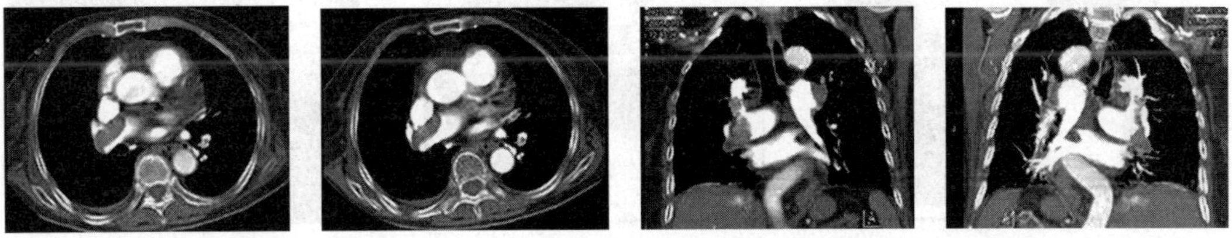

A. 中央型肺癌
B. 肺门淋巴结肿大
C. 肺动静脉瘘
D. 肺动脉栓塞
E. 肺动脉瘤

3. 患者，男性，65 岁。因胸痛 1 个月就诊，X 线胸片检查如图，以下诊断中最明确的是

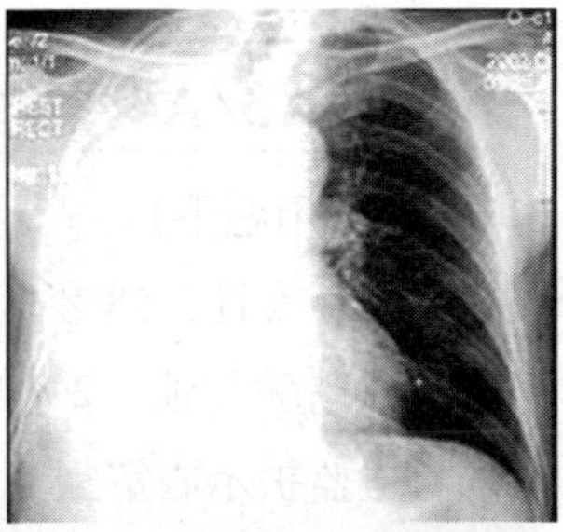

A. 右肺胸膜肥厚
B. 右肺不张
C. 右侧胸腔积液
D. 右肺炎症
E. 肺栓塞

4. 患者，男性，18 岁。与人斗殴后胸痛，结合 X 线胸片检查如图，该患者最可能的诊断是

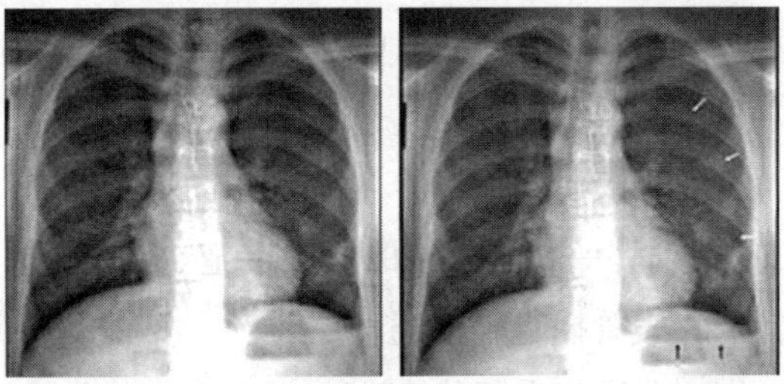

A. 血气胸
B. 气胸
C. 胸腔积液
D. 肺气肿
E. 肺挫伤

5. 患者，男性，38 岁。突感胸部不适，X 线胸片检查如图，该患者最可能的诊断为

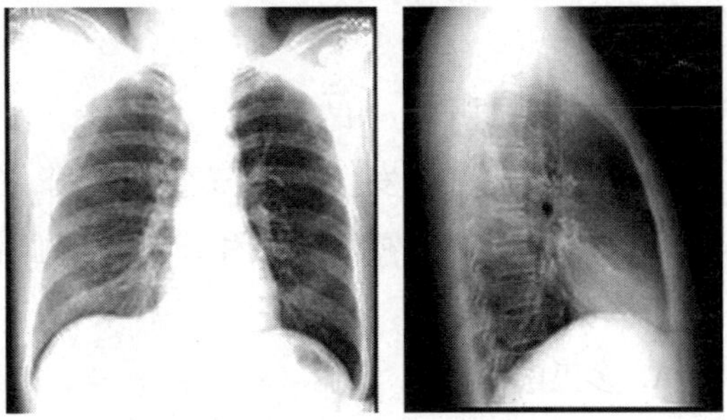

A. 肺部炎症
B. 胸腔积液
C. 肺结核
D. 正常心、肺、膈
E. 气胸

6. 患者，女性，41 岁。急性胸骨后剧痛，腹痛腹胀、呕吐，影像检查如图，最可能的诊断是

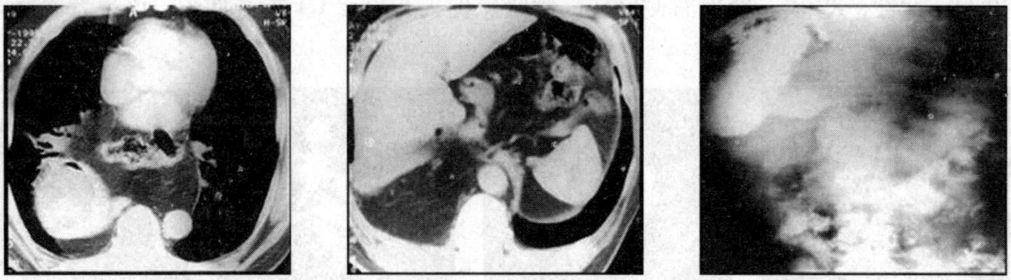

A. 后纵隔神经源性肿瘤　　B. 右下肺癌
C. 食管裂孔疝并胃扭转　　D. 后纵隔畸胎瘤
E. 后纵隔脓肿

三 A3/A4 型题

（1～2 题共用题干）

患者，女性，58 岁。反复胸痛收入重症监护室（ICU），拟诊为冠心病、心绞痛，给予静脉滴注硝酸甘油，2 小时后突然发生剧烈胸痛，伴呕吐。查体：患者无反应，脉搏测不出，心电监护示心室颤动。

1. 下列哪一项是最可能的诊断
A. 心肌梗死　　B. 心源性休克
C. 心搏骤停　　D. 充血性心力衰竭
E. 心绞痛

2. 下列哪一项是最佳的抢救措施
A. 气管插管辅助通气　　B. 同步电复律 100J
C. 非同步电复律 200J　　D. 静脉注射利多卡因
E. 静脉注射肾上腺素 1mg

（3～4 题共用题干）

患者，男，54 岁。胸痛气急，半卧位，心率 130 次/分，血压 90/60mmHg。心电图（ECG）示：急性前壁心肌梗死，测心排血量（CO）为 2L/min。

3. 下列哪项不宜用
A. 多巴酚丁胺　　B. 多巴胺
C. 硝酸甘油　　D. 去甲肾上腺素
E. 主动脉内球囊反搏术（IABP）

4. 下列哪一项不适宜进行 IABP

A. 急性心肌梗死
B. 休克
C. 心脏手术
D. 主动脉瓣关闭不全
E. 高血压

（5~9 题共用题干）

患者，男性，61 岁。咳嗽、咳痰、喘息 20 余年，间断加重 3 年，伴双下肢水肿，1 周来咳嗽加重。今晨起突感左上胸针刺样疼痛，伴有呼吸困难、大汗、不能平卧，来院就诊。

5. 询问病史的重点应是
A. 冠心病、心绞痛病史
B. 胸痛的性质、部位及伴随症状
C. 吸烟史
D. 近期心电图检查情况
E. 近期胸部 X 线检查情况

6. 体格检查的重点应是
A. 肺部啰音
B. 心脏听诊
C. 胸膜摩擦音
D. 气管是否偏移
E. 肺下界位置

7. 对诊断具有重要意义的检查是
A. 心脏彩超
B. 心电图
C. X 线胸片
D. 血气分析
E. 痰培养

8. 最可能的诊断是慢性阻塞性肺疾病（COPD）合并
A. 心绞痛
B. 胸膜炎
C. 带状疱疹
D. 自发性气胸
E. 肋间神经炎

9. 如果 X 线胸片和心电图未见异常，下一步检查措施选择
A. 心脏彩超
B. 肺功能
C. 纤维支气管镜
D. 血气分析
E. 胸部增强 CT

（10~13 题共用题干）

患者，男性，65 岁。突发胸痛伴出冷汗 3 小时入院。既往有高血压、糖尿病史。查体：血压 160/100mmHg，心率 65 次/分，心律齐，无杂音。两肺未闻及干、湿啰音。

10. 此患者的急诊诊断是
A. 急性心包炎
B. 急性肺栓塞

C. 变异型心绞痛　　D. 急性心肌梗死

E. 左心室增大

11. 应进一步做的检查，下列哪项不必要

A. 大便常规　　B. 凝血 4 项检查

C. 心肌酶学测定　　D. 肌红蛋白测定

E. 肌钙蛋白测定

12. 为解除患者胸痛，采用的常用药物不包括

A. 硝酸甘油静脉滴注　　B. 硝酸异山梨酯

C. 吗啡　　D. 哌替啶

E. 美托洛尔

13. 入院 24 小时，患者突然意识丧失、抽搐，此时的诊断是

A. 心房颤动　　B. 心室颤动

C. 心室扑动　　D. 心房扑动

E. 尖端扭转型室性心动过速

四 X 型题

1. 反流性食管炎所致胸痛的特点是

A. 饱餐后出现　　B. 直立位减轻

C. 仰卧或俯卧位时加重　　D. 用法莫替丁时加重

E. 用促动力药后减轻

2. 患者，男性，32 岁。突发胸部疼痛，进行性呼吸困难 1 小时，行胸部 X 线片检查，提示右下肺病变，急诊 CT 平扫加增强，如图所示，以下说法正确的是

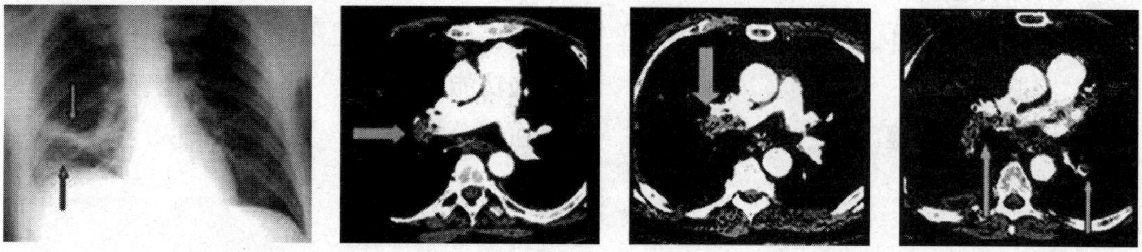

A. 胸部 X 线片示右下肺实变影

B. CT 平扫增强扫描示右侧肺动脉主干完全性充盈缺损

C. 右肺动脉开口处见不规则软组织密度影

D. 考虑为右侧肺动脉（中央性）栓塞

E. 考虑为右侧肺癌

3. 胸痛临床应注意

A. 疼痛部位　B. 疼痛的性质与强度

C. 放射部位　D. 诱发与缓解的因素

E. 发病年龄

4. 高危胸痛包括

A. 急性冠脉综合征　B. 主动脉夹层

C. 肺栓塞　D. 张力性气胸

E. 胸膜炎

5. 胸痛的常见原因是

A. 胸壁病变　B. 肺及胸膜病变

C. 心脏病变　D. 纵隔及食管病变

E. 横膈病变

6. 胸痛的持续时间为

A. 急性心肌梗死疼痛持续数小时　B. 心绞痛发作时间短暂

C. 血管狭窄缺血所致的疼痛为阵发性　D. 持续 60 秒至 30 分钟不等

E. 炎症、肿瘤或梗死所致的疼痛多呈持续性

五 案例分析题

（1~3 题共用题干）

患者，女性，65 岁。胸骨后疼痛并恶心、胸闷 2 小时，胸痛与呼吸动作无明显相关，平时无反酸、胃灼热，有冠心病、高血压病、糖尿病史。

1. 根据患者的临床表现，应考虑的诊断是

A. 反流性食管炎　B. 主动脉夹层动脉瘤

C. 心肌梗死　D. 肺栓塞

E. 张力性气胸

2. 急诊需检查的项目是

A. X 线胸片　B. 心电图

C. 心肌酶谱　D. 血气分析

E. 以上都是

3. 若根据上述检查不能排除主动脉夹层动脉瘤，应进一步检查

A. 通气/血流比值　B. C 反应蛋白

C. 胸部 CT 平扫　D. 胸部增强 CT

E. 连续血压监测

（4~6 题共用题干）

患者，男性，62 岁。主因胸骨后疼痛 2 小时入院，活动时加重，伴大汗、恶心。既往有高血压、糖尿病、冠心病史。查体：血压 104/55mmHg，心率 112 次/分，呼吸 31 次/分，体温 37.1℃，心律齐，各瓣膜区未闻及杂音，双肺呼吸音清，未闻及干、湿啰音，腹软，无压痛及反跳痛，双下肢轻度水肿。

4. 为明确诊断，应急行的检查是

A. X 线胸片　　B. 腹部超声
C. 心肌酶　　D. 血常规
E. 心电图　　F. 血、尿淀粉酶
G. 腹部 X 线平片　　H. 尿常规

5. 患者心肌肌钙蛋白Ⅰ（cTnI）升高，心电图示Ⅱ、Ⅲ、aVF 导联 ST 段弓背样抬高。查体：患者自觉头晕，心率 125 次/分，血压 85/40mmHg，双肺听诊可闻及弥漫水泡音。目前考虑患者的诊断是

A. 急性下壁心肌梗死　　B. 急性前间壁心肌梗死
C. 心源性休克　　D. 肺栓塞
E. 气胸　　F. 高血压
G. 糖尿病

6. 目前应采取的治疗有

A. 硝酸酯类药物扩冠治疗　　B. 补液治疗
C. 毛花苷 C 强心治疗　　D. 阿司匹林嚼服
E. 低分子肝素皮下注射　　F. 美托洛尔控制心率治疗
G. 急诊经皮冠状动脉介入治疗

（7~10 题共用题干）

患者，男性，45 岁。既往有高血压史，突然出现剧烈胸痛，呈撕裂状，累及胸骨后及上腹部，伴大汗，持续 1 小时不缓解。查体：血压 200/110mmHg，心率 90 次/分，两肺（-），心脏（-）。心电图示：左室高电压，伴 $V_4 \sim V_6$ ST 段压低 0.1mV。

7. 目前应考虑的可能诊断是

A. 急性心肌梗死　　B. 主动脉夹层破裂
C. 自发性气胸　　D. 肺动脉栓塞
E. 急性心脏压塞　　F. 胸膜炎

8. 为明确诊断应立即进行的检查是

A. 心脏彩超　　B. X 线胸片
C. 继续监测心电图演变　　D. 血心肌酶

E. 红细胞沉降率　　F. 血气分析和 D-二聚体

G. 双下肢血管彩超

9. 应尽早开始进行的治疗是

A. 镇静和镇痛

B. 迅速控制血压：通常联合应用硝普钠和 β 受体阻断药。目标是将血压降至能维持足够的脑、心和肾的血流灌注的最低水平

C. 开通闭塞的冠状动脉，实现和维持心肌水平的血流再灌注

D. 排除空气是挽救生命的措施

E. 控制心率和减慢左室收缩速率（dp/dt）：通常使用 β 受体阻断药

F. 介入和外科治疗

G. 治疗以抗凝为主，静脉应用肝素使活化部分凝血活酶时间（APTT）保持在 1.5~2.5 倍

H. 口服阿司匹林 160~325 毫克/次

10. 患者突然出现双下肢运动障碍，意识模糊，血压 140/80mmHg，心率 86 次/分，持续 1 天，颅脑 CT 检查无阳性发现，可能的原因为

A. 脑梗死　　B. 脑出血

C. 主动脉夹层累及颈动脉和肋间动脉　　D. 短暂性脑缺血发作

E. 心源性脑缺血　　F. 脑栓塞

G. 低氧血症

参考答案与解析

一、A1 型题

1. D【解析】胸壁病变所引起的胸痛是各类胸痛中最常见的一种，如胸壁外伤、细菌感染、病毒感染、肿瘤等引起的局部皮肤、肌肉、骨骼及神经病变。常见的有急性皮炎、皮下蜂窝织炎、带状疱疹、痛性肥胖症、肌炎及皮肌炎、流行性肌痛、颈椎病、肋软骨炎、骨肿瘤、肋间神经炎、神经根痛等。

2. B【解析】食管破裂在呕吐后可引起剧烈胸痛。

3. A【解析】引起胸痛的胸壁胸廓疾病包括急性皮炎、肌炎、皮下蜂窝织炎、带状疱疹、流行性胸痛、肋间神经炎、肋软骨炎、肋骨骨折、创伤、颈胸椎结核、多发性骨髓瘤等。

二、A2 型题

1. E【解析】患者心搏骤停，立即行胸外心脏按压，并开放气道。

2. D【解析】肺动脉 CT 检查见肺动脉充盈缺损，为肺栓塞表现。

3. B【解析】肺不张表现多呈三角形和圆锥形，尖端指向肺门。不张的肺贴近纵隔和脊柱向肺门移位，边缘内凹，肺段不张可呈现椭圆形、楔形、条形和线形等。

4. A【解析】患者有创伤史，X线胸片示左下胸腔有积液，左肺外上部有弧条状低密度影，为气体影，可诊断患者有血气胸。

5. D【解析】正常胸部X线影像是胸腔内外各种组织、器官，包括胸壁软组织、骨骼、心脏大血管、肺、胸膜和膈肌等相互重叠的综合投影。①胸椎：正位像上横突可突出于纵隔影之外，与肺门重叠时不要误认为肿大淋巴结。②肋骨：后段呈水平向外走行，前段自外上向内下斜行。肋骨前后端不在同一水平，一般第6肋骨前端相当于第10肋骨后端的高度。前段肋骨扁薄，不如后段肋骨的影像清晰。第1～10肋骨前端有肋软骨与胸骨相连，软骨不显影，肋骨前端呈游离状。成人肋软骨常见钙化，表现为不规则的斑片致密影，不要误认为肺内病变。肋骨及肋间隙常被用作胸部病变的定位标志。肋骨有多种先天性变异，如颈肋及肋骨融合。③胸骨：正位胸片上，胸骨几乎完全与纵隔影重叠，仅胸骨柄两侧外上角可突出于纵隔影。侧位及斜位片上胸骨可以全貌显示。

6. C【解析】食管裂孔疝并胃扭转时，胸部X片可见膈肌上方的疝囊，内部可见胃的黏膜。

三、A3/A4型题

1. C【解析】心搏骤停的临床表现为意识突然丧失、动脉搏动消失、呼吸停止、发绀、血压不能测出、心音消失等。

2. C【解析】对无脉性室性心动过速可用200J非同步电复律。

3. D【解析】使用去甲肾上腺素的注意事项：①高血压、动脉粥样硬化、器质性心脏病、肾功能不全者禁用。②孕妇禁用。③甲状腺功能亢进症和糖尿病患者慎用。

4. D【解析】主动脉瓣关闭不全不适宜进行主动脉内球囊反搏术（IABP）。

5. A【解析】患者老年男性，突发胸痛大汗，需警惕冠心病。因此询问病史应重点关注冠心病、心绞痛病史。

6. D【解析】该患者体格检查的重点为气管是否偏移。

7. C【解析】冠状动脉发生粥样硬化引起管腔狭窄或闭塞，导致心肌缺血、缺氧或坏死而出现胸痛、胸闷等不适，应该进行胸部X线检查。

8. D【解析】自发性气胸起病前常有持重物、屏气或剧烈体力活动等诱因，突发一侧胸痛、气促、轻咳少痰，查体显示气管向健侧移位，患侧胸廓饱满或隆起，呼吸运动与触觉语颤减弱，叩诊鼓音，听诊呼吸音减弱或消失。

9. E【解析】如果X线胸片和心电图未见异常，下一步应做胸部增强CT。

10. D【解析】急性心肌梗死是指冠状动脉血供急剧减少或中断，使相关心肌发生缺血性坏死。主要临床表现为持久性胸骨后疼痛，心电图及血清心肌酶呈典型急性心肌梗死的进行性改变。心律失常、心力衰竭、心源性休克为本病的严重临床表现。

11. A【解析】急性心肌梗死应完善心肌酶学测定，不必查大便常规。

12. B【解析】硝酸异山梨酯适用于心绞痛，患者为急性心肌梗死，该药缓解疼痛效果差。

13. E【解析】入院 24 小时，患者突然意识丧失、抽搐，符合尖端扭转型室性心动过速的诊断。

四、X 型题

1. ABCE【解析】反流性食管炎所致胸痛在饱餐后出现，用促动力药后及直立位减轻，仰卧或俯卧位时加重。

2. ABCD【解析】X 线胸片示右肺下突变影，CT 示右肺动脉主干充盈缺损，右肺动脉开口处见不规则软组织密度影，提示肺动脉栓塞。

3. ABCDE【解析】胸痛临床应注意疼痛发生时间、严重程度、疼痛部位及放射部位、持续时间、发生次数、病程长短、与过去胸痛类似还是不同、诱因和缓解因素，以及与劳累、季节、呼吸和活动的关系，治疗反应等。

4. ABCD【解析】高危胸痛包括急性冠脉综合征、主动脉夹层、肺栓塞和张力性气胸等。

5. ABCDE【解析】胸痛的原因：①胸壁病变。②肺及胸膜病变。③心血管系统疾病。④纵隔及食管病变。⑤横膈病变。

6. ABCE【解析】胸痛的持续时间：①炎症、肿瘤或梗死所致的疼痛多呈持续性。②心绞痛发作时间短暂，持续 30 秒至 30 分钟不等。③急性心肌梗死疼痛持续数小时。④平滑肌痉挛或血管狭窄缺血所致的疼痛为阵发性。

五、案例分析题

1. BCDE【解析】胸痛首次发病应考虑的病症：急性心肌梗死、主动脉夹层动脉瘤、肺栓塞、气胸、食管破裂。

2. E【解析】为了诊断上述疾病，应该进行 X 线胸片、心电图、血气分析及心肌酶谱检查来确诊。

3. D【解析】主动脉夹层动脉瘤应该进行胸部增强 CT 检查。

4. CE【解析】该病患有冠心病史，应该进行心肌酶和心电图检查。

5. ACG【解析】患者既往高血压、糖尿病史，心电图示Ⅱ、Ⅲ、aVF 导联 ST 段抬高，心肌酶升高，提示急性下壁心肌梗死。血压 85/40mmHg，心率 125 次/分，存在心源性休克。

6. BDEG【解析】患者急性下壁心肌梗死，应予补液，抗血小板、抗凝治疗，并行急诊经皮冠状动脉（PCI）治疗。

7. ABCDE【解析】胸痛首次发病应考虑的病症：急性心肌梗死、主动脉夹层动脉瘤、肺栓塞、气胸、食管破裂、急性心脏压塞。

8. ABCDFG【解析】急性心肌梗死检查心肌酶和心脏彩超，主动脉夹层查 X 线胸片和 CT，肺栓塞查血气分析、D-二聚体和下肢血管彩超，并行连续心电监测。

9. ABEF【解析】应立即予镇痛、镇静，降低心肌耗氧量，控制高血压及心率，及时介入和外科治疗。

10. C【解析】主动脉夹层累及颈动脉和肋间动脉出现下肢缺血症状。

第五章 急性腹痛

一 A1型题

1. 急性腹痛伴休克最常见的病因是
   A. 急性心肌梗死　B. 急性坏死性胰腺炎
   C. 胃、十二指肠溃疡穿孔　D. 大叶性肺炎
   E. 急性坏疽性胆囊炎
2. 下列哪一种食物中毒可呈阵发性腹部绞痛，大便呈洗肉水样
   A. 沙门菌食物中毒　B. 变形杆菌食物中毒
   C. 副溶血弧菌食物中毒　D. 葡萄球菌食物中毒
   E. 肉毒毒素中毒
3. 下列哪种疾病常表现为腹痛
   A. 急性铅中毒　B. 肠结核
   C. 慢性胃肠炎　D. 食物中毒
   E. 急性阑尾炎
4. 有关牵涉痛说法不正确的是
   A. 胆绞痛可向右肩背部放射
   B. 急性胰腺炎时腹痛向左腰背部反射
   C. 输尿管结石绞痛常沿腹股沟放射至会阴部及大腿内侧
   D. 脾破裂不会出现放射痛
   E. 子宫直肠疾病引起的疼痛常放射至腰骶部
5. 女性腹痛患者在询问病史时要特别注意询问的是
   A. 既往史　B. 月经史及婚育史
   C. 手术及外伤史　D. 伴随症状
   E. 腹痛的性质
6. 腹痛患者在未明确诊断时，以下处理不正确的是
   A. 禁饮食　B. 禁服泻药
   C. 禁止灌肠　D. 镇痛
   E. 抗感染

7. 下列哪项不是单纯性内脏性腹痛的特点
   A. 深部钝痛、灼痛或抽缩感
   B. 不伴有局部肌紧张
   C. 具有脊髓节段性分布的特点，定位较准确
   D. 常伴有恶心、呕吐、出汗等其他自主神经系统兴奋症状
   E. 不伴有局部皮肤感觉过敏
8. 出现急性持续性腹痛，阵发性加剧并伴休克，最大可能是
   A. 绞窄性肠梗阻　　B. 输尿管结石肾绞痛
   C. 溃疡病急性发作　　D. 急性阑尾炎
   E. 急性胆囊炎
9. 上腹部出现明显胃蠕动波，常见于下列哪种疾病
   A. 急性胃炎　　B. 胃黏膜脱垂
   C. 胃癌　　D. 胃溃疡
   E. 幽门梗阻
10. 下列关于腹痛的叙述哪项是错误的
   A. 老年人腹痛常有不典型表现
   B. 老年人上腹不适时需将急性冠脉综合征列入鉴别诊断
   C. 所有育龄女性的腹痛须考虑妊娠相关疾病
   D. 正值月经期的女性可以不验孕，因为不可能妊娠
   E. 妊娠妇女如合并急性阑尾炎其腹痛压痛点有可能落在右上腹

二　A2 型题

1. 患者，女性，44 岁。急性右上腹剧痛 2 小时，向右肩放射，影像学检查如图所示，患者应诊断为

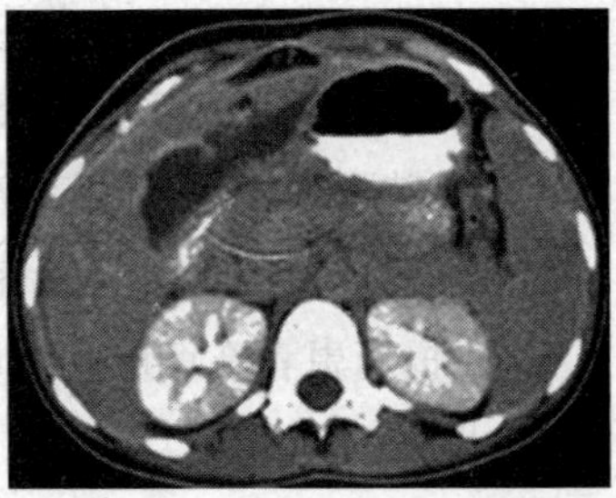

   A. 急性胆囊炎
   B. 慢性胆囊炎
   C. 胆囊穿孔
   D. 胆囊腺肌增生症
   E. 胆道梗阻
2. 患者，男性，32 岁。上腹部持续性疼痛，放射至胸背部，高热，恶心呕吐，上腹部压痛、反跳痛，CT 检查如图，该患者最可能的诊断为

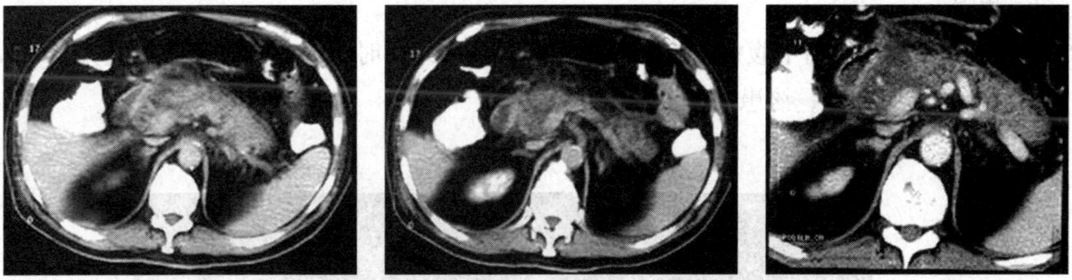

A. 急性单纯性胰腺炎　　B. 出血坏死性胰腺炎
C. 慢性胰腺炎　　D. 慢性胰腺炎急性发作
E. 胰腺癌

3. 患者，女性，63 岁。左下腹持续性疼痛 3 天，伴恶心、呕吐，左侧附件区扪及一囊性包块，活动，表面光滑，压痛明显，CT 和 MRI 检查如图所示，以下说法不正确的是

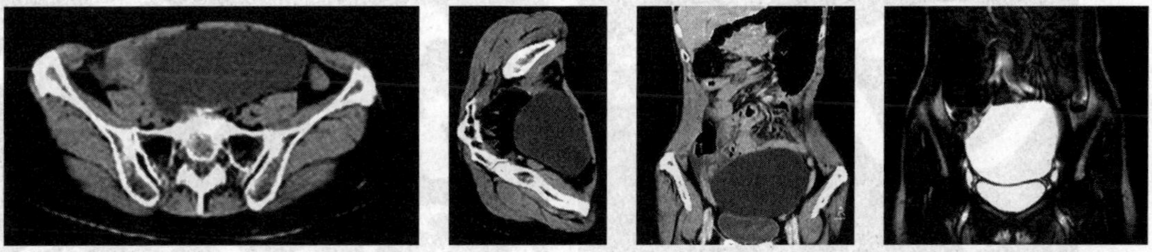

A. 左侧附件区一囊性占位性病变
B. 该病灶包膜完整，边界清晰
C. 膀胱向下移位
D. 结合临床症状，考虑为卵巢囊肿蒂扭转
E. 结合临床症状，考虑为卵巢囊腺瘤

4. 患者，男性，45 岁。突发中上腹痛，压痛、反跳痛、腹肌紧张，发热，白细胞计数增多，CT 检查如图，该患者最可能的诊断是

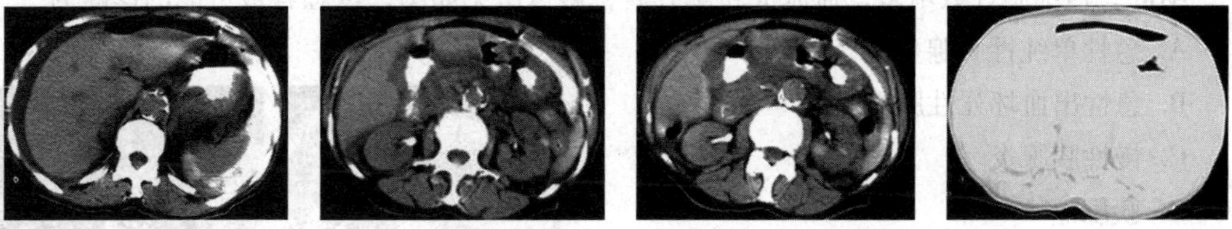

A. 急性胰腺炎　　B. 慢性胰腺炎
C. 胃小弯溃疡穿孔　　D. 胰腺癌

E. 胃癌

5. 患儿，女，8 岁。右下腹痛、腹部包块 1 个月余，站立时突出明显，平卧时消失，表面光滑，影像检查如图，该患儿最可能的诊断是

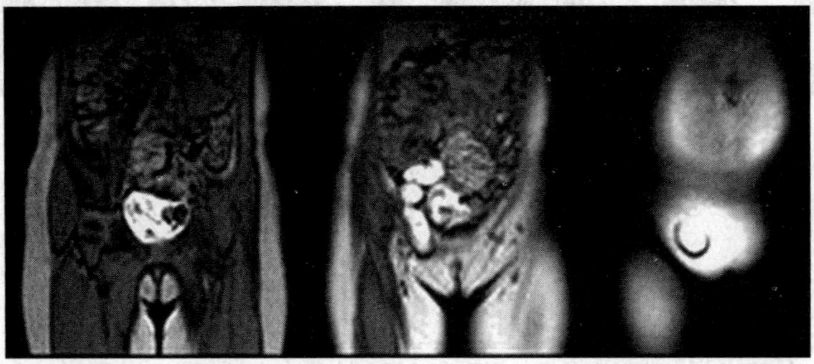

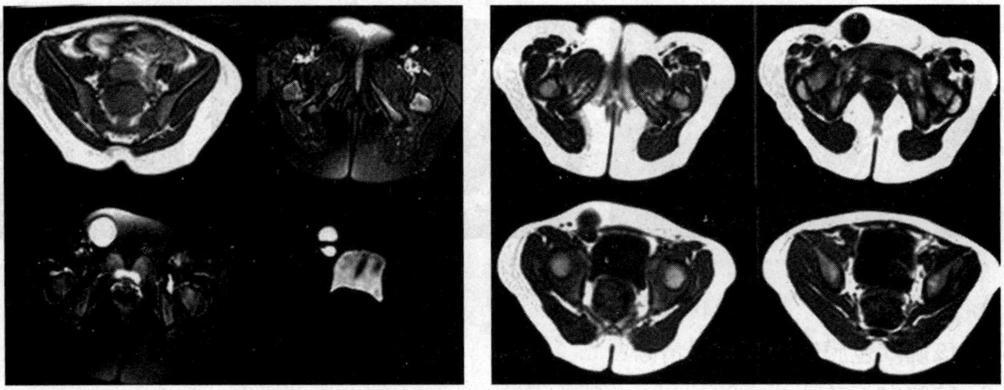

A. 腹壁囊肿　　B. 右侧腹股沟疝

C. 小肠梗阻　　D. 腹壁纤维瘤

E. 腹壁血肿

6. 患者，女性，46 岁。急性上腹部持续性疼痛 10 小时，程度剧烈，放射到胸背部，恶心、呕吐，白细胞计数增多，血尿淀粉酶升高，影像所见如图，该患者最可能的诊断为

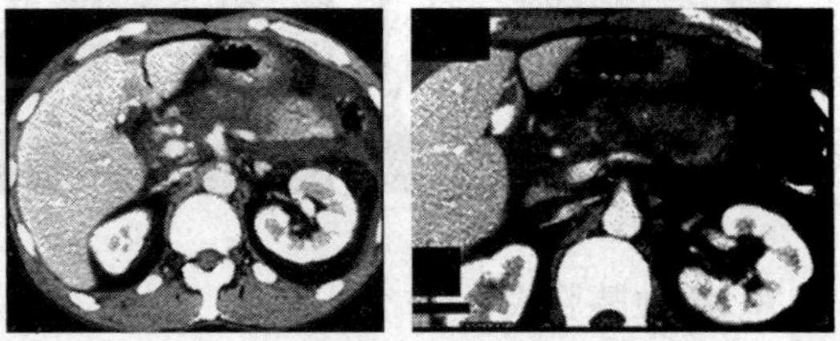

A. 急性单纯性胰腺炎

B. 急性出血坏死性胰腺炎

C. 慢性胰腺炎

D. 胰腺癌

E. 胰腺脓肿

7. 患者，男性，63 岁。因上腹痛就诊，查

体：体温、呼吸及血压正常，生化检查发现淀粉酶 750U/L，11 年前曾接受胃切除手术，有高血压及糖尿病史，下列最不可能的诊断是

A. 胰腺炎
B. 输入袢梗阻综合征
C. 肠梗阻
D. 消化性溃疡
E. 食管破裂

三 A3/A4 型题

（1~3 题共用题干）

患者，男性，32 岁。2 小时前突发上腹刀割样痛，迅速波及全腹，不敢直腰走路。查体：舟状腹，腹肌强直，有腹膜刺激征，肠鸣音消失，肝浊音界消失。

1. 应考虑的诊断为
   A. 阑尾穿孔
   B. 溃疡病穿孔
   C. 胆囊穿孔
   D. 绞窄性肠梗阻
   E. 重症胰腺炎
2. 可帮助进一步明确诊断的简便方法是
   A. 血淀粉酶测定
   B. 白细胞计数及分类测定
   C. X 线腹部平片
   D. 尿淀粉酶测定
   E. 腹腔穿刺抽液检查淀粉酶含量
3. 初步治疗措施中错误的是
   A. 禁食、持续胃肠减压
   B. 补充液体
   C. 静脉滴注抗生素
   D. 6~8 小时后症状不见好转应考虑手术治疗
   E. 镇痛及镇静治疗

（4~7 题共用题干）

患者，男性，46 岁。骑自行车时摔倒，自行车把手击中腹部 4 小时，来院急诊。主诉脐周剧痛，全腹稍隆，脐周压痛、反跳痛，移动性浊音（-），肠鸣音可闻及。

4. 采集病史时，应特别注意询问
   A. 既往病史
   B. 腹痛程度
   C. 受伤部位
   D. 有无意识丧失
   E. 有无表皮擦伤
5. 不属于重点查体项目的是
   A. 移动性浊音
   B. 压痛点
   C. 肠鸣音
   D. 皮下淤血
   E. 肠型及蠕动波

6. 诊断性穿刺抽出胆汁样混浊液体，最可能的诊断为

A. 脾破裂　　B. 肝破裂

C. 肠破裂　　D. 胃破裂

E. 胰损伤

7. 最佳的治疗措施是

A. 抗炎治疗　　B. 输血治疗

C. 剖腹探查　　D. 镇痛治疗

E. 腹腔清洗

四 X 型题

1. 以下不属于腹痛的是

A. 单纯性内脏疼痛　　B. 刀割样痛

C. 烧灼痛　　D. 腹膜皮肤反射痛

E. 牵涉痛

2. 患者，男性，36 岁。反复发作右侧腰背部疼痛伴血尿 1 年余，加重 2 小时，CT 如图所示，以下说法正确的是

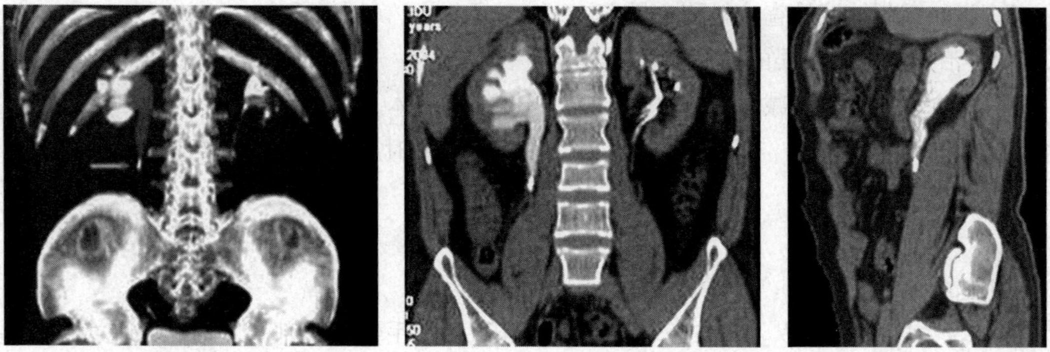

A. 右侧肾盂肾盏扩张

B. 右输尿管上段扩张

C. 右输尿管内可见沿输尿管走行的高密度影

D. 右输尿管结石

E. 右输尿管上段钙化

3. 患者，女性，44 岁。突发胁腹部绞痛并向会阴部放射伴血尿 1 次。检查如图所示，以下说法正确的是

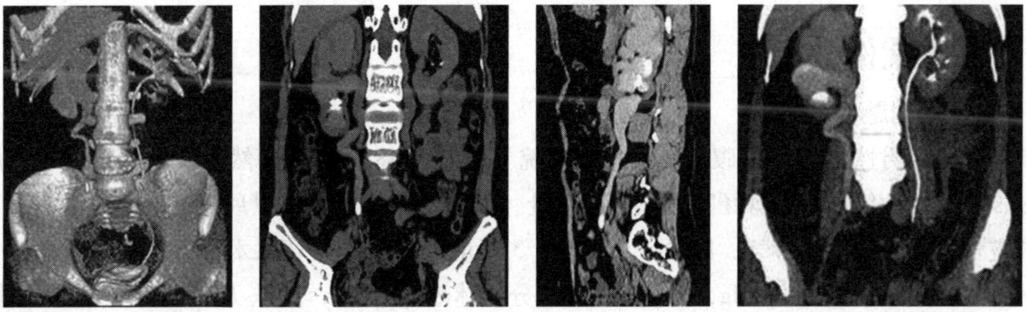

A. 右侧肾盂肾盏扩张

B. 右输尿管中上段扩张

C. 右输尿管内可见沿输尿管走行的高密度影

D. 右输尿管结石

E. 左肾、输尿管未见异常

4. 小儿腹痛常见于

A. 肠蛔虫　　B. 肠套叠

C. 嵌顿性疝　　D. 消化性溃疡

E. 小肠痉挛

5. 下列急性腹痛中无须手术的是

A. 急性胃炎　　B. 急性轻型胰腺炎

C. 腹型紫癜　　D. 腹主动脉瘤

E. 急性肠系膜淋巴结炎

6. 患者，男性，60 岁。乘车途中腹部不慎被车门夹一下，1 小时后腹痛加剧伴呕吐，呕吐物为胃内容，无血，来院时查体：左中腹壁皮下瘀斑，全腹压痛，腹壁肌紧张，轻度反跳痛，血压 105/75mmHg，脉搏 110 次/分。应选择以下哪项辅助检查

A. 肝、脾 B 超　　B. 腹部立位平片

C. 腹部穿刺　　D. 胃肠道钡餐

E. 血尿淀粉酶

7. 重症急性腹痛是指腹痛

A. 伴失血性休克　　B. 伴感染性休克

C. 伴广泛腹膜刺激征　　D. 剧烈疼痛

E. 伴黄疸

五 案例分析题

(1~5 题共用题干)

患者，男性，23 岁。腹痛 2 天急诊入院。患者于 48 小时前突然发作全腹痛，右下腹明显，为阵发性绞痛，伴有肠鸣音，多次呕吐，开始为草绿色物，以后呕吐物有粪臭味。2 天未进食，亦未排便、排气，尿少，无发热。3 年前曾做过阑尾切除术。查体：急性病容，意识清醒，血压 100/60mmHg，脉搏 132 次/分，体温 37.5℃，皮肤无黄染，干燥，弹性差。心肺正常，腹膨隆，未见肠型，全腹触诊柔软，广泛轻压痛，无反跳痛，未触及肿块，肝、脾不大，肠鸣音高亢，有气过水音。

1. 为明确诊断，应紧急检查的项目有
   A. 血常规　　B. 胃肠造影
   C. 尿常规　　D. 血清淀粉酶
   E. 腹部 X 线平片　　F. 腹部 B 超
   G. 尿淀粉酶　　H. 腹腔穿刺
2. 患者持续剧烈腹痛，腹胀明显。此时急诊应做的处理是
   A. 禁食　　B. 胃肠减压
   C. 肌内注射阿托品　　D. 肌内注射吗啡
   E. 吸氧　　F. 静脉滴注奥美拉唑
   G. 输液　　H. 输血
3. 腹部 X 线平片检查未见膈下游离气体，但有多个液平面。血红蛋白 160g/L，白细胞计数 $10.6\times10^{9}/L$，尿常规阴性。考虑的诊断是
   A. 胃穿孔　　B. 消化性溃疡
   C. 肠梗阻　　D. 胆石症
   E. 急性胰腺炎　　F. 胆囊炎
   G. 急性胃肠炎　　H. 急性阑尾炎
4. 经上述保守治疗 6~8 小时后，症状无明显缓解。进一步处理是
   A. 急诊手术　　B. 切除梗阻肠段
   C. 一期吻合　　D. 二期吻合
   E. 加强抗感染治疗　　F. 给予镇痛药
   G. 急诊肠镜检查　　H. 继续观察
5. 术后 3 天中，患者出现发热、寒战、黏液脓血便、里急后重、尿频、尿急。最大的可能是并发
   A. 急性肠炎　　B. 膈下脓肿
   C. 肠间隙脓肿　　D. 盆腔脓肿

E. 细菌性痢疾
F. 肠瘘
G. 切口感染
H. 肺炎

（6~13 题共用题干）

患者，女性，43 岁。持续中上腹痛 3 小时，伴恶心、呕吐来急诊。查体：腹软，上腹部轻压痛，无反跳痛。

6. 应紧急行以下哪些检查
A. 腹部平片
B. 腹部 B 超
C. 血清淀粉酶
D. 心电图
E. 血常规
F. 上消化道钡餐

7. 查血淀粉酶 300U/L（Somogyi 法），白细胞计数 14×10^9/L，心电图未见异常。应考虑的诊断是
A. 急性胃炎
B. 急性胆囊炎
C. 急性阑尾炎
D. 急性胰腺炎
E. 急性心肌梗死
F. 肠梗阻

8. 为明确诊断，应采取下列哪些辅助检查
A. 血常规
B. 腹部 B 超
C. 血清淀粉酶
D. 正铁血清蛋白
E. 腹部 X 线

9. 患者出现腹痛加剧，腹痛波及全腹，查体：全腹压痛及反跳痛。此时应优先采取下列哪些检查
A. 腹部 CT
B. 腹腔穿刺
C. 血气分析
D. 胃镜
E. 肝肾功能

10. 患者查体时发现格雷·特纳（Grey Turner）征（+）。诊断应考虑下列哪些疾病
A. 急性出血坏死性胰腺炎
B. 败血症
C. 合并胆囊炎
D. 急性腹膜炎
E. 并发胰腺囊肿
F. 合并胆石症

11. 此时最有价值的实验室检查是
A. 白细胞计数
B. 血清胰岛素
C. 血清淀粉酶
D. 血清胆红素
E. 血清正铁血清蛋白

12. 下列哪些情况提示预后不良
A. 血淀粉酶>1000U/L

B. 血钙<1.5mmol/L

C. 空腹血糖>11.2mmol/L（无糖尿病史）

D. 谷氨酸氨基转移酶>50U/L

E. 乳酸脱氢酶增高

13. 胰腺 CT 提示胰腺增大，周围区消失。该患者治疗应选择下列哪些措施

A. 禁食及胃肠减压
B. 常规用阿托品减少胰液分泌
C. 使用吗啡镇痛
D. 应用抗生素治疗
E. 维持水及电解质平衡
F. 输清蛋白

（14~17 题共用题干）

患者，女性，36 岁，已婚。2 年来常感下腹部隐痛不适，12 小时前突然发作转移性右下腹痛，伴恶心、呕吐、发热。查体：右下腹明显压痛、反跳痛、肌紧张。血常规：白细胞计数 16×10^9/L，中性粒细胞 0.88。尿常规无异常。

14. 患者此次发病需与盆腔炎鉴别，最可靠的临床表现为

A. 腹部常隐痛不适

B. 恶心、呕吐、发热

C. 转移性右下腹痛及右下腹明显压痛、反跳痛

D. 血常规和尿常规检查

E. 月经、生育史

F. B 超检查

15. 该患者诊断为急性化脓性阑尾炎并发腹膜炎，术后出现畏寒、高热、黄疸。考虑并发

A. 门静脉炎
B. 肝转移性脓肿
C. 急性肝炎
D. 急性化脓性胆管炎
E. 胆管结石
F. 肺部感染

16. 手术后第 4 天出现下腹坠胀不适、排便次数增多、里急后重、排尿困难等现象。首先考虑可能的原因是

A. 急性肠胃炎
B. 尿路感染
C. 急性附件炎
D. 直肠癌
E. 盆腔脓肿
F. 肠间脓肿

17. 经直肠和阴道指诊发现波动性肿块向阴道突出，有触痛。此时可采用的治疗方法有

A. 给予大剂量抗生素
B. 热水坐浴，会阴部理疗
C. 行经直肠脓肿切开引流术
D. 行经腹腔脓肿切开引流术
E. 行经阴道后穹隆切开引流术
F. B 超导引下经腹壁穿刺引流

（18～22 题共用题干）

患者，男性，52 岁。酒后 12 小时觉中上腹痛，继之呕鲜红色血液 200ml 来急诊。查体：腹软，中上腹有压痛，肝未扪及，脾肋下 1.5cm，血压正常。

18. 为了明确诊断，宜先做的检查是
    A. B 超检查　　B. 上消化道钡餐检查
    C. 钡剂灌肠　　D. 选择性腹腔动脉造影
    E. 内镜检查　　F. CT 检查
19. 来急诊室后，患者呕血不止、烦躁、出冷汗。此时的处理应是
    A. 配血，快速输血　　B. 口服去甲肾上腺素
    C. 静脉滴注止血药　　D. 静脉滴注升压素
    E. 手术治疗　　F. 留置胃管
    G. 冰盐水洗胃
20. 假如检查结果为食管静脉曲张破裂出血，正确的处理为
    A. 急诊门腔静脉分流术　　B. 输注葡萄糖液 3000ml
    C. 静脉滴注抗利尿激素　　D. 静脉滴注升压药
    E. 脾切除术　　F. 抗感染治疗
21. 经上述处理出血仍不止，一般先采取的措施是
    A. 三腔双囊管压迫止血　　B. 门腔静脉分流术
    C. 静脉滴注凝血酶原复合物　　D. 给予普萘洛尔
    E. 反复输血　　F. 脾切除术
22. 经上述处理后血压稳定但仍呕血不止，患者出现皮肤黄染及腹水，进一步的处理包括
    A. 脾切除术　　B. 静脉滴注氨甲苯酸（PAMBA）
    C. 门腔静脉分流术　　D. 大量输血
    E. 食管静脉注射硬化剂　　F. 选择性血管栓塞

（23～25 题共用题干）

患者，女性，52 岁。曾因进食油腻饮食后右上腹疼痛，伴恶心、呕吐，肌内注射山莨菪碱可缓解。入院前 4 小时食用炸猪排后，再次出现右上及中上腹痛，无发热，送来急诊。查体：体温 38℃，全腹平，未见胃肠型及蠕动波；右上腹及中上腹压痛，肌紧张，墨菲征阳性，移动性浊音阴性，肠鸣音不活跃。

23. 采集病史应注意
    A. 疼痛的部位和性质，伴有症状及诱因　　B. 近期服药史
    C. 胃病史　　D. 家族史
    E. 疫区居住史　　F. 腰部有无束带样痛

24. 若B超检查发现有胆囊结石，胆囊炎，胃胀气明显，胰显示不清，其首选治疗是

A. 非手术治疗，包括抗炎、解痉　　B. 胆囊切除

C. 胆囊造瘘　　D. 胆囊切除+胆总管切开+T管引流术

E. 胆囊十二指肠内引流术　　F. 胃肠减压，抑酸，生长抑素治疗

25. 可继续选用的检查有

A. 磁共振胰胆管成像（MRCP）　　B. CT

C. 血浆凝血激酶（PTC）　　D. 内镜逆行胰胆管造影（ERCP）

E. 静脉胆道造影　　F. MRI

G. 血、尿淀粉酶　　H. 血、尿脂肪酶

参考答案与解析

一、A1 型题

1. B【解析】急性腹痛伴休克最常见的病因是急性坏死性胰腺炎。

2. C【解析】副溶血弧菌食物中毒起病急骤，常有腹痛、腹泻、呕吐、失水、畏寒及发热。腹痛多呈阵发性绞痛，常位于上腹部、脐周或回盲部。腹泻每日3~20余次不等，大便性状多样，多数为黄水样或黄糊便。2%~16%的患者呈典型的血水样或洗肉水样便，部分患者的粪便可为脓血样或黏液血样，但很少有里急后重。

3. A【解析】急性铅中毒时消化系统表现有恶心、呕吐、食欲缺乏、口有金属味、流涎、腹胀、便秘、便血、腹绞痛并喜按，还可有肝大、黄疸和肝功能减退等。

4. D【解析】脾破裂会出现放射痛，所以选项D叙述错误。

5. B【解析】准确的月经史及婚育史对诊断异位妊娠、卵巢滤泡或黄体破裂有重要意义。

6. D【解析】腹痛患者在未明确诊断时，不能随意镇痛。

7. C【解析】单纯性内脏性腹痛的特点：深部钝痛或灼痛；疼痛定位模糊，通常比较广泛或接近腹中线；不伴有局部肌紧张与皮肤感觉过敏；常伴有恶心、呕吐、出汗等自主神经兴奋症状。

8. A【解析】当肠梗阻出现绞窄时，腹痛持续剧烈并阵发性加重，并由于电解质紊乱、酸碱平衡失调、感染中毒致严重休克。

9. E【解析】幽门梗阻时上腹部常出现明显胃蠕动波、上腹振水音。

10. D【解析】正值月经期女性妊娠可能性小，但不排除妊娠可能。

二、A2 型题

1. C【解析】胆囊穿孔CT表现包括胆囊壁的改变、胆囊周围和右上腹腔的异常、肝脏

内的异常密度。胆囊壁的特征性改变表现为连续性中断或局限性缺损、膨出。胆囊周围和右上腹的异常包括胆囊窝积液及右上腹包裹性积液，胆囊周围脂肪间隙密度增大或条索状影，胆囊邻近器官改变。肝脏内异常灶表现为肝脓肿形成，胆囊与肝脓肿之间有通道。

2. B【解析】急性出血坏死性胰腺炎病变以广泛的胰腺坏死、出血为特征。病变胰腺增大、质软，出血呈暗红色，严重者胰腺变黑，分叶结构模糊。胰周组织可见散在的黄白色皂化斑或小块状脂肪坏死灶。镜下见胰腺组织呈大片凝固坏死，间质小血管壁也有坏死。坏死胰腺以局部纤维化而痊愈或转变为慢性胰腺炎。晚期坏死性胰腺组织合并感染，形成胰腺脓肿，其主要致病菌为革兰阴性杆菌，与肠道菌群移位有关。

3. E【解析】卵巢囊腺瘤多表现为盆腔内较大的分房性囊性肿块，与本题图像不符。

4. C【解析】腹腔见游离气体，提示有穿孔发生。

5. B【解析】腹部包块站立明显，卧位消失，提示疝气，结合影像可诊断为右侧腹股沟疝。

6. B【解析】患者发生胰腺炎，影像学检查腹腔见高密度影，提示出血，故为急性出血坏死性胰腺炎。

7. E【解析】高血压患者会因食管静脉破裂大量出血，表现为黑便，呕吐咖啡样液体，严重者大量呕吐鲜血，血压正常或因循环血量不足降低，血淀粉酶不升高。选项 E 不符合题目要求，故答案选 E。

三、A3/A4 型题

1. B【解析】溃疡病穿孔详细询问病史很重要，患者多有消化性溃疡病史，发病突然，发热不明显，腹痛从上腹部开始迅速蔓延至全腹，呈持续性剧痛，且有明显的腹膜刺激征。X 线检查 80%的患者有气腹。

2. C【解析】该患者可能为腹部溃疡穿孔，应该进行腹部 X 线平片检查。

3. E【解析】疼痛的患者在未明确诊断时不能随意镇痛。

4. C【解析】采集病史时应该询问受伤部位。

5. E【解析】肠型和蠕动波为肠梗阻的体征，该患者不考虑发生肠梗阻，故选 E。

6. C【解析】肠破裂穿刺的典型表现为胆汁样混浊液体。

7. C【解析】肠破裂应立即行剖腹探查术。

四、X 型题

1. BC【解析】腹痛按神经机制可分为以下 3 种基本类型：①单纯性内脏疼痛。②牵涉痛。③腹膜皮肤反射痛。

2. ABCD【解析】影像学检查提示右侧肾、输尿管及肾盂肾盏扩张，右输尿管内可见沿输尿管走行的高密度影，考虑存在结石性梗阻，故不考虑钙化。

3. ABCDE【解析】影像学检查提示右侧肾盂肾盏及输尿管中上段扩张，右输尿管内可见沿输尿管走行的高密度影，考虑存在结石；左侧输尿管未见异常。

4. ABCE【解析】小儿腹痛常见于肠套叠、肠蛔虫、小肠痉挛和嵌顿性疝。

5. ABCE【解析】腹主动脉瘤不能治愈，最严重的后果是破裂出血致死，瘤体直径≥4cm时，发生破裂的机会明显增高，腹主动脉瘤破裂者须及时急症手术。余选项皆无须手术。

6. ABC【解析】患者左中腹壁皮下瘀斑，全腹压痛，腹壁肌紧张，轻度反跳痛，应该进行肝、脾、腹部检查。

7. ABC【解析】重症急性腹痛的临床特点：①急性腹痛伴失血性休克。②急性腹痛伴感染性休克。③继发性急性腹膜炎。

五、案例分析题

1. ACDEG【解析】胃肠造影可能加重腹痛，腹腔穿刺为有创操作，故暂先行血液化验及无创检查。B 超一般观察实质性器官效果较好，而肠道梗阻后有大量气体，B 超无法观察。

2. ABCEFG【解析】在未明确诊断时不能进行镇痛处理及输血。

3. C【解析】腹部平片提示液气平，存在肠梗阻。

4. ABCEF【解析】二期缝合指创伤后超过允许时间，创面无法缝合或创口感染坏死，要等到创口完全新鲜，肉芽组织饱满再做缝合，以使创口愈合，D 选项错误。肠梗阻诊断明确且保守治疗无效时进一步采取的措施应是急诊手术，已经保守治疗 6~8 小时，症状无明显缓解，继续观察是错误的，H 选项错误。肠镜检查肠道通过肛门进入，一直检查到回盲部，有肠梗阻时，不通过肠镜来检查，G 选项错误。余选项叙述均正确。

5. D【解析】盆腔脓肿常见症状：体温升高、脉速、下腹部坠胀不适或钝痛、大便次数增多、黏液便及里急后重等直肠刺激症状，以及尿频急痛等膀胱刺激症状，下腹有压痛。

6. ACDE【解析】急性腹痛应立即完善腹部 X 线平片、淀粉酶、心电图和血常规检查。

7. BCD【解析】白细胞计数及淀粉酶水平升高，应考虑急性胆囊炎、急性阑尾炎、急性胰腺炎。

8. BC【解析】为诊断急性胆囊炎、急性阑尾炎、急性胰腺炎，应该进行腹部 B 超和血清淀粉酶等辅助检查。

9. ABE【解析】患者腹痛加剧应该进行腹部 CT 和穿刺并查肝肾功能。

10. A【解析】格雷·特纳征（+），应考虑为急性胰腺炎。

11. C【解析】血清淀粉酶升高有助于诊断急性胰腺炎。

12. BC【解析】预后不良的诊断：①血钙<1.5mmol/L。②空腹血糖>11.2mmol/L（无糖尿病史）。

13. ADE【解析】急性胰腺炎的非手术治疗：①禁食和胃肠减压。②输液：维持水和电解质平衡，及时纠正代谢性酸中毒。③解痉、镇痛，常用镇痛药如哌替啶、吗啡等。④抑制胰腺分泌及抗胰酶疗法。⑤预防和治疗感染。⑥全胃肠道外营养（TPN）。⑦中药治疗。⑧腹腔灌洗。

14. C【解析】该患者可能为急性阑尾炎，表现为转移性右下腹痛及右下腹明显压痛、反跳痛。

15. AB【解析】急性阑尾炎术后并发高热、黄疸，应考虑并发门静脉炎和肝转移性脓肿。

16. E【解析】参见案例分析题第 5 题解析。

17. ABCDEF【解析】肿块突向阴道，有触痛，应予抗感染、会阴部理疗及脓肿切开引流术。

18. E【解析】该患者腹部有压痛，应该进行内镜检查。

19. ACFG【解析】在未作出明确诊断时不能随意进行镇痛和手术。

20. C【解析】食管破裂应该进行血管升压，静脉滴注抗利尿激素。

21. A【解析】出血仍不止应该进行压迫止血。

22. BCEF【解析】食管破裂出血应予止血、门静脉分流及食管硬化治疗。患者症状未稳定，且未进行肝功检查，故首选药物止血。

23. AF【解析】采集病史应注意发病部位、性质、症状及原因，该患者为腹部疾病，还应询问腰部有无束带样痛。

24. AF【解析】患者发生了急性胆囊炎，先予抗炎、解痉保守治疗，以及胃肠减压、抑酸抑酶治疗。

25. ABDFGH【解析】可进一步完善 CT、MRI、磁共振胰胆管成像（MRCP）、内镜逆行胰胆管造影（ERCP）、血尿淀粉酶和脂肪酶检查。

第六章　发　　热

一 A1 型题

1. 当环境温度升高到接近或高于皮肤温度时，唯一有效的散热形式是
   A. 辐射散热　　B. 传导散热
   C. 对流散热　　D. 蒸发散热
   E. 直接散热
2. 关于体温正常变动的叙述，错误的是
   A. 正常变动幅度一般不超过 1℃　　B. 成年女子的体温平均比男子约高 0.3℃
   C. 老年人体温偏低　　D. 剧烈活动和情绪激动时体温升高
   E. 成年女子排卵日体温最高
3. 体温调节的重要中枢位于
   A. 脊髓　　B. 延髓
   C. 中脑　　D. 大脑
   E. 下丘脑
4. 关于调定点的叙述，错误的是
   A. 位于视前区-下丘脑前部　　B. 温度敏感神经元起着调定点的作用
   C. 规定数值为 37℃　　D. 发热时调定点不变
   E. 致热原可使调定点上移
5. 人在寒冷环境中增加产热量的主要方式是
   A. 战栗产热　　B. 非战栗产热
   C. 温度刺激性肌紧张　　D. 肝脏代谢增强
   E. 内脏代谢增强
6. 关于温度感受器的叙述，错误的是
   A. 皮肤、黏膜均有冷、热感受器
   B. 外周温度感受器对温度的变化更为敏感
   C. 脑干网状结构和下丘脑弓状核中以冷敏神经元居多
   D. 视前区-下丘脑前部以热敏神经元较多
   E. 脑组织局部温度变动 0.3℃以上温度敏感神经元的放电频率才会发生改变

7. 在生理情况下，体温可随昼夜、年龄、性别等因素而有变化，但这种变化的幅度一般不超过

A. 1.5℃　　B. 1.0℃
C. 0.5℃　　D. 2.0℃
E. 0.1℃

8. 女性基础体温在排卵前后会出现改变，下列说法正确的是

A. 排卵前先出现短暂升高，而在排卵后降低 0.5℃左右
B. 排卵前先出现短暂降低，而在排卵后升高 0.5℃左右
C. 排卵前先出现短暂升高，而在排卵后降低 1℃左右
D. 排卵前先出现短暂降低，而在排卵后升高 1℃左右
E. 以上均不是

9. 发热时体温每升高 1℃，物质代谢率一般可提高

A. 3%　　B. 5%
C. 10%　　D. 13%
E. 15%

10. 下列哪一种细胞产生和释放内源性致热原最多

A. 肿瘤细胞　　B. 中性粒细胞
C. 单核细胞　　D. 神经胶质细胞
E. 朗格汉斯细胞

11. 能作为发热激活物的病原微生物是

A. 细菌　　B. 病毒
C. 真菌　　D. 螺旋体
E. 以上都是

12. 引起发热的最常见病因是

A. 药物反应　　B. 恶性肿瘤
C. 变态反应　　D. 细菌感染
E. 病毒感染

13. 热型是根据下列哪一项来决定的

A. 体温曲线的形状　　B. 热度高低
C. 升降速度　　D. 持续时间
E. 波动幅度

14. 下列哪一种不属于内源性致热原

A. 白介素-1（IL-1）　　B. 肿瘤坏死因子（TNF）
C. 干扰素（IFN）　　D. 趋化因子（MIP-1）
E. 淋巴因子

15. 在体温上升期动脉血压

A. 无变化　　B. 明显下降

C. 轻度下降　　D. 明显上升

E. 轻度上升

16. 下列均属于非感染性发热，除外

A. 急性脉管炎

B. 深静脉血栓形成

C. 因插导尿管而致患者的尿液中白细胞增加

D. 肿瘤患者发热

E. 肺栓塞

17. 非感染性发热不包括

A. 心肌梗死后低热　　B. 白血病

C. 甲状腺功能亢进症　　D. 肾综合征出血热

E. 感染后低热

18. 不会发生弛张热的疾病是

A. 败血症　　B. 风湿热

C. 急性肾盂肾炎　　D. 重症肺结核

E. 化脓性疾病

19. 败血症常见的热型属于

A. 稽留热　　B. 弛张热

C. 间歇热　　D. 波状热

E. 不规则热

20. 下列不属于感染性发热的是

A. 大叶性肺炎　　B. 肺脓肿

C. 中暑　　D. 伤寒

E. 流行性脑脊髓膜炎

二　A2 型题

1. 患者，男性，43 岁。发热、右上腹痛半个月，加重 1 天。查体：右下肺呼吸音低。影像学检查如图，该患者最可能的诊断是

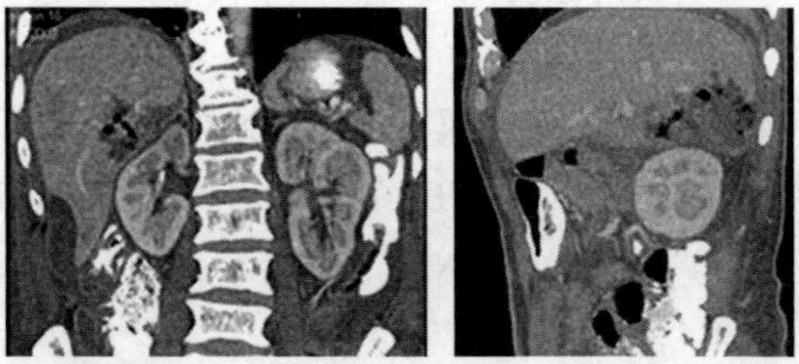

A. 腹水

B. 膈下脓肿

C. 肝包膜下出血

D. 肝硬化腹水

E. 肝癌

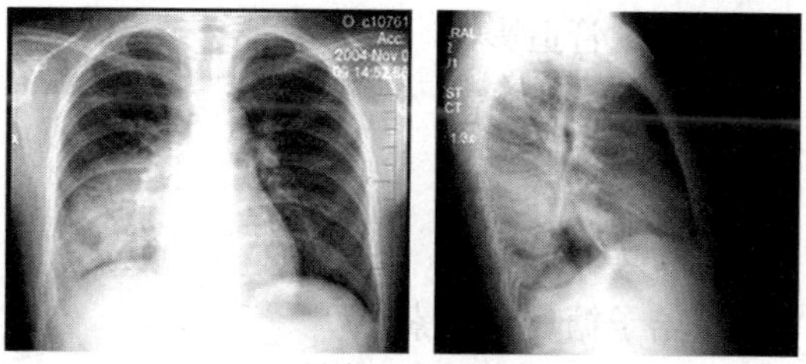

2. 患儿，女，6 岁。咳嗽发热 3 天，体温 39℃，X 线胸片如图，目前该患儿最可能的诊断是

A. 右肺细菌性炎症

B. 右肺结核

C. 右侧胸腔积液

D. 右肺脓肿

E. 肝脓肿

3. 患者，女性，35 岁。发热，体温在 39℃以上，未采取任何降温措施，24 小时内体温波动达 2℃以上，最低时体温仍高于正常。这种热型是

A. 稽留热　　B. 波浪热

C. 间歇热　　D. 回归热

E. 弛张热

4. 患者，女性，45 岁。发热疲乏约 1 周，查白细胞计数高达 56.8×10^9/L，但先令氏分类并无原始细胞。以下哪项叙述不正确

A. 若为类白血病反应，通常嗜碱性粒细胞及嗜酸性粒细胞绝对数值不会增高

B. 若为类白血病反应，Ph 染色体为阴性

C. 若为类白血病反应，则无恶性肿瘤的可能性

D. 若为慢性粒细胞白血病，白细胞碱性磷酸酶会降低

E. 若为慢性粒细胞白血病，通常伴有脾大

三 A3/A4 型题

（1~3 题共用题干）

患者，男性，28 岁。1 周前有牙痛史，继而患“感冒”，出现高热寒战、胸痛、咳嗽、咳脓痰。查体：体温 39.8℃，呼吸急促，呈急性重病容，心率 102 次/分，各瓣膜区未闻及杂音。双肺未闻及干、湿啰音。血常规：白细胞计数 18×10^9/L，中性粒细胞 0.90。

1. 为明确诊断，最有价值的检查是

A. 红细胞沉降率　　B. 胸部 X 线检查

C. B 超　　D. 血气分析

E. 支气管镜检查

2. 对该患者的病因学诊断，最常用的方法是

A. 胸部 B 超　　B. CT 检查

C. 支气管镜检查
D. 痰培养
E. 支气管造影

3. 首选治疗措施是
A. 镇咳祛痰
B. 治疗患病的牙齿
C. 青霉素抗感染
D. 氧疗
E. 给予糖皮质激素

四 X型题

1. 必须进行紧急降温处理的是
A. 高温中暑
B. 高热伴休克、心功能不全
C. 儿童高热
D. 高热伴惊厥、谵妄
E. 输血和输液反应所致高热

2. 体温调节中枢功能失常而引起的发热常见于
A. 中暑
B. 重度安眠药中毒
C. 甲状腺功能亢进症
D. 脑出血
E. 系统性红斑狼疮

3. 在下列发热疾病中，伴有结膜充血的是
A. 肾综合征出血热
B. 系统性红斑狼疮
C. 麻疹
D. 钩端螺旋体病
E. 斑疹伤寒

4. 在下列发热疾病中，伴有脾大的是
A. 伤寒
B. 疟疾
C. 感染性心内膜炎
D. 布鲁菌病
E. 白血病

五 案例分析题

（1~6题共用题干）

患者，男性，42岁。无明显诱因出现发热1个月，体温37.9~41℃，伴膝关节疼痛。无咳嗽、咳痰、腹痛、腹泻、尿频、尿急等。在当地医院诊断急性上呼吸道感染，给予头孢呋辛（静脉滴注）及对症治疗，体温恢复正常。1周前患者又出现发热，伴头痛、关节疼痛等，间断给予头孢类抗生素，效果不佳，来院就诊。查体：体温38.6℃，脉搏93次/分，呼吸20次/分，血压114/75mmHg，颈静脉无怒张，胸前皮肤可见多个瘀点，双肺呼吸音清，未闻及干、湿啰音。心界不大，心率93次/分，心律齐，胸骨左缘可闻及Ⅲ~Ⅳ级收缩

期杂音。腹软，无压痛，肝、脾未及明显增大。

1. 为明确诊断，应急诊检查的项目包括

A. 血常规　　B. 红细胞沉降率
C. 血培养　　D. 心电图
E. 心脏超声　　F. 尿常规
G. X 线胸片

2. 血常规：血红蛋白 7.8g/L，白细胞计数 17.6×10^9/L，中性粒细胞 0.92；尿常规：蛋白（+），红细胞（++）；红细胞沉降率 62mm/h；心电图：Ⅱ、Ⅲ、aVF 的 ST 段压低 0.1mV，一度房室传导阻滞；心脏超声发现主动脉瓣有 3mm 的赘生物；血培养结果未回。目前诊断应考虑

A. 急性心肌炎　　B. 急性心包炎
C. 风湿性心脏病　　D. 结核性心包炎
E. 亚急性感染性心内膜炎　　F. 再生障碍性贫血
G. 药物热　　H. 尿路感染

3. 该诊断的主要依据包括

A. 贫血　　B. 脾大
C. Osler 结节　　D. Roth 斑
E. 新出现的心脏杂音　　F. 2 次血培养发现同一种病原微生物
G. Janeway 损害

4. 导致患者长期反复发热的病原菌，最可能是

A. 肺炎支原体　　B. 肺炎衣原体
C. 白色念珠菌　　D. 金黄色葡萄球菌
E. 甲型溶血性链球菌　　F. 立克次体
G. 肺炎链球菌

5. 该病的常见并发症包括

A. 细菌性动脉瘤　　B. 心力衰竭
C. 脑脓肿　　D. 脑栓塞
E. 肝脓肿　　F. 急性心肌梗死
G. 肾小球肾炎

6. 该病的治疗原则包括

A. 早期应用抗生素
B. 选用杀菌性抗微生物药物
C. 抗生素应用要大剂量和长疗程
D. 根据药敏结果选择敏感抗生素

E. 经验性选择使用抗生素，首选针对链球菌敏感的药物

F. 有严重心内并发症或抗生素治疗无效时应及时考虑手术治疗

G. 主要采用静脉给药方式

参考答案与解析

一、A1 型题

1. D【解析】当环境温度升高到接近或高于皮肤温度时，蒸发散热是唯一有效的散热形式。

2. E【解析】人体的温度是相对恒定的，波动不超过 1℃。通常情况下，成年女性的体温平均高于男性 0.3℃。育龄期女性的基础体温随月经周期而变动，体温在排卵日最低。一般情况下，儿童的体温较高，新生儿和老年人的体温较低。

3. E【解析】下丘脑为体温调节的重要中枢。

4. D【解析】调定点随温度的变化而变化，选项 D 错误。

5. A【解析】内源性致热原通过血脑屏障直接作用于体温调节中枢的体温调定点，使调定点上升，体温调节中枢对体温加以重新调节并发出冲动，并通过垂体内分泌激素使代谢增加或通过运动神经使骨骼肌收缩（临床表现为战栗），使产热增多。

6. E【解析】脑组织中的视前区-下丘脑前部对温度的变化十分敏感，当局部温度变化 0.1℃时，其冲动发放频率就会改变，且不出现适应现象。

7. B【解析】在生理情况下，体温可随昼夜、年龄、性别等因素而有变化，但这种变化的幅度一般不超过 1.0℃。

8. B【解析】女性基础体温在排卵前先出现短暂降低，而在排卵后升高 0.5℃左右。

9. D【解析】一般来讲，体温每升高 1℃，心率相应增加约 15 次/分，呼吸频率可增加 2~4 次，物质代谢率一般可提高 13%。

10. C【解析】单核细胞产生和释放内源性致热原最多。

11. E【解析】发热的病因如下。①感染性发热：包括病毒性感染、细菌性感染、支原体和衣原体感染、立克次体感染、螺旋体感染、真菌感染、原虫和蠕虫感染。②非感染性发热：包括结缔组织病、恶性肿瘤、变态反应与过敏性疾病、吸收热、中枢神经性发热、自主神经功能紊乱、内分泌与代谢疾病、产热过多、散热障碍及其他原因不明的疾病。

12. D【解析】细菌感染是引起发热最常见的病因。

13. A【解析】不同时间测得的体温数值分别记录在体温单上，将分次体温数值点连接成体温曲线，该曲线的形态称为热型。

14. E【解析】内源性致热原又称白细胞致热原，如白介素-1（IL-1）、肿瘤坏死因子

（TNF）、干扰素（IFN）和趋化因子（MIP-1）等。

15. E【解析】在体温上升期动脉血压轻度上升。

16~17 C、D【解析】非感染性发热包括：①结缔组织病。②恶性肿瘤。③变态反应与变态反应性疾病。④吸收热。⑤中枢神经性发热。⑥自主神经功能紊乱。⑦内分泌与代谢疾病。⑧产热过多。⑨散热障碍。⑩其他原因不明的疾病。

18. C【解析】弛张热常见于脓毒血症、风湿热、重症肺结核及化脓性炎症。

19. B【解析】败血症常见的热型属于弛张热。

20. C【解析】感染性发热包括以下内容。①病毒性感染：流行性感冒、其他病毒性上呼吸道感染、急性病毒性肝炎、流行性乙型脑炎、脊髓灰质炎、传染性单核细胞增多症、肾综合征出血热、传染性淋巴细胞增多症、麻疹、风疹、流行性腮腺炎、淋巴细胞脉络丛脑膜炎、全身性巨细胞病毒感染、登革热、严重急性呼吸综合征、人感染高致病性禽流感等。②细菌性感染：急性局灶性感染（炎症、脓肿）、脓毒血症、结核病、伤寒、副伤寒、细菌性心内膜炎、猩红热、白喉、大叶性肺炎、军团菌病、急性细菌性痢疾、细菌性脑膜炎、胸膜炎、心包炎、急性细菌性腹膜炎、丹毒、炭疽病、人感染猪链球菌病等。③支原体、衣原体感染：鹦鹉热、支原体肺炎等。④立克次体感染：斑疹伤寒、恙虫病等。⑤螺旋体感染：钩端螺旋体病、回归热、鼠咬热、莱姆病。⑥真菌感染：隐球菌病、念珠菌病、曲菌病等。⑦原虫、蠕虫感染：疟疾、阿米巴肝脓肿、血吸虫病。

二、A2 型题

1. B【解析】膈肌下方可见低密度影，结合患者发热，诊断为膈下脓肿。

2. A【解析】患儿高热、咳嗽，X 线胸片示右下肺大片状均匀的致密阴影，形态与肺下叶轮廓相符合，诊断为右肺细菌性炎症。

3. E【解析】弛张热又称“脓毒血症热型”，曾称“败血症热型”，体温在 24 小时内波动范围超过 2℃，但都在正常水平上。

4. C【解析】类白血病反应是某种因素刺激机体的造血组织引起的某种细胞增多或左移反应，似白血病现象，多见于某些细菌和病毒的严重感染，亦常见于恶性肿瘤广泛播散，血中无原始细胞，不可除外恶性肿瘤细胞。

三、A3/A4 型题

1. B【解析】该患者胸痛、咳嗽、呼吸困难可能诊断为吸入性肺脓肿，应该进行胸部 X 线检查。

2. D【解析】该患者有牙痛史，患者高热寒战，咳脓痰，痰培养可培养出致病菌。

3. C【解析】考虑患者为吸入性肺脓肿，以厌氧菌的可能性大，因此给予青霉素抗感染。选项 A、B、D 为对症处理，而选项 E 没有使用指征。

四、X 型题

1. ABCDE【解析】发热时应进行紧急降温处理的情况：①体温过高（如 40℃以上）引

起明显不适、头痛、意识障碍和惊厥者。②高温中暑。③高热伴休克和心功能不全。④特殊人群发热，如儿童、恶性肿瘤患者等。

2. ABD【解析】体温调节中枢功能失常导致的发热属于非感染性发热，高热无汗是其特点，常见于：①物理性因素（如中暑）。②化学性因素（如重度安眠药中毒等）。③机械性因素（如脑出血、脑震荡、颅骨骨折等）。甲状腺功能亢进症属于内分泌代谢障碍引起的发热，而非体温调节中枢功能失常导致的发热。

3. ACDE【解析】斑疹伤寒、麻疹、登革热、钩端螺旋体病、肾综合征出血热等发热性疾病，均能引起结膜充血。

4. ABCDE【解析】发热伴脾大常见于脓毒血症、伤寒、疟疾、病毒性肝炎、黑热病、感染性心内膜炎、布鲁菌病、血吸虫病、淋巴瘤、恶性组织细胞病、白血病等。

五、案例分析题

1. ABCDEFG【解析】患者长期发热伴关节疼痛，胸前皮肤瘀点，心脏听诊杂音，抗生素治疗无效，考虑亚急性感染性心内膜炎。完善感染指标、心肺检查等。

2. E【解析】亚急性感染性心内膜炎的基本病理变化有病损的心瓣膜或心内膜上有赘生物形成，赘生物由纤维蛋白、血小板及白细胞聚集而成，细菌隐藏于其中，该处缺乏毛细血管，较少吞噬细胞浸润，因而药物难以达到深部，且细菌难以被吞噬，此为细菌得以长期存在的原因。

3. EF【解析】亚急性感染性心内膜炎主要诊断标准：①血培养阳性，符合 2 次不同时间的血培养检出同一典型感染性心内膜炎致病微生物。②超声心动图异常，可见赘生物。

4. E【解析】亚急性感染性心内膜炎病程一般在 6 周以上，可迁移数月，甚至 1~2 年，通常是由毒力比较弱的细菌感染引起，临床最常见的是甲型溶血性链球菌感染。

5. ABCDEFG【解析】感染性心内膜炎的并发症大致可分为 2 类：心血管本身和其他脏器受累，前者包括心力衰竭、心律失常、心肌和/或心包脓肿及感染性动脉瘤；后者包括各脏器栓塞和神经精神方面的并发症。

6. ABCDEFG【解析】该病治疗原则为早期联合大剂量长治疗，静脉给药，根据药敏试验结果选用抗生素，必要时可行手术治疗。

第七章　头　　痛

一　A1 型题

1. 可能无须进行神经影像学检查的头痛是
   A. 突然发生的头痛
   B. 50 岁后新发头痛
   C. 多年反复一侧头痛，头痛剧烈常伴有呕吐
   D. 头痛时伴有视盘水肿
   E. 头痛伴面瘫
2. 有关头痛的诊断，叙述错误的是
   A. 主要依据当前或 1 年内的头痛表现
   B. 诊断原发性头痛需除外任何可能的继发性头痛
   C. 病史是诊断头痛的主要依据
   D. 对所有头痛患者都应行 CT 或 MRI 检查
   E. 影像学检查是鉴别原发性或继发性头痛的重要手段
3. 鉴别原发性或继发性头痛首选的检查是
   A. 脑电图　　B. 脑血流图
   C. 颅脑 CT/MRI　　D. 腰椎穿刺
   E. 脑地形图
4. 颅内高压引起的头痛特点应除外
   A. 呕吐前无恶心感　　B. 呈发作性难以忍受的剧烈全头痛
   C. 持续性头痛　　D. 偏侧搏动性头痛可使患者从睡眠中痛醒
   E. 用高渗葡萄糖溶液或 20% 甘露醇静脉滴注，头痛可明显缓解
5. 腰穿后头痛的典型特点为
   A. 伴恶心、呕吐　　B. 伴眩晕、视物倒转
   C. 畏光　　D. 直立时加重
   E. 平卧时加重
6. 慢性进行性头痛伴呕吐、视盘水肿提示
   A. 脑血栓形成　　B. 颅骨骨折

C. 偏头痛　　D. 颅内占位性病变

E. 以上都不是

二 A2 型题

患者，男性，43 岁。有高血压病史 10 余年，突发剧烈头痛、呕吐，CT 检查如图，该患者最可能的诊断是

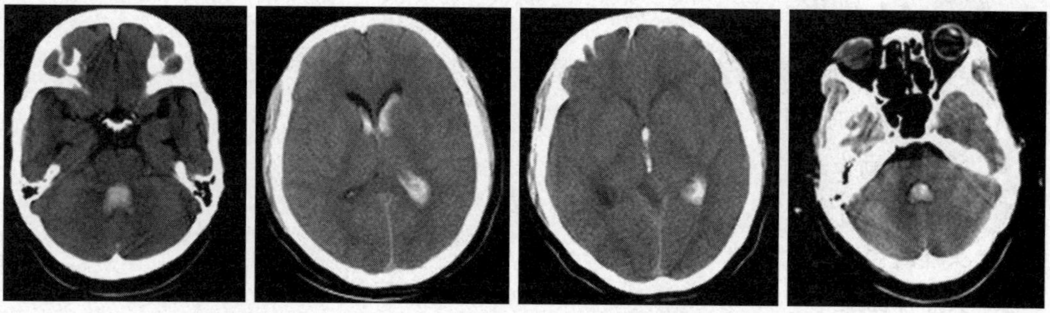

A. 脑梗死　　B. 脑膜瘤破裂出血

C. 外伤性脑出血　　D. 脑室内出血

E. 以上都不对

三 A3/A4 型题

（1～3 题共用题干）

患者，女性，44 岁。阵发性右侧头痛 15 年，疼痛呈搏动性，发作时可伴恶心，活动可加重症状。既往有高血压、冠心病史。

1. 该患者最可能的诊断是

A. 丛集性头痛　　B. 偏头痛

C. 紧张性头痛　　D. 继发性头痛

E. 脑神经痛

2. 对治疗具有指导意义的检查是

A. 颅脑 CT/MRI　　B. 脑电图

C. 心电图　　D. 红细胞沉降率

E. 脑血流图

3. 此患者首选治疗药物是

A. 甘露醇　　B. 舒马普坦

C. 罗非昔布　　D. 维拉帕米

E. 布洛芬

四 X 型题

对诊断偏头痛具有重要价值的问诊内容包括

A. 是否具有搏动性　　B. 是否持续 4~72 小时

C. 是否单侧头痛　　D. 是否伴恶心及呕吐

E. 光刺激是否会加重症状

五 案例分析题

（1~3 题共用题干）

患者，男性，55 岁。因突发头痛伴呕吐 10 小时，加重 2 小时入院。查体：体温 37.1℃，脉搏 60 次/分，呼吸 12 次/分，血压 190/120mmHg。烦躁，瞳孔左侧 3mm、右侧 2mm，口角左偏，左侧肢体肌力Ⅴ级、右侧Ⅲ级，肌张力偏高，右侧巴宾斯基征（+）。

1. 为明确诊断，首选的检查为

A. 颅脑 CT　　B. 脑 MRI

C. 脑电图　　D. 腰椎穿刺

E. 经颅多普勒超声（TCD）　　F. 红细胞沉降率

2. 患者诉头痛难忍，首选治疗药物为

A. 吗啡　　B. 哌替啶

C. 甘露醇　　D. 氯丙嗪

E. 异丙嗪　　F. 罗通定

3. 检查发现有颅内出血，下一步治疗方案为

A. 降血压　　B. 镇静、镇痛

C. 脱水降低颅内压　　D. 准备急诊手术治疗

E. 急诊留观，密切观察病情变化　　F. 亚低温治疗防止颅内压进行性升高

参考答案与解析

一、A1 型题

1. C【解析】偏头痛特点为发作性、偏侧搏动性，持续 4~72 小时，可伴恶心呕吐，日常活动可加重，安静休息缓解，无须检查。

2. D【解析】颅脑 CT 平扫可以诊断大多数病理性原因引起的头痛，CT 增强扫描可以发

现多数肿瘤和血管畸形，但偏头痛无须检查。

3. C【解析】鉴别原发性或继发性头痛首选的检查是颅脑 CT/MRI。

4. D【解析】颅内高压引起的头痛特点：呕吐前无恶心感，持续性头痛，发作性难以忍受的剧烈全头痛，用高渗葡萄糖溶液或 20% 甘露醇静脉滴注，头痛可明显缓解，可应用高渗脱水药、利尿药、肾上腺皮质激素等治疗。

5. D【解析】腰椎穿刺后头痛常于直立位加重，而丛集性头痛则于直立位减轻。

6. D【解析】颅内占位性病变时头痛往往清晨加剧伴呕吐，常伴有视盘水肿。

二、A2 型题

D【解析】脑室内出血：大脑半球出血引起的继发性脑室内出血可见松果体或脉络丛钙化斑向对侧移位，病因为动脉瘤者有时可见一侧眶上裂扩大，颈内动脉管增粗，视神经孔扩大及边缘模糊；病因为脑动静脉畸形者可见颅骨血管沟异常，颅内异常钙化斑点。

三、A3/A4 型题

1. B【解析】参见 A1 型题第 1 题解析。

2. A【解析】通过颅脑 CT，医师可以判断颅内有无占位性病变，如肿瘤、脓肿、寄生虫等；判断有无脑出血或脑梗死；观察脑脊液循环和脑室的改变；观察颅脑有无炎性改变、外伤、萎缩、肿胀，以及一些先天性变化。颅脑 MRI 显示的图像比颅脑 CT 更清晰，可以发现一些更小的病变，特别对脑干、小脑等颅后窝病变的判断更有价值。因此，颅脑 CT/MRI 是对该患者诊断治疗具有指导意义的检查。

3. B【解析】舒马普坦是血管 5-HTID 受体的选择性激动药，作用于基底动脉和硬脑膜血管系统，引起血管收缩，该作用可能与其能够缓解偏头痛有关。

四、X 型题

ABCD【解析】参见 A1 型题第 1 题解析。

五、案例分析题

1. A【解析】参见 A1 型题第 2 题解析。

2. C【解析】颅内压增高应该用 20% 甘露醇降低颅内压。

3. ABCD【解析】颅内出血的治疗：①降血压。②镇静、镇痛。③脱水降低颅内压。④手术治疗。

第八章　上消化道出血

一 A1 型题

1. 急性上消化道出血最常见的病因是
   A. 应激性溃疡　　B. 溃疡病出血
   C. 胃癌　　D. 门脉性肝硬化食管静脉曲张破裂
   E. 胆道出血
2. 大便隐血试验阳性，胃出血至少为
   A. 2ml　　B. 10ml
   C. 20ml　　D. 5ml
   E. 15ml
3. 肝硬化上消化道大出血后，为预防肝性脑病的发生，最常采取的措施是
   A. 立即大量输血　　B. 给予左旋多巴
   C. 应用大剂量抗生素　　D. 静脉滴注复方氨基酸
   E. 弱酸液灌肠
4. 下列哪项反映消化道的出血量最为敏感
   A. 血红蛋白浓度　　B. 血细胞比容
   C. 血压　　D. 心率
   E. 尿量
5. 食管静脉曲张破裂致上消化道出血合并下列哪种疾病时，应禁忌使用垂体后叶素治疗
   A. 冠心病　　B. 溃疡性结肠炎
   C. 消化性溃疡　　D. 支气管扩张
   E. 肺结核
6. 上消化道大出血病因诊断的首选检查方法是
   A. X 线钡剂造影　　B. 急诊内镜检查
   C. 腹腔动脉造影　　D. 放射性核素扫描
   E. 腹部 CT
7. 上消化道出血量的估计下列哪项不正确
   A. 大便隐血试验阳性，表示每日出血量 5～10ml

B. 黑便表示每日出血量 50~100ml

C. 呕血表示胃内积血量 250~300ml

D. 出现全身症状，提示出血量超过 700ml

E. 出现周围循环衰竭表现，提示短期内出血超过 1000ml

8. 上消化道出血行急诊内镜检查的时间是

A. 4~6 小时　B. 12~24 小时

C. 24~48 小时　D. 36~48 小时

E. 48~72 小时

9. 上消化道出血的一般治疗不正确的是

A. 侧卧位休息　B. 活动性出血期间禁食

C. 保持呼吸道通畅以防呕吐物致窒息　D. 必要时留置胃管

E. 保暖

10. 以下指标中提示上消化道出血已停止的是

A. 柏油样便变稀　B. 尿素氮恢复正常

C. 脉搏正常　D. 肠鸣音恢复

E. 自觉口渴

11. 急性上消化道出血临床观察最早出现的变化是

A. 血红蛋白减少　B. 血尿素氮减少

C. 发热　D. 末梢循环改变及心率加快

E. 血压下降

二 A2 型题

1. 现场有一呕血患者，脉搏 100~120 次/分，收缩压 60~70mmHg，估计急性失血量为

A. 200ml　B. 500~1000ml

C. 500ml　D. >1000ml

E. >5000ml

2. 患者，男性，68 岁。剑突下隐痛 8 个月，加重 2 周，疼痛无规律性，伴进行性食欲缺乏、消瘦。排成形黑便 1~2 次/天，大便隐血试验阳性。临床初步诊断为

A. 食管-胃底静脉曲张破裂出血　B. 急性胃黏膜损害

C. 消化性溃疡合并出血　D. 胃癌合并出血

E. 食管-贲门黏膜撕裂综合征

3. 患者，女性，51 岁。1 周来反复呕血 3 次，每日黑便 3~7 次，以下哪项能判断上消化道出血已基本停止

A. 血压、脉搏输血后恢复正常又恶化　B. 由鲜红色血便变成黑便

C. 红细胞计数、血红蛋白继续下降　　D. 血尿素氮持续升高

E. 中心静脉压不稳定

4. 患者，男性，45 岁。有胃溃疡病史 8 年，近 1 年来病情加重，尤其以餐后疼痛明显，近 3 天来排黑便 5 次。不宜选择的治疗是

A. 禁食　　B. 给予抑酸药

C. 输血补液　　D. 三腔双囊管压迫止血

E. 胃镜止血

5. 患者，女性，51 岁。呕血不止，烦躁、面色苍白、出冷汗，此时应首先给予的急救措施是

A. 快速输血　　B. 快速补液

C. 口服去甲肾上腺素　　D. 手术止血

E. 肌内注射巴曲酶

6. 患者，男性，43 岁。4 年来间断性上腹痛。近 5 天又有上腹痛，晨起呕血 300ml，排柏油样便 2 次，自觉头晕、心悸。血压 90/65mmHg，心率 108 次/分，肝、脾肋下未触及。乙型肝炎表面抗原（HBsAg）（+），可能的诊断是

A. 消化性溃疡出血　　B. 急性胃黏膜损害

C. 胃癌出血　　D. 食管-贲门黏膜撕裂综合征

E. 肝硬化食管静脉破裂出血

三 A3/A4 型题

（1~3 题共用题干）

患者，男性，34 岁。昨晚饮白酒 250ml，今晨突发呕血及黑便，总量约 500ml 来急诊。查体：面色苍白，血压 90/50mmHg，心率 100 次/分，肝、脾肋下未触及。

1. 该患者首先应做的检查是

A. 红细胞与血红蛋白检测　　B. 大便隐血试验

C. 紧急胃镜检查　　D. 肝功能检查

E. 超声检查

2. 最可能诊断为

A. 慢性浅表性胃炎　　B. 慢性萎缩性胃炎

C. 胃溃疡　　D. 急性糜烂性胃炎

E. 胃息肉

3. 不宜使用的措施是

A. 禁食　　B. 静脉滴注右旋糖酐

C. 静脉注射西咪替丁　　D. 口服硫糖铝

E. 应用升压药

(4~6 题共用题干)

患者，男性，52 岁。半天呕血 4 次，量约 120ml，黑便 2 次，量约 100g，伴头晕、心悸。入院时查体：血压 80/60mmHg，心率 118 次/分，意识淡漠，巩膜轻度黄染，腹部膨隆、软，肝未触及，脾肋下 3cm，质中等，移动性浊音（+）。

4. 此时患者初步诊断是
   A. 急性糜烂性出血性胃炎　　B. 十二指肠球部溃疡
   C. 胃溃疡　　D. 食管静脉曲张破裂
   E. 胃癌
5. 此时应给予患者的首要处理是
   A. 配血，等待输血　　B. 配血，快速输液，等待输血
   C. 紧急胃镜检查明确出血部位　　D. 诊断性腹腔穿刺，明确腹水性质
   E. 急查血细胞比容
6. 如立即行三腔双囊管压迫止血后，无继续出血表现，24 小时后的处理为
   A. 继续持续压迫 24 小时
   B. 继续持续压迫至大便隐血试验转阴后，放气拔管
   C. 气囊放气，留置三腔双囊管
   D. 放气拔管，继续内科治疗
   E. 放气拔管，转外科手术治疗

(7~9 题共用题干)

患者，男性，49 岁。因呕血 4 小时前入院。既往有丙型肝炎病史 11 年。查体：血压 110/70mmHg，心率 93 次/分，巩膜黄染，脾位于肋缘下 3cm。

7. 该患者出现上消化道出血最可能的病因是
   A. 消化性溃疡出血　　B. 急性胃黏膜损害
   C. 反流性食管炎　　D. 丙型肝炎后肝硬化
   E. 胃癌出血
8. 该患者查体不可能出现的体征为
   A. 肝掌　　B. 双下肢水肿
   C. 肝大、质软　　D. 腹水
   E. 蜘蛛痣
9. 该患者首先应进行下列哪一项检查
   A. 肝功能检查　　B. 急诊胃镜检查

C. 腹部 B 超
D. X 线钡餐
E. 肝炎标志物

（10~11 题共用题干）

患者，女性，43 岁。因间断呕吐咖啡色液体及黑便 2 天就诊。既往无胃病及肝病史。查体：面色稍苍白，血压 100/65mmHg，心率 95 次/分，腹软，肝、脾肋下未触及，肠鸣音亢进。

10. 该患者最可能的诊断是
A. 食管-胃底静脉曲张破裂出血
B. 胃癌出血
C. 食管-贲门黏膜撕裂综合征
D. 十二指肠溃疡并发出血
E. 反流性食管炎

11. 该患者药物治疗首选
A. 质子泵抑制药
B. 硫糖铝
C. 生长抑素
D. 枸橼酸铋钾
E. 米索前列醇

四 X 型题

不明原因的上消化道出血主要的检查方法是
A. 胃肠 X 线钡餐检查
B. 吞线检查
C. 消化液检查
D. 选择性腹腔动脉造影
E. 纤维内镜检查

五 案例分析题

（1~7 题共用题干）

患者，男性，37 岁。呕血 2 次，柏油样便 1 次，伴出汗、心悸来急诊。查体：血压 75/34mmHg，面色苍白，心率 120 次/分，腹膨隆，腹壁静脉曲张，肝未触及，脾肋下 3cm，下肢轻度水肿，大便隐血试验（++++）。

1. 该患者最可能的诊断是
A. 胃溃疡合并出血
B. 食管-胃底静脉曲张破裂出血
C. 十二指肠溃疡出血
D. 肝硬化失代偿期
E. 脾功能亢进
F. 感染性休克
G. 失血性休克

2. 以下哪些是判断活动性出血的指标
A. 血压进行性下降
B. 肠鸣音亢进

C. 尿素氮增高　　D. 血红蛋白持续下降
E. 尿量进行性减少

3. 此时应采取哪些紧急处理
A. 急诊行门体分流术　　B. 三腔双囊管压迫止血
C. 输血、补液　　D. 静脉滴注生长抑素
E. 给予高蛋白饮食　　F. 质子泵抑制药

4. 经治疗后出血停止，血压正常，但近日来腹胀、尿少，伴恶心、呕吐，尿量350ml/d。查乙肝标志物阳性，尿蛋白（+++）。考虑以下哪些疾病
A. 乙肝肝硬化（失代偿期）　　B. 酒精性肝硬化（失代偿期）
C. 肝肾综合征　　D. 乙肝相关性肾炎
E. 多囊肾

5. 以下不符合肝肾综合征的诊断是
A. 氮质血症　　B. 尿少
C. 高血钾　　D. 稀释性低血钠
E. 高尿钠

6. 以下关于肝肾综合征的治疗正确的是
A. 多巴胺　　B. 右旋糖酐
C. 大量利尿药　　D. 特利加压素
E. 浓缩腹水回输

7. 患者出现淡漠少言，反应迟钝，扑翼样震颤可疑阳性。诊断考虑以下哪些疾病
A. 流行性乙型脑炎　　B. 肝性脑病
C. 中毒　　D. 尿毒症
E. 败血症

（8~12题共用题干）

患者，男性，47岁。间断上腹部不适10年余，加重2周，呕吐、黑便6小时。

8. 为明确诊断尚需追问的病史包括
A. 呕吐物的性状和颜色　　B. 呕吐物及黑便的量
C. 有无心悸、头晕、出汗等全身症状　　D. 近期的饮食情况
E. 近期的体重变化情况　　F. 既往有无肝病
G. 近期有无肛门指诊

9. 应进行的查体和检查包括
A. 生命体征　　B. 皮肤、巩膜
C. 腹部体征　　D. 病理征

E. 血常规、大便常规+隐血　　F. 肝功能
G. 听力　　H. 大便培养

10. 该患者的诊断可能是
A. 胃溃疡　　B. 胃癌
C. 肝硬化　　D. 十二指肠溃疡
E. 直肠息肉　　F. 外痔
G. 胆管出血

11. 为明确检查，还应做的检查包括
A. X 线胸片　　B. 胃镜
C. 肠镜　　D. 支气管镜
E. 上腹部 CT　　F. 颅脑 MRI
G. 盆腔 CT

12. 需要给予的治疗是（提示：胃镜检查明确为胃溃疡出血）
A. 内镜止血，必要时手术治疗　　B. 大剂量第三代头孢抗感染治疗
C. 嘱患者多进食以中和胃酸　　D. 使用 H_2受体阻断药
E. 使用质子泵抑制药　　F. 使用胃黏膜保护药
G. 保留胃管，并局部给予止血药

参考答案与解析

一、A1 型题

1. B【解析】在上消化道出血的各种病因中，溃疡病出血占 50%左右，居首位。十二指肠溃疡比胃溃疡更易并发出血。

2. D【解析】成人每日消化道出血量在 5~10ml 时大便隐血试验即可呈阳性。

3. E【解析】上消化道出血后，肠内产氨增多，过多的血氨绕过肝脏代谢直接进入体循环而至脑部，打破了氨的正常动态平衡，产生肝性脑病。为预防肝性脑病，应用弱酸液灌肠降低血氨浓度。

4. D【解析】急性消化道出血时血容量锐减，最初的机体代偿功能是心率加快。

5. A【解析】垂体后叶素的作用：静脉用药使内脏小动脉收缩，或肝内动脉、肝门静脉分流关闭，肝门静脉压力降低而止血，对食管-胃底静脉曲张破裂出血有止血效果，禁用于高血压、冠心病、肺源性心脏病、心功能不全的患者及孕妇。

6. B【解析】急诊内镜检查可明确出血原因并在内镜下止血，是目前诊断上消化道出血的首选检查方法。

7. D【解析】出血量评估：成年人每日消化道出血量在 5~10ml 大便隐血试验即可呈阳性，出血量在 50~100ml 时可出现黑便，胃内积血量在 250~300ml 可引起呕血，出血量达 1000ml 可出现暗红色血便。如果出现头晕、乏力、心悸、出汗等全身症状，出血量一般超过 400ml。如果出现休克的表现，如血压下降、呼吸浅快、脉搏细速、四肢湿冷等，则提示出血量超过 1000ml。临床上常根据血容量减少导致周围循环的改变如伴随症状、脉搏和血压、实验室检查等综合指标来判断出血量。

8. C【解析】急诊内镜检查一般在出血后 24~48 小时达高峰时进行，大多数不超出 14.3mmol/L，3~4 日降至正常。

9. A【解析】上消化道出血的一般治疗：①平卧位休息。②保暖。③保持呼吸道通畅以防呕吐物致窒息。④吸氧。⑤活动性出血期间禁食。⑥必要时留置胃管。⑦镇静，但肝病所致者禁用吗啡、巴比妥类。⑧严密观察体温、脉搏、呼吸、血压、神志、皮肤、指甲、四肢等提示周围循环衰竭征象，颈静脉充盈情况及尿量、呕吐物、排便情况，并动态观察血红蛋白、红细胞、血细胞比容、中心静脉压、尿素氮等。

10. B【解析】上消化道大出血后数小时血尿素氮增高，1~2 天达高峰，3~4 天降至正常。如再次出血，尿素氮可再次增高。尿素氮增高是因大量血液进入小肠，含氮产物被吸收所致。

11. D【解析】急性上消化道出血时末梢循环改变及心率加快是最早出现的变化。

二、A2 型题

1. D【解析】可根据症状、脉搏、血压、血红蛋白浓度等估计出血的程度。①轻度出血：患者头晕、乏力。估计出血量占总血容量 10%以下（小于 400 ml）。②中度出血：患者有面色苍白、烦躁、心悸、口渴、尿少等症状，脉搏 100 次/分左右，收缩压降至 90~100mmHg，血红蛋白 70~100g/L，估计出血量约占总血容量 20%（1000ml 左右）。③重度出血：患者除有面色、口唇苍白外，还有休克症状，脉搏细速、出冷汗，甚至无尿等。脉搏大于 120 次/分，收缩低于 80mmHg，血红蛋白低于 70g/L，估计出血量占总血容量 30%（大于 1500ml）。其余参见 A1 型题第 7 题解析。

2. D【解析】疼痛与体重减轻是进展期胃癌最常见的临床表现。患者常有较为明确的上消化道症状，如上腹不适、进食后饱胀，随着病情进展上腹疼痛加重，食欲缺乏、乏力。该患者黑便，大便隐血试验阳性可判断有出血。

3. B【解析】出血持续的诊断：①反复呕血，甚至由咖啡色转为鲜红色，提示继续出血且量较多，因血液未能与胃酸作用即呕出所致。②黑便次数增多而变为稀薄，由柏油样转为暗红色，提示出血量多。是因血液在肠腔内推进快，血红蛋白中的铁未能与肠内硫化物作用，粪便转为暗红色，甚至鲜红色，并有肠鸣音亢进等体征。③周围循环衰竭持续存在，虽经充分补充血容量，仍未见改善，或好转后又恶化，或经积极治疗，但脉搏、血压仍不稳定，中心静脉压暂时恢复后又下降。④血红蛋白浓度、红细胞计数和血细胞比容不断下降，网织红细胞持续升高或再次上升。⑤补液与尿量足够的情况下，血尿素氮持续或再次增高。⑥内镜检查见病灶有喷血、渗血或出血征象。

4. D【解析】三腔双囊管主要用于肝硬化伴食管-胃底静脉曲张破裂出血的患者紧急止血。

5. B【解析】引起该患者症状的病因有肝硬化、急性胃黏膜损伤等，表现为呕血不止，烦躁不安，面色苍白，严重时可引起休克，急救的措施是采用补液，静脉输注酚磺乙胺、氨甲苯酸等治疗。

6. E【解析】该患者间断性上腹痛，呕血、排柏油样便，考虑可能为肝硬化食管静脉破裂出血。

三、A3/A4 型题

1. A【解析】呕血与黑便是上消化道出血的证据，需要进行血红蛋白与红细胞检查，在出血早期由于血管收缩及脾代偿性收缩，血红蛋白、血细胞比容可无变化，3~5 小时才有改变。急性出血性患者均有失血性贫血，为正细胞正色素性贫血。

2. D【解析】该患者饮白酒导致呕血、黑便，且肝、脾肋下未触及，可能为急性糜烂性胃炎。

3. E【解析】患者呕血及黑便量约 500ml，面苍白，血压 90/50mmHg，为血容量不足表现，不宜应用升压药，应进一步补充血容量。

4. D【解析】肝硬化致食管-胃底静脉曲张破裂出血是临床常见且严重的症状，病死率较高。常见临床表现为：①呕血。②黑便。③心悸、心率加快。④头晕、黑矇或晕厥。⑤皮肤灰白湿冷。⑥血压下降。⑦血红蛋白下降。

5. B【解析】此时应及时补充和维持血容量，防止微循环障碍引起脏器功能障碍，在等待配血的同时先补液。

6. C【解析】三腔双囊管压迫止血持续压迫时间不应超过 24 小时，放气解除压迫一段时间后，如出血未止，可再充气继续牵引。

7. D【解析】该患者既往有丙型肝炎病史 11 年，出现上消化道出血最可能的病因是丙型肝炎后肝硬化。

8. C【解析】该患者为肝硬化伴脾大、出血，触诊肝质硬、变小。

9. B【解析】胃镜检查是目前诊断上消化道出血病因的首选方法，诊断正确率达 80%~94%，可解决 90%以上消化道出血的病因诊断。一般主张胃镜检查在出血后 12~48 小时内进行，又称“急诊胃镜检查”，可提高出血病因诊断的准确性。急诊胃镜检查还可以根据病变的特征判断是否继续出血或估计再出血的危险性，并同时进行内镜止血治疗。

10. D【解析】患者既往无胃病及肝病史，呕吐咖啡色液体及黑便来诊（上消化道出血的表现）。查体：面色稍苍白（考虑为上消化道出血引起），肠鸣音亢进（提示肠腔内积血，刺激肠蠕动增加）。综合患者的病史、临床表现，最可能的诊断是十二指肠溃疡并发出血。

食管-胃底静脉曲张破裂出血患者多有肝硬化病史；胃癌出血多见于有胃病史的老年男性患者；食管-贲门黏膜撕裂综合征在发生上消化道出血前一般有频繁剧烈呕吐或引起腹内压骤然增加的行为，如剧烈咳嗽、举重、用力排便等。

11. A【解析】使用质子泵抑制剂抑制胃酸分泌，只有胃内 pH>6.5 时，血小板才能发挥作用。

四、X 型题

ABDE【解析】上消化道出血的检查方法有：①血象。②肝功能、尿素氮及肌酐。③大便隐血试验。④吞线试验。⑤急诊胃镜检查。⑥X 线钡剂检查。⑦选择性动脉造影。⑧放射性核素显像。

五、案例分析题

1. BDEG【解析】患者失血貌，腹壁静脉曲张，脾大，下肢水肿，肝硬化可能性大，呕血伴柏油样便，有心悸、出汗，血压 75/34mmHg，心率 120 次/分，故考虑诊断为食管-胃底静脉曲张破裂出血、肝硬化（失代偿期）、脾功能亢进及失血性休克。

2. ADE【解析】活动性出血的表现：血红蛋白进行性下降；组织灌注不足，故尿量减少，血压降低。

3. BCD【解析】患者失血性休克，应加强输血、补液，给予生长抑素降低门静脉压力，必要时行三腔双囊管压迫止血。

4. ACD【解析】乙肝标志物阳性，选项 A 明确可见；尿蛋白阳性，选项 C 和 D 可选。

5. E【解析】肝肾综合征诊断标准不包括高尿钠，其余皆是其诊断标准。

6. ABDE【解析】肝肾综合征应在扩容基础上使用利尿药，但避免大量利尿、单纯大量放腹水及服用损害肾功能的药物。

7. B【解析】肝性脑病的临床表现：①出现肝臭。②扑翼样震颤。③视力障碍。④智力障碍。⑤意识障碍。

8. ABCDEFG【解析】该患者需询问的病史包括呕吐物的性质、量及颜色，伴随症状、既往疾病史、手术史、检查史、饮食、睡眠、体重等变化。

9. ABCEF【解析】针对患者主要症状，需要完善检查，明确出血量、原因，而无须进行病理征、听力检测及大便培养。

10. ABCDG【解析】呕血、黑便可见于胃溃疡、胃癌、肝硬化、十二指肠溃疡和胆管出血，直肠息肉和外痔无呕血表现。

11. BCE【解析】针对消化道出血完善胃肠镜检查、上腹部 CT。

12. ADEFG【解析】胃溃疡出血患者无须大剂量抗生素抗感染，须禁食水。

第六篇

危重综合征急诊

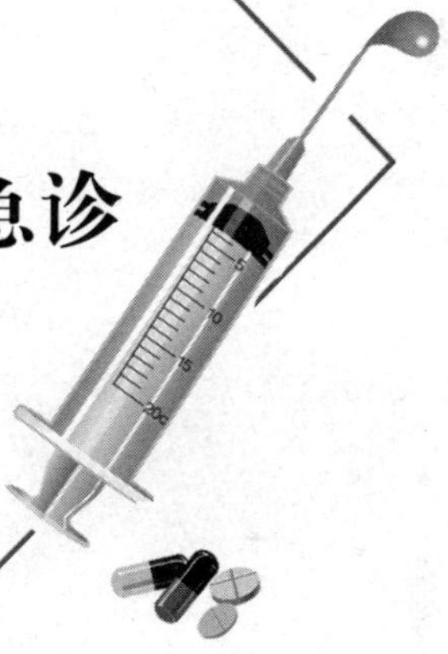

第一章　心搏骤停

一 A1型题

1. 心搏骤停后，对缺血最敏感的器官为
   A. 心脏　　B. 肺
   C. 肾　　D. 脑
   E. 肝
2. 心搏骤停最常见的病因为
   A. 心房颤动　　B. 心动过速
   C. 心室颤动　　D. 肺炎
   E. 心力衰竭
3. 正常体温时，一旦发生心搏骤停，脑组织储备的糖原和腺苷三磷酸（ATP）逐渐耗尽的时间是
   A. 15~20分钟　　B. 2~4分钟
   C. 10~15分钟　　D. 4~6分钟
   E. 5~10分钟
4. 心搏骤停后亚低温（≥32℃）治疗持续（　　）会出现低温相关不良反应
   A. 6~12小时　　B. 12~24小时
   C. 24~36小时　　D. 36~48小时
   E. 48~72小时
5. 心搏骤停（　　）后可能会发生脑损伤
   A. 2~4分钟　　B. 4~6分钟
   C. 6~8分钟　　D. 8~10分钟
   E. 10~15分钟
6. 心搏骤停最常见的心电图形为
   A. 室性心动过速　　B. 心室颤动
   C. 房性心动过速　　D. 心房颤动
   E. 直线
7. 心搏骤停后，关于心电图显示的类型，说法错误的是

A. 心室静止
B. 无脉性电活动缓慢而波幅弱
C. 心室颤动占85%以上
D. 心电图上呈现一水平直线
E. 不能引起心肌有效收缩

8. 下列疾病或致病因素可导致通气不足造成心搏骤停，除外
A. 神经肌肉接头疾病
B. 肺栓塞
C. 中毒性脑病
D. 中枢神经系统疾病
E. 代谢性脑病

9. 成年人心源性猝死最常见的病因为
A. 心室停搏
B. 心室颤动
C. 无脉电活动
D. 完全性房室传导阻滞
E. 室性心动过速

二 X型题

1. 心搏骤停时最常见的心律失常是
A. 心动过缓
B. 室性逸搏
C. 室性心动过速
D. 心室颤动
E. 心房颤动

2. 心搏骤停临床分期包括
A. 复苏后期
B. 骤停期
C. 复苏期
D. 骤停后期
E. 骤停前期

3. 心搏骤停的诊断标准应除外
A. 大动脉触不到搏动
B. 瞳孔散大
C. 心音遥远
D. 抽搐
E. 意识突然丧失

4. 心搏骤停三联征指
A. 呼吸停止
B. 意识丧失
C. 大动脉搏动消失
D. 瞳孔散大
E. 面色发绀

三 案例分析题

（1~8题共用题干）

患者，男性，73岁。于晚7时被家属发现躺在床上，呼之不应，于7时30分送至急诊

室。患者既往有高血压、糖尿病史。到急诊室时处于深度昏迷状态，双瞳孔约 1.5mm，口唇及颜面重度发绀，随即发生心搏、呼吸停止。

1. 以下哪些项目是判断心搏骤停的可靠指征
   A. 心电图示波为直线　　B. 心电图可见 QRS 波，但不能闻及心音
   C. 意识丧失　　D. 颈动脉搏动消失
   E. 瞳孔放大　　F. 血压测不到
   G. 脉搏扪不清　　H. 呼吸停止
2. 导致心搏骤停的病理生理因素最常见的是
   A. 缓慢性心律失常　　B. 心室停顿
   C. 心室颤动　　D. 持续性室性心动过速
   E. 无脉性电活动　　F. 持续性室上性心动过速
3. 一旦确诊为心搏骤停，必须争取在多长时间内重建呼吸和循环
   A. 4~6 分钟　　B. 6~8 分钟
   C. 8~10 分钟　　D. 10~12 分钟
   E. 以上都不是　　F. 越短越好
   G. 越长越好
4. 对该患者应立即进行哪些处理
   A. 静脉注射多巴胺　　B. 静脉注射碳酸氢钠
   C. 静脉注射肾上腺素　　D. 静脉注射异丙肾上腺素
   E. 静脉注射尼可刹米　　F. 胸外心脏按压
   G. 人工呼吸　　H. 心内注射肾上腺素
5. 对患者进行胸外心脏按压，下列哪些叙述是正确的
   A. 按压部位在胸骨中下 1/3 处　　B. 按压时使胸廓下陷 2cm
   C. 应用冲击式猛压　　D. 按压时间与放松时间比为 2∶1
   E. 放松时手掌根离开胸骨　　F. 可配合按压，向心室内注射肾上腺素
   G. 按压频率为 100~120 次/分　　H. 胸外心脏按压/人工通气比例为 30∶2
6. 应建立给药通道，最好采用以下哪些通道
   A. 经颈静脉　　B. 经锁骨下静脉
   C. 经手背静脉　　D. 经肘静脉
   E. 经心内注射　　F. 经气管内给药
   G. 经肌内或皮下注射　　H. 经股静脉
7. 心搏骤停时应用肾上腺素有助于恢复自主循环，主要机制为
   A. 使 α 肾上腺素受体兴奋　　B. 降低右心室射血阻力
   C. 使 α 和 β 肾上腺素受体兴奋　　D. 减少心肌耗氧量

E. 收缩脑血管，减轻脑水肿
F. 使心室颤动的细颤波变为粗颤波
G. 增强心肌收缩功能
H. 收缩外周血管

8. 患者心搏恢复，约 15 分钟后又出现室上性心动过速，心室率在 160 次/分，用多巴胺静脉滴注使血压维持在 90/60mmHg。此时应选择何种治疗方法进行抢救

A. 维拉帕米 5mg 静脉注射
B. 普罗帕酮 70mg 静脉注射
C. 压迫眼球
D. 利多卡因 50mg 静脉注射
E. 直流电复律
F. 胺碘酮 150mg 静脉注射
G. 刺激咽喉部，引起迷走神经反射

参考答案与解析

一、A1 型题

1. D【解析】由于心搏骤停，导致脑血流突然中断，10 秒左右即可出现意识丧失，继而发生大脑缺血缺氧性损害。

2. C【解析】导致心搏骤停的病理生理机制最常见的是心室颤动，其次是缓慢性心律失常或心室停顿、持续性室性心动过速。

3. D【解析】正常体温时，一旦发生心搏骤停，脑组织储备的糖原和腺苷三磷酸（ATP）逐渐耗尽的时间是 4~6 分钟。

4. D【解析】心搏骤停后亚低温（≥32℃）治疗持续 36~48 小时会出现低温相关不良反应。

5. B【解析】心搏骤停后 4~6 分钟可能会发生脑损伤。

6~7 B、C【解析】心搏骤停后，心电图显示的类型如下。①心室颤动：占 80% 以上。②心室静止：心电图呈现一水平直线。③无脉性电活动：缓慢而波幅弱，可见 R 波宽的室性自主心律，这时仅有心电活动，但不能引起心肌有效收缩。

8. B【解析】非创伤性心搏骤停的常见原因见表 6-1-1。

表 6-1-1 非创伤性心搏骤停的常见原因

分类	原因
心源性心搏骤停	1. 冠状动脉疾病、心肌病
	2. 心脏结构异常、瓣膜功能不全
呼吸性心搏骤停	1. 通气不足：中枢神经系统疾病、神经肌肉接头疾病、中毒性或代谢性脑病
	2. 上呼吸道梗阻：气道异物梗阻、感染、创伤、赘生物
	3. 呼吸衰竭：哮喘、慢性阻塞性肺疾病
	4. 肺水肿、肺栓塞

9. B【解析】成年人发生心源性猝死多由于心搏骤停，而引起心搏骤停的常见原因是心室颤动。

二、X 型题

1. CD【解析】心搏骤停常见的心电类型：心室颤动、心室扑动、心电机械分离及心电静止，不包括心动过缓。

2. ABCE【解析】心搏骤停的临床分期：①停搏前期。②停搏期。③复苏期。④复苏后期。

3. CD【解析】心搏骤停的诊断要点：①意识突然丧失，皮肤苍白或发绀。②大动脉（颈动脉、股动脉）搏动消失。③叹息样呼吸，随之停止。④双侧瞳孔散大。⑤肢体抽搐，大小便失禁。⑥心电图显示心室颤动或无脉性室性心动过速，心室静止或无脉性电活动。

4. ABC【解析】心脏停搏三联征是指呼吸停止、意识丧失和大动脉搏动消失。

三、案例分析题

1. ABD【解析】心脏停搏的指征：心电图示直线、大动脉搏动消失、心音消失。

2. C【解析】参见 A1 型题第 2 题解析。

3. AF【解析】正常体温时，一旦发生心搏骤停，脑组织储备的糖原和 ATP 逐渐耗尽的时间是 4~6 分钟。心搏骤停后 4~6 分钟可能会发生脑损伤，因此，重建呼吸和循环的时间越短越好。

4. CFG【解析】胸外心脏按压——建立人工循环，保证患者循环；人工呼吸——保证患者呼吸；肾上腺素具有 α 肾上腺素受体活性，使体循环血管收缩，从而提高冠状动脉和脑灌注压，增加心脑血流量，有利于自主循环恢复和保护脑功能。

5. AGH【解析】胸外心脏按压：按压部位在胸骨中下 1/3 处，频率为 100~120 次/分，胸外心脏按压与人工通气比例为 30∶2。

6. ABDH【解析】中心静脉途径的优点是药物分布快，并且在周围循环差而致末梢静脉插管困难时，中心静脉插管也能完成。静脉给药和气管内给药的效果相似，但气管内给药剂量大得多，作用时间长得多，复苏后并发症也多得多。心内给药最大弊端：①中断抢救及延误时机。②并发气胸、心包积气、心包积血、心肌撕裂。目前不主张此方法。

7. CFG【解析】肾上腺素对 α 和 β 肾上腺受体均具有强烈兴奋作用，主要表现心肌收缩力增加，心率加快，心肌耗氧量增加，皮肤、黏膜及内脏小血管收缩，但冠状动脉和骨骼肌血管扩张。心肌因缺氧和酸中毒可由粗颤波转为细颤波，除颤成功率为 1/3。心肺复苏时，肾上腺素能使心室颤动患者细颤波转变为粗颤波，从而有利于患者除颤成功。

8. EF【解析】胺碘酮是作用于心肌细胞膜的抗心律失常药，可用于对胸外心脏按压、电除颤和血管收缩药等治疗无反应的心室颤动及无脉性室性心动过速患者。患者心搏恢复后心率快、血压低，也是直流电复律的指征。

第二章　心肺复苏

一　A1型题

1. 下列关于心肺复苏的叙述哪项是错误的
   A. 带氧气囊球罩设备的使用仅限于训练有素的救助者
   B. 电击板放在胸部的任何位置电击时，其效果都是一样的
   C. 氧气治疗是高级心肺复苏术所强调及最优先使用的急救措施
   D. 气管插管时在患者的环状软骨上用拇指及示指往下施压，可以减少胃胀气及肺吸入异物的机会
   E. 心肺复苏早期应使用小潮气量
2. 实施心肺复苏时，每次胸外心脏按压，压下的时间应占整个周期的
   A. 30%　　B. 40%
   C. 50%　　D. 60%
   E. 70%
3. 心搏骤停患者，在急救最初的10分钟内，碳酸氢钠的使用剂量为
   A. 先给1mmol/kg，然后1mmol/kg每10分钟给予1次
   B. 先给1mmol/kg，然后1mmol/kg每2分钟给予1次
   C. 每3~5分钟给予1mmol/kg
   D. 每5~10分钟给予1mmol/kg
   E. 不应该给予
4. 下列有关复苏后处理，不正确的是
   A. 使用抗心律失常药治疗而恢复自主循环的患者，继续使用抗心律失常药是合理的
   B. 怀疑缺血性心脏病所致的心搏骤停复苏后患者，若无禁忌证则应谨慎使用β受体阻断药
   C. 应预防性给予抗癫痫药以保护中枢神经系统功能
   D. 复苏后患者若体温升高则应控制
   E. 对33℃的自发性低温可暂不复温
5. 对缺氧耐受最差的是
   A. 肺　　B. 肾

C. 心肌　　D. 大脑皮质

E. 肝

6. 对心室颤动患者，每延迟电除颤 1 分钟，死亡率可增加

A. 3%~5%　　B. 6%~8%

C. 7%~10%　　D. 10%~14%

E. 15%~20%

7. 对怀疑结核病患者进行了口对口呼吸的急救人员，应在（　　）以后检查是否感染

A. 4 周　　B. 8 周

C. 12 周　　D. 16 周

E. 18 周

8. 抢救过敏导致的心搏骤停最重要的治疗措施为

A. 大剂量静脉注射肾上腺素　　B. 大剂量静脉注射去甲肾上腺素

C. 立即心肺复苏　　D. 提供足够的血容量和通气

E. 糖皮质激素治疗

9. 电击后（　　）心电显示心搏停止或无电活动可视为电除颤成功

A. 1 秒　　B. 2 秒

C. 3 秒　　D. 4 秒

E. 5 秒

10. 应在启动急救医疗服务系统后（　　）内完成电除颤

A. 3 分钟　　B. 5 分钟

C. 4 分钟　　D. 6 分钟

E. 8 分钟

11. 50%的心肺复苏后综合征患者死亡发生在发病后（　　）内

A. 6 小时　　B. 12 小时

C. 24 小时　　D. 36 小时

E. 48 小时

12. 人工呼吸每次吹气应不少于

A. 1 秒　　B. 2 秒

C. 3 秒　　D. 4 秒

E. 5 秒

13. 心肺复苏时按压与放松间隔比为

A. 40%：60%　　B. 45%：55%

C. 50%：50%　　D. 60%：40%

E. 70%：30%

14. 心肺复苏时胸外心脏按压/人工通气比为
A. 10∶1
B. 5∶1
C. 30∶2
D. 15∶1
E. 10∶2

15. 人工呼吸时通气频率为
A. 6~8 次/分
B. 8~10 次/分
C. 10~12 次/分
D. 12~14 次/分
E. 14~16 次/分

16. 基础生命支持流程的基本步骤正确的是
A. 检查患者反应→检查呼吸→开放气道→先给 2 次有效通气→评价循环情况→胸外心脏按压
B. 检查患者反应→开放气道→检查呼吸→先给 2 次有效通气→胸外心脏按压→评价循环情况
C. 检查患者反应→检查呼吸→开放气道→先给 2 次有效通气→胸外心脏按压→评价循环情况
D. 检查患者反应→开放气道→检查呼吸→先给 2 次有效通气→评价循环情况→胸外心脏按压
E. 检查患者反应→检查呼吸→评价循环情况→开放气道→先给 2 次有效通气→胸外心脏按压

17. 心肺复苏时胸外心脏按压的部位是
A. 胸骨上段
B. 胸骨中下段
C. 胸骨中段
D. 剑突
E. 胸骨下半部

18. 心肺复苏时胸外心脏按压的频率为
A. 80 次/分
B. 80~100 次/分
C. 60~100 次/分
D. 100 次/分
E. 120 次/分

19. 心肺复苏时胸外心脏按压的幅度为
A. 1~2cm
B. 2~3cm
C. 4~5cm
D. 3~4cm
E. 5~6cm

20. 自动电除颤（AED）的操作方法正确的是
A. 接通电源→安放电极→分析心律→充电→电除颤
B. 安放电极→接通电源→分析心律→电除颤

C. 安放电极→接通电源→分析心律→充电→电除颤

D. 接通电源→安放电极→分析心律→电除颤

E. 安放电极→分析心律→接通电源→电除颤

21. 现场需要心肺复苏抢救的特危重患者通常占

A. <1%　　B. 5%～10%

C. 10%～15%　　D. <5%

E. 以上都不是

22. 首次单相波除颤能量下列哪项正确

A. 100J　　B. 200J

C. 300J　　D. 360J

E. 400J

23. 在医院任何地方或救护车内发生的心搏骤停，从发病至电除颤的时间在（　　）内最佳

A. 1 分钟　　B. 2 分钟

C. 3 分钟　　D. 4 分钟

E. 5 分钟

24. “生存链”的环节中，哪个环节为抢救患者生命的关键一环

A. 早期识别　　B. 早期电除颤

C. 早期心肺复苏　　D. 早期启动急诊医疗服务体系

E. 早期高级心血管生命支持

25. 根据 2005《国际心肺复苏指南》，为了保证有效的按压，双人胸外心脏按压时轮换按压者的频率和交换时间分别是

A. 1 分钟轮换，小于 5 秒　　B. 2 分钟轮换，小于 5 秒

C. 3 分钟轮换，小于 10 秒　　D. 4 分钟轮换，小于 10 秒

E. 5 分钟轮换，小于 5 秒

26. 成年人心肺复苏时打开气道的最常用方式为

A. 抬头举颏法　　B. 双手推举下颌法

C. 托颏法　　D. 环状软骨压迫法

E. 头部平举法

27. 下列哪种药物不是心肺复苏时的首选药物

A. 阿托品　　B. 5%碳酸氢钠溶液

C. 肾上腺素　　D. 垂体后叶素

E. 利多卡因

28. 第 1 次电除颤后首先

A. 评估心率　　B. 继续胸外心脏按压

C. 推注药物　　D. 人工通气

E. 测量血压

29. 复苏中采取维持血压、低温、镇痉、脱水等措施是为了

A. 维持有效呼吸　　B. 保护肾功能

C. 脑复苏　　D. 处理酸中毒及水电解质紊乱

E. 以上都不是

30. 关于特殊情况下的心肺复苏，叙述不正确的是

A. 对可疑颈椎损伤患者进行复苏时，既要有效维持气道开放和充分通气，又要注意不加重脊髓损伤

B. 对严重低温环境下发生的心搏骤停，应考虑对患者实施主动复温

C. 对电击伤或闪电伤患者心肺复苏时应注意使患者脱离电源接触，并保障施救者自身的安全

D. 妊娠患者电除颤能量应大于普通成人患者

E. 发生哮喘诱导的心室颤动患者，若初始电除颤失败，应增加电击能量

二 A2 型题

1. 患者，男性，71 岁。胸痛、心悸伴晕厥 1 次。查体：血压 140/80mmHg，心率 72 次/分，期前收缩 2~3 次/分。收入重症监护室（ICU）后，心电监护见心室颤动。拟使用电除颤，下列哪一项是首次双向波除颤最常用的能量

A. 100J　　B. 200J

C. 300J　　D. 150J

E. 360J

2. 患者，男性，72 岁。神志不清，大动脉搏动消失，瞳孔散大。急救人员开始进行心肺复苏时，胸外心脏按压的推荐频率是

A. 60~80 次/分　　B. 60~100 次/分

C. 50~80 次/分　　D. 60~120 次/分

E. 80~100 次/分

三 A3/A4 型题

（1~2 题共用题干）

患者，女性，63 岁。胸痛 1 小时后，突然昏倒，神志不清，血压测不出，心音消失，瞳孔散大，面色苍白，大动脉搏动消失。心电图示：室性自主节律，拟诊为心搏骤停。

1. 由两人同时进行心肺复苏时，推荐用口对口人工呼吸和胸外心脏按压的比例是

A. 2∶30
B. 1∶5
C. 2∶10
D. 1∶4
E. 2∶8

2. 成人胸外心脏按压有效的标志是
A. 收缩压>100mmHg
B. 舒张压>60mmHg
C. 平均动脉压>80mmHg
D. 收缩压>80mmHg
E. 可闻及心音

四 X型题

1. 胸外心脏按压的注意事项是
A. 手掌根部长轴与胸骨长轴确保一致
B. 保证手掌全力压在胸骨上
C. 肘关节伸直
D. 放松时双手要离开胸壁
E. 按压方向与胸骨垂直

2. 脑缺血损伤植物状态的诊断标准是
A. 保持自主呼吸和血压
B. 下丘脑及脑干功能基本保存
C. 能自动睁眼或刺激下睁眼
D. 无睡眠
E. 认知功能丧失，无意识活动，不能执行命令

3. 脑降温的作用机制是
A. 抑制氧自由基介导的过氧化反应
B. 抑制血栓素 A_2 的产生
C. 低温可增加细胞内 Mg^{2+} 与 Ca^{2+} 竞争，从而减少 Ca^{2+} 进入细胞内，抑制血管平滑肌收缩
D. 低温可抑制脑内谷氨酸、精氨酸及甘氨酸等兴奋氨基酸的释放及对神经元的毒性作用
E. 低温可降低脑细胞代谢，有利于改善脑水肿

4. 下列哪些情况应选用非同步电复律
A. 室上性心动过速
B. 心室颤动
C. 无脉性室性心动过速
D. 心房扑动
E. 心房颤动

5. 心肺复苏后，下列哪些情况下心搏可能再次停止
A. 脑水肿
B. 血压低
C. 心律不齐
D. 酸中毒
E. 肌张力异常

6. 终止心肺复苏抢救的标准是
A. 患者呼吸和循环已有效恢复

B. 无心搏和自主呼吸

C. 心肺复苏常规下实施超过 30 分钟

D. 有专门医师接手承担复苏或其他人员接替抢救

E. 脑死亡

7. 人工呼吸的方式包括

A. 口对气管套管呼吸　　B. 口对鼻呼吸

C. 口对口呼吸　　D. 口对面罩呼吸

E. 球囊面罩通气

8. 复苏的“生存链”包括

A. 早期心肺复苏　　B. 早期求救

C. 早期识别　　D. 早期高级心血管生命支持

E. 早期除颤

9. 脑功能恢复的有效指标包括

A. 出现痛觉反应者预后好

B. 自主呼吸恢复越快预后越好

C. 瞳孔对光反射活跃者预后好

D. 基本生命体征（包括心率、血压、呼吸、基本反射）在 30 分钟内恢复者提示脑功能和循环恢复良好

E. 角膜、吞咽和咳嗽反射灵敏者预后好

10. 可导致复苏后综合征的因素有

A. 贫血　　B. 再灌注损伤

C. 脑中毒　　D. 凝血功能障碍

E. 无再灌注

11. 低温相关的不良反应有

A. 大脑代谢率降低　　B. 心排血量降低

C. 感染的易感性增加　　D. 血液黏滞度增加

E. 心肺复苏后神经系统功能的恢复

12. 衡量胸外心脏按压有效的标志中，下列哪些是正确的

A. 触及颈或股动脉搏动　　B. 口唇发绀逐渐减轻

C. 收缩压>80mmHg　　D. 散大的瞳孔开始缩小

E. 偶尔出现自主呼吸动作

参考答案与解析

一、A1 型题

1. B【解析】电除颤电极位置：右侧电极放置于患者右锁骨下区，左侧电极放置于患者左乳头侧腋中线处。电击前警告在场所有人员不要接触患者身体，放电时电极板用力贴紧皮表，选项 B 错误。

2. C【解析】实施心肺复苏时，每次胸外心脏按压，压下的时间应占整个周期的 50%。

3. D【解析】碳酸氢钠只在特定情况下考虑应用，如心搏骤停前存在代谢性酸中毒、高钾血症或三环类抗抑郁药过量，初始剂量为 1mmol/kg，应尽可能在血气分析监测的指导下应用，每 5~10 分钟给予 1 次。

4. C【解析】在复苏过程中继续服用抗心律失常药，或在自主循环恢复后开始服用抗心律失常药，可以维持心室颤动及阵发性室性心动过速导致心搏骤停改善后的心律稳定。β 受体阻断药对缺血性心脏病有保护作用，在复苏后阶段，如无禁忌证，可谨慎使用。复苏后应该避免高体温，因为体温升高可以增加脑血流，导致氧供给和消耗失衡。相反，低体温对于患者是有益处的，亚低温（32~34℃）与患者复苏后的预后改善有密切联系。防止引起颅内压增高的其他因素，如情绪激动、用力、发热、癫痫等，一旦出现应积极进行治疗。心脑肺复苏后常见并发症的预防及处理不包括预防性给予抗癫痫药，复苏成功后有脑电癫痫状态患者才补充抗癫痫治疗。

5. D【解析】大脑皮质对缺氧耐受最低。

6. C【解析】对心室颤动患者，每延迟电除颤 1 分钟，死亡率可增加 7%~10%。

7. D【解析】对怀疑结核病患者进行了口对口呼吸的急救人员，应在 16 周以后检查是否感染结核。

8. C【解析】对心搏骤停患者立即采取恢复有效循环、维持呼吸和大脑功能的一系列抢救措施。

9. E【解析】电击后 5 秒心电显示心搏停止或无电活动可视为电除颤成功。

10. B【解析】应在启动急救医疗服务系统后 5 分钟内完成电除颤。

11. C【解析】50% 的心肺复苏后综合征患者死亡发生在发病后 24 小时内。

12. A【解析】开放气道后应立即给予 2 次人工通气，每次通气时间都应超过 1 秒，通气量以能引起患者胸廓起伏为准。

13. C【解析】目前推荐的胸外心脏按压与放松的时间比例为 1∶1。

14. C【解析】如果给予患者气管插管，胸外心脏按压与通气的比例应为 30∶2。

15. C【解析】人工呼吸通气频率为 10~12 次/分。

16. D【解析】基础生命支持流程的基本步骤：检查患者反应→开放气道→检查呼吸→先给 2 次有效通气→评价循环情况→胸外心脏按压。

17. E【解析】胸外心脏按压是指有节律地按压胸部（胸骨上 2/3 与下 1/3 的交接处为按压点）以形成暂时的人工循环的方法。

18. D【解析】胸外心脏按压的频率至少应达到 100 次/分。

19. E【解析】为了保证按压的有效性，按压胸骨的深度应为 5~6cm。

20. D【解析】自动电除颤（AED）使用步骤：接通电源→给患者安放电极→将电极板插头插入 AED 主机插孔→开始分析心率，在必要时除颤。

21. D【解析】现场需要心肺复苏抢救的特危重患者通常少于 5%。

22. D【解析】除颤能量的选择：双相波 120J，双向切角指数波 150~200J，随后的除颤能量选择可使用第一次的能量或增加能量。单相波除颤使用 360J。

23. C【解析】在医院任何地方或救护车内发生的心搏骤停，从发病至电除颤的时间在 3 分钟内最佳。

24. B【解析】早期电除颤是"生命链"的环节中抢救患者生命最关键的一环。

25. B【解析】为了防止按压者疲劳和按压质量与频率下降，双人胸外心脏按压时轮换按压者的频率和交换时间分别为 2 分钟轮换，小于 5 秒。

26. A【解析】抬头举颏法是最常用的开放气道的方法。

27. B【解析】参见 A1 型题第 3 题解析。

28. B【解析】为了缩短胸外心脏按压中断时间，第一次电除颤后应立即行胸外心脏按压。电除颤时胸外心脏按压中断，而除颤后心律是否能够恢复是未知数，如果继续等待心电图显示判断心律而不做处理，对最终心律没有转复的患者而言，常会导致胸外心脏按压中止时间超过 10 秒。在除颤后立即行胸外心脏按压一段时间后再评估心律，可以防止出现胸外心脏按压中断过长的情况。

29. C【解析】脑复苏需要维持足够的脑灌注压、血流阻力和合适的血氧饱和度，以保持脑的营养和氧供。体温过高和加热可加重脑缺血损伤。脑复苏治疗主要措施如下。①维持血压：循环停止后，脑血流的自主调节功能丧失而依赖脑灌注压，故应维持血压于正常或稍高的水平，以恢复脑循环和改善周身组织灌注。应防止血压过高而加重脑水肿，防止血压过低而加重脑及其他脏器组织缺血、缺氧。②维持低温：循环停止后，中枢神经系统细胞功能的恢复受许多因素的影响，但是最重要的两个因素是脑循环状态和脑温。③防治脑水肿、降低颅内压：是脑复苏的重要措施之一。④镇痉、脱水治疗等。

30. D【解析】妊娠患者电除颤能量应小于普通成人患者，余选项叙述均正确。

二、A2 型题

1. B【解析】建议在采取双向方形波首次电击时选择 150~200J，或采用直线双向波第一次除颤时选择 120J。对于成人首次双向波除颤完全可以选择最大能量进行电击，通常对于大部分的双向波除颤仪而言最大可选能量为 200J。

2. E【解析】胸外心脏按压的推荐频率是 80～100 次/分。

三、A3/A4 型题

1. A【解析】胸外心脏按压与人工呼吸的比例为 30：2，且该比例在单人和双人心肺复苏中通用。

2. D【解析】胸外心脏按压通过增加胸腔内压力和直接按压心脏驱动血流，有效的胸外心脏按压能产生 60～80mmHg 的收缩压。

四、X 型题

1. ABCE【解析】胸部心脏按压时将一手掌根部置于胸骨上选定的按压部位，另一手重叠其上，两手十指相扣，指尖向上翘，手指不要触及胸壁和肋骨。按压时，救护人员的两臂必须伸直，且与胸壁垂直，让肩关节始终位于患者胸骨的正上方。按压过程中应避免肘关节屈曲。每次按压后，要全部放松，使胸部恢复正常位，务使胸骨不受任何压力。放松时注意定位的手掌根部不要离开胸骨定位点。

2. ABCE【解析】脑缺血损伤植物状态的诊断标准：①认知功能丧失，无意识活动，不能执行命令。②保持自主呼吸和血压。③有睡眠-觉醒周期。④不能理解和表达语言。⑤能自动睁眼或刺激下睁眼。⑥可有无目的性眼球跟踪活动。⑦下丘脑及脑干功能基本保存。

3. ABCDE【解析】脑降温的作用机制：①低温可降低脑细胞代谢，有利于改善脑水肿。②低温可增加细胞内 Mg^{2+} 与 Ca^{2+} 竞争，从而减少 Ca^{2+} 进入细胞内，抑制血管平滑肌收缩。③低温可抑制脑内谷氨酸、精氨酸及甘氨酸等兴奋氨基酸的释放及对神经元的毒性作用。④抑制氧自由基介导的过氧化反应。⑤抑制血栓素 A_2 的产生等。

4. BC【解析】非同步电复律是指可在心动周期的任何部位放电，仅适用于心室颤动、心室扑动及无脉性室性心动过速。

5. ABCD【解析】心肺复苏后，患者心脏虽已恢复搏动，但心搏骤停后的一系列病理、生理变化尚未消失。由于脑、心、肾等重要脏器严重缺氧和代谢紊乱，抢救过程中挤压心脏、心内注射药物等引起机械损伤，心搏复苏后往往出现脑水肿、酸中毒、心律失常、低血压、肾衰竭及感染等问题，甚至再次出现心搏骤停，威胁患者的生命。

6. ABCDE【解析】脑死亡是脑血流、脑脊液循环均终止，全脑功能完全消失。当疑有脑死亡时，应从临床与电生理活动作出判断并加以证实。脑死亡应作为终止胸外心脏按压的主要标准，但诊断脑死亡须慎重：①在病史中应排除药物、酒精中毒或低温所致的深昏迷。②意识完全消失。③所有感觉、运动、反射活动消失。④自主呼吸消失（靠机械通气维持）。⑤脑电图检查、脑生物电活动消失，呈电静息状态、证实脑血流停止。现场抢救人员停止胸外心脏按压的条件：①自主呼吸及心搏已恢复。②抢救现场存在危险迫使抢救人员必须立即离开现场。③确定患者已死亡。院内心搏骤停患者的抢救：如持续抢救 60 分钟仍无生命体征，或对非目击的心搏骤停患者的抢救开始胸外心脏按压的时间在心搏骤停发生 15 分钟以后，持续复苏 30 分钟仍无效者，可终止复苏。

7. ABCDE【解析】人工呼吸的方式：①口对口人工呼吸。②口对鼻人工呼吸。③口对防护装置人工呼吸。④球囊面罩人工呼吸。⑤口对气管套管人工呼吸。

8. ABCDE【解析】成人“生命链”的五环包括：立即识别心搏骤停并启动急救系统，尽早心肺复苏，着重胸部按压，快速电除颤，有效的高级生命支持，心搏骤停后综合治疗。

9. ABCE【解析】脑功能恢复的有效指标：①基本生命体征（包括心率、血压、呼吸、基本反射）在 20 分钟内恢复者提示脑功能和循环恢复良好。②自主呼吸恢复越快预后越好。③瞳孔对光反射活跃，角膜、吞咽和咳嗽反射灵敏者预后好。④出现痛觉反应者预后好。

10. BCDE【解析】多种因素均可导致复苏后综合征的发生，如无再灌注、再灌注损伤、缺血后代谢产物引起的脑中毒及凝血功能障碍。

11. BCD【解析】低温有明显副作用，包括可增加血液黏滞度、降低心排血量和增加感染的易感性。低温副作用的发生和严重程度与低温的程度和持续时间成正比。轻度低温可能有益于神经系统功能的恢复，并且可能使脑组织有很好的耐受性。

12. ABD【解析】心肺复苏的有效指标如下。①颈动脉或股动脉搏动：胸外心脏按压过程中，停止按压后脉搏仍然搏动，说明患者自主心搏已恢复。如心电图显示窦性心律、房性或交界性心律，提示自主循环恢复。②面色：复苏有效时，面色、口唇由发绀转为红润；如面色仍为灰白，说明复苏无效。③瞳孔：复苏有效时，可见瞳孔由大变小。如瞳孔由小变大、固定、角膜混浊，说明复苏无效。如患者随后出现睫反射、流泪、吞咽动作、咳嗽反射、角膜反射、痛觉反应，说明复苏有效。④神志与自主呼吸：如自主呼吸微弱，仍需呼吸支持；如患者恢复正常呼吸或大呼吸挣扎或有意识反应，说明复苏预后良好。

第三章　休　　克

一 A1 型题

1. 休克的最主要特征是
   A. 心排血量降低　　B. 动脉血压降低
   C. 组织微循环灌流量锐减　　D. 外周阻力升高
   E. 外周阻力降低
2. 少尿或无尿的休克患者禁用的药物是
   A. 山莨菪碱　　B. 去甲肾上腺素
   C. 异丙肾上腺素　　D. 阿托品
   E. 多巴胺
3. 再灌注时发生钙超负荷与下列哪一项有关
   A. 细胞膜通透性减弱　　B. 细胞膜外板与糖被分离
   C. 钙泵功能加强　　D. 线粒体功能加强
   E. 以上均不是
4. 再灌注时氧自由基主要由下列哪一种细胞产生
   A. 淋巴细胞　　B. 中性粒细胞
   C. 单核细胞　　D. 血管内皮细胞
   E. 巨噬细胞
5. 白细胞介导缺血-再灌注损伤的机制是
   A. 堵塞毛细血管　　B. 增加血管壁的通透性
   C. 产生氧自由基　　D. 释放溶酶体酶
   E. 以上都是
6. 休克早期组织微循环灌流的特点是
   A. 少灌少流，灌少于流　　B. 少灌少流，灌多于流
   C. 多灌多流，灌多于流　　D. 多灌多流，灌少于流
   E. 不灌不流
7. 休克时产生心肌抑制因子的主要部位是
   A. 心　　B. 肺

C. 肝　　D. 脾

E. 胰腺

8. 休克早期最易受损的器官是

A. 心　　B. 肺

C. 脑　　D. 肝

E. 肾

9. 休克早期不存在下列哪一项临床表现

A. 神志改变　　B. 面色改变

C. 脉搏细速　　D. 血压下降

E. 少尿

10. 休克时正确的补液原则是

A. 失多少补多少　　B. 需多少补多少

C. 不必补液　　D. 宁多勿少

E. 以上都不对

11. 休克早期血管扩张见于

A. 皮肤血管　　B. 胃肠血管

C. 肾血管　　D. 骨骼肌血管

E. 心脏血管

12. 关于休克晚期的临床表现错误的是

A. 顽固性低血压　　B. 出现脏器功能衰竭

C. 严重的酸中毒　　D. 弥散性血管内凝血（DIC）

E. 经治疗后血压仍为 84/56mmHg

13. 休克经补充足够容量后，血压仍低，但中心静脉压高，可采取的措施是

A. 继续补充血容量　　B. 利尿药

C. 使用血管收缩药　　D. 使用血管扩张药

E. 使用大剂量糖皮质激素

14. 休克患者使用低分子右旋糖酐，可发生出血倾向的剂量是

A. >250ml/24h　　B. >500ml/24h

C. >750ml/24h　　D. >1000ml/24h

E. >1500ml/24h

15. 休克时，最关键的环节是

A. 低血压　　B. 心功能不全

C. 代谢性酸中毒　　D. 低血容量

E. 组织细胞缺血缺氧

16. 若未并发急性肾衰竭，休克经补充足够血容量后，患者尿量一般不少于

A. 20ml/h　　B. 30ml/h

C. 40ml/h　　D. 50ml/h

E. 60ml/h

17. 休克早期，由于儿茶酚胺大量释放，造成

A. 脑血管扩张　　B. 血压下降明显

C. 血压升高明显　　D. 血管扩张

E. 血管收缩

18. 下列选项中预防休克的措施错误的是

A. 固定骨折　　B. 改善心功能

C. 使用抗生素控制感染　　D. 补充血容量

E. 不明原因的急腹症可静脉注射哌替啶镇痛

19. 休克经治疗后，微循环改善的最重要指标是

A. 尿量增多　　B. 外周血管扩张

C. 肢体温度回升　　D. 血压回升

E. 神志改变

20. 休克临床表现错误的是

A. 中心静脉压增高至 12cmH_2O 以上　　B. 脉压降至 20mmHg 以下

C. 尿量不足 30ml/h　　D. 烦躁或神情淡漠

E. 血压下降至 80mmHg 以下

21. 休克晚期，重要脏器的血管内微血栓形成，主要是下列哪种情况导致的病理变化

A. 内脏水肿　　B. 多器官功能障碍综合征（MODS）

C. DIC　　D. 酸中毒

E. 细胞坏死

22. 休克时，监测尿量的主要目的是了解

A. 肾皮质功能　　B. 血压

C. 酸中毒　　D. 心功能

E. 器官血液灌注状态

23. 对于休克指数下列哪种说法不正确

A. 休克指数=心率/舒张压　　B. 休克指数的正常值为 0.5~0.7

C. 休克指数与左心室的功能密切相关　　D. 休克指数=脉率/收缩压

E. 休克指数持续升高（>1），提示患者病情严重，病死率高

24. 有效循环血量指的是

A. 维持正常代谢的血容量　　B. 单位时间内通过心血管系统的循环血量

C. 全身总血容量　　D. 包括储存在造血器官内的总血容量

E. 包括停滞在毛细血管内的总血容量

25. 休克早期尿量逐渐减少，其趋向是

A. <30ml/h　　B. 30~40ml/h

C. 40~50ml/h　　D. 50~60ml/h

E. 60~70ml/h

26. 休克时使用多巴胺的推荐剂量为

A. 3~15μg/(kg·min)　　B. 5~20μg/(kg·min)

C. 1~10μg/(kg·min)　　D. 8~30μg/(kg·min)

E. 40~50μg/(kg·min)

27. 休克时，若血压和中心静脉压均低，最首要的处理是

A. 应用血管收缩药　　B. 使用强心药

C. 使用血管扩张药　　D. 快速补充血容量

E. 使用大剂量糖皮质激素

28. 休克时，最早发生损伤的是

A. 线粒体　　B. 细胞质

C. 内质体　　D. 溶酶体

E. 细胞膜

29. 下列哪项不是肾上腺皮质激素用于治疗休克的药理机制

A. 增加每搏输出量

B. 促进垂体β内啡肽的分泌

C. 维持细胞膜、溶酶体膜的稳定性

D. 抑制花生四烯酸代谢

E. 稳定补体系统

30. 各型休克的共同特点是

A. 有效循环血量不足　　B. 尿少

C. 低血压　　D. 代谢性酸中毒

E. 昏迷

31. 休克时患者中心静脉压不足 $4cmH_2O$，提示

A. 严重酸中毒　　B. 心功能不全

C. 血容量过多　　D. 容量血管收缩

E. 血容量不足

32. 治疗休克时，最基本的措施是

A. 改善心功能　　B. 纠正少尿

C. 纠正酸中毒　　D. 补充有效血容量

E. 提高血压

33. 休克的主要诊断依据是

A. 临床表现　　B. 尿少

C. 代谢性酸中毒　　D. 脉细速

E. 低血压

34. 关于休克代偿期临床表现下列选项正确的是

A. 血压稍低，脉速、脉压正常　　B. 血压稍升高，脉搏无变化、脉压缩小

C. 血压正常，脉细速、脉压缩小　　D. 血压稍升高，脉速、脉压缩小

E. 血压稍低，脉速、脉压缩小

35. 休克指数等于

A. 收缩压/脉率　　B. 脉率/舒张压

C. 脉率/平均动脉压　　D. 脉率/收缩压

E. 舒张压/脉率

36. 休克患者采取以下何种体位最为合理

A. 头低 15°，足高 25°　　B. 平卧位

C. 侧卧位　　D. 头躯干抬高 20°~30°，下肢抬高 15°~20°

E. 下肢低垂 10°~15°

37. 不符合休克失代偿期微循环特点的是

A. 组织间液移向血管内　　B. 毛细血管前括约肌和微动脉收缩功能减退

C. 毛细血管流出道阻力增加　　D. 终末血管床对儿茶酚胺的敏感性降低

E. 血管自律运动消失

38. 符合休克不可逆期微循环特点的是

A. 毛细血管前括约肌、微动脉、微静脉均保持收缩

B. 毛细血管前括约肌、微动脉、微静脉松弛

C. 毛细血管前括约肌、微动脉松弛，微静脉收缩

D. 毛细血管前括约肌和微动脉收缩，微静脉松弛

E. 微循环血管对儿茶酚胺的反应性不变

39. 判断休克的指标除外以下哪项

A. 血压<80mmHg　　B. 脉压<30mmHg

C. 神志改变　　D. 尿量<30ml/h

E. 脉率<100 次/分

40. 休克时，若血压低，而中心静脉压>15cmH$_2$O，最首要的处理是

A. 使用强心药　　B. 快速补充血容量

C. 使用大剂量利尿药　　D. 使用血管收缩药
E. 使用大剂量糖皮质激素

41. 休克时反映组织细胞缺氧、休克是否好转的最佳指标是
A. 动脉血乳酸含量　　B. 动脉血二氧化碳结合力
C. 血氧分压　　D. 动脉血 pH
E. 阴离子间隙

42. 关于休克的治疗，下列说法正确的是
A. 过敏性休克的首选治疗是快速补充血容量
B. 无论哪种休克，治疗开始的 30 分钟内应补足液量（1000~2000ml）
C. 对于休克患者吸氧治疗不是必需的
D. 液量不足的指征：休克指数>0.8、脉搏细速、尿量<30ml/h
E. 因休克患者血压低，故治疗上应首先给予血管活性药来提高患者的收缩压，以保证重要脏器的灌注

43. 高排低阻型休克可见于
A. 失血性休克　　B. 创伤性休克
C. 过敏性休克　　D. 心源性休克
E. 感染性休克

44. 休克患者血压低，尿量少，首选的血管活性药为
A. 多巴酚丁胺　　B. 去甲肾上腺素
C. 肾上腺素　　D. 异丙肾上腺素
E. 多巴胺

45. 休克患者经补充足够血容量后，血压仍低，但中心静脉压正常，可采取的措施是
A. 使用血管收缩药　　B. 使用血管扩张药
C. 继续补充血容量　　D. 使用强心药
E. 使用利尿药

46. 休克患者血压低，中心静脉压低，提示
A. 血容量严重不足　　B. 严重酸中毒
C. 容量血管过度收缩　　D. 心功能不全
E. 血容量不足

47. 休克经补液后，血压仍低，中心静脉压不高，5~10 分钟内补等渗液体 250ml 后，血压上升，而中心静脉压不变，需进一步的处理是
A. 使用大剂量糖皮质激素　　B. 使用血管扩张药
C. 使用血管收缩药　　D. 使用利尿药
E. 继续补充血容量

48. 休克时，机体的代偿机制不包括

A. 小动脉血管收缩

B. 心率和心肌收缩力增加

C. 静脉容量血管收缩

D. 小动脉张力增加、静脉张力减少以保证血容量

E. 激活肾素-血管紧张素轴

49. 急性腹膜炎发生严重休克的原因为

A. 大量毒素的吸收

B. 大量液体丧失于腹腔

C. 中毒性心肌炎

D. 毒素吸收和血容量减少

E. 急性呼吸衰竭

50. 以下有关梗阻性休克的叙述，错误的是

A. 梗阻性休克根据梗阻部位不同分为心内梗阻性休克和心外梗阻性休克

B. 心内梗阻性休克以肺栓塞、心脏压塞、张力性气胸最为常见

C. 不明原因的休克伴呼吸困难、端坐呼吸、颈静脉怒张、心音遥远等临床表现时，应考虑心包积液或心脏压塞可能

D. 梗阻性休克的治疗原则是解除梗阻和降低氧输送

E. 梗阻性休克的基本机制是血液的主要通道受阻，导致心排血量减少，氧输送下降，引起组织灌注不足，引发组织缺血缺氧

51. 休克期微循环变化的特征是

A. 微动脉端收缩，微静脉端收缩

B. 微动脉端收缩，微静脉端舒张

C. 微动脉端舒张，微静脉端收缩

D. 微动脉端舒张，微静脉端舒张

E. 微动脉端舒张程度大于微静脉端舒张

52. 选择血管活性药治疗休克时应首先做到

A. 充分补足血容量

B. 保护和改善细胞功能

C. 纠正酸中毒

D. 改善心脏功能

E. 去除原发病因

53. 下列哪项最适宜作为监测休克患者补液的指标

A. 动脉血压

B. 心率

C. 尿量

D. 肺动脉楔压

E. 心排血量

54. 失血性休克患者经补液后血压正常，中心静脉压高，提示

A. 血容量相对过多

B. 严重酸中毒

C. 血容量严重不足

D. 血容量不足

E. 容量血管过度收缩

55. 出血性休克代偿期失血量一般为

A. >2100ml
B. 1700～2100ml
C. 1200～1700ml
D. <1000ml
E. 1200～800ml

56. 极重度出血性休克的失血量一般占总血容量的

A. >50%
B. 40%～50%
C. 30%～40%
D. 20%～30%
E. <20%

57. 中度出血性休克的失血量一般为

A. <750ml
B. 1500～2000ml
C. 1200～1700ml
D. 1700～2100ml
E. >2100ml

58. 重度出血性休克的失血量一般占总血容量的

A. >50%
B. 40%～50%
C. 30%～40%
D. 20%～30%
E. <20%

59. 极重度出血性休克的失血量一般为

A. >2100ml
B. 1700～2100ml
C. 1200～1700ml
D. 800～1200ml
E. <75ml

60. 中度出血性休克的失血量一般占总血容量的

A. <20%
B. 20%～30%
C. 30%～40%
D. 40%～50%
E. >50%

61. 消化道大出血导致的休克为

A. 心源性休克
B. 低血容量性休克
C. 脓毒性休克
D. 过敏性休克
E. 神经性休克

62. 重度出血性休克的失血量一般为

A. >2100ml
B. 1700～2100ml
C. 1200～1700ml
D. 800～1200ml
E. <75ml

63. 轻度出血性休克的失血量一般占总血容量的

A. <10%
B. 10%～20%

C. 20%~30%　D. 40%~50%
E. >50%

64. 腹部外伤并发出血性休克，主要的处理原则为
A. 快速补充液体　B. 给予大量镇静药
C. 主要以输血补足血容量　D. 应用大量抗生素控制感染
E. 积极治疗休克的同时手术探查止血

65. 创伤性休克患者到达急诊室后，下列哪项操作首选
A. 立即行 X 线、B 超检查，明确伤情　B. 剖腹探查，了解有无腹腔脏器损伤
C. 建立静脉通道，补充足够血容量　D. 应用血管活性药
E. 应用强心药

66. 脓毒症休克的血流动力学特点不包括
A. 心排血量降低　B. 体循环阻力下降
C. 肺循环阻力增加　D. 低血压
E. 心率改变

67. 治疗过敏性休克应首选
A. 去甲肾上腺素　B. 地塞米松
C. 肾上腺素　D. 多巴胺
E. 阿托品

68. 急发型过敏性休克常发生在接触变应原后
A. 50 分钟内　B. 40 分钟内
C. 30 分钟内　D. 15 分钟内
E. 60 分钟内

69. 不符合急发型过敏性休克特征的是
A. 药物注射多见　B. 接触变应原 15 分钟内发生者占 80%~90%
C. 皮肤可有血管神经性水肿　D. 预后较好
E. 多在接触变应原 15 分钟内发生

70. 最常引起过敏性休克的药物是
A. 四环素　B. 庆大霉素
C. 磺胺　D. 红霉素
E. 青霉素

71. 治疗过敏性休克的一线药物是
A. 甲泼尼龙　B. 地塞米松
C. 异丙嗪　D. 肾上腺素
E. 去甲肾上腺素

72. 下列哪一项不是心源性休克的最常见病因
A. 大面积肺梗死
B. 重度二尖瓣狭窄
C. 心脏压塞
D. 肺源性心脏病
E. 严重心律失常

73. 导致心源性休克的决定性因素是
A. 心肌收缩力减退
B. 过度使用镇痛镇静药
C. 心律失常
D. 血容量不足
E. 剧烈的疼痛

74. 评定心脏泵血功能最有意义的是
A. 每搏输出量
B. 心排血量
C. 心脏做功量
D. 心肌收缩力
E. 动脉血流速

75. 不符合急性前壁心肌梗死致心源性休克血流动力学特点的是
A. 左室射血分数增高
B. 肺毛细血管楔压下降
C. 心排血指数下降
D. 左室舒张末压下降
E. 心排血量下降

76. 急性非穿透性心肌梗死出现心源性休克时最可能的原因是
A. 血容量不足
B. 剧烈的疼痛
C. 心律失常
D. 合并急性二尖瓣关闭不全
E. 过度使用镇痛镇静药

77. 感染性休克的最常见病因是
A. 革兰阴性菌
B. 革兰阳性菌
C. 病毒
D. 螺旋体
E. 真菌

78. 下列哪种类型的休克首选糖皮质激素治疗
A. 过敏性休克
B. 感染性休克
C. 低血容量性休克
D. 心源性休克
E. 神经源性休克

79. 感染性休克用糖皮质激素治疗应采用
A. 大剂量肌内注射
B. 小剂量反复静脉滴注
C. 大剂量突击静脉给药
D. 小剂量口服给药
E. 大剂量口服给药

80. 高动力型休克最常见于下列哪一类休克
A. 失血性休克
B. 创伤性休克

C. 心源性休克　　D. 烧伤性休克
E. 感染性休克

81. 血管扩张性感染性休克的标准治疗措施错误的是
A. 抗感染　　B. 扩充血容量
C. 缩血管　　D. 增加心肌收缩力
E. 纠正酸中毒

82. 感染性休克时，心率降至 60~70 次/分，往往提示
A. 心功能好转　　B. 休克好转
C. 代谢性酸中毒得到纠正　　D. 微循环改善
E. 心功能失代偿

二 A2 型题

1. 某创伤患者，血压 70/40mmHg，休克的原因可能是
A. 失血　　B. 心脏压塞
C. 神经源性休克　　D. 张力性气胸
E. 以上均可

2. 一塌方工地，有一股骨骨折并失血性休克患者，现场首要的处理措施是
A. 使用止血药　　B. 立即转送医院
C. 使用血管收缩药　　D. 立即输血
E. 包扎止血

3. 患者，男性，25 岁。户外工作时，不慎从高处坠落，查体：面色苍白、脉搏细弱，四肢湿冷，左耻骨联合及大腿根部大片瘀斑、血肿；血压 70/55mmHg，心率 135 次/分，体温 37.0℃。伤后送医院，途中患者渐转入昏迷，最终死亡。该患者属于何种休克
A. 感染性休克　　B. 心源性休克
C. 失血性休克　　D. 神经源性休克
E. 过敏性休克

4. 患者，女性，35 岁。因车祸致全身多发伤，查体：血压 55/40mmHg，心率 112 次/分，体温 36.1℃。面色苍白、脉搏细弱，四肢冷、出汗，X 线片示右下肢粉碎性骨折、颅骨骨折。入院诊断为低血容量性休克。该患者处于休克的
A. 初期　　B. 休克期
C. 后期　　D. 微循环衰竭期
E. 以上均不正确

5. 患者，男性，17 岁。高热，呼吸急促，心率 120 次/分，血压 80/60mmHg，血培养示金黄色葡萄球菌生长，拟诊为脓毒症休克，给予亚冬眠疗法的常用剂量是

A. 氯丙嗪 50mg，异丙嗪 50mg，哌替啶 100mg

B. 氯丙嗪 100mg

C. 异丙嗪 50mg

D. 哌替啶 100mg

E. 异丙嗪 100mg，哌替啶 100mg

6. 患者，女性，81 岁。昏迷后，留置导尿，发热（体温 40℃），心率 110 次/分，血压 70/56mmHg，白细胞计数 8×10^9/L，中性粒细胞 0.80，中段尿培养示大肠埃希菌生长，拟诊为脓毒症休克。下列哪一项不是脓毒症休克过程中，人体释放的内源性介质

A. 氧自由基　　B. 肿瘤坏死因子

C. 白三烯　　D. 内啡肽

E. 革兰阴性菌内毒素

7. 胰腺癌手术分离网膜过程中，患者血压急剧下降至 70/40mmHg，出冷汗，四肢末端湿冷，心率 56 次/分，最可能的诊断为

A. 神经源性休克　　B. 心源性休克

C. 失血性休克　　D. 过敏性休克

E. 创伤性休克

8. 患者，女性，21 岁。行静脉胆道造影检查时，出现神志淡漠，心悸、出冷汗，口唇发绀，面色苍白，心率 110 次/分，呼吸 25 次/分，血压 60/45mmHg，最可能的诊断是

A. 心源性休克　　B. 过敏性休克

C. 脓毒性休克　　D. 低血容量性休克

E. 神经源性休克

9. 患者，男性，17 岁。平素体健，因“面部痤疮继发感染”在当地门诊静脉滴注头孢曲松钠，输液 15 分钟后患者自述胸闷、头晕、恶心，无呕吐，考虑为药物过敏，给予抗过敏治疗，配药过程中，患者突发意识丧失，面色苍白，皮肤湿冷，血压、脉搏测不到，心率 165 次/分，急呼 120。作为一名接诊医师，遇到这样的患者，最重要的处理是

A. 彻底明确变应原　　B. 建立静脉通道，抗过敏、抗休克治疗

C. 抗感染治疗　　D. 完善相关实验室检查及其他辅助检查

E. 全面的体格检查

10. 老年高血压患者餐后突发心前区剧痛，面色苍白，全身大汗淋漓，血压 100/60mmHg，心率 126 次/分，最可能的诊断为

A. 创伤性休克　　B. 神经性休克

C. 失血性休克　　D. 过敏性休克

E. 心源性休克

11. 患者，男性，68 岁。胸痛 10 小时，伴冷汗淋漓，以往有高血压和主动脉夹层分离病史，

查体：口唇发绀，脉搏细速，脉搏 110 次/分，血压 70/50mmHg，心电图示心肌缺血，血清淀粉酶正常，血糖正常。下列哪一项是最可能的诊断

A. 急性出血坏死性胰腺炎
B. 肾上腺危象
C. 糖尿病酮症酸中毒
D. 脓毒性休克
E. 心源性休克

12. 患者，女性，57 岁。既往冠心病史 10 余年，于上楼途中突感心前区压榨样疼痛，舌下含服硝酸甘油，胸痛不缓解，急呼 120 入院，途中意识转模糊。入院后查体：血压 65/55mmHg，心率 110 次/分，意识模糊，脉搏细速，四肢湿冷，末梢循环差，对该患者的处理中不正确的是

A. 快速大量补液
B. 酌情应用血管活性药，血管收缩药和血管扩张药可同时应用
C. 纠正水、电解质及酸碱平衡失调
D. 合理应用利尿药
E. 治疗原发心脏疾病

13. 患儿，女，11 岁。上呼吸道感染后 10 天出现心前区不适、胸闷、心悸。现突然出现烦躁不安，面色苍白，四肢湿冷及末端发绀。心电图检查示各导联 ST 段压低，T 波低平和频发室性期前收缩，诊断为病毒性心肌炎。此时最可能的并发症是

A. 频发室性期前收缩
B. 心源性休克
C. 充血性心力衰竭
D. 高度房室传导阻滞
E. 心脑综合征

14. 患者，女性，81 岁。发热，右上腹痛，体温 39℃，面色苍白，冷汗淋漓，右上腹压痛，墨菲征阳性，脉细速，脉搏 120 次/分，血压 98/50mmHg，周围血白细胞计数 $1.5\times10^9/L$，中性粒细胞 0.90。下列哪一项是最可能的诊断

A. 心源性休克
B. 神经源性休克
C. 过敏性休克
D. 感染性休克
E. 失血性休克

三 A3/A4 型题

（1~4 题共用题干）

患者，女性，28 岁，有停经史 1 周，突然出现下腹疼痛，呈持续性，伴恶心、呕吐及肛门坠胀感，疼痛时无阴道流血。查体：体温 36.6℃，脉搏 190 次/分，血压 70/40mmHg，表情淡漠，意识尚清，全身皮肤黏膜苍白，腹软，下腹有压痛及反跳痛，叩诊有移动性浊音。

1. 该患者初步诊断为

A. 失血性休克　　B. 急性肠胃穿孔
C. 肠梗阻　　D. 先兆流产
E. 急性胃肠炎

2. 院前急救时，最重要的是
A. 查体，简单询问病史，特别是患者的月经史
B. 立即建立静脉输液通道，输入平衡盐溶液
C. 酌情应用血管活性药
D. 平稳搬至救护车上，吸氧，监测生命体征，及时联系并转送至专科医院
E. 使用止血药

3. 对该患者的诊断最有帮助的实验室检查为
A. 血常规　　B. 血生化
C. 人绒毛膜促性腺激素　　D. 尿常规
E. 腹部 B 超

4. 在补液的同时，有必要同时进行以下哪项治疗
A. 急诊剖腹探查　　B. 测血型、配血
C. 维持水、电解质及酸碱平衡　　D. 保护重要脏器的功能
E. 呼吸机辅助呼吸

（5~8 题共用题干）

患者，男性，51 岁。既往体健，车祸致多发伤，急呼 120。接诊时患者意识模糊，面色苍白，血压 60/45mmHg，脉搏 116 次/分，呼吸 22 次/分，双侧瞳孔等大等圆，对光反射灵敏，头颅无畸形，右颜面部出血红肿，无头皮裂伤，胸廓无畸形，右侧挤压试验阳性，腹部平软，无胃肠型及蠕动波，右上肢及右下肢多处出血伴剧烈疼痛。

5. 该患者的最佳诊断为
A. 低血容量性休克　　B. 创伤性休克
C. 心源性休克　　D. 颅脑外伤
E. 右侧肋骨骨折

6. 接诊时首先要进行以下哪项操作
A. 立即运送至医院　　B. 检查生命体征和简单的体格检查
C. 建立有效的静脉通道　　D. 对症镇痛治疗
E. 吸氧

7. 接诊时最重要的治疗是
A. 加压包扎，并建立静脉通道　　B. 迅速补足胶体液
C. 监测生命体征的变化　　D. 保持呼吸道的通畅

E. 心理抚慰

8. 若该患者合并基础心脏疾病，补液时应注意

A. 先盐后糖
B. 先快后慢
C. 见尿补钾
D. 控制补液速度，不宜过快
E. 先晶体后胶体

（9～12 题共用题干）

患者，女性，43 岁。持续高热伴上腹痛 5 天，巩膜黄染 2 天入院。查体：急性热病容，意识清醒，巩膜黄染，体温 39.6℃，呼吸急促（32 次/分），血压 75/45mmHg，心率 120 次/分，心律齐。右上腹压痛明显。血常规：红细胞计数 21×10^{9}/L，中性粒细胞 0.90。

9. 该患者拟诊为脓毒症休克，病原菌应首先考虑

A. 肺炎链球菌
B. 表皮葡萄球菌
C. 金黄色葡萄球菌
D. 大肠埃希菌
E. 白色念珠菌

10. 应首选的抗生素是

A. 青霉素+链霉素
B. 亚胺培南+甲硝唑
C. 万古霉素+利福平
D. 亚胺培南+氟康唑
E. 头孢他啶+阿米卡星

11. 该患者出现进行性呼吸困难和发绀，呼吸 40 次/分，血氧分压 49mmHg，胸部 X 线检查示两肺大片状浸润阴影。应采取的急救措施是

A. 面罩吸氧
B. 机械通气
C. 输新鲜血
D. 血液透析
E. 加大抗生素剂量

12. 提示血中有内毒素的检查是

A. 血培养
B. 血乳酸测定
C. 血清丙氨酸氨基转移酶测定
D. 溶解物试验
E. 3P 试验

（13～14 题共用题干）

患者，男性，67 岁。发热、咳嗽、神志淡漠、口唇发绀，体温 40℃，肺部闻及湿啰音，心率 120 次/分，呼吸 25 次/分，血压 70/54mmHg，白细胞计数 12.8×10^{9}/L，中性粒细胞 0.96，X 线胸片示右下肺炎，1 小时内尿量仅 20ml。

13. 最可能的诊断是

A. 失血性休克
B. 脓毒症休克

C. 心源性休克　　D. 过敏性休克
E. 神经源性休克

14. 给予生理盐水、血浆和碳酸氢钠等治疗后，为升高血压，并维持组织和器官的正常灌注，最常用的药物是
A. 多巴胺　　B. 肾上腺素
C. 多巴酚丁胺　　D. 地塞米松
E. 异丙肾上腺素

（15~16 题共用题干）

患者，男性，62 岁。间断右下腹痛 3 天，发热伴呕吐 2 天，未经任何治疗。查体：体温 35℃，脉搏 120 次/分，血压 80/40mmHg，意识恍惚，烦躁不安，全腹压痛、反跳痛，四肢冰冷、青紫，呈花斑状，发绀，尿量平均<25ml/h。3 年前有陈旧性心肌梗死病史。

15. 该患者的诊断应首先考虑
A. 低血容量性休克　　B. 心源性休克
C. 脓毒症休克　　D. 梗阻性休克
E. 过敏性休克

16. 紧急治疗原则不包括
A. 使用抗生素　　B. 补液扩容
C. 纠正休克同时及早手术　　D. 使用布桂嗪镇痛
E. 应用升压药

（17~18 题共用题干）

患者，男性，38 岁。主因咳嗽、咳痰 3 天于门诊就诊，诊断为上呼吸道感染，予以左氧氟沙星输液治疗，在治疗过程中患者突然出现声音嘶哑、喘憋，在站起寻求护理人员帮助的时候摔倒，伴意识障碍。查体：心率 120 次/分，血压 70/45mmHg。

17. 该患者的诊断是
A. 支气管哮喘　　B. 脑血管意外
C. 心源性休克　　D. 过敏性休克
E. 感染性休克

18. 首先需要进行的治疗是
A. 环甲膜穿刺　　B. 肾上腺素 1mg 静脉注射
C. 胸外心脏按压　　D. 抗生素治疗
E. 静脉补液

（19～21 题共用题干）

患者，男性，67 岁。胸痛，出冷汗，面色苍白，口唇发绀，心率 120 次/分，血压 68/50mmHg，1 小时内无尿，心电图示 V_1、V_2导联 ST 段弓背样抬高，T 波倒置，血中心肌肌钙蛋白 T 浓度为 1ng/ml。

19. 最可能的诊断是

A. 失血性休克　　B. 心源性休克

C. 过敏性休克　　D. 脓毒性休克

E. 神经源性休克

20. 进行血流动力学监测时，下列哪项中心静脉压值提示血容量不足

A. $10cmH_2O$　　B. $1.5cmH_2O$

C. $4cmH_2O$　　D. $14cmH_2O$

E. $12cmH_2O$

21. 下列肺毛细血管楔压值中，哪项提示中度肺充血

A. 16～18mmHg　　B. 21～25mmHg

C. 18～20mmHg　　D. 25～30mmHg

E. 16～20mmHg

（22～23 题共用题干）

患者，女性，55 岁。5 天前因劳累出现胸痛频繁发作，舌下含服硝酸甘油不能缓解，半小时前突发心前区剧痛，伴大汗淋漓、四肢厥冷。查血压 62/30mmHg，心率 165 次/分，两肺底湿啰音；心电图示Ⅰ、Ⅱ、Ⅲ、aVF、V_5～V_7 ST 段下降，T 波倒置。

22. 该患者最主要的诊断为

A. 急性心肌梗死　　B. 急性心力衰竭

C. 心源性休克　　D. 肺源性心脏病

E. 心绞痛

23. 院前处置要点为

A. 半卧位或坐位，建立静脉通道　　B. 连续心电监护，吸氧

C. 记录每小时尿量　　D. 维持血压，强心并给予溶栓治疗

E. 舌下含服硝酸甘油

（24～26 题共用题干）

患者，男性，75 岁。腹痛 3 天，逐渐加重 1 天，既往曾因肠梗阻手术 3 次。查体：体温 40.1℃，血压 80/50mmHg，心率 125 次/分，呼吸 44 次/分，血氧饱和度 92%，神志淡漠，急性痛苦面容，口唇发绀，双侧瞳孔等大等圆，对光反射迟钝，颈软、无抵抗，气管居

中，双肺听诊呼吸音粗，未闻及干、湿啰音，心率 125 次/分，心律不齐，各瓣膜听诊区未闻及异常。板状腹，肠鸣音消失。

24. 该患者最重要的诊断为
   A. 肠梗阻　　B. 急性心肌梗死
   C. 感染性休克　　D. 弥漫性腹膜炎
   E. 窦性心动过速

25. 院前急救的工作人员应着重
   A. 安慰患者
   B. 大流量吸氧，心电监护
   C. 建立静脉输液通道
   D. 监测生命体征，护送至医院，回院途中持续吸氧
   E. 置患者于休克体位

26. 若该患者入院后急诊剖腹探查见腹腔严重感染，选择的抗生素应
   A. 针对革兰阴性杆菌　　B. 针对革兰阳性球菌
   C. 广谱抗生素　　D. 等待细菌培养的结果
   E. 首选青霉素

四 X 型题

1. 关于正常状态下微循环错误的是
   A. 微动脉平滑肌舒张　　B. 微动脉平滑肌收缩
   C. 直接通路开放　　D. 动静脉短路开放
   E. 组织间的毛细血管约 20%交替开放

2. 休克微循环扩张期可出现
   A. 毛细血管栓塞　　B. 血细胞比容增加
   C. 血 pH 下降　　D. 皮肤黏膜花斑
   E. 四肢苍白

3. 休克失代偿期表现有
   A. 四肢苍白　　B. 尿量明显减少
   C. 神志淡漠　　D. 血压极低
   E. 皮肤黏膜发绀

4. 根据病因和病理生理对休克进行分类，正确的有
   A. 严重呕吐、腹泻：低血容量性休克　　B. 中暑休克：低血容量性休克
   C. 腰部麻醉后休克：神经源性休克　　D. 腹腔脓肿：感染性休克
   E. 股骨骨折：神经源性休克

5. 休克的治疗措施有

A. 处理原发病因　　B. 补充血容量

C. 纠正代谢紊乱　　D. 改善心功能

E. 改善微循环

6. 休克的诊断依据包括

A. 有诱发休克的原因　　B. 意识异常，脉细速，尿量<30ml/h

C. 收缩压<80mmHg　　D. 脉压<20mmHg

E. 原有高血压病者收缩压下降 30%以上

7. 符合休克代偿期微循环变化的是

A. 微静脉收缩　　B. 微动脉收缩

C. 静脉回心血量增加　　D. 动静脉短路和直接通路开放

E. 组织灌流量减少

8. 判断失血性休克患者是否继续出血，应反复检查的项目有

A. 出凝血时间　　B. 血红蛋白

C. 血小板计数　　D. 血细胞比容

E. 红细胞计数

9. 判断失血性休克的程度，主要依据有

A. 血压下降的幅度　　B. 精神状态

C. 脉压变化的程度　　D. 脉搏增快的程度

E. 失血量占全身血容量的比例

10. 低血容量性休克的特点有

A. 低血压　　B. 低中心静脉压

C. 高心排血量　　D. 低心排血量

E. 低外周静脉压

11. 失血性休克补充血容量时，输液的量和速度应依据

A. 失血量　　B. 血压

C. 尿量　　D. 脉率

E. 中心静脉压

12. 脓毒症休克患者应监测

A. 生命体征　　B. 细菌感染类型

C. 中心静脉压　　D. 心排血量

E. 尿量

13. 需与过敏性休克相鉴别的是

A. 感染性休克　　B. 失血性休克

C. 心源性休克　　D. 血管抑制性休克
E. 神经源性休克

14. 心源性休克的机制是
A. 心肌自体抗原作用　　B. 心肌抑制因子作用
C. 心肌收缩力锐减　　D. 血容量不足
E. 心律失常

15. 治疗感染性休克使用血管扩张药时注意
A. 需要在充足血容量的前提下使用　　B. 逐渐增加剂量
C. 注意纠正酸中毒　　D. 联合使用血管收缩药
E. 单一药物长期使用易产生受体脱敏现象，交替使用不同的血管扩张药

16. 符合感染性休克高排低阻型特点的是
A. 常由革兰阳性球菌感染所致　　B. 释放组胺
C. 激动 β 受体　　D. 回心血量减少
E. 微动脉和微静脉收缩，动静脉短路开放

17. 感染性休克时血压低，但中心静脉压高，提示
A. 血容量相对过多　　B. 容量血管过度收缩
C. 心功能不全　　D. 血容量不足
E. 肺循环阻力增大

18. 符合感染性休克低排高阻型特点的是
A. 常由革兰阴性杆菌感染所致
B. 回心血量减少
C. 内毒素和代谢产物抑制心肌，心排血量减少
D. 微动脉和微静脉收缩，动静脉短路开放
E. 释放类脂多糖蛋白复合体，刺激机体分泌儿茶酚胺

19. 感染性休克的治疗包括
A. 保持脏器循环灌注充足　　B. 使用正性肌力药
C. 静脉输注碳酸氢盐　　D. 使用血管活性药
E. 使用抗生素

参考答案与解析

一、A1 型题

1. C【解析】休克是各种致病因素作用于机体导致有效循环血量急剧减少，组织血流灌

注不足而出现的细胞代谢障碍和细胞损伤的全身性病理过程。

2. B【解析】去甲肾上腺素有强烈的血管收缩作用。若用药时间过长或用量过大，由于肾血管剧烈收缩，肾血流量减少。少尿或无尿的休克患者禁用，以免加重症状。

3. B【解析】再灌注时发生钙超负荷与细胞膜外板与糖被分离有关。

4. D【解析】再灌注时氧自由基主要由血管内皮细胞产生。

5. E【解析】白细胞可嵌顿、堵塞毛细血管而致无复流现象产生，白细胞释放炎症介质而增加血管壁通透性，激活的中性粒细胞可产生自由基和释放溶酶体酶而损伤组织。

6. A【解析】休克早期即循环缺血期，交感-肾上腺髓质系统强烈兴奋，小动静脉、微动静脉、毛细血管前括约肌均处于明显的收缩状态，造成组织少灌少流，严重缺血、缺氧，其中微动脉和毛细血管括约肌对儿茶酚胺的作用较微静脉更敏感，故收缩更强烈，因此灌少于流。

7. E【解析】休克时产生心肌抑制因子的主要部位是胰腺。

8. E【解析】休克分早期、中期和晚期。早期肾脏会出现低血流量低灌注，从而导致急性肾功能受损，出现面色苍白、尿量减少、脉搏细速、体温降低等情况。休克中期易受损的器官除肾脏外还有肝脏和心血管，而后会快速进入休克晚期。晚期会出现多脏器功能不全和多脏器功能衰竭，造成脑血管不可逆性损伤。

9. D【解析】休克早期微循环以收缩为主，有效循环血量减少，反射性引起交感-肾上腺髓质系统兴奋，使心率加快、心肌收缩力增强、小血管收缩，周围血管阻力增加，以维持血压水平。此外，毛细血管网的血流减少，毛细血管内流体静压降低，有利于液体进入血管，从而也增加了回心血量。

10. B【解析】休克时正确的补液原则：需多少，补多少。所谓需多少应包含向体外丧失的部分体液、血管床容量扩大的部分、微循环淤滞的部分以及血浆外渗的部分。

11. E【解析】休克早期血管扩张见于心脏血管。

12. E【解析】休克晚期临床上表现为多器官功能障碍综合征，出现严重的代谢紊乱及血流动力学异常，其结果导致组织器官功能及结构的进一步损害，形成休克的恶性循环而出现不可逆休克，微循环变化与临床特点是循环衰竭（进行性顽固性低血压）、并发弥散性血管内凝血（DIC）、严重的酸中毒及重要器官功能衰竭。

13. D【解析】休克经补充足够容量后，血压仍低，但中心静脉压高，可使用血管扩张药。

14. D【解析】休克患者使用低分子右旋糖酐，可发生出血倾向的剂量是>1000ml/d。

15. E【解析】休克的本质是有效循环血量急剧减少，微循环灌流严重不足。造成全身组织、器官氧和血液灌流不足，引起细胞缺血缺氧和一系列代谢障碍。

16. B【解析】若未并发急性肾衰竭，休克经补充足够血容量后，其尿量一般不低于30ml/h。

17. E【解析】参见 A1 型题第 6 题解析。

18. E【解析】不明原因腹痛给予镇痛易掩盖病情，所以选项 E 叙述错误。

19. A【解析】休克复苏的终点：①尿量>0.5ml/（kg·h）。②中心静脉压 8~12mmHg。③平均动脉压 65~90mmHg。④中心静脉血氧饱和度>70%。⑤血乳酸水平降至正常。

20. A【解析】诊断休克主要依据临床表现：①有诱发休克的病因。②精神状态发生改变。③脉搏细速，超过 100 次/分或不能触及。④四肢湿冷，胸骨部位皮肤指压痕阳性（指压后再充盈时间>2 秒），皮肤花纹、黏膜苍白或发绀，尿量<30ml/h 或无尿。⑤血压下降，收缩压<80mmHg。⑥脉压<20mmHg。⑦原有高血压病者收缩压较原收缩压下降超过 30%。

21. C【解析】休克期（失代偿期）：表情淡漠，反应迟钝或昏迷，面色苍白或发绀、出冷汗，脉搏细速或测不出，浅表静脉萎陷。当出现皮肤黏膜发绀加重、瘀斑或消化道出血表示病情严重，可能存在弥散性血管内凝血（DIC），提示重要脏器的血管内微血栓形成。

22. E【解析】休克时，监测尿量的目的是了解器官血液灌注状态。

23. A【解析】休克指数=脉率/收缩压，余选项叙述均正确。

24. B【解析】有效循环血量是指单位时间内通过心血管系统进行循环的血量，但不包括贮存于肝、脾和淋巴血窦或停滞于毛细血管中的血量。

25. A【解析】休克早期的尿量逐渐减少，<30ml/h。

26. B【解析】休克时使用多巴胺 5~20μg/（kg·min）静脉滴注，多用于轻、中度休克；重度休克 20~50μg/（kg·min）。

27. D【解析】补液是抗休克的基本治疗，宜尽快建立大静脉通道或双通路补液，早期复苏的首要目标是恢复有效血容量。

28. E【解析】休克时细胞损害首先见生物膜（包括细胞膜、线粒体膜和溶酶体膜等）发生损害。细胞膜损害最早的改变是细胞膜通透性增强，从而使细胞内的 Na^+、水含量增加而 K^+ 则向细胞外释出，细胞膜内外 Na^+、K^+ 分布的变化，使细胞膜 Na^+-K^+-ATP 酶活性增高，因而腺苷三磷酸（ATP）消耗增加，加之 ATP 的供应不足和膜上受体腺苷酸环化酶系统受损，可使控制细胞代谢过程的第二信使（cAMP）含量减少，因此细胞的许多代谢过程发生紊乱，如休克时肌肉细胞对胰岛素的反应减弱，使胰岛素促进细胞摄取葡萄糖的效应减弱甚至丧失。

29. B【解析】肾上腺皮质激素作用机制不包括促进垂体 β 内啡肽的分泌。

30. A【解析】参见 A1 型题第 15 题解析。

31. E【解析】中心静脉压<5cmH_2O，说明血容量不足；5~10cmH_2O 为正常；>15 cmH_2O 提示心功能不全、静脉血管床过度收缩或肺循环阻力增高；>20cmH_2O 提示存在充血性心力衰竭。

32. D【解析】容量是休克治疗首要解决的问题，容量复苏也是各型休克治疗的基础。

33. A【解析】参见 A1 型题第 20 题解析。

34. D【解析】休克早期（代偿期）：表现为精神紧张或烦躁不安，面色苍白，手足湿冷、过度换气、心率增快、血压正常或稍高，脉压缩小，脉搏细速，尿量正常或减少。

35. D【解析】休克指数＝脉率/收缩压。

36. D【解析】休克患者应采取仰卧体位，下肢抬高 10°～30°，有利于增加心脑等重要器官血流量。伴有呼吸困难时，将头、胸部抬高 20°～30°。

37. A【解析】休克失代偿期微循环的特点：组织缺氧产生的大量酸性代谢产物使微动脉和毛细血管前括约肌对儿茶酚胺的反应减弱甚至消失，引起血管扩张。但由于微静脉和小静脉对酸的耐受性较强，微静脉和小静脉仍保持持续收缩状态。同时，在酸性代谢产物、毒素及细胞因子作用下，毛细血管的通透性增加，液体从血管内大量渗入组织间隙，导致循环血量进一步下降。

38. B【解析】休克不可逆期微循环出现所谓“不灌不流”的淤滞状态，淤滞在微循环中的血液发生浓缩，流动更加缓慢甚至停止，血小板、红细胞聚积，出现弥散性血管内凝血，毛细血管前括约肌、微动脉、微静脉松弛。

39. E【解析】参见 A1 型题第 20 题解析。

40. A【解析】休克时，若血压低，而中心静脉压>15cmH_2O，最首要使用强心药。

41. A【解析】休克患者组织灌流不足可引起无氧代谢和高乳酸血症，对其检测有助于估计休克和复苏的变化趋势。

42. D【解析】休克液量不足的指征：休克指数>0.8、脉搏细速、尿量<30ml/h（D 正确）。过敏性休克的首选治疗是立即停止接触变应原，就地抢救，注射肾上腺素，吸氧，发生心搏骤停者，立即进行心脏复苏等抢救措施（A 错误）。引起休克的病因不同、患者基础健康状况不同，治疗不能一概而论（B 错误）。休克共同的病理改变是有效循环血量锐减，组织血流灌注广泛、持续、显著减少，导致全身微循环功能不良，组织缺血缺氧，吸氧是必须的（C 错误）。休克治疗应首先给予扩容和对因治疗（E 错误）。

43. E【解析】脓毒症休克患者周围血管阻力下降，心肌收缩力下降，但是由于心率增快和心室舒张末期容积增加，心排血量增加或正常，所以 90% 的患者心血管抑制表现为高排低阻型。

44. E【解析】患者血压低，尿量少，治疗时不宜用血管收缩药和正性肌力药，宜采用血管扩张药，多巴胺可以使小血管舒张，能改善循环，使尿量恢复。

45. A【解析】休克患者经补充足够容量后，如果血压和中心静脉压均低，应补充血容量。休克患者经补充足够容量后，血压仍低，但中心静脉压正常，应使用血管收缩药。休克患者经补充足够容量后，血压仍低，但中心静脉压升高，应使用血管扩张药。

46. A【解析】休克患者血压低，中心静脉压低，提示血容量严重不足。

47. E【解析】如果心功能不全，则心脏泵血障碍，短时间增加的静脉血容量不能通过心脏将血泵入动脉系统中，中心静脉压会升高。但题干述中心静脉压不变，说明心脏泵血功能没有障碍，整个循环系统承受了新增的血容量，提示血容量仍然不足，应继续补充血容量。

48. D【解析】休克代偿期的代偿机制：①交感-肾上腺髓质系统兴奋，释放大量儿茶酚胺，引起小血管收缩甚至痉挛。②肾素-血管紧张素-醛固酮系统的激活，导致血管收缩和水钠潴留。③左心房容量感受器对下丘脑的反射性抑制作用减弱，升压素分泌释放增加，导致外周及内脏血管收缩。④血小板产生大量的血栓素 A_2。

49. D【解析】发生急性腹膜炎时，腹内脏器浸泡在大量脓液中，肠管麻痹，形成麻痹性肠梗阻，肠腔内大量积液，使得血容量明显减少，细菌入血、毒素吸收，易致感染性休克。

50. D【解析】梗阻性休克的基本机制为血流的主要通道受阻，导致心排血量减少，氧输送下降，引起组织灌注不良，引发组织缺血缺氧。梗阻性休克根据梗阻部位不同分为心外梗阻性休克和心内梗阻性休克。心外梗阻性休克包括肺动脉栓塞、心包缩窄或心脏压塞、腔静脉阻塞、气胸（尤其张力性气胸）、血胸和各种原因导致的心室后负荷明显增加等，其中，以肺栓塞、心脏压塞、张力性气胸最为常见。心内梗阻性休克常见于瓣膜狭窄、心室流出道梗阻等。不明原因的休克伴呼吸困难、端坐呼吸、颈静脉怒张、心音遥远等临床表现时，应考虑心包积液或填塞可能，应尽快行超声检查以确诊。梗阻性休克的治疗原则是解除梗阻和提高氧输送。

51. E【解析】休克期微循环变化的特征是微动脉端舒张程度大于微静脉端舒张。

52. A【解析】抗休克的处理原则是及时、快速、足量地补充血容量，纠正微循环障碍，恢复正常代谢。经补足血容量后血压仍不稳定，或休克症状未见缓解时选择血管活性药治疗休克。因此，选择血管活性药治疗休克时应首选做到充分补足血容量。

53. D【解析】正确监护休克患者补液量的方法：应动态监测中心静脉压，有条件的话还可测定肺动脉楔压。

54. E【解析】休克患者经补充足够容量后，血压正常，但中心静脉压高，应为容量血管过度收缩。

55. D【解析】出血性休克代偿期的失血量一般<1000ml。

56. A【解析】轻度出血性休克的失血量一般占总血容量的20%～30%。中度出血性休克的失血量一般占总血容量的30%～40%。重度出血性休克的失血量一般占总血容量的40%～50%。极重度出血性休克的失血量一般占总血容量的50%以上。

57. B【解析】中度出血性休克的失血量一般为1500～2000ml。重度出血性休克的失血量一般1700～2100ml。极重度出血性休克的失血量一般>2100ml。

58. B【解析】参见A1型题第56题解析。

59. A【解析】参见A1型题第57题解析。

60. C【解析】参见A1型题第56题解析。

61. B【解析】低血容量性休克的主要临床特点为有创伤、胃肠道出血或大量体液丢失的临床证据。

62. B【解析】参见 A1 型题第 57 题解析。

63. C【解析】参见 A1 型题第 56 题解析。

64. E【解析】当腹部受到意外伤害并导致出血性休克时，其主要处理原则为积极抗休克治疗同时手术探查止血。

65. C【解析】创伤性休克为出血过多，循环血量降低引起，应立即建立静脉通道，补充血容量。

66. A【解析】参见 A1 型题第 43 题解析。

67. C【解析】过敏性休克的治疗：首先应立即去除变应原，给予肾上腺素、糖皮质激素、抗组胺药，快速液体复苏和吸氧是很关键的初始治疗。

68. D【解析】过敏性休克临床表现为使用致敏药物后迅速发病，常在 15 分钟内发生严重反应，称为“急发型过敏性休克”；少数患者可在 30 分钟甚至数小时后才发生，称为“迟发型过敏性休克”。

69. D【解析】急发型过敏性休克出现于接触变应原后 15 分钟内，约占 80%~90%，多见于药物注射、昆虫蜇伤或抗原吸入等途径。此型往往病情紧急，来势凶猛，预后较差。重型急发型过敏性休克者可发生血管神经性水肿。

70. E【解析】过敏性休克的常见致敏物质如下。①抗生素：青霉素、氨苄西林、链霉素等。②异种血清：各种血清制剂。③麻醉药：普鲁卡因。④化学性药物：细胞色素 C。⑤毒液：毒昆虫刺蜇、毒蛇咬伤等。

71. D【解析】肾上腺素、糖皮质激素、H_1 受体阻断药为过敏性休克治疗一线药物。

72. D【解析】心源性休克最常见的病因有大面积肺梗死、严重二及三尖瓣狭窄、严重心律失常、心脏压塞。

73. A【解析】导致心源性休克的最主要原因是心肌收缩力极度降低，包括大面积心肌梗死、急性暴发性心肌炎（病毒性、白喉性以及少数风湿性心肌炎等）等。

74. C【解析】心脏做功量作为评定心脏泵血功能的指标，要比单纯的心排血量更为全面。

75. A【解析】前壁心肌梗死病变血管为前降支，前降支供应左心室心肌约 50%的血液，一旦完全闭塞，心肌坏死范围大，可造成较严重的左心室损伤而致左心室功能明显受损，出现左心室舒张末压增高，容量增加，射血分数降低，心力衰竭，甚至心源性休克。

76. D【解析】心肌梗死时，坏死心肌导致心肌收缩力明显减弱，影响心肌泵功能，导致心排血量降低，有效循环血量降低，可引起心源性休克。二尖瓣关闭不全是急性心肌梗死的常见并发症，急性非穿透性心肌梗死合并急性二尖瓣关闭不全易出现心源性休克。

77. A【解析】感染性休克的致病微生物包括细菌、病毒、真菌、寄生虫、螺旋体、立克次体，以及这些病原微生物的代谢产物，其中以革兰阴性菌为多见，也可见于革兰阳性菌。

78. B【解析】感染性休克用糖皮质激素治疗。

79. C【解析】感染性休克用糖皮质激素治疗应采用大剂量突击静脉给药。

80. E【解析】高动力型休克最常见于感染性休克。

81. D【解析】感染性休克的标准治疗：①积极控制感染。②补充血容量，纠正酸中毒。③调整血管舒缩功能。④防止微循环淤滞，维护重要脏器功能。

82. E【解析】感染性休克时，心率降至 60~70 次/分，往往提示心功能失代偿。

二、A2 型题

1. E【解析】失血、心脏压塞、神经源性休克、张力性气胸等原因均可造成有效循环血量不足，血压降低，休克。

2. E【解析】针对该患者，首先要控制出血量，这是创伤性休克急救处理的紧急措施，一般用敷料加压包扎止血。

3. C【解析】患者不慎从高处坠落，面色苍白、脉搏细弱，四肢湿冷，血压下降，符合创伤后失血性休克的临床表现。

4. B【解析】休克期（失代偿期）：可见表情淡漠，反应迟钝或昏迷，面色苍白或发绀、出冷汗，脉搏细速或测不出，浅表静脉萎陷，毛细血管充盈时间延长，心率多在 100~120 次/分，收缩压多在 80mmHg 以下或测不出，脉压更小，少尿或无尿。

5. A【解析】脓毒症休克给予亚冬眠疗法的常用剂量是氯丙嗪 50mg，异丙嗪 50mg，哌替啶 100mg。

6. E【解析】革兰阴性菌内毒素为外源微生物毒素。

7. A【解析】神经源性休克因强烈神经刺激如创伤、剧痛等病因引起，患者表现为低血压和心动过缓，部分患者可表现为快速型心律失常，四肢却温暖干燥。

8. B【解析】过敏性休克早期表现为全身不适，口唇、舌及手足发麻，喉部发痒，头晕、心悸、胸闷、恶心、呕吐、烦躁不安等；随即全身大汗、面色苍白、口唇发绀、喉头阻塞、咳嗽、呼吸困难，部分患者有垂危濒死恐怖感；严重者有昏迷及大小便失禁等。

9. B【解析】判断该患者可能为过敏性休克，应该建立静脉通道，进行抗过敏、抗休克治疗。

10~11 E、E【解析】心源性休克患者多有基础心脏病病史，多发生于中老年人，急性发作，特别是发生急性心肌梗死时，表现为持续胸痛，伴出冷汗、头晕、乏力及心律失常和心功能不全等症状。

12. A【解析】判断该患者为心源性休克，心源性休克基本机制为泵功能衰竭，导致心排血量急剧下降。血流动力学特点：前负荷或充盈压增加，体循环阻力代偿性增加，每搏输出量减少，心排血量减少。由于心源性休克患者心肌收缩力下降、外周血管阻力明显增加，可常规应用血管活性药。酸中毒使心肌和血管系统对血管活性药不敏感，故应在纠正酸中毒的基础上给予血管活性药。对于前负荷不足者，适当给予液体治疗；对于前负荷过高者，适当限制液体入量和输液速度，或应用利尿药降低前负荷。

13. B【解析】病毒性心肌炎如未得到及时救治，可能引发严重的并发症，如心力衰竭、心源性休克、猝死等。患儿四肢湿冷等表现符合心源性休克诊断表现。

14. D【解析】患者面色苍白，冷汗淋漓，脉细速，脉搏 120 次/分，血压 98/50mmHg，为休克征象。患者右上腹痛，体温 39℃，右上腹压痛，墨菲征阳性，周围血白细胞计数 1.5×10^9/L，中性粒细胞 0.90，为急性感染的征象。综上，患者最可能的诊断为感染性休克。感染性休克是由于各种病原微生物及其毒素侵入人体，经过一系列反应，导致微血管阻力增加、微循环障碍、重要器官灌注不足。

三、A3/A4 型题

1. A【解析】患者下腹疼痛，呈持续性，伴恶心、呕吐及肛门坠胀感，血压 70/40mmHg 等表现符合失血性休克诊断表现。

2. B【解析】低血容量性休克急诊处理：快速补充血容量同时积极处理原发病，控制出血和体液丢失。先建立快速通畅的静脉通路，补充血容量同时尽快止血。

3. C【解析】28 岁年轻女性，停经后腹痛，首先考虑异位妊娠，但停经 1 周，不足 1 个月，查血、尿人绒毛膜促性腺激素（HCG）阳性，可考虑早孕。

4. A【解析】患者休克，存在异位妊娠破裂失血性休克可能，补液同时需急诊剖腹探查，必要时手术治疗。

5. B【解析】创伤性休克是指由于机体遭受暴力作用后，发生了重要脏器损伤、严重出血等情况，使有效循环血量锐减，微循环灌注不足，以及创伤后剧烈疼痛、恐惧等多种因素综合形成的机体代偿失调的综合征。临床表现为意识模糊、出冷汗、肤色苍白、血压下降、呼吸急促、昏迷等。多因交通事故、机器损伤、坠落等导致。

6. B【解析】创伤性休克时应首先进行生命体征和简单的体格检查。

7. A【解析】先建立快速通畅的静脉通路，补充血容量同时尽快止血。

8. D【解析】有心脏疾病的患者补液时应速度适中，不宜过快。

9. D【解析】该患者右上腹压痛明显，巩膜黄染，急性热病容，体温>38℃，血压 75/45mmHg，呼吸频率>20 次/分，心率>90 次/分，应首先考虑为大肠埃希菌感染所致。

10. E【解析】上腹痛并感染性休克，中性粒细胞增多，考虑杆菌感染可能，但高热，不除外合并球菌感染，考虑使用头孢他啶+阿米卡星。其中，阿米卡星对金黄色葡萄球菌有良好抗菌作用。甲硝唑——抗厌氧菌；链霉素、利福平——抗结核分枝杆菌；氟康唑——抗真菌。

11. B【解析】血氧分压 49mmHg，提示存在呼吸衰竭；胸部 X 线检查示双肺大片浸润影，考虑急性呼吸窘迫综合征（ARDS）可能，可行机械通气治疗。

12. D【解析】溶解物试验可以检测血中的内毒素。

13. B【解析】脓毒症常见的症状有寒战、高热，患者还可出现感染部位的相应临床表现，如咳嗽、咳痰、胸痛、头痛、意识状态改变、腹痛、腹泻、尿频、尿痛、腰痛、皮疹、皮肤关节疼痛等。该患者体温高达40℃，心率120次/分，呼吸频率25次/分，血压70/54mmHg，符合脓毒症休克诊断表现。

14. B【解析】升压药首选去甲肾上腺素，治疗目标：平均动脉压≥65mmHg。若去甲肾上腺素不能维持满意的平均动脉压，也可选择肾上腺素或去甲肾上腺素加用抗利尿激素，降低其副作用。对脓毒症休克的患者，不主张常规使用多巴胺升压，因多巴胺仅用于快速型心律失常发生风险极低者及绝对或相对心动过缓的患者。

15. C【解析】患者有陈旧性心肌梗死病史，间断右下腹痛3天，发热伴呕吐2天，血压80/40mmHg，有组织灌注不良的表现，符合脓毒症休克诊断表现。

16. D【解析】患者腹痛原因未明，予镇痛可掩盖病情。

17. D【解析】患者予以左氧氟沙星输液治疗过程中突然出现声音嘶哑、喘憋，在站起寻求护理人员帮助的时候摔倒，伴意识障碍，患者诊断应是左氧氟沙星引起的过敏性休克。

18. B【解析】过敏性休克的治疗：①立即停止使用或清除引起变态反应的物质。②迅速从皮下或肌内注射0.1%盐酸肾上腺素0.5~1.0ml，必要时5~10分钟重复1次。③尽早使用糖皮质激素，地塞米松10~20mg静脉注射，或氢化可的松100~200mg加入10%葡萄糖盐水250ml中静脉滴注。④吸氧，保持呼吸道通畅，如喉头水肿呼吸受阻使用肾上腺素及糖皮质激素后仍未缓解者，紧急时应行气管切开。如有支气管痉挛经上述处理亦未缓解者，应用氨茶碱0.25g加入50%葡萄糖液40ml中缓慢静脉注射。⑤其他抗过敏药如氯苯那敏10mg或异丙嗪25mg肌内注射。⑥必要时使用血管活性药。⑦发生呼吸、心搏骤停时，按心肺复苏抢救。

19. B【解析】参见A2型题第10~11题解析。

20. B【解析】休克时患者中心静脉压不足5cmH$_2$O，提示血容量不足。

21. B【解析】在血浆胶体渗透压正常时，心源性肺充血和肺水肿是否出现取决于肺毛细血管楔压（PCWP）水平。当PCWP为18~20mmHg，出现肺充血；PCWP为21~25mmHg，出现轻度至中度肺充血；PCWP高于30mmHg，出现肺水肿。

22. C【解析】参见A2型题第10~11题解析。

23. A【解析】心源性休克急救处理：取半卧位或坐位，保持气道通畅，吸氧，建立静脉通路，给予镇静、抗心律失常、血管活性药，限制补液量，对症支持治疗。

24. C【解析】患者有疾病手术史，其体温40.1℃，血压80/50mmHg，心率125次/分，呼吸44次/分，血氧饱和度92%，神志淡漠，急性痛苦面容，口唇发绀，双侧瞳孔等大等圆等临床表现，符合感染性休克诊断表现。

25. C【解析】感染性休克急救处理：快速补充血容量同时抗感染，积极处理原发感染病灶。院前急救应先建立快速通畅的静脉通路。

26. C【解析】患者腹痛，既往肠梗阻合并休克，考虑革兰阴性杆菌感染可能；但患者高热，不除外合并球菌感染可能，故选择广谱抗生素。

四、X 型题

1. BCD【解析】正常状态下微动脉平滑肌舒张，组织间的毛细血管约 20% 交替开放，选项 B、C、D 叙述错误。

2. ABCD【解析】休克微循环扩张期：血 pH 下降，血细胞比容增加，毛细血管栓塞，皮肤黏膜花斑。

3. BCDE【解析】休克期（失代偿期）：表情淡漠，反应迟钝或昏迷，面色苍白或发绀、出冷汗，脉搏细速或测不出，浅表静脉萎陷，毛细血管充盈时间延长，心率多在 100～120 次/分，收缩压多在 80mmHg 以下或测不出，脉压更小，少尿或无尿。当出现皮肤黏膜发绀加重、瘀斑或消化道出血表示病情严重，可能存在 DIC。如出现进行性呼吸困难，血气分析有明显代谢性酸中毒和动脉血氧分压<60mmHg，一般给氧不能改善呼吸和提高氧分压，需辅助呼吸，这时可能合并 ARDS。

4. ABCD【解析】严重呕吐、腹泻：低血容量性休克；中暑休克：低血容量性休克；腰部麻醉后休克：神经源性休克；腹腔脓肿：感染性休克；股骨骨折：失血性休克。

5. ABCDE【解析】休克的治疗原则：①一般措施包括镇静、吸氧、保暖；行血常规、血气分析、血生化、心电图、X 线胸片等检查，尿量监测以及有创或无创血流动力学监测。②原发病治疗。③液体复苏。④纠正酸中毒。⑤改善低氧血症。⑥应用血管活性药。⑦应用其他药物。⑧防治并发症和重要器官功能障碍。⑨中医药治疗。

6. ABCDE【解析】参见 A1 型题第 20 题解析。

7. BCDE【解析】休克早期（代偿期），机体处于代偿状态，微静脉扩张，以维持回心血量；动静脉短路和直接通路大量开放，使外周血管阻力增加，回心血量增加；前括约肌收缩，表现为“只出不进”，血量减少，组织仍处于低灌注、缺氧状态。

8. BCDE【解析】若继续出血，则血红蛋白、红细胞计数、血细胞比容及血小板计数均会下降。

9. ACDE【解析】判断低血容量性休克的程度，主要依据失血量占全身容量的百分数，血压、脉压的变化程度及脉率增快程度，故本题答案选择 ACDE。

10. ABDE【解析】低血容量性休克是指各种原因致容量丢失，引起有效循环血量减少，导致心排血量降低、组织灌注不足、细胞代谢紊乱和功能受损的病理生理过程。

11. ABCE【解析】失血性休克补充血容量时，应根据尿量、血压、失血量和中心静脉压判断输液的量和速度。

12. ACDE【解析】脓毒症休克患者应监测生命体征、心排血量、尿量和中心静脉压。

13. DE【解析】失血性休克、心源性休克、感染性休克根据病史及临床表现诊断比较容易，血管抑制性休克、神经源性休克需与过敏性休克相鉴别。

14. ABCDE【解析】心源性休克的机制是心律失常、血容量不足、心肌收缩力锐减、心肌抑制因子以及心肌自体抗原作用。

15. ABCDE【解析】感染性休克使用血管扩张药时注意：需要在充足血容量的前提下，注意纠正酸中毒，逐渐增加剂量；联合使用血管收缩药；单一药物长期使用易产生受体脱敏现象，交替使用不同的血管扩张药。

16. ABCD【解析】微动脉及微静脉收缩、动静脉短路开放是感染性休克低排高阻型特点，余选项皆正确。

17. ACE【解析】感染性休克时血压低，但中心静脉压高，提示血容量相对过多、心功能不全及肺循环阻力增大。

18. ABCDE【解析】感染性休克低排高阻型特点：①回心血量减少。②常由革兰阴性杆菌感染所致。③微动脉及微静脉收缩，动静脉短路开放。④内毒素和代谢产物抑制心肌，心排血量减少。⑤释放类脂多糖蛋白复合体，刺激机体分泌儿茶酚胺。

19. ABCDE【解析】感染性休克的治疗：①应用抗感染药物。②处理感染灶。③扩充血容量。④纠正酸中毒。⑤合理应用血管活性药。⑥应用肾上腺皮质激素治疗。⑦对重要脏器功能的维护。

第四章　呼吸衰竭

一 A1 型题

1. 在海平面条件下，诊断成人呼吸衰竭的依据之一是动脉血氧分压（PaO_2）

A. <40mmHg　　B. <50mmHg

C. <60mmHg　　D. <70mmHg

E. <80mmHg

2. 呼吸衰竭通常是

A. 空气中氧含量过低所致　　B. 血液运输氧的能力降低所致

C. 内、外呼吸功能障碍所致　　D. 静息状态下不能维持有效气体交换所致

E. 呼吸系统病变造成机体缺氧所致

3. 关于等张性缺氧的叙述，下列哪一项是错误的

A. 血氧含量正常　　B. 血氧容量降低

C. 动脉血氧分压可正常　　D. 动静脉血氧含量差低于正常

E. 动脉血氧饱和度正常

4. 决定血氧饱和度最主要的因素是

A. 血液 pH　　B. 血液温度

C. 血氧分压　　D. 血液二氧化碳分压

E. 红细胞内 2,3-DPG 的含量

5. 缺血性缺氧、淤血性缺氧统称为

A. 低张性缺氧　　B. 血液性缺氧

C. 组织性缺氧　　D. 循环性缺氧

E. 全身性缺氧

6. 属于低张性缺氧的疾病是

A. 慢性阻塞性肺疾病　　B. 贫血

C. 亚硝酸盐中毒　　D. 一氧化碳中毒

E. 休克

7. 肺泡扩张受限制所引起的肺泡通气不足称为限制性通气不足，其发生机制错误的是

A. 呼吸肌活动障碍
B. 胸廓顺应性降低
C. 肺顺应性降低
D. 气道狭窄
E. 低血钾

8. 氧分压为150mmHg，二氧化碳分压为40mmHg，温度38℃时，在体外100ml血液内血红蛋白所结合的氧量称

A. 氧分压
B. 氧含量
C. 氧容量
D. 氧饱和度
E. 氧浓度

9. 关于呼吸衰竭的发病机制不正确的是

A. 弥散障碍
B. 肺泡通气与血流比例失调
C. 酸碱失衡
D. 肺泡通气不足
E. 解剖分流增加

10. 急性呼吸窘迫综合征（ARDS）的常规治疗不包括

A. 氧疗
B. 治疗原发病
C. 人工通气
D. 营养支持
E. 生命体征监护

11. 关于呼吸衰竭，叙述错误的是

A. 按动脉血气分析结果分Ⅰ型呼吸衰竭和Ⅱ型呼吸衰竭
B. Ⅰ型呼吸衰竭指缺氧而无CO_2潴留，PaO_2<60mmHg，动脉血二氧化碳分压（$PaCO_2$）降低或者正常
C. Ⅱ型呼吸衰竭指缺氧伴CO_2潴留，PaO_2<60mmHg，$PaCO_2$>50mmHg
D. Ⅰ型呼吸衰竭常见于引起肺换气障碍的疾病，Ⅱ型呼吸衰竭多为肺泡通气不足所致
E. Ⅱ型呼吸衰竭患者兴奋躁动时应及时给予镇静催眠药

12. 下列关于ARDS说法错误的是

A. 部分遗留肺纤维化
B. 有1/3的患者在发病的前3天内死亡
C. 多数不影响生活质量
D. 康复者大部分能完全恢复
E. 平均住院时间为2个月

13. ARDS的危险因素不包括

A. 氧中毒
B. 呼出刺激性气体
C. 重度非胸部创伤
D. 弥散性血管内凝血
E. 肺挫裂伤

14. 与ARDS密切相关的动态病理变化过程正确的是

A. 原发病→全身炎症反应综合征（SIRS）→ARDS→急性肺损伤（ALI）→多器官功能障碍综合征（MODS）→多器官功能衰竭（MOF）

B. 原发病→SIRS→ALI→MOF→MODS→ARDS

C. 原发病→ALI→MODS→ARDS→SIRS→MOF

D. 原发病→SIRS→ALI→ARDS→MODS→MOF

E. 原发病→MODS→ALI→ARDS→SIRS→MOF

15. 关于 ARDS 的治疗下列错误的是

A. 用呼吸机行呼气末正压（PEEP）通气

B. PEEP 水平先从低水平（$5cmH_2O$）开始

C. ARDS 机械通气采用 6~8ml/kg 的小潮气量

D. 大量补充清蛋白以提高患者的抵抗力

E. 可允许患者有一定程度的 CO_2潴留和呼吸性酸中毒

16. ARDS 的说法下列哪项不正确

A. 氧合指数（PaO_2/FiO_2）= 300mmHg

B. PaO_2/FiO_2 = 200mmHg

C. PaO_2/FiO_2<200mmHg

D. 患者急性起病、呼吸困难或呼吸窘迫

E. 胸部 X 线检查显示两肺浸润性阴影

17. 关于 ARDS 叙述错误的是

A. 重症感染、创伤和吸入性肺炎是 ARDS 的常见原因

B. 临床上表现为急性呼吸窘迫、难治性低氧血症和非心源性肺水肿

C. 肺容积增大，肺顺应性下降

D. ALI 被定义为 ARDS，轻症 ALI 为 ARDS 的前奏

E. ALI 患者不一定都发展为 ARDS，而 ARDS 患者必定都有 ALI

18. 关于 ARDS 患者进行机械通气时采取的通气策略，不包括

A. 降低潮气量来限制气道平台压力≤$40cmH_2O$

B. 允许 CO_2逐步潴留，但主张维持血 pH>7. 20

C. 应用足够高的压力及适当的 PEEP “打开肺并使其保持开放”

D. 患者机械通气时主张采用 30°~45°半卧位，并尽量保留患者的自主呼吸

E. 主张使用能够防止肺泡塌陷的最低 PEEP，一般选择 $8\sim12cmH_2O$

19. ARDS 的诊断依据错误的是

A. 有严重感染、创伤及误吸等病史

B. X 线胸片显示双肺弥漫性浸润

C. 咳粉红色泡沫样痰伴双肺广泛湿啰音

D. 进行性低氧血症，PaO_2/FiO_2<200mmHg

E. 肺动脉楔压（PAWP）<18mmHg

二　A2 型题

1. 患者，男性，61 岁。因慢性阻塞性肺疾病（COPD）、呼吸衰竭入院。查体：神志清楚。血气分析：PaO_2 30mmHg，$PaCO_2$ 60mmHg。吸氧后意识不清；再次行血气分析：PaO_2 70mmHg，$PaCO_2$ 80mmHg。该患者病情恶化的原因最可能是

A. 感染加重　　B. 气道阻力增加

C. 氧疗不当　　D. 心力衰竭加重

E. 周围循环衰竭

2. 患者，男性，62 岁。咳嗽、气急、肺部湿啰音，心率 110 次/分，呼吸 30 次/分，红细胞计数 10×10^9/L，中性粒细胞 0.82。X 线胸片示左下肺炎。血气分析 $PaCO_2$ 67mmHg，PaO_2 56mmHg，拟诊为 ARDS，在早期使用 PSV 模式机械通气时，常用的潮气量是

A. 10~20ml/kg　　B. 3~5ml/kg

C. 6~8ml/kg　　D. 4~5ml/kg

E. 10~15ml/kg

三　A3/A4 型题

（1~5 题共用题干）

患者，女性，62 岁。反复咳嗽、咳痰 25 年，心悸、气促、下肢间歇水肿 3 年，病情加重伴畏寒发热 1 周。体温 38℃，呼吸急促，口唇发绀，双肺叩诊过清音，中下肺有湿啰音，心率 110 次/分，心律齐，无杂音，双下肢重度水肿。

1. 该病例最适当的诊断应为

A. 慢性支气管炎　　B. 慢性支气管炎+肺气肿

C. 慢性支气管炎+肺气肿+肺源性心脏病　　D. 慢性阻塞性肺疾病

E. 慢性支气管炎+肺气肿+心肌病

2. 为明确诊断首选的检查是

A. 胸部 X 线检查　　B. 动脉血气分析

C. 痰培养及药敏试验　　D. 血胆固醇和三酰甘油测定

E. 心电图检查

3. 主要治疗措施为

A. 祛痰和镇咳　　B. 解痉和平喘

C. 低浓度持续吸氧　　D. 给予利尿药和强心药

E. 控制感染和改善呼吸功能

4. 如果患者呼吸困难突然加重，右肺呼吸音较前明显减弱。应立即进行的检查是

A. 复查 X 线胸片　　B. 心电图
C. 动脉血气分析　　D. 肺功能
E. 胸部 B 超

5. 如病情仍持续恶化，出现昏睡或昏迷。血气分析：PaO_2 50mmHg，$PaCO_2$ 80mmHg。此时首先考虑的并发症是

A. ARDS　　B. 肺性脑病
C. 感染中毒性脑病　　D. 脑栓塞
E. 脑出血

（6~7 题共用题干）

患者，女性，45 岁。因患类风湿关节炎，长期服泼尼松 30mg/d。今起发热，伴气急、咳嗽、痰多，肺部闻及湿啰音，X 线胸片示双肺弥漫性渗出性改变，血气分析：$PaCO_2$ 30mmHg，PaO_2 40mmHg，拟诊为 ARDS。

6. 为改善低氧，采取下列哪一项措施是最合适的

A. 气管切开后机械通气　　B. 经口气管插管后机械通气
C. 高压氧治疗　　D. 鼻导管吸氧或面罩吸氧
E. 置入口咽通气管吸氧

7. 2 周后，若考虑气管切开，下列哪一项叙述是最合理的

A. 避免长期插管引起气囊破裂　　B. 患者感觉更舒适
C. 便于吸痰　　D. 减少喉部损伤
E. 气管插管保留时间一般为 72 小时

（8~9 题共用题干）

患者，男性，32 岁。海边游泳时不慎溺水，被人救起，查体：呼吸急促，肺部可闻及哮鸣音和湿啰音，心率 100 次/分，偶闻及期前收缩 2~3 次/分，腹部膨隆，四肢厥冷，近乎“淹溺”。

8. 海水淹溺时，下列哪一项一般不会发生

A. 心律失常　　B. 溶血
C. 低氧血症　　D. 肺水肿
E. 脑水肿

9. 进入重症监护室（ICU）后 1~2 天，最常见的危及生命的严重并发症是

A. 高钠血症　　B. ARDS
C. 频发室性期前收缩　　D. 消化道出血
E. 酸中毒（代谢性）

（10~13 题共用题干）

患者，男性，25 岁。因车祸出现头部外伤，肋骨骨折 2 天，突发进行性呼吸窘迫，吸氧后无缓解。查体：口唇发绀，呼吸 40 次/分，双肺满布湿啰音。X 线胸片：两肺有边缘模糊的肺纹理增多阴影。

10. 为明确诊断，有意义的检查是

A. 血常规　　B. 心电图
C. 颅脑 CT　　D. 血气分析
E. 痰培养

11. 如患者吸氧后病情无改善，发绀加重，呼吸加快。PaO_2 40mmHg，$PaCO_2$ 30mmHg。患者出现的并发症是

A. ARDS　　B. 肺水肿
C. 支气管肺炎　　D. 心力衰竭
E. 气胸

12. 对患者的抢救中，不正确的是

A. 机械通气+呼气末正压　　B. 使用糖皮质激素
C. 应用利尿药　　D. 早期补充胶体溶液
E. 治疗基础疾病

13. 采用 PEEP 治疗的目的不包括

A. 使肺泡扩张　　B. 防止肺泡萎陷，增加静动脉分流
C. 使呼吸全过程气道内压力为正压　　D. 防止呼气时小气道与肺泡陷闭
E. 增加肺泡通气量和换气面积

（14~15 题共用题干）

患者，男性，70 岁。COPD 进行性呼吸困难入院，血气分析：pH 7.30，$PaCO_2$ 90mmHg，$PaO_2$45mmHg。

14. 下列哪项处理最恰当

A. 面罩给氧：流量 4L/min　　B. 机械通气
C. 鼻导管给氧：流量 1L/min　　D. 鼻导管给氧：流量 4L/min
E. 给予碳酸氢钠

15. 30 分钟后，患者感胸闷，心率为 100 次/分，期前收缩 18 次/分，应监测

A. SaO_2　　B. NBP
C. ECG　　D. 心排血量
E. Pet-Coz

（16~17 题共用题干）

患者，女性，23 岁。气急、咳嗽、发绀，呼吸 30 次/分，血压 100/60mmHg，动脉血气：pH 7.35，$PaCO_2$ 40mmHg，PaO_2 45mmHg，拟诊为 ARDS。

16. 患者送入 ICU 后，最合适的监护措施是

A. 氧输送（DO_2）监测　　B. 无创血压监测

C. 心排血量监测　　D. 动脉血氧饱和度监测

E. 呼气末二氧化碳分压监测

17. 对该患者采用 PSV 通气模式机械通气，吸入氧浓度（FiO_2）为 80%，潮气量 10ml/kg，呼吸频率 20 次/分；30 分钟后，复查动脉血气：pH 7.36，$PaCO_2$ 50mmHg，PaO_2 49mmHg，最合理的调整方案是

A. 加用 PEEP　　B. 增大 FiO_2 至 100%

C. 增大潮气量至 14ml/kg　　D. 增加呼吸频率至 30 次/分

E. 减少潮气量至 5ml/kg

四 X 型题

1. 建立有创人工气道的途径，正确的是

A. 口咽通气管　　B. 鼻咽通气管

C. 气管切开　　D. 喉罩

E. 气管插管

2. 关于 ARDS，叙述正确的是

A. 是一种漏出性肺水肿

B. 危险因素不包括心脏因素

C. 应大量输注清蛋白以提高血浆胶体渗透压，减轻肺水肿

D. 应注意防治 MODS

E. 常规给予呼吸支持

参考答案与解析

一、A1 型题

1. C【解析】在海平面，成人在静息状态下呼吸空气，动脉血氧分压（PaO_2）<60mmHg和/或 PaO_2>50mmHg，排除心内解剖分流和原发于心排血量降低等导致的低氧因素，应考虑为呼吸衰竭。

2. C【解析】呼吸衰竭是指各种肺内、外疾病引起肺通气和/或换气功能障碍，导致人体在静息状态下不能维持有效的气体交换，发生缺氧伴（或不伴）二氧化碳潴留，产生一系列生理功能紊乱与代谢障碍的临床综合征。

3. A【解析】等张性缺氧就是血液性缺氧，是指血红蛋白含量减少或血红蛋白的性质发生改变，使血液携带的氧减少，血氧含量降低，导致供氧不足。

4. C【解析】血氧分压是血氧饱和度最重要的因素。

5. D【解析】循环性缺氧指组织血流量减少使组织供氧应减少所引起的缺氧，又称“低动力性缺氧”。可以分为缺血性缺氧和淤血性缺氧。

6. A【解析】低张性缺氧是以动脉血氧分压降低为基本特征的缺氧，又称“乏氧性缺氧”，常见于慢性阻塞性肺疾病。

7. D【解析】呼吸中枢抑制、低血钾、肺的顺应性降低、气胸是引起限制性通气不足的常见原因。

8. C【解析】氧容量是指氧分压为 150mmHg、二氧化碳分压为 40mmHg，温度 38℃时，在体外 100ml 血液内血红蛋白所结合的氧量。

9. C【解析】缺氧和二氧化碳潴留是呼吸衰竭的基本病理生理变化。缺氧的原因：①肺泡通气不足。②换气障碍。③肺泡通气与血流比例失调。④肺内分流。⑤耗氧量增加。

10. C【解析】急性呼吸窘迫综合征（ARDS）常规的治疗包括进行生命体征监护、氧疗、合理的液体平衡、保护性机械通气和充分肺复张、治疗原发病、对症和营养支持等。

11. E【解析】呼吸衰竭患者兴奋躁动时禁用镇静催眠药，以免加重二氧化碳潴留，发生或加重肺性脑病。

12. E【解析】ARDS 患者平均住院时间为 1 个月，约有 1/3 的患者在发病的前 3 天内死亡，康复者大部分能完全恢复，部分遗留肺纤维化，但是多数不影响生活质量。

13. B【解析】ARDS 的危险因素：①肺内因素。a. 常见：胃内容物吸入性肺炎等重症肺部感染；b. 少见：肺挫裂伤、吸入刺激性气体、淹溺、氧中毒以及放射性肺损伤。②肺外因素。a. 常见：严重肺外感染所致的脓毒症，重度非胸部创伤，休克，大量输血、输液；b. 少见：重症急性胰腺炎、体外循环、弥散性血管内凝血、中毒。

14. D【解析】与 ARDS 密切相关的动态病理变化过程为：原发病→全身炎症反应综合征（SIRS）→急性肺损伤（ALI）→ARDS→多器官功能障碍综合征（MODS）→多器官功能衰竭（MOF）。

15. D【解析】在 ARDS 早期，除非有低蛋白血症，否则不宜输注胶体溶液。存在低蛋白血症的 ARDS 患者，在补充清蛋白后 1 小时应使用利尿药以促使液体排出。

16. A【解析】ARDS 氧合指数（PaO_2/FiO_2）≤200mmHg，选项 A 错误。

17. C【解析】严重感染、创伤和吸入性肺炎是导致 ARDS 最主要的病因。出现以肺容积减少、肺顺应性下降、通气/血流（V/Q）比例失调为主的病理生理改变，临床上表现为急性呼吸窘迫、难治性低氧血症和非心源性肺水肿。

18. A【解析】对于 ARDS 患者进行机械通气，建议采取肺保护性通气策略和肺开放策略。肺保护性通气策略常通过降低潮气量来限制气道平台压力不超过 $30cmH_2O$。

19. C【解析】ARDS 的诊断标准：①具有发病的高危因素。②急性起病，呼吸频数和/或呼吸窘迫。③低氧血症，$PaO_2/FiO_2 \leqslant 200mmHg$（$PaO_2/FiO_2 \leqslant 300mmHg$ 可诊断 ALI）。④X 线胸片示双肺浸润阴影。⑤肺动脉楔压（PAWP）≤18mmHg 或临床上能除外心源性肺水肿。

二、A2 型题

1. C【解析】该患者吸氧后意识不清，可能的原因为氧疗不当。

2. C【解析】使用 PSV 模式机械通气时，常用的潮气量是 6~8ml/kg。

三、A3/A4 型题

1. C【解析】反复咳嗽、咳痰 25 年——慢性支气管哮喘；双肺叩诊过清音——肺气肿；呼吸急促、下肢间歇水肿 3 年，双下肢重度水肿——右心功能不全（肺源性心脏病）。

2. A【解析】该患者发生了肺部疾病，应该进行胸部 X 线检查。

3. E【解析】该患者发生了慢性支气管炎，应改善呼吸功能，还要控制感染。

4. A【解析】右肺呼吸音较前明显减弱应立即复查胸片 X 线。

5. B【解析】血气分析提示Ⅱ型呼吸衰竭，CO_2潴留抑制中枢，出现昏迷，结合肺部病史，考虑肺性脑病。ARDS 时血气分析为Ⅰ型呼吸衰竭。

6. D【解析】ARDS 氧疗：根据吸氧后低氧血症的改善程度调整氧疗方式，可选择经鼻导管或面罩高流量吸氧。

7. E【解析】气管插管一般保留的时间是 72 小时，如果超过这个时间段，长时间气囊压迫气管，可引起黏膜损伤，甚至会引起缺血坏死。

8. B【解析】海水淹溺时，一般不会发生溶血。

9. B【解析】ARDS 是在多种原发病和诱因作用下发生的严重急性呼吸衰竭，是 5 个选项中最常见的危及生命的严重并发症。

10. D【解析】根据题干判断患者可能为呼吸衰竭，需要进行血气分析。

11. A【解析】ARDS 动脉血气分析的典型改变为 PaO_2降低，$PaCO_2$降低，pH 升高。

12. D【解析】参见 A1 型题第 15 题解析。

13. B【解析】充分复张塌陷的肺泡后应用适当水平的 PEEP 可以防止呼气末肺泡塌陷，并避免肺泡周期性塌陷开放而产生的剪切力，选项 B 叙述错误。

14. B【解析】血气分析提示Ⅱ型呼吸衰竭，系肺泡通气不足，CO_2潴留，只有机械通气可将潴留的 CO_2排出。

15. C【解析】期前收缩提示心律失常，应行心电图检查明确心律失常。

16. D【解析】患者已送入ICU，机械通气期间应监测血气、血氧饱和度及床边心电图。

17. A【解析】ARDS肺病变具有“不均一性”和“小肺”特点，机械通气的关键在于复张萎陷的肺泡并使其维持在开放状态，以增加肺容积和改善氧合，同时避免肺泡随呼吸周期反复开闭所造成的损伤。采取肺保护性通气策略，主要措施包括给予合适水平的PEEP和小潮气量（6~8ml/kg）。

四、X型题

1. CE【解析】通过气管切开和插管建立有创人工气道。

2. BDE【解析】ARDS发生于心肺功能正常者，是由于多种原因引起肺毛细血管渗透性增加，形成肺水肿，病理特征是肺微血管通透性增加，导致肺泡渗出液中富含蛋白质的肺水肿及透明膜形成，并伴有肺间质纤维化（A错误）。ARDS可由心脏因素以外的各种肺内、外致病因素引起（B正确）。在ARDS早期，除非有低蛋白血症，否则不宜输注胶体液（C错误）。ARDS不是一个独立的疾病，而是一个连续发展、复杂的临床综合征，发病急骤、进展迅速、损害广泛、预后严重、病死率高，常是MODS在肺脏的表现，因此应注意防治MODS（D正确）。ARDS的治疗措施包括氧疗、机械通气支持等常规呼吸支持，其中机械通气是治疗ARDS的主要方法（E正确）。

第五章　急性肾损伤

一 A1 型题

1. 正常情况下，影响肾小球滤过的主要因素是
   A. 滤过膜的通透性
   B. 滤过面积
   C. 肾血浆流量
   D. 肾小球毛细血管血压
   E. 囊内压
2. 关于排尿反射的叙述，正确的是
   A. 感受器主要在尿道
   B. 初级中枢位于脑干
   C. 传入神经是躯体神经
   D. 传出神经是副交感神经
   E. 是负反馈
3. 大量出汗时尿量减少，主要是由于
   A. 血浆晶体渗透压升高，引起抗利尿激素分泌
   B. 血浆晶体渗透压降低，引起抗利尿激素分泌
   C. 交感神经兴奋，引起抗利尿激素分泌
   D. 血容量减少，导致肾小球滤过减少
   E. 血浆胶体渗透压升高，导致肾小球滤过减少
4. 导致渗透性利尿的因素是
   A. 静脉滴注甘露醇
   B. 静脉滴注 0.9%NaCl 溶液
   C. 静脉滴注 5%葡萄糖溶液
   D. 大量饮清水
   E. 大量饮生理盐水
5. 清除率是指两肾在单位时间内将血浆中某物质完全清除出去的
   A. 血浆毫升数
   B. 速率
   C. 血容量
   D. 能力
   E. 循环血量
6. 肾小球滤过率是指
   A. 每分钟两侧肾生成的超滤液量
   B. 每分钟两侧肾生成的终尿量
   C. 每分钟每侧肾生成的超滤液量
   D. 每分钟每侧肾生成的终尿量
   E. 每分钟两侧肾的血浆流量

7. 关于远曲小管和集合管中的物质转运的叙述，错误的是
   A. 水的重吸收主要受抗利尿激素调节
   B. Na^+和K^+的转运主要受醛固酮调节
   C. H^+的分泌是一个逆电化学梯度进行的主动转运过程
   D. NH_3的分泌与H^+的分泌密切相关
   E. NH_3的分泌与H^+的分泌无关
8. 关于近端小管重吸收的叙述，错误的是
   A. 67%的Na^+、Cl^-、K^+和水被重吸收　B. 85%的HCO_3^-被重吸收
   C. 全部葡萄糖、氨基酸被重吸收　D. 重吸收的关键动力是Na^+泵
   E. 水的重吸收与Na^+泵的活动无关
9. 交感神经兴奋时，少尿的主要原因是
   A. 血浆胶体渗透压升高　B. 血浆晶体渗透压升高
   C. 滤过膜通透性降低　D. 肾血流量减少
   E. 醛固酮分泌减少
10. 关于测定清除率的意义的叙述，错误的是
   A. 可以了解肾的功能　B. 可以测定肾小球滤过率
   C. 可以测定肾血流量　D. 可以推测肾小管的转运功能
   E. 不能推测肾小管的转运功能
11. 滤过膜的主要滤过屏障是
   A. 肾小球毛细血管内皮细胞　B. 基膜
   C. 肾小囊脏层上皮细胞　D. 肾小囊壁层上皮细胞
   E. 肾小球系膜细胞
12. 滤过分数是指
   A. 肾小球滤过率/肾血浆流量　B. 肾小球滤过率/肾血流量
   C. 肾血浆流量/肾血流量　D. 肾血流量/肾血浆流量
   E. 肾血流量/心排血量
13. 肾血流自身调节，动脉血压变动于多少范围内时，于肾血流量通过自身调节保持相对恒定
   A. 90～160mmHg　B. 80～160mmHg
   C. 80～180mmHg　D. 90～180mmHg
14. 肾前性急性肾损伤的病因包括
   A. 汞中毒　B. 急性肾小球肾炎
   C. 肾血栓形成　D. 休克
   E. 输尿管结石

15. 肾后性肾损伤的危险因素不包括

A. 神经源性膀胱　　B. 膀胱颈阻塞

C. 心搏骤停　　D. 输尿管外压迫

E. 前列腺疾病

16. 急性肾损伤发生的主要机制是

A. 原尿回漏入间质　　B. 肾小球滤过功能障碍

C. 肾小管阻塞　　D. 肾细胞肿胀

E. 肾内 DIC

17. 急性肾小管坏死引起的少尿中，下列哪项变化不存在

A. 尿比重<1.015　　B. 尿渗透压<350mmol/L

C. 尿量含量>40mmol/L　　D. 尿肌酐/血肌酐比值>40：1

E. 尿蛋白含量（++）

18. 急性肾损伤最严重的并发症是

A. 高镁血症　　B. 水中毒

C. 高钾血症　　D. 氮质血症

E. 代谢性酸中毒

19. 急性肾小管坏死性急性肾损伤少尿期，下列哪一项变化是错误的

A. 水中毒　　B. 代谢性酸中毒

C. 高钾血症　　D. 高钠血症

E. 高镁血症

20. 引起肾性急性肾损伤的原因是

A. 急性肾缺血　　B. 急性溶血

C. 急性肾中毒　　D. 急性肾小球肾炎

E. 以上均是

21. 严重创伤引起急性肾损伤的最基本原因是

A. 组织内钾释放过多　　B. 肾中毒

C. 醛固酮分泌不足　　D. 肾缺血

E. 败血症

22. 肾性急性肾损伤最常见的病因

A. 急性肾小管坏死　　B. 肾血管性疾病

C. 严重的急性间质性肾炎　　D. 慢性肾炎

E. 急性肾小球肾病综合征

23. 关于急性肾损伤的致害因素，不正确的是

A. 急性肾损伤的致病因素包括肾前性、肾性和肾后性

B. 急性尿路梗阻是医院获得性急性肾损伤的常见原因
C. 急性肾小管坏死是最主要的急性肾损伤的肾性因素
D. 急性肾小管坏死多数是可逆的
E. 肾灌注不足易造成肾前性少尿

24. 急性肾损伤的常见代谢紊乱不包括
A. 血肌酐水平升高　　B. 高钙血症
C. 高钾血症　　D. 代谢性酸中毒
E. 低钠血症

25. 急性肾损伤行血液净化的指征不包括
A. 出现肺水肿、脑水肿表现　　B. 代谢性酸中毒难以纠正
C. 连续无尿 3 天　　D. 血钾水平>6.5mmol/L
E. 血肌酐水平>144μmol/L

26. 关于急性肾小管坏死多尿期，下列哪项叙述是错误的
A. 要注意补充水分，保持出入量平衡　　B. 血钾和尿素氮仍可持续上升
C. 仍可发生低钾、低钠血症　　D. 不会发生严重并发症
E. 一般持续 1~3 周

27. 急性肾损伤血液透析的指征为
A. 少尿>4 天　　B. BUN>25mmol/L，血钾>6.5mmol/L
C. HCO_3^-<12mmol/L　　D. 水分潴留过多
E. 以上都是

二　A3/A4 型题

（1~3 题共用题干）

患者，女性，78 岁。因发热伴腰痛入院。体温 39℃，尿镜检见红白细胞，中段尿培养呈大肠埃希菌生长。拟诊“急性肾盂肾炎”，立即予以静脉滴注抗生素，2 小时后，血压下降至 70/50mmHg，每小时尿量不到 10ml。

1. 下列哪一项是首先采取的最合适措施
A. 氢化可的松 400mg 静脉滴注　　B. 生理盐水 500ml 静脉滴注
C. 抗内毒素单克隆抗体静脉滴注　　D. 多巴胺静脉滴注
E. 多巴酚丁胺静脉滴注

2. 此时，下列哪一项监测措施最适于运用
A. Swan-Ganz 导管　　B. 动脉血氧饱和度
C. 呼气末 CO_2 监测　　D. 心电图
E. 无创血压监测

3. 经治疗，血压恢复正常，但出现气急，口唇发绀，低氧血症，拟诊“ARDS”，下列哪一项是患者发生 ARDS 的最可能原因

A. 气管内分泌物增多

B. 支气管痉挛

C. 肺毛细血管损伤，通透性增加，引起顽固性低氧

D. 脓毒性休克引起低氧

E. 支气管内膜受损

（4~5 题共用题干）

患者，男性，27 岁。水肿，尿量减少，血 BUN 30mmol/L，Cr 500μmol/L，拟诊肾衰竭。

4. 下列哪项检查不能反映肾小管功能

A. 对氨马尿酸（PAH）最大排泌量

B. 肾小管葡萄糖最大重吸收量（TmG）

C. 酚红排泄实验

D. 尿中 β_2 微球蛋白的测定

E. 尿氨基酸测定

5. 正常人肾小管葡萄糖最大重吸收量是（mg/ml）

A. 140±18. 2

B. 340±18. 2

C. 240±18. 2

D. 300±18. 2

E. 400±18. 2

（6~7 题共用题干）

患者，男性，82 岁。恶心、呕吐，尿量减少，全身水肿，贫血貌，血压 180/100mmHg，心率 90 次/分，24 小时尿量 800ml，拟进行肾功能检查。

6. 测定肾小球滤过率的“金标准”是

A. 血肌酐（Cr）

B. 菊粉清除率

C. 微球蛋白测定

D. 血 BUN

E. 蛋白质负荷试验

7. 血肌酐的正常值是

A. 30. 4~60. 8μmol/L

B. 100. 4~210μmol/L

C. 150~250μmol/L

D. 150~200μmol/L

E. 88. 4~176. 8μmol/L

（8~10 题共用题干）

患者，女性，71 岁。因食用隔夜食后出现反复腹泻 2 天入院。查体：体重 60kg，血压

130/76mmHg，心率115次/分，心律齐。精神萎靡，口舌干，双肺呼吸音未闻及湿啰音，腹软，肠鸣音亢进。24小时尿量850ml。既往有高血压、糖尿病史。

8. 根据急性肾损伤RIFLE分级，患者肾功能分级属于
   A. R-有急性肾损伤的风险　　B. I-急性肾损伤
   C. F-急性肾衰竭　　D. L-肾功能丧失
   E. E-终末期肾病
9. 对肾前性少尿和急性肾小管坏死的鉴别，最有意义的是
   A. 尿量　　B. 血肌酐
   C. 尿pH值　　D. 尿钠浓度
   E. 血尿素氮
10. 可能会加重肾脏损伤的药物是
   A. 左旋氧氟沙星　　B. 甘露醇
   C. 小檗碱　　D. 头孢曲松
   E. 多巴胺

三 X型题

1. 肾脏排水功能障碍可由以下因素所致
   A. 肾上腺功能不全　　B. 肾衰竭
   C. 甲状腺功能低下　　D. 抗利尿激素分泌异常
   E. 肾后梗阻
2. 急性肾小管坏死的典型病程分为
   A. 起始期　　B. 维持期
   C. 多尿期　　D. 恢复期
   E. 预后期
3. 常见的全身性水肿病因包括
   A. 心源性水肿　　B. 肾源性水肿
   C. 肝源性水肿　　D. 营养性水肿
   E. 甲亢
4. 急性肾小管坏死常见的病因是
   A. 急性失血性休克　　B. 蛇毒、鱼胆及毒蕈等生物毒素中毒
   C. 异型输血　　D. 急性药物过敏
   E. 急性肾小球肾炎
5. 监测肾血流量的方法有
   A. 染料稀释法　　B. 超声多普勒法

C. 对氨马尿酸最大排泄量　　D. PAH 清除试验

E. 肾动脉造影

6. 急性肾衰竭高钾血症最有效的处理方法是

A. 限制入水量，使中心静脉压维持在 6~10cmH_2O 之间

B. 血液透析

C. 注意补镁

D. 静脉缓慢注射钙剂

E. 服用利尿药螺内酯

7. 关于急性肾损伤的 RIFLE 分级，正确的是

A. R 级代表急性肾衰竭

B. L 级和 E 级均需要超过 4 周以上的肾脏替代治疗

C. 血肌酐水平是衡量急性肾损伤 RIFLE 分级的唯一指标

D. Ⅰ级代表急性肾损伤

E. RIFLE 分级与疾病严重程度无关

8. 急性肾损伤的常规检查项目包括

A. 尿常规　　B. 红细胞沉降率

C. C-反应蛋白　　D. 血肌酐

E. 肾活检

9. 急性肾损伤的 RIFLE 标准正确的是

A. 肾衰竭：血肌酐增加 3 倍或 GFR 下降 > 75% 或血肌酐 > 355μmol/L 或急性升高 44. 2μmol/L

B. 肾损伤危险：血肌酐增加 1. 5 倍或 GFR 下降>25%

C. 肾功能丧失：持续肾功能完全丧失>4 周

D. 肾损伤：血肌酐增加 3 倍或 GFR 下降>50%

E. 终末期肾病：持续肾功能完全丧失>3 个月

四 案例分析题

（1~3 题共用题干）

患者，男性，76 岁。因行髋关节置换术后 3 天，出现发热伴呼吸困难收入重症监护病房。进入 ICU 后，因患者呼吸窘迫伴严重低氧血症立即行气管插管，呼吸机辅助呼吸，气道内吸出大量黄脓痰。查体：烦躁不安，血压 146/66mmHg，脉搏 105 次/分，体温 38. 7℃。双肺广泛干、湿啰音。腹部膨隆，肠鸣音弱。既往有高血压、糖尿病史。血常规：红细胞计数 16×10^9/L，中性粒细胞 0. 88，血肌酐 152μmol/L。经过 3 天积极抗感染治疗后，患者症

状仍进一步加重。在最近的6小时内，患者入量1100ml，尿量仅100ml。急查血常规：白细胞22×10^9/L，中性粒细胞0.92，血红蛋白109g/L。

1. 为准确评价患者肾功能，应尽快进行的检查是
   A. 尿常规　　B. 肾脏造影排除尿路梗阻
   C. 肾脏穿刺病理学检查　　D. 血钾、钠、氯、磷、钙水平
   E. 查血气分析了解酸碱平衡　　F. 血肌酐和尿素氮水平
   G. 肾脏CT平扫+增强
2. 有助于保护肾脏功能的干预措施是（提示：患者尿相对密度1.025，血清钾4.8mmol/L，钠132mmol/L，氯98mmol/L，肌酐水平290μmol/L）
   A. 调整抗生素，有效控制感染
   B. 密切动态监测出入量
   C. 在中心静脉压监测指导下补充有效血容量
   D. 20%甘露醇125ml快速静脉滴注利尿
   E. 补充高张含钠盐液，将血钠水平提至正常水平
   F. 小剂量多巴胺按10μg/(kg·min)维持静脉滴注
   G. 静脉推注前列腺素E
3. 在随后的24小时内，调整了抗生素治疗，放置颈内静脉置管，监测中心静脉压，将中心静脉压维持在12cmH_2O。静脉推注呋塞米40mg。患者24小时入量3100ml，尿量320ml，血压156/84mmHg，双肺仍广泛湿啰音，双下肢及背部低垂部位凹陷性水肿。血清钾6.0mmol/L，钠135mmol，肌酐452μmol/L，尿素氮19mmol/L。最需要尽快实施的措施是
   A. 静脉滴注碳酸氢钠　　B. 静脉滴注酚妥拉明
   C. 腹腔透析　　D. 间隙性血液透析
   E. 静脉-静脉血液滤过　　F. 持续性静脉-静脉血液透析滤过
   G. 血浆吸附

参考答案与解析

一、A1型题

1. C【解析】正常情况下肾血浆流量是影响肾小球过滤的主要因素。正常情况下，肾小球毛细血管全段并不都有滤液形成。在血液流经肾小球毛细血管时，由于滤液的不断生成，血浆胶体渗透压迅速升高，有效滤过压也很快下降到零，即达到滤过平衡，滤过在尚未到达出球小动脉端便已停止。肾血浆流量主要影响滤过平衡的位置，肾血浆流量加大时，滤过平衡位置移向出球小动脉端，使更长或全段肾小球毛细血管都有滤液形成，从而增加肾小球滤

过量。肾血浆流量减少时，则发生相反变化。

2. D【解析】排尿系统感受器主要在膀胱壁，初级排尿中枢在脊髓腰骶段，传入神经为交感神经，传出神经为副交感神经。当传出神经兴奋时，神经纤维膜两侧的电位表现为由内负外正变为内正外负。尿液对尿道的刺激可以加强排尿中枢活动，这种调节方式为（正）反馈调节。

3. A【解析】细胞外液渗透压的改变是调节抗利尿激素分泌的最重要因素。由于汗液是低渗液，因此大量出汗将导致高渗性脱水，血浆晶体渗透压升高可刺激抗利尿激素的分泌，通过肾小管和集合管对水的重吸收，使尿量减少。

4. A【解析】渗透性利尿是小管液中的溶质增多，使其渗透压升高，妨碍水的重吸收引起的多尿。静脉滴注甘露醇引起渗透性利尿。

5. A【解析】在人和具有肾小球肾的动物尿中的某一特定成分，每分钟的排出量来源于多少血浆量，此血浆量称为清除率。

6. A【解析】肾小球滤过率是指单位时间（通常为 1 分钟）内两肾生成的超滤液量，正常成人一般为 80～120ml/min。

7. E【解析】远曲小管和集合管中的物质转运中，NH_3的分泌与 H^+的分泌密切相关，选项 D 正确，E 错误。

8. E【解析】近端小管 67%的 Na^+、Cl^-、K^+和水被重吸收，85%的 HCO_3^-被重吸收，全部葡萄糖、氨基酸被重吸收，重吸收的关键动力是 Na^+泵。Na^+的重吸收促进水通过基膜进入相邻毛细血管。

9. D【解析】交感神经兴奋时，少尿的主要原因为肾血流量减少。

10. E【解析】C=（U×V）/P，其具体计算需要测量 3 个数值：U（尿中某物质的浓度 mg/100ml），V（每分钟尿量，ml/min），P（血浆中某物质的浓度，mg/100ml）。由此可以推测肾小球的转运功能。

11. B【解析】肾小球毛细血管内的血浆经过孔内皮、毛细血管基膜、足细胞裂孔膜而滤入肾小囊腔内，这 3 层结构合成为滤过膜。

12. A【解析】滤过分数是指肾小球滤过率（GFR）与肾血浆流量的比值，正常约为 20%。

13. C【解析】肾血流自身调节，动脉血压变动在 80～180mmHg 时，于肾血流量通过自身调节保持相对恒定。

14. D【解析】急性肾损伤的肾前性因素如下。①低血容量：a. 出血；b. 容量缺失（腹泻、呕吐、不恰当利尿、烧伤等）。②肾血管性低灌注：a. 非甾体类抗炎药物/选择性环氧化酶 2 抑制药；b. 血管紧张素转换酶抑制药/血管紧张素Ⅱ受体抑制药；c. 腹主动脉瘤；d. 肾动脉狭窄或闭塞；e. 肝肾综合征。③低血压：a. 心源性休克；b. 分布性休克。④水肿状态：a. 心力衰竭；b. 肝硬化；c. 肾病综合征。

15. C【解析】对于有明显的危险因素者，如膀胱颈阻塞（前列腺疾病、神经源性膀胱等）、输尿管梗阻（结石、血块、肿瘤或输尿管外压迫等），应高度怀疑肾后性肾损伤。无尿往往提示有尿路梗阻可能，交替性少尿和多尿是梗阻的特征性表现。

16. B【解析】急性肾损伤是指肾小球滤过功能在短时间（几小时至几天）内突然下降而出现水、电解质和酸碱平衡失调及含氮废物蓄积为主要特征的一组临床综合征。

17. D【解析】急性肾小管坏死：①尿比重<1.015。②尿渗透压<350mmol/L。③尿钠浓度>20mmol/L。④血尿素氮/血肌酐<20。⑤滤过钠分数>1。⑥尿沉渣棕色颗粒管型。⑦尿肌酐与血肌酐之比降低，常低于10。尿蛋白多为（+）～（++），有时达（+++）～（++++），常以中、小分子蛋白质为主，蛋白尿程度对病因诊断无帮助。

18. C【解析】高钾血症主要由肾脏排泄功能障碍及大量钾离子从细胞内转移到细胞外液所致，是急性肾损伤最严重的并发症。

19. D【解析】急性肾小管坏死性急性肾损伤少尿期变化包括：①电解质紊乱。高钾血症；低钠血症；低钙血症与高镁血症。②体液过多。③代谢性酸中毒。④氮质血症。

20. E【解析】急性肾损伤的肾性因素如下。①肾小球疾病。a. 炎症：感染后肾小球肾炎、冷球蛋白血症、风湿性紫癜病、系统性红斑狼疮、抗中性粒细胞胞质抗体相关肾小球肾炎、抗肾小球基膜病；b. 血栓：弥散性血管内凝血、血栓性微血管病。②间质性肾炎。a. 药物诱导：非甾体类抗炎药、抗生素；b. 浸润性淋巴瘤；c. 肉芽肿：肉状瘤病、结核病；d. 感染相关：感染后、肾盂肾炎。③肾小管损伤；a. 缺血：长时间肾低灌注；b. 毒素：药物（如氨基糖苷类）、造影剂、色素、重金属等；c. 代谢：高钙血症、球蛋白轻链；d. 结晶：草酸盐、尿酸盐。④血管性病变。a. 血管炎；b. 冷球蛋白血症；c. 结节性动脉炎；d. 血栓性微血管病；e. 胆固醇栓子；f. 肾动脉或肾静脉血栓。

21. D【解析】严重创伤引起急性肾损伤的最基本原因是肾缺血。

22. A【解析】肾性急性肾损伤有肾实质损伤，常见的是肾缺血或肾毒性物质（包括外源性毒素，如生物毒素、化学毒素、抗菌药物、造影剂等；以及内源性毒素，如血红蛋白、肌红蛋白等）损伤肾小管上皮细胞。ATN（急性肾小管坏死）是肾性急性肾损伤最常见的类型。

23. B【解析】肾后性急性肾损伤的特征是急性尿路梗阻，医院获得性急性肾损伤主要由肾前性、肾性引起，肾后性因素较为少见，主要原因：各种原因引起的肾脏低灌注27%～42%，肾毒性药物的使用7%～39%，大手术后18%～47%，造影剂4%～12%，脓毒症26%。

24. B【解析】急性肾损伤的常见代谢紊乱包括：血肌酐水平升高、低钙血症、高钾血症、低钠血症、高镁血症、代谢性酸中毒。

25. E【解析】急性肾损伤时血液净化的适应证：①少尿或无尿2天以上。②出现尿毒症症状，且非手术治疗无效。③肌酐清除率下降50%以上或在原肾功能不全基础上又下降超过15%，血肌酐442mmol/L以上。④血钾≥6.5mmol/L。⑤难以纠正的代谢性酸中毒。

⑥出现肺水肿、脑水肿等症状。

26. D【解析】急性肾小管坏死多尿期每日尿量达 2. 5L 称多尿，ATN 利尿早期常见尿量逐渐增多，进行性尿量增多是肾功能开始恢复的一个标志。每日尿量可成倍增加，利尿期第 3~5 日可达 1000ml。进入多尿期后，肾功能并不立即恢复。有时每日尿量在 3L 以上而 GFR 仍在 10ml/min 或以下。存在高分解代谢的患者血浆肌酐和尿素氮仍可上升，当 GFR 明显增加时，血氮质逐渐下降。多尿期早期仍可发生高钾血症，有时多尿期可持续 2~3 周或更久。持续多尿可发生低钾血症、失水和低钠血症。此外，此期仍易发生感染、心血管并发症和上消化道出血等。多尿期应密切观察水、电解质和酸碱平衡情况。选项 D 的说法错误，故答案选 D。

27. E【解析】血液透析指征：①血清钾>6. 0mmol/L。②体液过负荷，有心力衰竭及水肿。其他适应证：①血清尿素氮>28. 7mmol/L 或肌酐 530. 4μmol/L。②严重代谢性酸中毒，血 HCO_3^-<12mmol/L。

二、A3/A4 型题

1. B【解析】感染性休克患者首先需液体复苏，治疗推荐先晶体液复苏，复苏目标：中心静脉压 8~12mmHg，平均动脉压≥65mmHg，尿量>30ml/h，中心静脉血氧饱和度≥70%，混合静脉血氧饱和度≥65%，血乳酸下降。充分扩容后平均动脉压仍<65mmHg，应使用血管活性药，充分扩容，使用血管活性药后平均动脉压仍<65mmHg，可使用糖皮质激素。

2. E【解析】患者出现感染性休克，应动态监测血压情况。

3. C【解析】急性呼吸窘迫综合征（ARDS）是在多种原发病和诱因作用下发生的严重急性呼吸衰竭，以广泛肺实质细胞损伤为特点，以非心源性肺水肿和顽固性低氧血症为特征的临床综合征，是急性呼吸衰竭的一种特殊类型。

4. A【解析】对氨马尿酸（PAH）最大排泌量不能反映肾小管功能。

5. D【解析】正常人肾小管葡萄糖最大重吸收量是 300±18. 2。

6. B【解析】菊粉清除率是目前测定肾小球滤过率的“金标准”，可准确反映肾小球滤过率。但菊粉是外源性物质，临床多测定内生肌酐清除率 Ccr。

7. E【解析】血肌酐的正常值是 88. 4~176. 8μmol/L。

8. A【解析】根据急性肾损伤 RIFLE 分级，患者肾功能分级属于 R-有急性肾损伤的风险。

9. B【解析】肾前性急性肾衰竭：肾小管功能正常，血中抗利尿激素水平高，尿液浓缩，大多数滤过的 Na^+在肾小管被重吸收；尿 Na^+浓度低。急性肾小管坏死：肾小管功能受损，重吸收 Na^+减少，故尿 Na^+浓度高。

10. B【解析】甘露醇是一种临床常用的渗透性利尿药，通常剂量越大，越容易发生肾损伤，严重时，可以导致急性肾损伤。

三、X 型题

1. ABCDE【解析】肾上腺功能不全、肾衰竭、甲状腺功能低下、抗利尿激素分泌异常、肾后梗阻均可导致肾脏排水功能障碍。

2. ABCD【解析】急性肾小管坏死的典型病程分为 4 个期：①起始期。②维持期。③多尿期。④恢复期。

3. ABCD【解析】常见的全身性水肿病因包括：心源性水肿、肾源性水肿、肝源性水肿、营养性水肿。

4. ABCD【解析】急性肾小管坏死常见的病因是休克、中毒、缺血、异型输血及药物过敏。

5. ABDE【解析】氨马尿酸（PALL）最大排泄量不能反映肾小管功能。

6. ABD【解析】急性肾衰竭高钾血症最有效的处理方法是限入水量，使中心静脉压维持在 6~10cmH_2O 之间，进行血液透析，10%葡萄糖酸钙，钙剂不会降低血钾水平，但可降低心肌兴奋性。

7. BD【解析】R 代表急性肾损伤的风险，选项 A 错误。RIFLE 分级与疾病严重程度有关，选项 E 错误。ARF 的 RIFLE 分级诊断标准，其主要根据肾小球滤过率（GFR）和尿量，选项 C 错误。

8. AD【解析】急性肾损伤的常规检查项目包括尿常规、血肌酐。

9. ABCE【解析】急性肾损伤的 RIFLE 标准如下。①GFR 标准。a. 肾损伤危险：血肌酐增加 1.5 倍或 GFR 下降>25%；b. 肾损伤：血肌酐增加 2 倍或 GFR 下降>50%；c. 肾衰竭：血肌酐增加 3 倍或 GFR 下降>75%或血肌酐>355μmol/L 或急性升高 44.2μmol/L；d. 肾功能丧失：持续肾功能完全丧失>4 周；e. 终末期肾病：持续肾功能完全丧失>3 个月。②尿量标准：a. 肾损伤危险：<0.5ml/(kg·h)，持续 6 小时；b. <0.5ml/(kg·h)，持续 12 小时；c. <0.3ml/(kg·h)，持续 24 小时或无尿 24 小时。

四、案例分析题

1. ADEF【解析】患者既往无肾病史，此次感染逐渐加重，出现无尿，考虑肾前性因素所致肾功能不全，完善尿常规，查看尿比重是否增高；肾功能不全警惕电解质紊乱和酸碱失衡，故查电解质、血气；检测肌酐和尿素氮，评估肾功能。

2. ABC【解析】结合化验符合肾前性因素所致肾功能不全，加强抗感染，适当补充血容量，保证肾灌注。甘露醇加重肾损害；肾功能不全补高张含钠液，易出现高钠血症；前列腺素 E 和多巴胺收缩血管，加重肾损害风险。

3. F【解析】患者感染严重，释放大量炎症介质，属中分子物质；另有高钾血症，肾功能进一步恶化，应持续性静脉-静脉血液透析滤过，血流动力学更稳定，清除中小分子。血液透析清除小分子物质，无法清除中分子物质，血液滤过对中分子物质的清除有优势。

第六章　脓毒症与多器官功能障碍综合征

一 A1 型题

1. 多器官功能障碍综合征（MODS）时，肺的病理组织学变化中下列哪一项不存在
   A. 肺泡上皮皱缩　　B. 肺毛细血管管腔缩小
   C. 血管内皮细胞脱落　　D. 中性粒细胞脱颗粒
   E. 肺毛细血管内细胞黏附
2. 多器官功能障碍综合征时，胃肠功能代谢改变中下列哪一项不存在
   A. 肠出血　　B. 胃黏膜损害
   C. 胃出血　　D. 肠腔内毒素入血
   E. 胃肠道溃疡形成
3. 多器官功能障碍综合征时，肾的表现中下列哪一项不存在
   A. 少尿或无尿　　B. 氮质血症
   C. 蛋白尿　　D. 尿钠降低
   E. 血肌酐升高
4. 多器官功能障碍综合征时，肾发生
   A. 急性肾衰竭　　B. 慢性肾衰竭
   C. 肾前性肾衰竭　　D. 肾性肾衰竭
   E. 肾后性肾衰竭
5. 多器官功能障碍综合征的病因中，以下哪一种不存在
   A. 大手术　　B. 严重创伤
   C. 恶性肿瘤　　D. 休克
   E. 败血症
6. 下列哪项不是 MODS 的发生机制
   A. 肠道屏障功能障碍　　B. 急性肺部感染伴发心、肾功能不全
   C. 脏器细胞凋亡增加　　D. SIRS
   E. 血管内皮细胞损伤和炎性介质影响细胞内氧利用
7. 哪条是 ICU 死亡的首要原因
   A. 心律失常　　B. MODS

C. 心搏骤停　　D. 呼吸衰竭
E. 休克

8. 对于 MODS 患者伴发 DIC 首选的治疗措施是
A. 尽快补充凝血因子　　B. 尽快补液
C. 早期使用抗纤溶的药物　　D. 尽快输入血小板
E. 给予足量的肝素

9. 全身炎症反应失控阶段，病理生理变化的关键是
A. 内皮细胞功能失常　　B. 全身炎性细胞因子活化
C. 微循环障碍　　D. 血管活性物质释放
E. 休克

10. 下列哪一项不是全身炎症反应综合征（SIRS）的诊断标准
A. 体温>38℃或<36℃
B. 心率>90 次/分
C. 呼吸>20 次/分，或 $PaCO_2$<32mmHg
D. 血压<90/60mmHg
E. 血白细胞计数>12×10^9/L 或<4×10^9/L 或杆状核细胞>10%

11. MODS 发病机制复杂，目前提出多种学说，不正确的是
A. 缺血-再灌注损伤假说　　B. 细菌毒素假说
C. 炎症失控假说　　D. 胃肠道假说
E. 多次打击假说

12. 脓毒症发生的决定性因素是
A. 细菌　　B. 毒素
C. 机体的炎症反应　　D. 治疗是否及时
E. 患者年龄

13. 在一般情况下，使用升压药要求平均动脉压（MAP）升高到
A. 100~120mmHg　　B. 40~60mmHg
C. 60~65mmHg　　D. 80~100mmHg
E. 50~60mmHg

二 A2 型题

1. 患者，男性，57 岁。患 MODS，发病 7 个小时来院，其平均动脉血压为 54mmHg，尿量为 150ml，手足发凉，但意识尚清醒，该患者的外周循环处于
A. 衰竭晚期　　B. 外周循环处于受损期
C. 全身性炎症反应综合征　　D. 肾衰竭

E. 衰竭早期

2. 患者，男性，28 岁。既往患胆道结石，无其他疾病史。手术后出现呼吸次数 30 次/分，血气分析 PaO_2 为 58mmHg、$PaCO_2$ 为 30mmHg，pH 为 7.35，氧合指数（PaO_2/FiO_2）为 260mmHg，肺部可闻到少量的湿啰音，心率 110 次/分。该患者的肺功能处于

A. MODS 时肺功能受损期　　B. MODS 时肺功能衰竭早期

C. MODS 时肺功能衰竭晚期，即 ARDS　　D. 合并了肺部感染

E. 合并了急性左心衰

三 X 型题

1. 脓毒症的病理生理过程

A. 最初的全身炎症反应阶段　　B. 免疫调节的衰竭阶段

C. 感染损害阶段　　D. 失控的全身炎症反应阶段

E. 代偿性抗炎反应阶段

2. 下列有关多器官功能障碍综合征（MODS）特点的叙述，说法正确的是

A. 发病 24 小时以内出现　　B. 两个或两个以上器官受累

C. 序贯性进行性发生　　D. 呼吸系统功能衰竭常较早发生

E. 死亡率与衰竭的器官数目成正比

四 案例分析题

（1~4 题共用题干）

患者，男性，58 岁。食管癌术后 8 天，出现呼吸浅快，胸腔引流出混浊液。查体：急性病容，体温 38.5℃，心率 130 次/分，血压 80/40mmHg。血气分析：pH 7.27，$PaCO_2$ 28mmHg，PaO_2 52mmHg，BE-15mmol/L。白细胞计数 27×10^9/L。

1. 该患者酸碱代谢紊乱的类型最可能是

A. 呼吸性酸中毒　　B. 呼吸性碱中毒

C. 代谢性酸中毒　　D. 呼吸性碱中毒合并代谢性碱中毒

E. 代谢性酸中毒合并呼吸性酸中毒　　F. 代谢性碱中毒

2. 则该患者最可能诊断为（提示：经充分补液扩容后患者血压未见明显好转，尿量 <20ml/h）

A. 脓毒性休克　　B. 肿瘤转移

C. 全身炎症反应综合征　　D. 多器官功能衰竭

E. 肺栓塞　　F. 多器官功能不全

3. 首选的血管活性药是

A. 去甲肾上腺素　　B. 多巴胺
C. 多巴酚丁胺　　D. 抗利尿激素
E. 去氧肾上腺素　　F. 肾上腺素

4. 患者需要的对症支持治疗是
A. 给予激素　　B. 保持引流通畅
C. 给予抗生素　　D. 机械通气
E. 血液净化　　F. 给予呼吸兴奋药

参考答案与解析

一、A1 型题

1. C【解析】多器官功能障碍综合征（MODS）时肺的病理组织学变化：肺毛细血管管腔缩小，有明显的白细胞淤积，毛细血管阻塞，中性粒细胞黏附，内皮细胞有时可脱落，造成微血管基膜暴露，肺泡上皮细胞肿胀，呈空泡状，肺泡上皮细胞排列紊乱，肺表面活性物质明显减少。

2. A【解析】多器官功能障碍综合征时，胃肠功能代谢改变主要表现为胃黏膜损害、应激性溃疡和肠缺血。在很多急性创伤、脑外伤和大面积烧伤患者中，有急性糜烂性胃炎或应激性溃疡存在。应激性溃疡常发生在胃、十二指肠黏膜，偶尔发生在食管。休克或严重感染时，全身微循环血液灌注量下降，肠微循环血流锐减，造成肠黏膜的变性、坏死或通透性升高，导致细菌经肠道进入门静脉系统，引起库普弗细胞分泌细胞因子增加。因此，肠的缺血可以引起细菌移位毒素入血，加重休克，导致多器官功能障碍综合征形成。长期静脉高营养，没有食物经消化道进入体内，引起胃肠黏膜萎缩，屏障功能减弱，细菌或内毒素易入血。因此，在肠黏膜损伤的同时菌血症、内毒素血症、败血症的发生率很高。胃出血也常见。

3. D【解析】多器官功能障碍综合征时肾的表现：1 期少尿，利尿剂有效；2 期血肌酐升高，肌酐清除率降低，轻度氮质血症；3 期氮质血症，有血液透析指征；4 期少尿，透析时循环不稳定。

4. A【解析】多器官功能障碍综合征时，肾发生急性肾衰竭。

5. C【解析】多器官功能障碍综合征为严重损伤、感染、休克和病理产科等原发病发生后，同时或序贯地发生 2 个以上器官功能失常甚至衰竭的临床综合征。

6. B【解析】MODS 发病机制：组织缺血再灌注损伤、炎症反应失控、肠道屏障功能破坏、细菌毒素、基因调控、二次打击或双向预激。

7. B【解析】MODS 为 ICU 死亡的主要原因。

8. E【解析】MODS 患者伴发 DIC 首选的治疗措施是给予足量的肝素。

9. A【解析】失控的全身炎症反应阶段中，内皮细胞功能失常是第三阶段病理生理变化的关键。

10. D【解析】全身炎症反应综合征确诊须具备以下 4 点中的至少 2 点：①体温>38℃或<36℃。②心率>90 次/分。③呼吸>20 次/分或过度通气，$PaCO_2$<32mmHg。④血白细胞计数>12×10^9/L 或<4×10^9/L（>12000/μl 或<4000/μl 或未成熟粒细胞>10%）。

11. E【解析】MODS 的炎症反应失控的互相重叠的发病机制学说——炎症反应学说、缺血-再灌注损伤、自由基学说、细菌毒素假说和肠道动力学说。

12. C【解析】脓毒症发生的决定性因素是机体的炎症反应。

13. C【解析】在一般情况下，使用升压药要求平均动脉压（MAP）升高到 60～65mmHg。

二、A2 型题

1. E【解析】MODS 衰竭早期正常或轻度烦躁，需要补充容量，轻度呼吸性碱中毒，少尿，胃肠道胀气，正常或轻度胆汁淤积，高血糖，意识模糊，血液系统正常或轻度异常。

2. B【解析】根据患者手术后出现呼吸次数 30 次，血气分析 PaO_2 58mmHg，$PaCO_2$ 30mmHg，pH 7.35，氧合指数（PaO_2/FiO_2）为 260mmHg，肺部可闻到少量的湿啰音，心率 110 次/分等表现，该患者的肺功能处于衰竭早期。

三、X 型题

1. ABCDE【解析】脓毒症的病理生理过程分为以下 5 个阶段：①感染损害阶段。②最初的全身炎症反应阶段。③失控的全身炎症反应阶段。④代偿性抗炎反应阶段。⑤免疫调节的衰竭阶段。

2. BCDE【解析】多器官功能障碍综合征（MODS）是指严重创伤、感染、大手术、大面积烧伤等发病 24 小时后，相继或同时出现两个或者两个以上器官功能障碍。

四、案例分析题

1. BC【解析】呼吸性碱中毒主要由于肺泡通气过度，体内生成的 CO_2 排出过多，以致发生血 $PaCO_2$ 降低的低碳血症，代谢性酸中毒 pH<7.35，BE<-3mmol/L。

2. ACDF【解析】患者白细胞计数高、血压低、呼吸衰竭，存在 SIRS、脓毒性休克，进而易出现 MOF、MODS。缺少 D-二聚体和 CTA，肺栓塞诊断依据不足；无 CT、病理相关检查，肿瘤转移依据不足。

3. AB【解析】去甲肾上腺素拟肾上腺素药，以兴奋 α 受体为主，升高血压作用较强，兴奋心脏和扩张支气管作用较弱，用于各种休克和手术时低血压，口服可用于消化道出血。多巴胺属于儿茶酚胺类药物，为去甲肾上腺素的前体，有增强心肌收缩力、收缩周围血管、升高血压作用，并可通过多巴胺受体扩张内脏血管，尤其增加肾血流量，用于各种休克，尤其伴有肾功能不全、心排血量降低的患者。

4. BCDE【解析】根据脓毒症最新指南，不建议使用激素；呼吸兴奋剂适用于中枢抑制为主、通气不足引起的呼吸衰竭，对于肺换气功能障碍为主所致的呼吸衰竭不宜使用。

第七章　多　发　伤

一　A1 型题

1. 多发伤后发生的应激性反应，可导致机体高代谢状态，应激时心血管变化中下列哪一项不存在
   A. 心收缩力减弱　　B. 心率加快
   C. 心排血量增加　　D. 外周循环阻力下降
   E. 心肌耗氧量增多
2. 属于多发伤的是
   A. 烧伤　　B. 脾破裂合并右胫腓骨骨折，多处软组织挫伤
   C. 下肢长骨骨干骨折，下肢离断　　D. 爆炸伤
   E. 化学灼伤
3. 多发伤是指
   A. 同一致伤因子引起机体同时或相继发生的两处或两处以上的损伤，且至少有一处损伤是危及生命的
   B. 两个或两个以上的致伤因子引起的创伤
   C. 全身两处以上的软组织损伤
   D. 多处骨折
   E. 多个脏器的损伤
4. 以下不属于多发伤的病理生理特点是
   A. 机体应激反应剧烈　　B. 易发生器官功能障碍综合征
   C. 免疫功能改变，易继发感染　　D. 凝血功能改变
   E. 高代谢状态
5. 多发伤的临床特点不包括
   A. 咯血　　B. 严重低氧血症
   C. 易继发感染　　D. 易发生 MODS 和 MOF
   E. 容易漏诊
6. 多发伤创伤的部位与临床表现的内在联系，不正确的是
   A. 头部创伤主要是神志的变化，严重者出现昏迷

B. 面、颈部创伤则应注意气道阻塞而导致的窒息

C. 胸部创伤主要（>85%）是肋骨骨折引起的血气胸和肺挫伤

D. 头部创伤主要是血管的变化，严重者出现脑出血

E. 腹部创伤常见实质性脏器破裂引起内出血，以及空腔脏器穿破所致的腹膜炎

7. 多发伤的诊断要求不包括

A. 多发伤的诊断必须简捷
B. 强调早期诊断
C. 迅速清理伤口并判断病因
D. 诊断必须全面
E. 不得因诊断耽误必要的抢救

8. 多发伤患者的检查程序是

A. 检查—抢救—治疗
B. 抢救—检查—治疗
C. 检查—诊断—抢救
D. 检查—抢救—诊断
E. 抢救—治疗—检查

9. 对有颈椎骨折的患者，颈部不能过伸，紧急情况下可行

A. 环甲膜穿刺术
B. 口咽管放置术
C. 经口腔气管插管术
D. 气管切开术
E. 气管插管术

二 A3/A4 型题

（1~3 题共用题干）

患者，女性，38 岁。因车祸导致腹痛，右上臂畸形。查体发现患者面色苍白，血压 80/50mmHg，心率 110 次/分，左中上腹压痛明显，肌紧张，腹腔穿刺有不凝血，右上臂中段成角畸形，叩痛明显，活动受限。

1. 最可能的诊断是

A. 消化道穿孔，腹膜炎
B. 右肱骨骨折
C. 休克
D. 多发伤，创伤性休克，脾破裂，右肱骨骨折
E. 复合伤

2. 确诊依据是

A. 腹部 B 超
B. 心电图
C. 胸部 CT 检查
D. 右上臂 X 线检查
E. 右上臂 X 线检查+腹部 B 超

3. 首先采用的抢救措施是

A. 复位骨折端，石膏固定
B. 血管活性药应用
C. 立即剖腹，脾脏切除
D. 积极抗休克+脾切除
E. 补液抗休克

（4~6 题共用题干）

患者，女性，27 岁。因车祸后右胸、腹部疼痛，呼吸困难 3 小时入院。查体：意识清醒，呼吸急促，血压 100/60mmHg，心率 110 次/分，气管左移，右胸廓饱满，右侧 6~7 肋叩痛阳性，叩诊呈鼓音，听诊右侧呼吸音低，左侧呼吸音粗，腹平软，无固定压痛，无反跳痛以及肌紧张，肝肾区叩痛阴性，移动性浊音阴性，肠鸣音 3~4 次/分。

4. 诊断应首先考虑
   A. 多发软组织伤　　B. 腹腔脏器破裂
   C. 右 6~7 肋骨骨折合并气胸　　D. 休克
   E. 肺炎

5. 有助于明确诊断的检查是
   A. 超声心动图　　B. X 线胸片
   C. 上、下肢动脉血气分析　　D. 右心导管检查
   E. 肺功能检查

6. 抢救措施正确的是
   A. 静脉应用抗生素　　B. 小剂量多巴胺持续静脉泵入
   C. 鼻导管吸氧　　D. 口服茶碱缓释片
   E. 胸腔闭式引流

三 X 型题

1. 急诊医师应牢记“CRASHPLAN”以指导检查，具体包括
   A. C（心脏）　　B. R（呼吸）
   C. A（腹部）　　D. S（脊髓、脊柱）
   E. N（鼻）

2. 迅速判断威胁多发伤患者生命的征象包括
   A. 急诊医生首先要对伤者进行快速的确诊，确认伤者是否存在呼吸道梗阻、休克、大出血等致命性损伤
   B. 对心搏、呼吸骤停者，应立即进行心肺复苏
   C. 对心搏、呼吸骤停者，应立即进行手术
   D. 神志不清者，立即做进一步检查
   E. 神志不清者，要保持呼吸道通畅，观察记录神志、瞳孔、呼吸、脉搏和血压的变化

3. 现场急救的关键是
   A. 气道管理　　B. 心肺脑复苏
   C. 骨折固定及安全地运送　　D. 输血
   E. 包扎止血

4. 多发伤患者胸部损伤的处理包括

A. 有反常呼吸者，可局部加压固定或用呼吸机正压通气

B. 有血气胸者，行胸腔闭式引流，当置管后一次引出 1000~1500ml 及以上血量

C. 有血气胸者，3 小时内引流速度大于 200ml/h，应行剖胸探查术

D. 心脏损伤者，应及时手术修补

E. 心脏损伤者，应及时检查损伤情况

5. 以下属于多发伤的紧急手术类型的是

A. 心脏贯通伤　　B. 脾破裂

C. 肝破裂　　D. 大血管伤

E. 子宫破裂

6. 多发伤一期手术治疗的优点包括

A. 降低死亡率　　B. 树立抢救中的整体观，消除推诿现象

C. 进一步确诊病因　　D. 加速患者康复，缩短住院时间

E. 减少并发症的发生率

四 案例分析题

（1~4 题共用题干）

患者，女性，46 岁。因车祸导致腹痛，右小腿畸形入院。查体：体温 36℃，脉搏 116 次/分,心率 24 次/分，血压 70/50mmHg。面色苍白，左中上腹压痛明显，有肌紧张，腹穿有不凝血，右小腿畸形，叩痛明显。

1. 为明确诊断应立即进行的检查项目包括

A. 心电图　　B. 胸部 X 线检查

C. 血常规　　D. 腹部 B 超

E. 右胫腓骨 X 线正侧位片　　F. 动脉血气分析

2. 应尽快做的处理包括

A. 吸氧　　B. 静脉应用抗利尿激素

C. 快速大量补液　　D. 脾切除

E. 复位骨折端，并加以固定　　F. 应用升压药

G. 输血　　H. 无创呼吸机辅助通气

3. 治疗后患者生命体征逐渐平稳，接下来应进行的治疗是

A. 右小腿切开复位内固定　　B. 完善检查，防止漏诊

C. 应用抗生素，防止感染　　D. 营养支持

E. 应用激素　　F. 右下肢功能锻炼

4. 患者的腹部 B 超和 CT 提示：脾破裂，腹水。右侧胫腓骨正侧位 X 线片示：右侧胫腓骨

骨折。患者的诊断是

A. 失血性休克　　B. 脾破裂

C. 右侧胫腓骨骨折　　D. 多发伤

E. 多发软组织伤　　F. 复合伤

参考答案与解析

一、A1 型题

1. A【解析】多发伤后发生的应激性反应，可导致机体高代谢状态，一般在伤后第三天就会出现，可持续 14~21 天。高代谢反应包括心血管和代谢两个方面变化，表现为：①心率加快，心排血量增加，外周循环阻力下降。②血中白细胞增加。③静息能耗增加，氧耗量增加，糖类、脂类和外周氨基酸的利用增加。④糖代谢紊乱，糖原分解、脂肪动员，血糖升高。⑤肌肉蛋白严重分解，尿氮丢失，血尿素氮升高，负氮平衡显著。⑥血浆中游离脂肪酸和游离氨基酸浓度升高而进行分解。高代谢状态若不加控制，将发展成为多器官功能障碍综合征（MODS）。

2. B【解析】凡符合以下伤情两条以上者可定为多发伤。①头颅伤：颅骨骨折，伴有昏迷、半昏迷的颅内血肿，脑挫伤，颌面部骨折。②颈部伤：颈部外伤伴有大血管损伤、血肿、颈椎损伤。③胸部伤：多发肋骨骨折、血气胸、肺挫伤，心、大血管、气管破裂，膈疝。④腹部伤：腹腔内出血，腹内脏器破裂，腹膜后大血肿。⑤泌尿生殖系统损伤：肾破裂，膀胱破裂，子宫破裂，尿道断裂，阴道破裂。⑥复杂性骨盆骨折或伴休克。⑦脊柱骨折、脱位伴脊髓伤，或多发脊柱骨折。⑧上肢肩胛骨、长骨骨折，上肢离断。⑨下肢长骨骨干骨折，下肢离断。⑩四肢广泛皮肤撕脱伤。

3. A【解析】多发伤可定义为同一致伤因子引起的两处或两处以上的解剖部位或脏器的创伤，且至少有一处损伤是危及生命的。

4. D【解析】多发伤的病理生理特点：①致伤因素与临床特征。②机体应激反应剧烈。③免疫功能改变，易继发感染。④高代谢状态。⑤易发生多器官功能障碍综合征。

5. A【解析】多发伤的临床特点：①创伤部位与临床表现的内在联系。②休克发生率高。③严重低氧血症。④易继发感染。⑤易发生 MODS 和 MOF。⑥容易漏诊。

6. D【解析】创伤的部位与临床表现的内在联系：头部创伤主要是神志的变化，严重者出现昏迷；面、颈部创伤则应注意气道阻塞而导致的窒息；胸部创伤主要是肋骨骨折引起的血气胸和肺挫伤（>85%）；腹部创伤常见实质性脏器破裂引起内出血，以及空腔脏器穿破所致的腹膜炎。

7. C【解析】多发伤的诊断必须简捷，强调早期诊断，不得因诊断耽误必要的抢救；但多发伤的诊断又必须全面，不能遗漏隐蔽的致命伤。

8. B【解析】对多发伤患者必须按照“抢救—检查—治疗”的程序。

9. A【解析】对有颈椎骨折的患者，颈部不能过伸，紧急情况下可行环甲膜穿刺术。

二、A3/A4 型题

1. D【解析】该患者右上臂中段成角畸形可能为右肱骨骨折，车祸可能导致创伤性休克，左中上腹压痛明显，腹腔穿刺有不凝血，可能为脾破裂，综上所述可能患多发伤。

2. E【解析】该患者判断可能为多发伤，创伤性休克，脾破裂，右肱骨骨折，应该进行右上臂 X 线检查+腹部 B 超检查。

3. D【解析】该患者应该先进行抗休克及脾切除。

4. C【解析】该患者右侧 6~7 肋叩痛阳性，叩诊呈鼓音，听诊右侧呼吸音低，左侧呼吸音粗，腹平软，无固定压痛，无反跳痛以及肌紧张，肝肾区叩痛阴性，移动性浊音阴性，肠鸣音 3~4 次/分，可判断为右 6~7 肋骨骨折合并气胸。

5. B【解析】诊断气胸及骨折应该用 X 线胸片。

6. E【解析】气胸可致循环障碍，危及生命，应立即排气，降低胸膜腔内压力。

三、X 型题

1. ABCD【解析】Freeland 等建议急诊医师应牢记“CRASHPLAN”以指导检查，具体包括：C（心脏），R（呼吸），A（腹部），S（脊髓、脊柱），H（头颅），P（骨盆），L（四肢），A（动脉），N（神经）。

2. BE【解析】迅速判断威胁多发伤患者生命的征象：在抢救现场或急诊室，急诊医师首先要对伤者进行快速的检查，特别是神志、面色、呼吸、血压、脉搏、瞳孔等生命体征和出血情况，确认伤者是否存在呼吸道梗阻、休克、大出血等致命性损伤。对心搏、呼吸骤停者，应立即进行心肺复苏；神志不清者，要保持呼吸道通畅，观察并记录神志、瞳孔、呼吸、脉搏和血压的变化。

3. ABCE【解析】现场急救的关键是气道管理、心肺脑复苏、包扎止血、抗休克、骨折固定及安全地运送，使伤者能活着到医院。

4. ABCD【解析】多发伤患者胸部损伤的处理：有反常呼吸者，可局部加压固定或用呼吸机正压通气；有血气胸者，行胸腔闭式引流，当置管后一次引出 1000~1500ml 及以上血量，或 3 小时内引流速度大于 200ml/h，应行剖胸探查术；心脏损伤者，应及时手术修补。

5. AD【解析】紧急手术：该类手术不能拖延，如心脏贯通伤、大血管伤，手术越快越好，目的是修补出血部位，制止大出血。这些患者入院时血压很低，甚至测不出，随时有生命危险，许多患者可能死在运送手术室过程中，所以需立即就地进行手术。

6. ABDE【解析】多发伤一期手术治疗与传统的分期治疗相比，有明显的优越性：①减少并发症的发生率，降低死亡率。②加速患者康复，缩短住院时间。③树立抢救中的整体观，消除推诿现象。

四、案例分析题

1. DE【解析】患者右小腿畸形，可能为右腿骨折，应该进行右胫腓骨 X 线正侧位片检查；左中上腹压痛明显，有肌紧张，腹穿有不凝血可能为脾破裂，应该进行腹部 B 超检查。

2. CDFG【解析】脾破裂应将脾切除，患者除可能患有右腿骨折和脾破裂外，还可能患有多发伤和创伤性休克，应快速大量补液，应用升压药并输血。

3. ABCD【解析】该患者生命体征平稳后，因其右腿骨折，应该复位骨折端，并加以固定，完善检查，防止漏诊，应用抗生素，防治感染及营养支持。

4. ABCD【解析】患者除可能患有右腿骨折和脾破裂外，还可能患有多发伤和创伤性休克。

第七篇

非创伤急诊

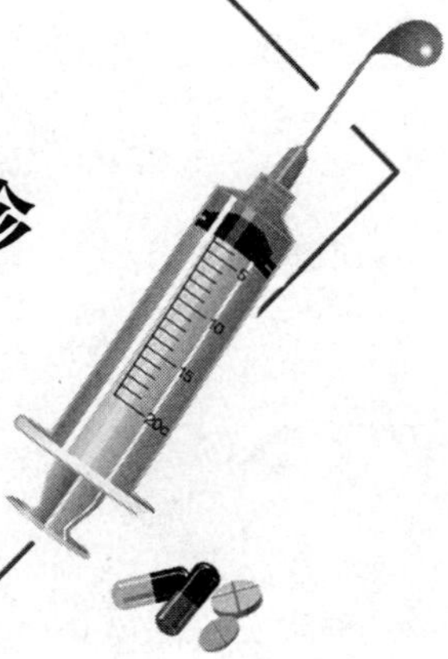

第一章　呼吸系统急诊

一 A1 型题

1. 支气管扩张合并咯血治疗，一般不主张应用

A. 镇静药　　B. 止血药
C. 镇咳药　　D. 抗生素
E. 支气管扩张药

2. 抢救大咯血窒息时，最关键的措施是

A. 立即进行人工呼吸　　B. 立即使用呼吸中枢兴奋药
C. 立即使用鼻导管给氧　　D. 立即采取解除呼吸道梗阻的措施
E. 立即输血或输液

3. 咯血首要的治疗是

A. 立即给予止血药　　B. 立即卧床休息
C. 立即使用鼻导管给氧　　D. 立即建立静脉输液通道
E. 立即输血

4. 大咯血时，应采取的体位是

A. 患侧卧位　　B. 健侧卧位
C. 平卧位　　D. 俯卧位
E. 坐位

5. 大咯血少见的原因是

A. 支原体肺炎　　B. 肺癌
C. 支气管扩张　　D. 肺结核
E. 转移癌

6. 大咯血是指 24 小时咯血量在

A. 100ml 以上　　B. 200ml 以上
C. 500ml 以上　　D. 800ml 以上
E. 1000ml 以上

7. 咯血最严重的后果是

A. 休克　　B. 咳嗽

C. 窒息　　D. 焦虑

E. 由原发病决定

8. 预防Ⅰ型变态反应所致哮喘发作，宜选用

A. 克仑特罗　　B. 肾上腺素

C. 沙丁胺醇　　D. 异丙托溴铵

E. 色甘酸钠

9. 控制哮喘急性发作最好选用

A. 吸入倍氯米松　　B. 吸入色甘酸钠

C. 吸入沙丁胺醇　　D. 口服特布他林

E. 口服氨茶碱

10. 哮喘发作患者在颈部出现皮下气肿，应考虑出现了

A. 上呼吸道阻塞　　B. 气胸

C. 肺大疱　　D. 肺囊肿

E. 肺空洞

11. 支气管哮喘典型的临床症状是

A. 胸闷、气促　　B. 胸痛

C. 咯血　　D. 干咳

E. 反复发作性伴有哮鸣音的呼气性呼吸困难

12. 关于支气管哮喘，叙述错误的是

A. 反复发作呼气性呼吸困难　　B. 气道高反应性

C. 与遗传有关　　D. 发作时需治疗，不发作时无须治疗

E. 可自行或经治疗后缓解

13. 治疗支气管哮喘首选的是

A. 吸入治疗　　B. 抗生素治疗

C. 抗病毒治疗　　D. 口服皮质激素

E. 口服支气管扩张药

14. 支气管哮喘的基本特征是

A. 气道炎症　　B. 气道高反应性

C. 气道分泌物阻塞　　D. 气道平滑肌收缩

E. 气道黏膜水肿

15. 支气管哮喘外源性哮喘的病因不包括

A. 烟雾　　B. 霉菌

C. 刺激性气体　　D. 药物

E. 气道感染

16. 参与支气管哮喘发病的主要炎症细胞为
A. 肥大细胞　B. 血小板
C. 巨噬细胞　D. 中性粒细胞
E. Th 细胞

17. 关于哮喘的特征，叙述不准确的是
A. 有气道高反应性者可以诊断支气管哮喘
B. 气道阻塞具有可逆性
C. 反复发作性呼气性呼吸困难
D. 闻及哮鸣音是发作时的典型表现
E. 不用药物治疗可自行缓解

18. 下列关于支气管哮喘说法错误的是
A. 哮喘持续状态以及发作时即很危重的情况统称重症哮喘，如不采取有效治疗，患者可死于呼吸衰竭
B. 表现为季节性反复发作的带有哮鸣音的呼气性呼吸困难
C. 支气管哮喘简称哮喘，是一种由嗜酸性粒细胞、肥大细胞、淋巴细胞等多种炎症细胞和细胞组分参与的气道慢性变应性炎症性疾病（AAI）
D. 支气管哮喘以气道高反应性（BHR）和广泛的可逆性气道阻塞为特征
E. 哮喘严重发作经常规治疗持续 12 小时仍不能缓解者，称为哮喘持续状态

19. 支气管哮喘急性发作，患者血气分析 $PaCO_2$ 增高提示
A. 出现呼吸性碱中毒　B. 病情好转
C. 病情恶化　D. 没有临床意义
E. 出现心力衰竭

20. 下列关于心源性哮喘，说法错误的是
A. 两肺有广泛哮鸣音和湿啰音
B. X 线胸片可见肺水肿表现
C. 右心扩大，心率增快，心尖部舒张期奔马律
D. 常见于高血压、冠心病、重度二尖瓣狭窄等
E. 可咳粉红泡沫痰

21. 支气管哮喘的基础治疗不包括
A. 抗感染　B. 镇静药
C. 维持水、电解质平衡　D. 祛痰
E. 纠正碱中毒

22. 患者就诊时，下列指标中对于判断哮喘严重程度更为准确的是
A. 心率加快（105 次/分）　B. 房性期前收缩（8 次/分）

C. 血压升高（148/91mmHg） D. 说话不连续
E. 房室传导阻滞

23. 支气管哮喘发作时最常见的血气改变是
A. pH 上升，PaO_2下降，$PaCO_2$降低 B. pH 上升，PaO_2下降，$PaCO_2$上升
C. pH 下降，PaO_2下降，$PaCO_2$降低 D. pH 下降，PaO_2下降，$PaCO_2$上升
E. pH 正常，PaO_2下降，$PaCO_2$上升

24. 下列哪项不是重症哮喘的表现
A. 可平卧 B. 意识模糊
C. 胸腹部矛盾运动 D. 奇脉
E. 气急不能讲话

25. 自发性气胸的体征不包括下列哪项
A. 气管多移向健侧 B. 患侧胸部隆起
C. 患侧呼吸运动和语颤减弱 D. 叩诊呈浊音
E. 患侧听诊呼吸音减弱或消失

26. 气胸的典型 X 线表现哪项不正确
A. 患侧胸腔透亮度增加
B. 肺压缩征
C. 可见气胸带
D. 少量气胸不易发现时，嘱患者深吸气，使易于显示气胸带
E. 血气胸时可见液气平面

27. 气胸线位于外 1/4 时，肺压缩
A. 25% B. 35%
C. 50% D. 65%
E. 75%

28. 诊断气胸最重要的检查方法是
A. X 线胸片检查 B. 肺功能检查
C. 胸部 CT D. 胸腔内测压
E. 支气管镜

29. 常常出现纵隔移位、血流动力学改变的气胸为
A. 闭合性气胸 B. 交通性气胸
C. 张力性气胸 D. 继发性气胸
E. 创伤性气胸

30. 常见的气胸多继发于肺部疾病，其中哪种疾病最常见
A. 支气管哮喘 B. 支气管扩张

C. 慢性阻塞性肺疾病
D. 胸膜上具有异位子宫内膜
E. 肺癌

31. 临床判断气胸类型的主要依据是
A. 呼吸困难的程度
B. X 线胸片检查
C. 动态胸腔内测压
D. 诱发因素
E. 有无休克

32. 下述哪项最能明确气胸诊断
A. 呼吸困难、发绀
B. 叩诊呈鼓音
C. 胸穿抽出气体
D. 呼吸音减弱或消失
E. 气管偏移

33. 关于张力性气胸，哪项错误
A. 常继发于慢性阻塞性肺疾病或肺结核
B. 胸腔压力超过大气压
C. 可使纵隔严重移位，影响心脏血液回流
D. 必须紧急抽气减压
E. 一般抽气减压后，胸腔内压力不再上升

34. 张力性气胸的急救处理是应该立即
A. 排气
B. 气管插管
C. 补液
D. 胸廓固定
E. 输液

35. 关于气胸的处理，哪项是错误的
A. 气胸量小于 20%，症状轻微，不需排气
B. 如肺萎缩时间长，宜用高负压排气
C. 交通性气胸应作胸腔闭式引流
D. 血气胸可作低位胸腔插管引流
E. 复发性气胸，可用滑石粉注入胸腔造成粘连

36. 自发性气胸的排气治疗，下列哪项正确
A. 积气量少于该侧胸腔容量的 30%，不抽气
B. 积气量多时，应立即将气抽尽，恢复肺功能
C. 积气量多时，应立即行闭式水封瓶式引流
D. 积气量多时，可一日多次抽气，每次 1L 直至抽尽
E. 积气量多时，可每日或隔日抽气 1 次，每次小于 1000ml

37. 达到下列哪项积气量占患侧胸腔总量百分值的自发性气胸患者不能保守治疗
A. 15%以上
B. 20%以上

C. 25%以上　　D. 30%以上

E. 40%以上

38. 下列哪项是导致肺栓塞的最常见病因

A. 空气　　B. 脂肪

C. 瘤栓　　D. 羊水

E. 血栓

39. 关于肺血栓栓塞病理生理机制，叙述正确的是

A. 右心来源的血栓所占比例较多

B. 一般认为栓塞更易发生于左叶和下肺叶

C. 引起肺动脉血栓的栓子很少来源于下腔静脉

D. 肺动脉的血栓栓塞为单一部位的栓塞

E. 发生栓塞后有可能在栓塞局部继发血栓形成

40. 关于肺血栓栓塞的定义，叙述错误的是

A. 空气栓塞也可以导致肺栓塞

B. PTE 就是肺栓塞

C. 导致肺栓塞的血栓大多数来自深静脉

D. 深静脉血栓形成与肺栓塞实质上为一种疾病

E. 急性肺栓塞是导致肺梗死而出现临床症状

41. 在急诊室诊断急性肺栓塞最有价值的是

A. X 线胸片　　B. 胸部 CT

C. 增强 CT　　D. D-二聚体

E. 彩色多普勒心脏超声

42. 肺栓塞不包括

A. PTE（肺血栓栓塞症）　　B. 脂肪栓塞综合征

C. 羊水栓塞　　D. 空气栓塞

E. DVT（急性下肢深静脉血栓形成）

43. 以下哪项对肺血栓栓塞症的发病过程和预后没有重要影响

A. 栓子大小和数量　　B. 是否同时存在其他心肺疾病

C. 个体反应的差异　　D. 血栓溶解的快慢

E. 患者肺活量

44. 急性肺栓塞抗凝治疗的常用药物有

A. 普通肝素　　B. 抗血小板药物

C. 尿激酶　　D. 链激酶

E. rt-PA

45. 以下哪项不是肺栓塞的常见症状
A. 不明原因的呼吸困难
B. 晕厥
C. 咳嗽
D. 心绞痛
E. 胸痛

46. 疑诊肺栓塞时应进行的检查，除了
A. X线胸片
B. 心电图
C. 肺活检
D. 血浆D-二聚体
E. 下肢深静脉超声

47. 引起的胸腔积液多属漏出性的疾病是
A. 肺炎
B. 胸部创伤
C. 肺结核
D. 急性肾小球肾炎
E. 肺癌

48. 诊断胸腔积液最敏感的方法是
A. 体格检查
B. 胸部X线片
C. 胸部CT
D. 胸部B型超声
E. 诊断性胸穿

49. 鉴别是否为上气道梗阻的简便方法是
A. 拍摄X线胸片
B. 支气管镜检查
C. 胸部CT
D. 判断哮鸣音发生于呼气相还是吸气相
E. 肺功能检查

二 A2型题

1. 患者，男性，32岁。反复咳嗽、咯血10余年，结合影像学检查，目前该患者最可能的诊断为

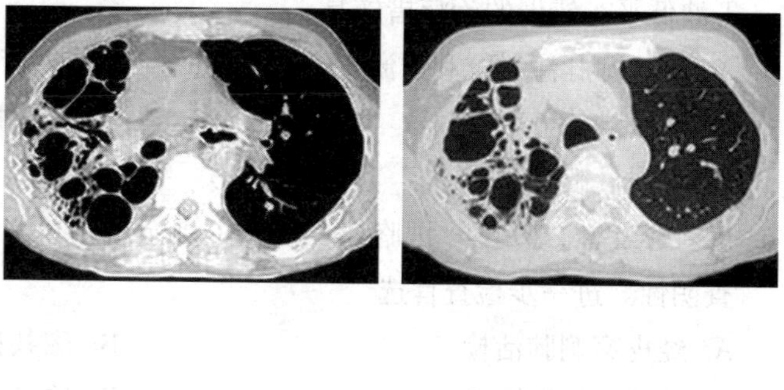

A. 肺囊肿
B. 间质性肺炎10余年
C. 肺曲菌病
D. 支气管扩张
E. 肺结核

2. 患者，男性，63 岁。痰中带血 1 个月，加重 2 小时入院，检查如图所示。该患者最可能的诊断是

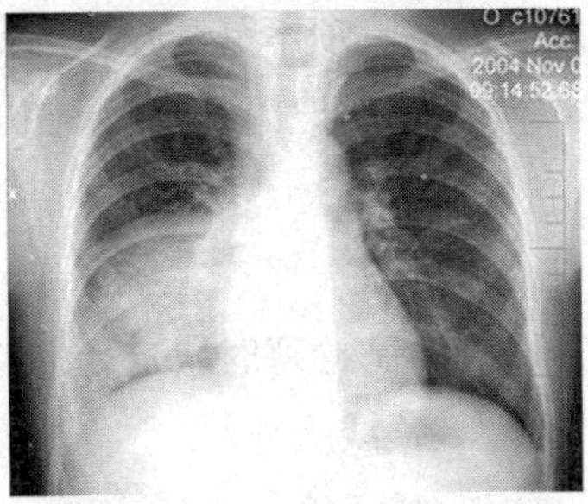

A. 结节病
B. 右肺癌
C. 右肺淋巴结肿大
D. 肺转移瘤
E. 支气管扩张

3. 患者，女性，63 岁。痰中带血 3 天，不咳嗽发热，X 线检查如图。该患者最可能的诊断是

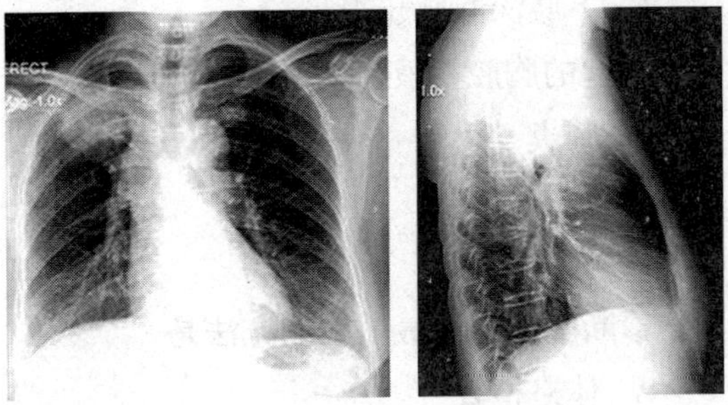

A. 右上肺结核
B. 右上肺炎症
C. 右上肺不张
D. 右上肺癌
E. 右上肺大疱

4. 患者，男性，62 岁。咳嗽发热 2 天，痰中带血，胸片检查如图所示。目前对该患者的诊断最合理的是

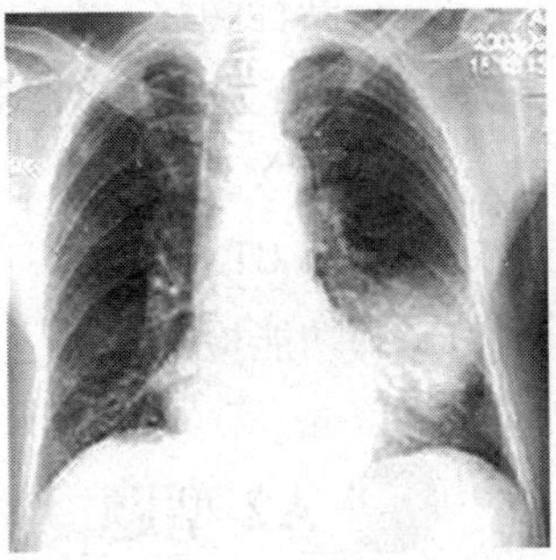

A. 左下肺炎症
B. 左肺癌伴阻塞性肺炎
C. 细支气管肺泡癌
D. 左侧胸膜炎
E. 左侧胸腔积液

5. 患者，男性，51 岁。3 天前开始咳嗽，痰中带血。今天上午突然大口咯血，量约 100ml，查体未见异常。ECG Ⅱ、Ⅲ、aVF 导联 ST 段下移>0.5mV，T 波低平。错误的治疗措施是

A. 快速静脉注射抗利尿激素　　B. 喷托维林镇咳
C. 配血以备急用　　D. 继续抗结核治疗
E. 小剂量镇静药

6. 患者，女性，67 岁。因咯血、咳嗽 1 周余就诊。X 线检查发现肺门增大，痰病理细胞检查阴性。进一步检查首选

A. 经皮穿刺肺活检　　B. 磁共振检查
C. 纤维支气管镜检查　　D. 胸部 CT
E. 核素扫描

7. 患者，女性，17 岁。受凉后咳嗽、喘息 3 天，自服氨茶碱，症状无缓解。查体：大汗，

两肺可闻及哮鸣音，心率 120 次/分，有奇脉，胸腹矛盾运动。既往有哮喘病史。最可能的诊断是

A. 急性支气管炎　　B. 心源性哮喘
C. 过敏性肺炎　　D. 重症支气管哮喘
E. 慢性喘息性支气管炎急性发作

8. 患者，女性，31 岁。哮喘重度发作前来急诊。查体：患者张口、端坐呼吸，大汗淋漓，叙述病史仅能说些单词或短语，且不连贯。下列体征中哪项预示病情严重

A. 肋间隙增宽　　B. 心脏绝对浊音界缩小
C. 两肺叩诊过清音　　D. 两肺呼吸音低，无明显哮鸣音
E. 两肺广泛响亮哮鸣音

9. 患者，女性，32 岁。喘息、呼吸困难发作 1 天，过去有类似发作史。查体：气促、发绀，双肺满布哮鸣音，心率 120 次/分，心律齐，无杂音。院外已用过氨茶碱、特布他林，无效。对该患者除立即吸氧外，应首先给予的治疗措施为

A. 联合应用氨茶碱、特布他林静脉滴注　　B. 联合应用抗生素静脉滴注
C. 琥珀酸氢化可的松静脉滴注　　D. 二丙酸倍氯米松气雾吸入
E. 5%碳酸氢钠静脉滴注

10. 支气管哮喘患者，持续发作 24 小时，大汗淋漓，发绀，端坐呼吸，双肺散在哮鸣音。首选的治疗是

A. 654-2 静脉注射
B. 补液+氨茶碱+β_2受体激动药
C. 沙丁胺醇雾化吸入+溴化异丙托品吸入
D. 糖皮质激素+色甘酸钠吸入
E. 补液+糖皮质激素静脉滴注+氨茶碱静脉滴注

11. 患者，男性，60 岁。既往有慢性咳嗽、气急病史 10 余年，1 周前因感冒后咳嗽加重。查体：意识模糊，两肺哮鸣音，心率 120 次/分。血气分析：pH 7.30，PaO_2 50mmHg，$PaCO_2$ 80mmHg。下列治疗措施正确的是

A. 静脉滴注尼可刹米　　B. 静脉滴注毛花苷 C
C. 静脉滴注 5%碳酸氢钠　　D. 静脉注射呋塞米
E. 气管插管、机械通气

12. 患者，女性，20 岁。支气管哮喘发作 2 天，大汗，有奇脉，心率 120 次/分，胸腹矛盾运动。应用肾上腺糖皮质激素应选用

A. 大剂量口服　　B. 大剂量吸入
C. 小剂量逐渐递增　　D. 小剂量长疗程
E. 大剂量静脉滴注或注射

13. 患者，女性，55 岁。反复发作性呼气性呼吸困难，烦躁，持续 3 小时。查体：两肺布满哮鸣音，有肺气肿征，心率 130 次/分，心律齐，无杂音，血压 106/66mmHg，抢救措施中哪项不用

A. 吸氧　　B. 静脉补充液体

C. 静脉滴注糖皮质激素　　D. 静脉注射氨茶碱

E. 静脉注射强心药

14. 患者，女性，19 岁。3 岁时因麻疹后咳喘迁延不愈。近几年来，发作频繁，程度趋于严重。3 天前去花房玩耍，因哮喘发作未能缓解而住院。查体：患者嗜睡，呼吸困难，呈端坐前弓位，两肺满布哮鸣音，心率 130 次/分，有奇脉。为评估患者的病情严重程度，应立即做下列哪项检查

A. 动脉血气分析　　B. 痰细菌培养

C. 血电解质　　D. 皮肤试验

E. 血清 IgE

15. 患者患有高血压性心脏病，在睡眠中突然憋醒，被迫坐起，并有咳嗽，出汗发绀，咳粉红色泡沫痰，两肺啰音，可认为发生了

A. 肺源性呼吸困难　　B. 心源性哮喘

C. 吸气性呼吸困难　　D. 呼气性呼吸困难

E. 呼吸衰竭

16. 患者，男性，41 岁。慢性咳嗽咳痰史 10 年，突发左侧胸痛 1 天，呈针刺样疼痛，向左肩部放射，伴有胸闷及气短，干咳，无发热。吸烟约 10 年，1 包/天。查体：消瘦，神志清楚，气管居中，无颈静脉怒张，左下肺叩诊鼓音，左下肺呼吸音明显降低，右肺散在少量干啰音，心界叩诊不清，心率 92 次/分，心律齐，无病理性杂音，双下肢不肿。最可能的疾病是

A. 左侧气胸　　B. 肺栓塞

C. 急性心肌梗死　　D. 慢性阻塞性肺疾病（COPD）

E. 肺大疱

17. 患者，女性，67 岁。患慢性支气管炎，肺气肿 12 年。2 天前剧咳后，突然感到左侧胸痛伴呼吸困难，不能平卧。最可能的诊断是

A. 肺炎　　B. 肺栓塞

C. 心肌梗死　　D. 自发性气胸

E. 结核性胸膜炎

18. 患者，男性，68 岁。胸闷、气短 1 年余，加重 1 周，右胸有手术史，结合 CT 图像所示，该患者最可能的诊断为

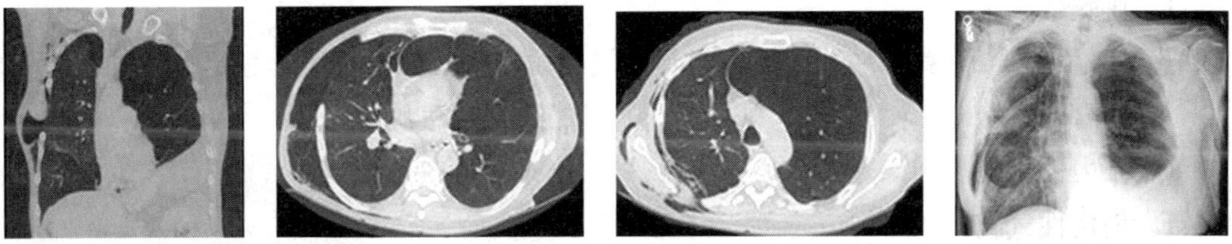

A. 右侧气胸并皮下气肿、左侧肺气肿
B. 右侧气胸并皮下气肿、左侧肺不张
C. 双侧肺气肿
D. 右侧气胸并皮下气肿
E. 右侧肺间质病变、左侧肺气肿

19. 患者，男性，17 岁。突感呼吸困难，大汗淋漓，X 线胸片检查如图所示。目前该患者最可能的诊断是

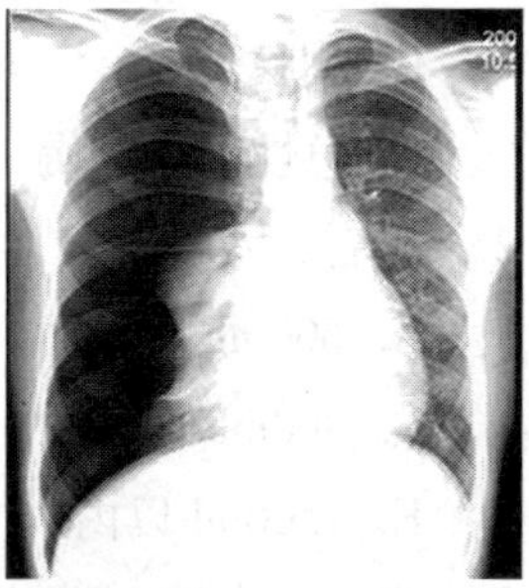

A. 右侧肺气肿
B. 右侧肺部肿块
C. 气胸
D. 肺大疱
E. 血胸

20. 患者，男性，19 岁。感胸闷气短，X 线胸片检查如图所示。对该患者最合理的诊断是

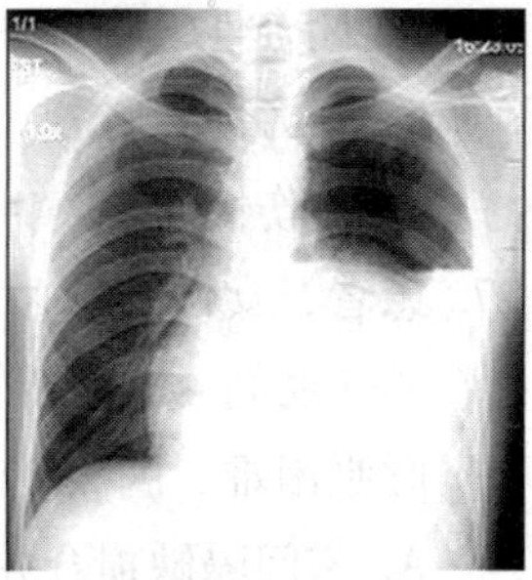

A. 左侧胸膜肥厚
B. 左侧胸腔积液
C. 左侧液气胸
D. 左侧肺不张
E. 左侧气胸

21. 支气管患者突然出现胸痛、气急、呼吸困难、大汗、不安，应该首先考虑出现
A. 自发性气胸
B. 支气管哮喘急性发作
C. 急性左心衰竭
D. 肺炎
E. 胸膜炎

22. 男性，患者，28 岁。夜间突感胸闷，呼吸困难 2 小时就诊，X 线胸片检查如图。该患者最可能的诊断是

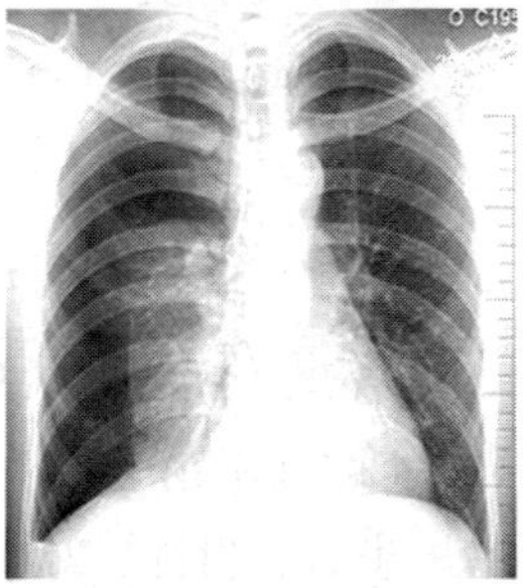

A. 气胸
B. 肺大疱
C. 右侧肺部肿块
D. 右侧肺气肿

E. 血胸

23. 患者，女性，37 岁。左侧气胸。穿刺排气测压显示胸腔内正压，且迅速增加，应考虑为

A. 闭合性气胸
B. 交通性气胸
C. 张力性气胸
D. 继发性气胸
E. 创伤性气胸

24. 患者，男性，42 岁。今晨突感左上胸刺痛，逐渐出现呼吸困难，不能平卧，左肺呼吸音明显减弱，心率 120 次/分，节律偶有不齐。考虑出现了

A. 心绞痛
B. 肺栓塞
C. 胸膜炎
D. 自发性气胸
E. 急性左心衰竭

25. 患者，女性，42 岁。突发左侧气胸，肺压缩 50%，行穿刺排气治疗，抽气量应为

A. 600ml 以内
B. 1000ml 以内
C. 800ml 以内
D. 2000ml 以内
E. 1500ml 以内

26. 患者，女性，31 岁。右侧气胸，穿刺测压时胸腔内压约为 0，抽出一定量气体后压力变为负值，停止排气后观察症状没有加重，应考虑为

A. 闭合性气胸
B. 交通性气胸
C. 张力性气胸
D. 继发性气胸
E. 创伤性气胸

27. 患者，女性，32 岁。有先天性心脏病病史，持续发热 2 周。查体：贫血貌，胸骨左缘 3~4 肋间 4/6 级粗糙收缩期杂音伴震颤，脾肋下 2cm，血培养阳性。入院后第 3 天突感呼吸困难、胸痛，咯血多次。可能性最大的诊断是

A. 室间隔缺损合并急性心力衰竭
B. 室间隔缺损合并肺部感染
C. 室间隔缺损合并支气管扩张症
D. 感染性心内膜炎合并急性肺栓塞
E. 感染性心内膜炎合并肺部感染

28. 一儿童吃杏仁，突然出现惊慌，气促，抱送急诊发现患儿吸气极度困难，出现三凹征。最可能诊断为

A. 小儿肺炎
B. 胸膜炎
C. 气管异物
D. 支气管哮喘发作
E. 受环境惊吓

三 A3/A4 型题

（1~4 题共用题干）

患者，男性，25 岁。反复发作性咳嗽、喘息 10 年余，再发加重 3 小时。查体：意识模

糊，口唇发绀，双肺呼吸音明显减低，未闻及干、湿啰音，心率 128 次/分，奇脉。

1. 诊断首先考虑
   A. 支原体肺炎
   B. 支气管哮喘
   C. 支气管内膜结核
   D. 原发性支气管肺癌
   E. 喘息型慢性支气管炎
2. 为进一步明确诊断及判断病情程度，最有意义的检查是
   A. 痰细胞学
   B. 肺 CT
   C. 动脉血气分析
   D. 肺功能查 PEF 占预计值的百分比
   E. 皮肤过敏源试验
3. 血气分析回报：pH 7.31，PaO_2 58mmHg，$PaCO_2$ 55mmHg。PEF 测定为预计值的 55%。追问病史：患者近 2 个月经常夜间发作呼吸困难，活动明显受限。该患者病情程度属于
   A. 重度
   B. 中度
   C. 轻度
   D. 不能确定
   E. 超轻度
4. 诊断及病情程度确定后应采取的最有效措施是
   A. 甲泼尼龙（静脉滴注）+氨茶碱（静脉滴注）+氧疗
   B. 特布他林（口服）+氨茶碱（口服）+氧疗
   C. 亚胺培南（静脉滴注）+氨茶碱（静脉滴注）+氧疗
   D. 沙丁胺醇（吸入）+氨茶碱（口服）+氧疗
   E. 倍氯米松（吸入）+氨茶碱（静脉滴注）+氧疗

（5~7 题共用题干）

患者，男性，53 岁。反复发生夜间呼吸困难 1 个月，加重 1 天就诊。查体：血压 180/110mmHg，呼吸急促，双肺散在哮鸣音，双肺底细湿啰音，心率 130 次/分。

5. 此患者最需鉴别的是
   A. 慢性支气管炎还是急性支气管炎
   B. 肺心病还是冠心病
   C. 支气管哮喘还是心源性哮喘
   D. 双肺炎症还是肺间质纤维化
   E. 左心衰竭还是 ARDS
6. 在没有确诊的情况下，不宜应用的药物是
   A. 氨溴索
   B. 氨茶碱
   C. 呋塞米
   D. 吗啡
   E. 糖皮质激素
7. 如无法在短期内作出鉴别又急需尽快缓解呼吸困难，可选用
   A. 吗啡
   B. 氨茶碱

C. 泼尼松

D. 痰液稀释药

E. 止咳糖浆

（8~9 题共用题干）

患者，男性，72 岁。咳嗽、咳痰、喘息 30 余年，5 年来间断加重，伴有双下肢水肿。因 1 周来咳嗽并下肢水肿加重，伴有嗜睡入院。

8. 对诊断具有重要意义的检查是

A. 心脏彩色多普勒

B. 心电图

C. 脑电图

D. 血气分析

E. 痰培养

9. 若有二氧化碳潴留，通常禁用的药物是

A. 抗生素

B. 尼克刹米

C. 地西泮

D. 地塞米松

E. 氨茶碱

（10~14 题共用题干）

患者，男性，26 岁。年幼时因麻疹后咳嗽迁延不愈。近年来频繁发作。3 天前感冒后哮喘发作，自服氨茶碱，症状无缓解而住院。查体：患者神志不清，呼吸困难，呈前倾位，口唇发绀，大汗，两肺满布哮鸣音，心率 120 次/分，有奇脉。

10. 为评估患者病情，应立即做下列哪项检查

A. 动脉血气分析

B. 皮肤试验

C. 血清 IgE 测定

D. 痰细菌培养

E. 血电解质测定

11. 该患者应如何使用激素

A. 立即静脉注射地塞米松

B. 立即给予表面激素吸入

C. 先用支气管扩张药，无效后再用激素

D. 因激素有不良反应，不用

E. 立即给予氢化可的松琥珀酸钠静脉注射，再以静脉滴注

12. 该患者是否应该应用抗生素，如何应用抗生素

A. 积极控制感染，应用第三代头孢菌素

B. 应用新一代大环内酯类或第二代头孢菌素类

C. 因缺少细菌感染的证据，不必应用

D. 等待痰培养的结果再做决定

E. 为配合激素的治疗，应当使用抗生素以预防感染

13. 如果动脉血气分析呈呼吸性碱中毒，下一步的处理

A. 治疗基础疾病，舒张支气管纠正缺氧，减少其对过度通气的刺激

B. 应用镇静药，抑制过度通气

C. 补充酸性药物，纠正碱中毒

D. 增加呼吸无效腔，重复呼吸纠正二氧化碳排出过多

E. 不处理，过度通气证明呼吸肌仍有代偿能力

14. 发现患者出现颈部皮下气肿，说明患者有下列哪种并发症存在

A. 纵隔气肿　　B. 气胸

C. 肺气囊肿　　D. 肺大疱

E. 间质性肺气肿

（15~17 题共用题干）

患者，男性，17 岁。发作性胸闷、呼吸困难 2 小时，大汗，有哮喘病史。查体：呼吸 30 次/分，发绀，脉氧 79%，呼气延长，无明显哮鸣音。

15. 哮喘急性发作治疗目的是

A. 尽快缓解气道阻塞　　B. 纠正低氧血症

C. 预防下一步恶化或再次发作　　D. 建立长期治疗方案，争取达到长期稳定

E. 以上都是

16. 关于哮喘急性发作时雾化吸入药物选择不当的是

A. 雾化吸入沙丁胺醇　　B. 雾化吸入地塞米松

C. 雾化吸入抗胆碱能药物　　D. 雾化吸入布地奈德

E. 雾化吸入特布他林

17. 有关哮喘的描述错误的是

A. 气道炎症绝大部分存在于大、中、小气道

B. 雾化颗粒在 2~5μm 最合适

C. 雾化颗粒大于 5μm 易沉积在口咽部

D. 雾化颗粒小于 2μm 最合适

E. 哮喘可以和 COPD 同时存在

（18~20 题共用题干）

患者，男性，53 岁。慢性支气管炎、肺气肿 15 年，近日呼吸困难加剧，咳嗽，咳痰。今日晨起一阵剧烈咳嗽后喘憋加剧，无法平卧，胸痛剧烈，不敢呼吸。来急诊时，口唇明显发绀，表情痛苦，胸部叩诊呈鼓音。

18. 诊断考虑患者并发

A. 肺部急性感染　　B. 中毒性肺炎
C. 慢性肺源性心脏病　　D. 自发性气胸
E. 急性呼吸衰竭

19. 有助于确诊的检查项目是

A. 血气分析　　B. 痰细胞学检查
C. 胸部 X 线摄片　　D. 血电解质检查
E. 心电图检查

20. 其 X 线表现应为

A. 圆形或卵圆形透光日，其内有细小的条纹理
B. 右肺被压缩，并见到一发线状线在被压缩肺的外缘
C. 右肺下叶见一圆形透亮区，其内可见液平面
D. 右肺可见一偏心空洞
E. 无异常所见

（21~22 题共用题干）

患者，女性，63 岁。慢性咳喘 20 年，剧烈咳嗽 3 天，无咳痰、咯血及发热，30 分钟前突发胸痛，呼吸困难，不能平卧，伴发绀。查体：血压 150/100mmHg，呼吸 40 次/分。右侧胸部语颤减弱，呼吸音减低，心率 110 次/分。

21. 确诊首选的检查是

A. 血气分析　　B. 胸部 X 线片
C. 肺功能检查　　D. 肺动脉 3DCT
E. 心脏彩色超声

22. 最可能的诊断是

A. 急性肺栓塞　　B. 急性心肌梗死
C. 急性左心衰竭　　D. 阻塞性肺气肿
E. 自发性气胸

（23~25 题共用题干）

患者，男性，35 岁。因急性阑尾炎住院。在办理出院手续时突发呼吸困难伴剧烈胸痛。查体：发绀，双肺可闻及干、湿啰音，心率 105 次/分，$P_2>A_2$。

23. 立即给予的急救措施为

A. 阿司匹林　　B. 硝酸甘油
C. 吸氧　　D. 吗啡

E. 停止活动

24. 心电图示：电轴右偏，Ⅲ导联显著Q波和T波倒置，ST段压低，Ⅰ导联S波深。最可能的诊断是

A. 急性心肌梗死　　B. 急性心力衰竭

C. 急性肺梗死　　D. 严重心律失常

E. 术后腹腔出血

25. 为明确诊断，应考虑的检查是

A. 腹部超声　　B. 肺功能

C. 动脉血气分析　　D. 胸部CT

E. 超声心动图

（26~27题共用题干）

患者，男性，56岁。晨起突感呼吸困难。查体：体温37℃，心期前收缩5次/分，气管向左侧移位，双肺呼吸音减弱。

26. 该患者最可能诊断为

A. 右肺梗死　　B. 右侧气胸

C. 右侧大叶性肺炎　　D. 右侧胸腔积液

E. 右侧肺不张

27. 首选的检查为

A. 胸部CT　　B. 纤维支气管镜

C. 胸部X线片　　D. 心电图

E. 肺功能测定

四 X型题

1. 提示支气管哮喘患者病情危重的是

A. 出现奇脉，血压下降　　B. 听诊肺部呼吸音减弱，哮鸣音消失

C. PaO_2<60mmHg　　D. $PaCO_2$<30mmHg

E. $PaCO_2$>50mmHg

2. 重症哮喘发作时，为缓解支气管痉挛可用

A. 头孢曲松　　B. 甲基泼尼松龙

C. 氨茶碱　　D. 肾上腺素

E. 去甲肾上腺素

3. 张力性气胸指

A. 胸腔抽气后压力不再上升　　B. 肺萎陷轻

C. 纵隔移位明显　　D. 胸腔压力常正压
E. 常需采用胸腔闭式引流

4. 急性肺栓塞的溶栓治疗适应证包括
A. 并发休克和低灌注者
B. 有窦性心动过速、心悸等症状的肺血栓栓塞症患者
C. 原有心肺疾病的次大块肺血栓栓塞引起循环衰竭者
D. 3 个肺叶以上的大块肺栓塞者
E. 不论肺动脉血栓栓塞部位及面积大小，只要血流动力学有改变者

5. 溶栓的禁忌证有哪些
A. 胸痛超过 24 小时　　B. 颅内出血
C. 低血压　　D. 血压>180mmHg
E. 心动过速

6. 肺栓塞的抗凝治疗，以下说法正确的是
A. 肝素或低分子肝素的疗程一般需 7~10 天
B. 肝素使用 3~5 天和低分子肝素使用 7 天时需检查血小板
C. 肝素或低分子肝素停用后不加用华法林
D. 应用华法林，应使 INR 控制在 2.0~2.5 并定期测定
E. 患者口服华法林的疗程一般为 3~6 个月

7. 鉴别漏出液和渗出液的莱特（Light）标准包括
A. 胸腔积液/血清蛋白值>0.5　　B. 胸腔积液/血清乳酸脱氢酶值>0.6
C. 胸腔积液血清 LDH>200U/L　　D. 胸腔积液中中性粒细胞明显增多
E. 胸腔积液/血清 CEA 值>1

8. 对于胸腔积液的处理，正确的是
A. 大量胸腔积液对呼吸和循环功能产生明显影响者，应立即抽胸腔积液
B. 对外伤或气胸引起的血性胸腔积液，应常规行胸腔闭式引流
C. 对脓液较多较稠的脓胸，应肋间切开插管引流，也可做负压吸引
D. 同时针对病因予以相应治疗
E. 经各种检查，病因仍不明确的渗出性胸腔积液，可行试验性抗结核治疗

参考答案与解析

一、A1 型题

1. C【解析】支气管扩张合并咯血时慎用强镇咳药，以免因抑制咳嗽反射及呼吸中枢，

使血块不能排出而引起窒息。

2. D【解析】抢救大咯血窒息时最关键的措施是建立静脉通道，保持呼吸道畅通。

3. B【解析】痰中带血或小量咯血的治疗要点：对症治疗为主；休息，镇静，必要时应用止咳药和常规止血药；尽快查明病因，并针对病因治疗。中量或大咯血的基本治疗内容：卧床休息，酌情补液，大咯血应及时输血；消除紧张情绪，防治感染及病因治疗等。

4. A【解析】大量出血的紧急救治应绝对卧床休息，使身体与床呈 40°~90°，大出血时患侧卧位。

5. A【解析】大咯血少见的病因：感染性疾病、支气管病变、肉芽肿疾病、血管性疾病、治疗相关性咯血。

6. C【解析】临床根据咯血量分为小量咯血（≤100ml/24h）和大量咯血（≥500ml/24h 或 1 次咯血量≥200ml）。

7. C【解析】大咯血时若血块阻塞气道可引起窒息。

8. E【解析】预防 I 型变态反应所致哮喘发作，宜选用色甘酸钠。

9. C【解析】控制哮喘急性发作常用的药物如沙丁胺醇、特布他林、丙卡特罗、非诺特罗等。这类药物可通过气雾剂、干粉剂和溶液雾化等方法吸入。

10. B【解析】哮喘发作时，患者剧烈咳嗽，肺泡内压力升高，可引起气胸，表现为皮下气肿。

11. E【解析】支气管哮喘典型的临床症状为发作性伴有哮鸣音的呼气性呼吸困难，或发作性胸闷和咳嗽。

12. D【解析】支气管哮喘典型的临床症状为发作性伴有哮鸣音的呼气性呼吸困难，或发作性胸闷和咳嗽。哮喘的发病机制不完全清楚，可概括为免疫-炎症反应、神经机制和气道高反应性及其相互作用。其症状和体征可经治疗缓解或自行缓解。支气管哮喘发作与不发作都应接受治疗。

13. A【解析】治疗支气管哮喘首选的是吸入治疗。

14. A【解析】支气管哮喘的基本特征为气道炎症。

15. E【解析】支气管哮喘外源性哮喘的病因：尘螨、霉菌、皮毛、花粉、烟雾、刺激性气体、药物等多种致敏原可引起过敏体质者速发性或迟发型哮喘发作。

16. E【解析】参与支气管哮喘发病的主要炎症细胞为 Th 细胞。

17. A【解析】气道高反应性（AHR）：目前普遍认为气道炎症是导致气道高反应性的重要机制之一，当气道受到变应原或其他刺激后，由于多种炎症细胞、炎症介质和细胞因子的参与，气道上皮的损害和上皮下神经末梢的裸露等而导致气道高反应性。AHR 常有家族倾向，受遗传因素的影响。AHR 为支气管哮喘患者的共同病理生理特征，但是长期吸烟、接触臭氧、病毒性上呼吸道感染、慢性阻塞性肺疾病（COPD）等也可出现 AHR，因此，出现 AHR 者并非都是支气管哮喘。选项 A 错误。

18. E【解析】支气管哮喘简称哮喘，是一种由嗜酸性粒细胞、肥大细胞、淋巴细胞等多种炎症细胞和细胞组分参与的气道慢性变应性炎症性疾病（AAI）。哮喘严重发作经常规治疗持续24小时仍不能缓解者，称为哮喘持续状态。哮喘持续状态及发作时即很危重的情况统称重症哮喘，如不采取有效治疗，患者可死于呼吸衰竭。支气管哮喘以气道高反应性（BHR）和广泛的可逆性气道阻塞为特征，表现为季节性反复发作的带有哮鸣音的呼气性呼吸困难或顽固性咳嗽。哮喘急性发作或加重是指哮喘症状突然出现或进行性加重。

19. C【解析】支气管哮喘血气分析：轻度时 $PaCO_2$ 和 SaO_2 在正常范围；中度时 SaO_2 下降，但>90%，$PaCO_2$ 正常；重度及极重度发作时 $PaO_2<60mmHg$，$PaCO_2>45mmHg$，$SaO_2<90\%$。

20. C【解析】心源性哮喘常见于高血压、冠心病、重度二尖瓣狭窄等，可咳粉红泡沫痰，两肺有广泛哮鸣音和湿啰音。左心扩大，心率增快，心尖部舒张期奔马律。X线胸片可见肺水肿表现。强心、扩管、利尿治疗有效。必要时可试用氨茶碱解痉，但禁用肾上腺素。

21. E【解析】支气管哮喘的基础治疗：①镇静药。②维持水、电解质平衡。③氧疗。④纠正酸中毒。⑤祛痰。⑥抗感染。⑦病因治疗。

22. D【解析】判断哮喘严重程度更为准确的是说话方式，轻度为连续成句，中度为单词，重度为单字，危重度不能讲话。

23. A【解析】支气管哮喘发作时最常见的血气改变为pH上升，PaO_2 下降，$PaCO_2$ 降低。

24. A【解析】轻度哮喘可平卧，重度哮喘端坐呼吸。

25. D【解析】自发性气胸的体征：肺组织压缩>30%时，患侧胸廓呼吸运动减弱，肋间隙饱满，叩诊呈鼓音，呼吸音减弱或消失。

26. D【解析】少量气胸时深吸气，肺容量增大，气胸带反而不明显。

27. B【解析】气胸线位于外1/4时，肺压缩35%。

28. A【解析】X线胸片检查是诊断气胸的重要方法，可显示肺受压程度，肺内病变情况及有无胸膜粘连、胸腔积液及纵隔移位等。

29. C【解析】张力性气胸：心脏、气管及纵隔移向对侧，严重呼吸困难、发绀、低血压、心搏加速等，甚至因呼吸及循环衰竭而呈休克状态。

30. C【解析】继发于肺结核等胸膜及肺疾病者（如慢性阻塞性肺疾病、气喘、肺炎、肺癌等）称继发性气胸。其中，慢性阻塞性肺病最常见。

31. C【解析】临床判断气胸类型的主要依据是动态胸腔内测压。

32. C【解析】气胸的诊断：①突发一侧胸痛，伴有呼吸困难和气胸体征，即可初步诊断。②X线显示气胸征是确诊依据。③在无条件或病情危重不允许做X线检查时，可在患侧胸腔积气体征最明确处试穿，抽气测压，若为正压且抽出气体，说明有气胸在，即应抽出气体以缓解症状，并观察抽气后胸腔内压力的变化，以判断气胸类型。

33. E【解析】张力性气胸由于破裂口呈单向活瓣作用，使胸腔内压力迅速升高为较高正压，抽气后胸腔内压可下降，但不久又迅速复升，胸腔内高压使肺受压，并使纵隔向健侧移位，静脉回心血流受阻，造成呼吸、循环功能障碍，甚至危及生命，必须紧急抽气减压。

34. A【解析】张力性气胸急救时的首要措施为紧急进行减压处理，立即排气。

35. B【解析】气胸的治疗方法如下。①卧床休息，限制活动，肺压缩<20%时不需抽气，可给予镇咳、镇痛对症治疗。②急性气胸时抽气减压，解除呼吸困难。③闭式引流：适用于张力性气胸。④闭式引流 1 周以上仍有气泡逸出者应加用负压吸引。⑤自发性气胸患者肺脏萎缩，应适当给氧，并治疗原发病，故选 B。

36. E【解析】自发性气胸的排气治疗，积气量少于该侧胸腔容量的 20%，不抽气。积气量多时，可每日或隔日抽气 1 次，每次小于 1000ml。

37. B【解析】自发性气胸的排气治疗，积气量少于该侧胸腔容量的 20%，不抽气。当积气量占该侧胸腔容量>20%时需进行治疗。

38. E【解析】肺血栓栓塞症为肺栓塞最常见的类型，占急性肺栓塞中的绝大多数，通常所称的肺栓塞即指肺血栓栓塞症。

39. E【解析】血栓栓塞原发部位以下肢深静脉为主，盆腔静脉血栓是女性肺栓塞的重要来源，多发生于妇科手术后、盆腔疾病等，极少数血栓来自右心房、右心室的附壁血栓。肺动脉血栓栓塞发病部位不同。肺血栓栓塞症（PTE）是肺栓塞的一种类型，为来自静脉系统或右心的血栓阻塞肺动脉或其分支所致的疾病，以肺循环和呼吸功能障碍为其主要临床和病理生理特征。发生肺血栓栓塞后有可能在栓塞局部继发血栓形成，参与发病过程。

40. E【解析】肺栓塞包括肺血栓栓塞、脂肪栓塞综合征、羊水栓塞、空气栓塞等。肺血栓栓塞症（PTE）是肺栓塞的一种类型。导致肺栓塞的血栓大多数来自深静脉血栓。深静脉血栓形成与肺栓塞实质上为一种疾病过程在不同部位、不同阶段的表现，两者合称为静脉血栓栓塞症。肺动脉发生栓塞后，若其支配区的肺组织因血流受阻或中断而发生缺血坏死，称为肺梗死。

41. C【解析】CT 已经是非常重要的影像学技术，增强扫描可以直接显示肺血管，是目前最常用的 PTE 确诊手段。高速 CT 扫描速度快，没有移动伪像，图像更加清晰，更有利于三维重建，直接显示到肺段血管。

42. E【解析】参见 A1 型题第 40 题解析。

43. E【解析】肺栓塞部位、范围和原发病的情况决定预后。肺栓塞对机体的影响主要取决于栓子的性质、肺动脉堵塞的范围和速度，以及是否存在心肺基础疾患。

44. A【解析】急性肺栓塞的抗凝治疗常用药物为普通肝素。

45. D【解析】急性肺栓塞临床表现如下。①急性肺源性心脏病：表现为突发呼吸困难、发绀、濒死感、右心衰竭、低血压、肢端湿冷，见于突然栓塞2个肺叶以上的患者。②肺梗死：表现为突发胸痛、呼吸困难、咯血及胸膜摩擦音或胸腔积液。③不能解释的呼吸困难：原因不明的呼吸困难及气促，尤以活动后明显，是肺栓塞常见的临床表现之一。④慢性反复性肺血栓栓塞症：发病隐匿、进展缓慢的重度肺动脉高压和右心功能不全。⑤猝死：少部分患者表现为猝死，常见于大块栓子栓塞肺动脉主干。

46. C【解析】急性肺栓塞的辅助检查包括：①血气分析。②心电图检查。③胸部X线胸片检查。④血生化检验。⑤超声心动图。⑥D-二聚体。⑦通气/灌注（V/Q）肺扫描。⑧螺旋CT和电子束CT肺血管造影。⑨磁共振肺动脉造影。⑩肺动脉造影。⑪下肢静脉血栓形成的检查。

47. D【解析】胸腔积液漏出液的病因：①充血性心力衰竭（右心衰竭或全心衰竭）。②上腔静脉阻塞。③缩窄性心包炎。④肝硬化。⑤肾病综合征。⑥急性肾小球肾炎。⑦腹膜透析。⑧黏液性水肿。⑨药物过敏。⑩放射反应。

48. C【解析】胸部CT对胸腔积液的诊断适用于：①胸部X线片难以显示的少量胸腔积液。②通过病灶密度观察可将局限包裹性积液与肺实质病变加以鉴别。③显示胸腔积液的同时可了解肺组织受压和肺实质是否存在病变。④可显示纵隔、气管与淋巴结情况。

49. D【解析】上气道阻塞的临床症状：①吸气性呼吸困难。②吸气性喘鸣。③吸气性软组织凹陷。④声音嘶哑。

二、A2型题

1. D【解析】CT上可见右肺多个囊状透亮影，周围肺组织呈网格状改变，结合临床反复咳嗽，咯血10余年，可诊断为支气管扩张。

2. B【解析】患者痰中带血1个月，再结合影像，可能的诊断是右肺癌。

3. D【解析】如图右上肺叶可见一较大的不规则形密度欠均匀的斑片状影，两肺肺门有增粗的血管影，结合病史痰中带血3天，可诊断为右上肺癌。

4. B【解析】患者咳嗽、发热2天，痰中带血，应是肺癌，再结合影像排除细支气管肺泡癌，可能的诊断是左肺癌伴阻塞性肺炎。阻塞性肺炎是中心型肺癌过程支气管活瓣阻塞的间接征象。

5. A【解析】血管升压素不可快速静脉注射。

6. C【解析】该患者肺门肿大，可能为支气管扩张，应该进行纤维支气管镜检查。

7. D【解析】患者查体大汗，两肺可闻及哮鸣音，心率120次/分，有奇脉，符合重症支气管哮喘临床表现。重症支气管哮喘患者常有烦躁不安、大汗等表现，常有奇脉，心率明显增快，肺部显著哮鸣音，且该患者自服氨茶碱无效，中重度支气管哮喘氨茶碱无效，综上，最可能的诊断是重症支气管哮喘。

8. D【解析】哮喘极重度发作者肺部哮鸣音反而减低或不能闻及。

9. C【解析】支气管哮喘中重度以上发作者，应用氨茶碱及 β_2受体激动剂无效，首选糖皮质激素，尽快终止发作。

10. E【解析】根据患者临床表现，可诊断为重度哮喘，其治疗原则为：①补液，纠正失水，使痰液稀薄。②糖皮质激素是缓解支气管哮喘严重发作的有力措施，一般用琥珀酸氢化可的松。③氨茶碱静脉注射或滴注。

11. E【解析】根据患者血气分析结果来看，患者出现Ⅱ型呼吸衰竭，应使用人工机械通气。

12. E【解析】患者出现大汗，有奇脉，心率 120 次/分，胸腹矛盾运动，符合重症哮喘的临床表现，糖皮质激素是目前最有效的抗气道炎症药物，在救治重症哮喘时意义重大。快速控制重症哮喘应大剂量静脉滴注或注射肾上腺糖皮质激素。

13. E【解析】重度哮喘时存在低氧血症，可使心率增快，不宜以心率作为衡量强心药的应用和疗效指标。强心药治疗不适宜支气管哮喘重症患者。

14. A【解析】支气管哮喘进行血气分析可确定病情的严重程度，参见 A1 型题第 19 题解析。

15. B【解析】参见 A1 型题第 20 题解析。

16. A【解析】气胸症状轻重与气胸发生快慢、肺组织压缩程度及肺部原发病情况有关。典型者多突发胸痛，性质为锐痛或刺痛，可向腋下、肩臂放射。继而感胸闷，严重者气急。可有刺激性干咳。自发性血气胸时合并面色苍白、心悸、休克等。部分病例胸痛不明显，仅活动后气短。

17. D【解析】自发性气胸常继发于阻塞性肺气肿，该患者有患气胸的基础，且有剧烈咳嗽的诱因，症状为突发一侧胸痛和呼吸困难，均提示自发性气胸。

18. A【解析】右胸有手术史，可有手术后气胸，图见右侧皮下气胸明显，左下肺不张，左肺透亮度增加，纵隔向右侧移位。

19. C【解析】胸片表现为气胸线以外的透亮度会有明显的增高，肺纹理不可见，考虑为气胸。

20. C【解析】气胸在胸片上大多有明显气胸线，可见肺组织受压后边界呈外凸弧形细线条阴影，为受压肺组织与胸膜腔内气体、液体交界界限线，外透亮度可增高，看不见肺纹理。液体处于胸膜腔最低位，可见明显气液平面。

21. A【解析】支气管哮喘的并发症之一即自发性气胸，常由剧烈咳嗽等诱发，伴气急、胸闷、大汗、呼吸困难、烦躁不安等症状，此时应考虑到自发性气胸的可能性。哮喘大发作时多有感染、吸入变应原等诱因；急性左心衰多有心脏病史，伴咳泡沫痰、端坐呼吸等症状；肺炎和胸膜炎很少会有急性发作的呼吸困难。

22. A【解析】参见 A2 型题第 19 题解析。

23. C【解析】张力性气胸在胸膜腔测压时显示压力明显增高，呈正压，抽气后压力可以轻微下降，留针观察2~3分钟后胸膜腔压力又迅速复升至正压（选C）。闭合性气胸胸膜腔内压力略有增高，抽气后压力下降且留针2~3分钟观察压力不再回升（A）。交通性气胸胸膜腔内压力在0cm H_2O 左右上下波动，抽气后留针2~3分钟，观察压力无变化（B）。继发性气胸是在原有肺部疾病基础上发生的气胸（D）。创伤性气胸是由于外伤引起（E）。

24. D【解析】患者突感左上胸刺痛，逐渐出现呼吸困难，不能平卧，左肺呼吸音明显减弱，心率120次/分等临床表现符合自发性气胸的诊断表现。

25. B【解析】对于第一次抽气的量，不同文献提出标准并不统一，也没有符合循证医学的研究结论供参考。国内文献大多提出不超过1000ml，认为抽气过多、速度太快可导致通透性增强而出现肺水肿。

26. A【解析】闭合性气胸损伤后空气进入胸腔，伤口闭合，空气不再进出，伤侧肺萎缩。

27. D【解析】肺栓塞常出现呼吸急促、发绀、肺部啰音等，也可以在合并肺不张或胸腔积液时出现相应的体征。肺栓塞的细菌性栓子见于感染性心内膜炎、起搏导管感染及骨髓炎等。

28. C【解析】上气道阻塞是由于炎症、外伤、肿瘤、异物等原因引起的喉或者气管的骤然阻塞，表现为急性吸气性呼吸困难，明显吸气相三凹征。

三、A3/A4 型题

1. B【解析】支气管哮喘急性发作表现为不同程度的呼吸困难：①轻度发作。仅活动时气短，可平卧。呼吸稍快，无出汗，肺部有中度喘鸣音。②中度发作。稍事活动即有气短，喜坐位，伴有出汗、焦虑或烦躁。心率增快，呼吸快而费力，肺部有明显哮鸣音。③重度发作。休息时也有气短，常前倾坐位、烦躁不安、大汗、发绀。呼吸频率>30次/分，辅助呼吸肌活动及胸骨上窝凹陷。常有奇脉，心率明显增快（>120次/分），肺部显著哮鸣音。④极重度发作。上述症状加重，不能讲话，常转入嗜睡或意识模糊，甚至抽搐、昏迷。呼吸肌疲劳，胸腹矛盾运动，心动过缓，呼吸减慢甚至停止。肺部哮鸣音反而减低或不能闻及。

2~3 C、A【解析】参见A1型题第19题解析。

4. A【解析】患者为青年男性，有反复发作性咳嗽喘息史，考虑为支气管哮喘。此次意识模糊，触及奇脉，考虑为支气管哮喘急性发作期的危重程度，对于危重程度的患者，需要静脉静滴糖皮质激素以及氨茶碱迅速缓解病情，吸氧为常规治疗（A对）。患者病情危重，意识模糊，不能选择口服或吸入用药（B、D、E错）。亚胺培南（C错）是碳青霉烯类抗生素，支气管哮喘不是细菌感染性疾病，若无合并感染，不宜使用。

5. C【解析】该患者反复发生夜间呼吸困难1个月，应考虑是支气管哮喘，需与心源性哮喘相鉴别，心源性哮喘也有哮鸣音和湿啰音、心率增快等临床表现，应根据病史等加以鉴别，心源性哮喘常见于高血压、冠心病、重度二尖瓣狭窄等。

6. D【解析】在没有确诊的情况下，不能使用镇痛药，如吗啡。

7. B【解析】氨茶碱能通过抑制磷酸二酯酶，提高平滑肌细胞内的 cAMP 浓度，拮抗腺苷受体，增强呼吸肌的力量以及增强气道纤毛清除功能等，从而起到舒张支气管和气道抗炎作用。

8. D【解析】血气分析有助于判断低氧血症，高碳酸血症及酸碱平衡紊乱，有助于诊断及判断病情。

9. C【解析】地西泮可引起呼吸抑制，加重 CO_2潴留。

10. A【解析】该患者为哮喘，应该进行动脉血气分析判断哮喘的程度。

11. E【解析】中重度支气管哮喘，氨茶碱无效，应使用糖皮质激素静脉注射后静脉滴注，以尽快控制哮喘。

12. B【解析】患者有感冒，为院外感染，多为革兰阳性（G^+）球菌，应用新一代大环内酯类或第二代头孢菌素类。

13. A【解析】若呼吸性碱中毒，应该治疗基础疾病，舒张支气管纠正缺氧，减少其对过度通气的刺激。

14. A【解析】气胸的对症处理及防治并发症：纵隔气肿、皮下气肿等可随气胸好转数日后逐渐吸收。严重者可针头抽气或于胸骨上窝部皮肤切口排气，但需防止感染。

15. E【解析】哮喘急性发作治疗目的：①尽快缓解气道阻塞。②纠正低氧血症。③预防下一步恶化或再次发作。④建立长期治疗方案，争取达到长期稳定。

16. B【解析】地塞米松颗粒较大，只能沉积大气道；脂溶性差，雾化与全身用药效果无异；副作用大，长期吸入致依赖，一般不用于雾化吸入。

17. D【解析】雾化颗粒在 2～5μm 最合适，选项 B 正确，D 错误。

18. D【解析】患者既往有慢性支气管炎，肺气肿病史 15 年。剧烈咳嗽后出现呼吸困难加重。查体：胸部叩诊呈鼓音。继发性气胸可见于 COPD 患者。气胸典型的体征：患侧胸廓饱满，呼吸运动减弱。叩诊呈鼓音或过清音。呼吸音减弱或消失。气管向患侧移位。此患者考虑合并气胸。

19. D【解析】自发性气胸应该用血电解质检查。

20. B【解析】气胸区无肺纹理，为气体密度。少量气胸时，气胸区呈线状或者带状，可见被压缩肺组织的边缘，大量气胸时，气胸区可占据肺野中外带，内带为压缩的肺组织，呈密度均匀的软组织影，同侧肋间隙增宽，横膈下降，纵隔向健侧移位。

21. B【解析】该患者可能为气胸，应该用胸部 X 线片检查。

22. E【解析】患者有突然加重的呼吸困难，并伴有明显的发绀，患侧肺部听诊呼吸音减弱，并伴有发绀，应考虑自发性气胸。COPD 患者的呼吸困难多呈长期缓慢性进行性加重。急性心肌梗死的患者常有高血压/冠状动脉粥样硬化性心脏病史。

23. E【解析】该患者突发剧烈胸痛，应立即停止活动，检查其胸痛原因。

24. C【解析】急性肺梗死心电图示：电轴右偏，Ⅲ导联显著 Q 波和 T 波倒置，ST 段压低，Ⅰ导联S波深。

25. D【解析】急性肺梗死应该进行胸部CT检查。

26. B【解析】患者起病急骤，突然感到呼吸困难，呼吸音弱，考虑为气胸可能大，气胸时气管向正常侧移位主要是气胸侧压力增大导致的。

27. C【解析】参见A3/A4型题第21题解析。

四、X型题

1. ABCE【解析】参见A1型题第19题解析。

2. BCD【解析】抗生素头孢曲松的主要作用是抗感染，不是缓解支气管痉挛的药物，去甲肾上腺素无激动支气管平滑肌β_2受体的作用。

3. CDE【解析】张力性气胸肺或支气管裂口呈活瓣状，每当吸气时气体进入胸腔，呼气时不能排出（裂口成活瓣状，空气只进不出），故患侧肺进行性压缩，纵隔明显移位，健侧肺也受压迫，迅速发生呼吸循环衰竭致死。张力性气胸胸腔压力始终保持正压，抽气至负压后不久又恢复正压，患者出现呼吸困难、严重烦躁不安、大汗、发绀等。张力性气胸常需采用胸腔闭式引流。

4. ABCE【解析】急性肺栓塞的溶栓治疗适应证：①2个肺叶以上的大块肺栓塞者。②不论肺动脉血栓栓塞部位及面积大小，只要血流动力学有改变者。③并发休克和低灌注者。④原有心肺疾病的次大块肺血栓栓塞引起循环衰竭者。⑤有呼吸窘迫症状（包括呼吸频率增加，SaO_2下降等）的肺栓塞患者。⑥有窦性心动过速、心悸等症状的肺血栓栓塞症患者。

5. ABD【解析】溶栓的绝对禁忌证：①任何发病时间内的出血性卒中或不明原因卒中。②6个月内缺血性卒中。③中枢神经系统损害或肿瘤。④近期（3周以内）重大创伤/手术/头部外伤。⑤1个月内胃肠道出血。⑥已知出血。相对禁忌证：①6个月内短暂缺血发作。②口服抗凝药。③孕妇及产后1周。④不可压迫的穿刺。⑤创伤性复苏。⑥顽固高血压（收缩压>180mmHg）。⑦进展性肝脏疾病。⑧感染性心内膜炎。⑨活动性溃疡。胸痛超过24小时也属于溶栓的禁忌证。

6. ABDE【解析】急性肺栓塞的抗凝治疗用于确诊或高度可疑肺血栓栓塞（PTE）而无抗凝禁忌者。①普通肝素：2000~5000IU或按80IU/kg静脉注射，后以18IU/(kg·h)速度持续静脉滴注，再根据活化部分凝血活酶时间（APTT）或活化的全血凝固时间（ACT）调整用量，使国际标准化比率（INR）值为1.5~2.5。连用5~10天，以后可用口服抗凝药维持。禁忌证为近2个月内有脑出血、恶性高血压、肝肾功能不全及活动性出血性疾病等。②低分子肝素：不能监测APTT而肾功能正常者，可用低分子肝素替代肝素，100国际单位/（千克·次），皮下注射，1~2次/天。③华法林：肝素或低分子肝素治疗5~10天后，可口服华法林3~5mg/d，调整剂量使INR值为2.0~3.0。

7. ABC【解析】漏出液和渗出液的鉴别可依据莱特（Light）标准。1972年Light等首次提出区别漏出液和渗出液的 Light 标准，其标准有 3 条：①胸腔积液/血清蛋白比值>0.5。②胸腔积液/血清乳酸脱氢酶（LDH）比值>0.6。③胸腔积液血清 LDH>200U/L。凡符合以上 3 条中任何 1 条者可诊断为渗出液，1 条都不符合者为漏出液。

8. ACDE【解析】对于外伤或气胸引起的血性胸腔积液，一般应放置胸膜腔闭式引流管，并记录引流量，同时进行补充血容量、抗休克和止血等处理。局部伤口也应作相应处理。胸膜腔引流血性胸腔积液多时应考虑外科手术。

第二章 循环系统急诊

一 A1 型题

1. 急性冠脉综合征（ACS）包括
   A. 稳定型心绞痛、非 ST 段与 ST 段抬高型心肌梗死
   B. 稳定型、不稳定型心绞痛及非 ST 段抬高型心肌梗死
   C. 稳定型、不稳定型心绞痛及 ST 段抬高型心肌梗死
   D. 非 ST 段与 ST 段抬高型心肌梗死
   E. 不稳定型心绞痛、非 ST 段抬高型及 ST 段抬高型心肌梗死
2. 急性心肌梗死发生后，下列哪种情况不考虑溶栓治疗
   A. 高血压危象　　B. 高血糖
   C. 腹部手术后 2 年　　D. 高血脂
   E. 同时伴有 2 个部位的心肌梗死
3. 急性心肌梗死合并心源性休克的主要表现为
   A. 血压不变，中心静脉压下降　　B. 血压下降，四肢干燥、温度低
   C. 双下肢水肿，颈静脉怒张　　D. 血压下降，肺毛细血管楔压上升
   E. 血压下降，心率增快
4. 发生急性心肌梗死时最先出现的症状是
   A. 心律失常　　B. 低血压和休克
   C. 疼痛　　D. 呼吸困难，疼痛
   E. 恶心，呕吐
5. 急性心梗患者心电监护示“室颤”，立即抢救，第一步应
   A. 口对口人工呼吸　　B. 气管插管
   C. 心外按压　　D. 非同步直流电除颤
   E. 同步直流电除颤
6. 急性心肌梗死最易招致室颤的严重心律失常是
   A. 窦性心动过速　　B. 窦性心动过缓
   C. 房室传导阻滞　　D. R-on-T 室性期前收缩
   E. 阵发性室上性心动过速

7. 下列哪项指标可预示 6 个月内急性冠状动脉综合征发生的恶性心脏事件
A. C 反应蛋白（CRP）
B. 心肌钙蛋白 T（CTn-T）
C. 乳酸脱氢酶（LDH）
D. 肌酸磷酸激酶同工酶（CK-MB）
E. 肌红蛋白（Mb）

8. 急性心肌梗死（AMI）与不稳定心绞痛的主要鉴别是
A. 疼痛的部位不同
B. 疼痛的性质不同
C. 疼痛的诱因不同
D. 是否有心电图改变
E. 是否有心脏生物学标志物的改变

9. 急性心肌梗死合并三度房室传导阻滞最好采用
A. 麻黄碱
B. 阿托品
C. 异丙基肾上腺素
D. 糖皮质激素
E. 临时心脏起搏器

10. 心肌梗死后 24 小时内避免给予
A. 洋地黄
B. 螺内酯
C. 吗啡
D. 硝普钠
E. 硝酸甘油

11. 急性心肌梗死患者，抢救过程中突发意识丧失、抽搐，最大的可能是
A. 心房颤动
B. 室性心动过速
C. 室性期前收缩
D. 心房扑动
E. 心室颤动

12. 下列哪种急性心肌梗死常合并窦性心动过缓
A. 前间壁心肌梗死
B. 下壁心肌梗死
C. 后壁心急梗死
D. 高侧壁心肌梗死
E. 局限前壁心肌梗死

13. 急性下壁心肌梗死常可合并
A. 右室心肌梗死
B. 前间壁心肌梗死
C. 高侧壁心肌梗死
D. 后壁心肌梗死
E. 前壁心急梗死

14. 急性心肌梗死致心源性休克的最主要原因是
A. 心肌抑制因子
B. 心律失常
C. 心肌自体抗原
D. 血容量不足
E. 心肌梗死面积大

15. 急性心肌梗死早期最重要的死亡原因是
A. 低血压
B. 原发性心室颤动

C. 心脏破裂　　D. 心源性休克

E. 房室传导阻滞

16. 约 5%的心房颤动发生在急性心肌梗死后多少小时内

A. 6 小时　　B. 12 小时

C. 24 小时　　D. 36 小时

E. 48 小时

17. 在无禁忌证的情况下，心肌梗死发生后多少小时内可开始应用 β 受体阻断药

A. 1 小时　　B. 6 小时

C. 12 小时　　D. 24 小时

E. 48 小时

18. 急性冠状动脉综合征预后的决定性因素为

A. 心律失常　　B. 心房功能

C. 心肌坏死的数量　　D. 年龄

E. 就诊的时间

19. 急性心肌梗死患者，心力衰竭加重，同时心尖区新出现 3 级收缩期吹风样杂音，提示并发

A. 感染性心内膜炎　　B. 乳头肌功能不全

C. 室间隔穿孔　　D. 心包炎

E. 心室膨胀瘤

20. 急性心肌梗死时血清酶中升高最早的是

A. 乳酸脱氢酶同工酶 1（LDH1）　　B. 乳酸脱氢酶同工酶 2（LDH2）

C. 乳酸脱氢酶同工酶 3（LDH3）　　D. 天门冬氨酸氨基转移酶（AST）

E. 肌酸激酶同工酶（CK-MB）

21. 判断急性心肌梗死面积最有价值的是

A. 血清磷酸肌酶增高程度

B. 血清天冬氨酸氨基转移酶（AST）增高程度

C. 肌酸激酶同工酶（CK-MB）增高程度

D. 乳酸脱氢酶（LDH）增高程度

E. 乳酸脱氢酶同工酶 1（LDH1）增高程度

22. 变异型心绞痛的主要特点是

A. 心绞痛发作时常可见 Q 波　　B. 常于劳累后发作

C. 情绪激动是常见诱因　　D. 发作时 ST 段上移

E. 发作时 ST 段明显下移

23. 急性前间壁心肌梗死最可能是以下哪一支冠状动脉闭塞

A. 左冠状动脉前降支　　B. 右冠状动脉
C. 左冠状动脉回旋支　　D. 左冠状动脉主干
E. 以上都不是

24. 急性心肌梗死的诊断依据，下列哪项是最主要的
A. 心肌缺血症状　　B. 心电图病理性 Q 波形成
C. 心肌肌钙蛋白阳性　　D. 心电图 ST 段抬高
E. 心脏超声心动图示有节段性运动异常

25. 急性心肌梗死发病 24 小时内，并发心源性休克，下列哪一项治疗是错误的
A. 血管活性药　　B. 吸氧、镇痛
C. 尽快建立心电及血压监护　　D. 足量毛花苷 C
E. 适当补充血容量

26. 与血压不成比例的休克样症状是哪种疾病的主要特点
A. 急性心肌梗死　　B. 气胸
C. 主动脉夹层　　D. 肺栓塞
E. 食管破裂

27. 急性左心衰竭，高度呼吸困难、烦躁不安时首选下列哪项急救措施
A. 吸氧　　B. 吗啡皮下注射
C. 氨茶碱静脉注射　　D. 地西泮肌内注射
E. 端坐位，双腿下垂

28. 左心衰竭与支气管哮喘的主要鉴别点是
A. 夜间常憋醒　　B. 伴咳嗽
C. 咳白色泡沫样痰　　D. 坐起时能够缓解呼吸困难
E. 两肺可闻及干、湿啰音

29. 下列疾病中常并发急性左心衰竭的是
A. 肺栓塞　　B. 急进型高血压
C. 房间隔缺损　　D. 急性心包积液
E. 肺动脉瓣狭窄

30. 下列哪项可引起左心室容量负荷过重致急性左心衰竭
A. 主动脉瓣狭窄　　B. 肺动脉瓣狭窄
C. 二尖瓣狭窄　　D. 二尖瓣关闭不全
E. 扩张型心肌病

31. 急性左心衰竭应选用下列哪一种利尿药
A. 氢氯噻嗪　　B. 螺内酯
C. 呋塞米　　D. 阿米诺利

E. 氨苯蝶啶

32. 左心衰竭患者在临床上最突出的表现是

A. 咳泡沫痰 B. 反复咯血

C. 呼吸困难 D. 肝脾大

E. 下肢水肿

33. 心力衰竭的诱因是

A. 感染 B. 心律失常

C. 妊娠分娩 D. 过多过快输液

E. 以上都是

34. 不会引起心力衰竭的疾病是

A. 风湿性瓣膜病 B. 急性心肌梗死

C. 失血性休克 D. 急性心肌炎

E. 高血压

35. 在急性左心衰竭伴有心源性休克的机械辅助循环治疗方法中，目前最有效和实用的方法是

A. 体外反搏 B. 全人工心脏

C. 主动脉内球囊反搏 D. 左心室辅助泵

E. 双心室辅助泵

36. 最能提示左心功能不全的是

A. 交替脉 B. 奇脉

C. 水冲脉 D. 短绌脉

E. 脉细速

37. 能改善心力衰竭远期预后的是

A. 钙通道阻滞药 B. 洋地黄

C. 利尿药 D. 血管紧张素转换酶抑制药

E. 血管扩张药

38. 能早期反映心力衰竭并评价其进程和预后的生物学指标是

A. 抗利尿激素（ADH） B. 脑钠肽（BNP）

C. 血管紧张素Ⅱ（AngⅡ） D. 内皮素（ET）

E. 肿瘤坏死因子-α（TNF-α）

39. 单纯二尖瓣狭窄的心力衰竭患者可以应用的药物是

A. 地高辛 B. 硝普钠

C. 利尿药 D. 酚妥拉明

E. 毛花苷 C

40. 下列哪项不是急性左心衰竭的体征

A. 奇脉　　B. 舒张奔马律

C. 心率增快　　D. 心尖区收缩期杂音

E. 心脏增大

41. 急性左心衰竭的救治原则，以下不正确的是

A. 纯氧面罩吸入，氧饱和度要达95%以上。意识模糊或呼吸无力者可气管插管

B. 使患者呈半坐位，双小腿下垂

C. 含服硝酸甘油，然后静脉滴注硝酸甘油，使收缩压维持在90~100mmHg。对顽固性高血压或对硝酸甘油无反应者可静脉滴注硝普钠

D. 静脉注射呋塞米或硫酸吗啡

E. 使用碳酸氢钠

42. 对临床稳定的室性心动过速，静脉注射利多卡因初始剂量正确的为

A. 0.1~0.5mg/kg　　B. 0.5~1.0mg/kg

C. 1.0~1.5mg/kg　　D. 1.5~2.0mg/kg

E. 2.0~2.5mg/kg

43. 心电图显示，正常节律后出现一长PP间期，长的PP间期与基本的窦性PP间期之间无倍数关系，诊断可考虑

A. 窦性停搏　　B. 窦性心动过缓

C. 一度窦房阻滞　　D. 二度Ⅰ型窦房传导阻滞

E. 二度Ⅱ型窦房阻滞

44. 患者的脉搏短绌见于

A. 心房颤动　　B. 心室颤动

C. 频发室性期前收缩　　D. 休克

E. 室上性心动过速

45. 急性心肌梗死发生心律失常的处理，下列哪组不正确

A. 频发室性期前收缩——利多卡因　　B. 室颤——非同步直流电除颤

C. 阵发性室速——洋地黄　　D. 窦性心动过缓——阿托品

E. 三度房室传导阻滞——临时心脏起搏器

46. 下列心律失常中哪一种更容易引发阿-斯综合征

A. 阵发性室上性心动过速　　B. 非阵发性室性心动过速

C. 三度房室传导阻滞　　D. 完全性右束支传导阻滞合并左前半分支阻滞

E. 心房颤动合并预激综合征

47. 预激综合征患者最常并发的心律失常是

A. 窦性心动过速　　B. 房室传导阻滞

C. 心房扑动　　D. 室上性心动过速
E. 心房颤动

48. 治疗预激综合征合并房颤不宜用
A. 洋地黄　　B. 普鲁卡因胺
C. 胺碘酮　　D. 普罗帕酮
E. 奎尼丁

49. 听诊时心率可正常的心律失常是
A. 窦性心动过速　　B. 心房颤动
C. 心房扑动伴 4∶1 房室传导　　D. 室上性阵发性心动过速
E. 阵发性室性心动过速

50. 心脏听诊发现大炮音，一般考虑
A. 室性心动过速　　B. 心房颤动
C. 三度房室传导阻滞　　D. 阵发性室上性心动过速
E. 期前收缩

51. 对血流动力学不稳定的室性心动过速，即有血压降低、心力衰竭及意识障碍者，应予直流电复律，一般可予（　）能量同步电复律
A. 50J　　B. 100J
C. 200 J　　D. 300 J
E. 500J

52. 下列对室性心动过速的诊断意义较大的是
A. 通常突发突止，心室率常为 100~250 次/分
B. 心律基本规则
C. 有心室夺获与室性融合波
D. P 波与 QRS 波群无固定关系，形成房室分离
E. 宽大畸形 QRS 波群

53. 心电图提示室性心动过速，血压 80/50mmHg，神志模糊，考虑治疗方法较好的是
A. 埋藏式心脏自动转律除颤器　　B. β 受体阻断药
C. 胺碘酮　　D. 导管射频消融术
E. 直流电复律

54. 关于高血压危象，下列哪项是错误的
A. 可见于高血压早期　　B. 可见恶性型高血压
C. 血压短时间内显著升高　　D. 可有肺水肿或高血压脑病的表现
E. 主要由于脑部血管痉挛所致

55. 高血压脑病较严重的临床表现是

A. 血压突然增高
B. 视物模糊
C. 恶心呕吐
D. 心悸气短
E. 剧烈头痛伴抽搐

56. 诊断主动脉夹层，最简便有效的检查是
A. 心电图
B. 磁共振成像
C. 心肌酶
D. 超声心动图
E. 胸部正侧位 X 线片

57. 主动脉夹层常见的易患因素不包括
A. 妊娠
B. 动脉粥样硬化
C. 马方（Marfan）综合征
D. 低血压
E. 二叶主动脉瓣

58. 下列不属于主动脉夹层临床特征的是
A. 主动脉夹层患者多合并高血压
B. 突发、难以忍受的转移性疼痛
C. 血压可升高、正常或降低
D. 脉搏减弱或缺如
E. 疼痛在发作后逐渐加重

二 A2 型题

1. 急性广泛前壁心肌梗死患者，发病 5 小时入院，首选的治疗是
A. 静脉注射硝酸甘油
B. 静脉滴注低分子右旋糖酐
C. 静脉注射毛花苷 C
D. 尿激酶溶栓治疗
E. 静脉注射复方丹参

2. 患者，男性，41 岁。1 年前发生急性心肌梗死，对心肌坏死诊断最可靠的是
A. 冠状 T
B. ST 段压低
C. T 波高大
D. 异常 Q 波
E. 低电压

3. 患者，男性，56 岁。15 天前发生急性心肌梗死，现出心前区疼痛，闻及心包摩擦音，心率增快，肌酸激酶（CK）无增高，治疗首选
A. 阿司匹林
B. 异烟肼
C. 糖皮质激素
D. 地高辛
E. 青霉素

4. 某患者胸痛，冠状动脉造影未见明显病变，服非洛地平片疗效好，其胸痛的原因最可能为
A. 冠状动脉痉挛
B. 心肌梗死
C. 交感神经活性增强
D. 主动脉瓣狭窄所致

E. 冠状动脉循环小动脉病变

5. 急性心肌梗死心力衰竭患者 24 小时内出现的室性期前收缩，首选药物是

A. 维拉帕米
B. 普萘洛尔
C. 毛花苷 C
D. 利多卡因
E. 普罗帕酮

6. 患者，女性，62 岁。患糖尿病 8 年，无心悸、胸痛史，早餐后 1 小时，突然烦躁、胸闷、面色苍白、出汗伴恐惧感。心率 110 次/分，血压 85/64mmHg，首先应该考虑到的疾病是

A. 糖尿病酮症酸中毒
B. 低血糖反应
C. 急性冠脉综合征
D. 心绞痛
E. 肺动脉栓塞

7. 患者，男性，55 岁。有糖尿病史 7 年，心绞痛病史 3 年。因突然发作胸闷、胸部紧缩感、出汗 4 小时而急诊入院。血压 110/70mmHg，做心电图示胸前导联的 ST 段压低 0.2mV，T 波倒置，无病理性 Q 波。查肌钙蛋白升高。应诊断为

A. 心绞痛发作
B. 低血糖反应
C. 长主动脉瘤
D. 糖尿病酮症酸中毒
E. 急性非 ST 段抬高型心肌梗死

8. 起病 4 周后，患者反复低热，左肺底部有湿啰音，心前区闻及心包摩擦音，此时应考虑并发

A. 肺部感染
B. 急性心包炎
C. 感染性心内膜炎
D. 心肌梗死后综合征
E. 肺栓塞

9. 患者，男性，69 岁。咳嗽、胸闷、呼吸困难并大汗 2 小时，无胸痛，2 年前心电图提示有前间壁陈旧性心肌梗死，但患者既往无心前区疼痛病史，无高血压病史，平时不口服药物。查体：体温 36.5℃，收缩压 140mmHg，脉搏 110 次/分，呼吸 30 次/分，双肺布满湿啰音和哮鸣音。该患者 ST 段 $V_1 \sim V_3$ 弓背向上抬高，其实验室指标描述错误的是

A. 肌红蛋白在急性心肌梗死后出现最早，敏感性高，但特异性差
B. CK-MB 在早期（小于 4 小时）即可升高
C. CK-MB 峰值提前是反应溶栓治疗成功的指标
D. 若自症状开始后 18 小时查肌钙蛋白仍为阴性，则可排除首次症状为心肌梗死引起
E. CK-MB 升高的程度不能反映心肌梗死的范围

10. 患者，男性，57 岁。因胸痛 3 天来院急诊，心电图证实为急性前壁心肌梗死。下列哪项实验室检查诊断的特异性最高

A. 血清 CK 的同工酶 CK-MB 增高
B. 血清 GOT 增高
C. 红细胞沉降率显著增快
D. 血清 CPK 增高

E. 血清 LDH 增高

11. 患者，女性，52 岁。因心前区剧痛 4 小时来急诊。心电图检查结论为后壁心肌梗死。梗死图形应出现在下列哪组导联

A. $V_1 \sim V_3$　　B. $V_4 \sim V_6$

C. Ⅰ、aVL　　D. $V_7 \sim V_9$

E. $V_1 \sim V_2$

12. 急性左心衰竭患者，血压 80/60mmHg，呼吸表浅，神志不清，下列急诊处理中哪一项是错误的

A. 多巴胺静脉滴注　　B. 尼可刹米静脉滴注

C. 毛花苷 C 静脉滴注　　D. 吗啡皮下注射

E. 氧气吸入

13. 患者，男性，63 岁。因急性心力衰竭、心源性休克死亡，估计下列哪种疾病的可能性最小

A. 急性大量心包积液、心脏压塞　　B. 急性心肌梗死

C. 肺动脉栓塞　　D. 室性心动过速

E. 肺源性心脏病

14. 患者，男性，57 岁。突发晕厥收入 ICU，心率 39 次/分，血压 100/70mmHg，诊断为病态窦房结综合征（SSS），下列哪项监测最合适

A. 脑电图（EEG）　　B. 无创血压（NBP）

C. 心排血量（CO）　　D. 中心静脉压（CVP）

E. 心电图（ECG）

15. 患者，女性，28 岁。2~3 年前始有发作性心悸，偶有晕厥，每年发作 1~3 次，发作时脉搏约 200 次/分，未经心电图证实，为明确诊断，最优选的检查手段为

A. 抗心律失常药物试验性治疗　　B. 心电图多导联同步记录

C. 24 小时动态心电图　　D. 经食管心房调搏心电生理检查

E. 发作时应用按压颈动脉窦等刺激迷走神经的方法后，再做心电图

16. 患者，男性，35 岁。心电图提示 PR 间期<0. 12 秒，QRS 波群时限>0. 12 秒，PJ 间期正常，阵发性 ST-T 改变，$V_1 \sim V_6$导联 QRS 波群主波均向上。该患者诊断是

A. B 型预激综合征　　B. C 型预激综合征

C. 变异性预激综合征　　D. 隐匿性预激综合征

E. A 型预激综合征

17. 患者，男性，33 岁。急性病毒性心肌炎，心功能Ⅰ~Ⅱ级。入院时心电图为窦性心律，第 3 天心电图见加速性心室自主节律。对该类心律失常，最常见的情况是

A. 心室夺获、室性融合波常出现于该心律失常的开始与终止时

B. 常合并另一种类型的室性心动过速

C. 心室颤动的发生率高

D. 导致明显血流动力学障碍，须紧急处理

E. 其预后与持续性心动过速相仿

18. 患者，女性，51 岁。突感心悸，立即做心电图，QRS 波群时限小于 0.12 秒，频率 164 次/分，每个 QRS 波群后可见逆行 P 波，RP 间期为 0.14 秒，P 波在Ⅱ导联倒置、aVR 导联直立，最可能的诊断是

A. 窦性心动过速　　B. 阵发性房性心动过速

C. 阵发性交界性心动过速　　D. 心房扑动

E. 阵发性室性心动过速

19. 一位三度房室传导阻滞患者，心率 38 次/分，伴有头晕，偶有晕厥。进行心脏起搏治疗时，最适合于该患者的生理性心脏起搏器是

A. AAI 型起搏器　　B. VVI 型起搏器

C. DDD 型起搏器　　D. VDD 型起搏器

E. DVI 型起搏器

20. 患者，男性，32 岁。反复心悸 3 个月，再发 1 小时急诊。查体：心率 210 次/分，心律齐，无心脏杂音，下列心律失常中应首先考虑

A. 阵发性室上性心动过速　　B. 阵发性房扑（不规则下传）

C. 阵发性房颤　　D. 窦性心动过速

E. 以上都不是

21. 患者，男性，70 岁。因慢性房颤合并肺部感染就诊，平时服用地高辛 0.125mg/d。查体：血压 104/58mmHg，脉搏 144 次/分，体温 39.2℃。心电图示房颤，但无明显 ST 变化。针对其目前房颤合并心动过速，以下叙述正确的是

A. 应立即安排做经食管心脏超声

B. 应先考虑给予静脉注射地尔硫䓬

C. 先给予静脉注射胺碘酮是有效而必要的选择

D. 应先考虑立即同步电复律

E. 目前不考虑针对其心动过速予抗心律失常药物治疗

22. 患者，男性，64 岁。突发失语，右侧肢体乏力，血压 166/80mmHg，心律失常。下列哪项处置错误

A. 应该在 25 分钟内完成颅脑 CT

B. 应该在 45 分钟内完成颅脑 CT 的判读

C. 可以选用 10%葡萄糖

D. 脑梗死型脑卒中于 6~12 小时后才在颅脑 CT 中出现低密度影像

E. 可早期行颅脑 MRI 检查

23. 患者，男性，51 岁。因胸闷、胸痛 5 个小时入院。入院查体：血压 86/60mmHg，心率 44 次/分，心律齐。心电图示：Ⅱ、Ⅲ、aVF 导联 ST 段抬高，Q 波形成。其心律失常最可能的是

A. 完全房室传导阻滞　　B. 完全右束支传导阻滞

C. 室性逸搏心律　　D. 窦性心动过缓

E. 交界性逸搏心律

24. 患者，男性，38 岁。高血压病史 5 年余，剧烈活动后突感上腹痛，呈撕裂样，恶心、呕吐胃内容物，视物模糊，血压 200/150mmHg。诊断应首先考虑

A. 急性胃炎　　B. 急性心肌梗死

C. 高血压急症并主动脉夹层　　D. 急性消化道出血

E. 急性胰腺炎

25. 患者，女性，43 岁。阵发性血压增高伴头痛、心悸、出汗、面色苍白、恶心呕吐、四肢无力，血压 232/120mmHg，心率 110 次/分，腹部未闻及血管杂音。予以镇静、静脉应用降压药，1~2 小时症状可渐缓解。24 小时尿 3-甲氧基-4-羟基苦杏仁酸（VMA）升高。诊断应考虑是

A. 原发性高血压　　B. 肾动脉狭窄

C. 原发性醛固酮增多症　　D. 慢性肾炎

E. 嗜铬细胞瘤

26. 患者，男性，51 岁。多年高血压史，两天来因情绪波动，突感头痛加剧，伴恶心、呕吐，视物模糊。查体：血压 230/140mmHg，心率 90 次/分，期前收缩 2~4 次/分，双肺呼吸音清晰，目前应采取下列哪项治疗措施为最佳

A. 静脉滴注普罗帕酮　　B. 静脉推注呋塞米

C. 静脉滴注硝普钠　　D. 静脉推注地西泮

E. 静脉推注利多卡因

27. 患者，男性，21 岁。血压持续增高，阵发性加剧半年，血压升高时测定血中肾上腺素、去甲肾上腺素及其代谢产物（尿 VMA）显著增高，最可能诊断为

A. 肾实质性高血压　　B. 原发性醛固酮增多症

C. 嗜铬细胞瘤　　D. 皮质醇增多症

E. 高血压危象

28. 患者，男性，63 岁。有高血压病史 20 余年，平时不间断服用降压药物，1 小时前突然出现明显头痛，烦躁，心悸，多汗，恶心，呕吐，视物模糊，面色潮红，BP 260/130mmHg，治疗首先考虑选用

A. 利尿药口服　　B. 限制钠摄入

C. 硝普钠静脉滴注　　D. β受体阻断药

E. 复方降压片

29. 患者，男性，65岁。患高血压10余年，神志不清，左侧肢体瘫痪2小时来院急诊。查体：血压200/120mmHg。诊断为高血压病合并脑血管意外。此时降压治疗应将血压降为

A. 160/100mmHg　　B. 180/105mmHg

C. 130/90mmHg　　D. 120/85mmHg

E. 170/105mmHg

30. 患者，女性，65岁。患高血压10余年，因生气造成血压急骤上升，收缩压达200mmHg，剧烈头痛，烦躁，呕吐，一过性黑矇被送急诊，初步诊断是

A. 高血压危象　　B. 高血压脑病

C. 单纯性收缩压升高　　D. 脑血管意外

E. 以上均不是

三 A3/A4型题

（1~4题共用题干）

患者，男性，63岁。冠心病病史10年。6小时前胸骨后剧痛，为压榨性，并向左臂放射。先后含服硝酸甘油4次，疼痛稍减轻，烦躁不安，出汗。查体：急性痛苦面容，体温36.5℃，血压100/70mmHg，心率110次/分；心界不大，心律齐，心音低，未闻及奔马律及杂音；双肺少许湿啰音；肝、脾未触及。

1. 最可能的诊断是

A. 变异型心绞痛　　B. 急性左心衰竭

C. 心包积液　　D. 肺动脉栓塞

E. 急性心肌梗死

2. 于入院后第3天突发剧烈胸痛，端坐呼吸，心脏超声见明显二尖瓣反流。查体时最有诊断意义的体征为

A. 胸骨左缘中下部收缩期杂音　　B. 心音遥远，心界增大

C. 血压降低，脉压减小　　D. 心尖区响亮的全收缩期杂音

E. 满肺湿啰音及颈静脉曲张

3. 该患者并发

A. 急性心脏压塞　　B. 乳头肌断裂

C. 急性左心衰竭　　D. 室间隔破裂

E. 室壁瘤破裂

4. 该并发症最常见的梗死部位是

A. 右心室梗死　　B. 广泛前壁心肌梗死

C. 下壁心肌梗死　　D. 前间壁心肌梗死
E. 正后壁心肌梗死

（5～7 题共用题干）

患者，女性，62 岁。高血压、糖尿病史 5 年，4 个月前开始有心绞痛，近 1 个月来心绞痛发作频繁，持续时间、严重程度均有所加重，昨晚 8 时在休息状态下出现压榨性心前区疼痛，胸骨后明显，向左上肢内侧放射，持续时间约 20 分钟，含服硝酸甘油效果不理想，故来急诊。入院后发作 1 次，心电图示 V_4～V_5 ST 段下降 1.5mm，心肌酶及肌钙蛋白不高。

5. 该患者应诊断为
A. 不稳定型心绞痛（高危组）　　B. 不稳定型心绞痛（中危组）
C. 不稳定型心绞痛（低危组）　　D. 非 ST 段抬高型心肌梗死
E. 稳定型心绞痛

6. 不稳定型心绞痛与非 ST 段抬高型心肌梗死的主要区别是
A. 疼痛持续时间≤20 分钟　　B. 无血中心脏生物学标志物升高
C. 48 小时内有多次心绞痛发作　　D. 疼痛发作有明确的诱因
E. 在安静状态下发病

7. 该患者目前主要的治疗方法，下述哪项错误
A. 吸氧　　B. 心电血压监护
C. 硝酸甘油静脉滴注　　D. 进行溶栓治疗
E. 阿司匹林嚼服

（8～10 题共用题干）

患者，女性，65 岁。高血压、糖尿病史 5 年，突发胸部疼痛 3 小时入院。血压85/65mmHg，颈静脉怒张，双肺呼吸音清，心率 110 次/分，心脏三尖瓣区可闻及（2～3）/6 级收缩期反流样杂音，肝肋下 1cm。急查标准 12 导联心电图，显示Ⅱ、Ⅲ、aVF 导联 ST 段抬高，病理性 Q 波。

8. 该患者目前的诊断应考虑为
A. 急性下壁心肌梗死低血压状态　　B. 急性下壁心肌梗死并心源性休克
C. 心性下壁、正后壁心肌梗死　　D. 急性下壁、右室心肌梗死
E. 急性肺动脉栓塞

9. 除需进一步检查心肌生物学标志物外，心电图需加做哪些导联
A. V_7～V_9　　B. V_3～V_4R
C. 深呼气做Ⅱ、Ⅲ、aVF 导联　　D. 胸前导联主-肋或低-肋
E. V_3R～V_4R 和 V_7～V_9

10. 心脏生物标志物升高，$V_3R \sim V_4R$ 的 ST 段水平升高 1mm，以下处理哪项是错误的

A. 常规选用硝酸酯类药物静脉滴注

B. 加快补液速度，纠正低循环状态

C. 24 小时补液可以达到 4～6L

D. 补液过程中密切注意双肺啰音，如啰音增加应减慢补液速度

E. 有条件放置漂浮导管，测右房压及肺毛细血管楔压以明确诊断，指导急诊治疗

（11～13 题共用题干）

患者，女性，72 岁。既往有高血压病史 10 年，糖尿病史 8 年。2 小时前情绪激动后突发胸痛、气短，伴大汗。查体：血压 180/95mmHg，心率 110 次/分。来急诊就诊后立即采血，行心电图检查，显示肌钙蛋白阴性，心电图 $V_1 \sim V_6$ 导联 ST 段弓背向上抬高0.1～0.5mV。

11. 患者首先考虑的诊断是

A. 急性左心衰竭

B. 急性肺水肿

C. 高血压危象

D. 主动脉夹层

E. 急性心肌梗死

12. 下一步处理不正确的是

A. 2 小时后复查肌钙蛋白，待结果回报后决定下一步治疗方案

B. 立即嚼服阿司匹林

C. 给予硝酸酯类药物降压

D. 如血容量允许，给予适量的呋塞米

E. 直接进行经皮冠状动脉内介入治疗

13. 急性心梗时 CK-MB 开始升高和达到高峰的时间分别为

A. 6 小时，16～18 小时

B. 4 小时，16～24 小时

C. 4 小时，16～18 小时

D. 6 小时，24～48 小时

E. 6 小时，24～28 小时

（14～16 题共用题干）

患者，男性，51 岁。因胸骨后剧痛 10 小时来院急诊，诊断为急性心肌梗死入院。即刻作冠状动脉造影，显示左冠状动脉回旋支中段阻塞。入院 15 小时突然死亡。

14. 本例急性期心肌梗死的心电图表现应是

A. 病理性 Q 波

B. ST 段弓背样抬高，可见病理性 Q 波

C. ST 段水平样压低

D. T 波高耸，ST 段位于基线

E. 室性心动过速

15. 本病例死亡的最可能原因是

A. 急性左心衰竭
B. 心室颤动
C. 休克
D. 室间隔穿孔
E. 乳头肌断裂

16. 本病例猝死瞬间应立即
A. 阿托品静脉推注
B. 电除颤
C. 安装起搏器
D. 肾上腺素静脉推注
E. IABP

（17~18 题共用题干）

患者，男性，72 岁。2 小时前晚餐后突感胸骨后剧烈压榨样疼痛，伴大汗、呕吐及濒死感，遂急诊入院。心率 130 次/分，心律不齐；血压 165/100mmHg；心电图示 $V_1 \sim V_4$导联 ST 段呈弓背向上抬高；cTnI 3.5ng/ml。

17. 患者最可能的诊断为
A. 高血压脑病
B. 高血压危象
C. 急性心肌梗死
D. 心脏神经症
E. 肺梗死

18. 该患者出现哪项心律失常需立即消除
A. 心房扑动
B. 室上性心动过速
C. 室性心动过速
D. 窦性心动过速
E. 二度 Ⅰ 型房室传导阻滞

（19~21 题共用题干）

患者，男性，65 岁。有高血压病史 10 年，糖尿病史 8 年，无心肌梗死病史。情绪激动后突发胸闷、气短，伴大汗和呕吐。2 小时后到达急诊室，血压 170/105mmHg，心率 108 次/分，心电图 $V_1 \sim V_4$导联 ST 段抬高，入院即刻采血，肌钙蛋白测定阴性。

19. 患者的主要诊断应该是
A. 高血压危象
B. 急性左心衰竭
C. 急性肺水肿
D. 急性心肌梗死
E. 急性主动脉夹层

20. 患者肌钙蛋白不升高的原因是
A. 可能不是心肌梗死
B. 肌钙蛋白不够敏感
C. 发作距离采血时间太短，外周血测不出
D. 可能是变异型心绞痛发作

E. 考虑心衰发作，肌钙蛋白不应升高

21. 处置不正确的是

A. 重复测定肌钙蛋白，等结果回来再确定下一步的治疗

B. 直接送 CCU 溶栓或者导管室行直接 PTCA 治疗

C. 立即嚼服阿司匹林

D. 心功能稳定后应口服 β 受体阻断药

E. 如果血容量允许，可适量给予利尿药

（22~23 题共用题干）

患者，女性，73 岁。心悸、气急、下肢水肿，HR 120 次/分，房颤，BP 98/60mmHg，拟诊心功能衰竭。

22. 为了解心功能情况，最合适的监测方法是

A. DO_2　　B. SaO_2

C. CO　　D. SVR

E. MAP

23. 观察尿量时，确立 24 小时内少尿的依据是

A. <500ml　　B. <400ml

C. <300ml　　D. <600ml

E. <700ml

（24~26 题共用题干）

患者，男性，76 岁。吸烟 50 年，高血压病史 2 年。于就诊当天凌晨睡觉时突然憋醒和呼吸困难，气促，不能平卧，无胸痛或背痛，送急诊求治。查体：血压 170/100mmHg，脉搏 134 次/分，意识清醒，端坐位，面色苍白，口唇发绀，双肺布满干、湿啰音，心率 146 次/分，双下肢无水肿。

24. 为明确诊断，急诊最应该进行的检查是

A. X 线胸片　　B. 心电图

C. 床旁肌钙蛋白检测　　D. 床旁 BNP 检测

E. D-二聚体检测

25. 该患者最可能的诊断是

A. 气胸　　B. 急性心肌梗死

C. 急性左心衰竭　　D. 主动脉夹层

E. 急性肺栓塞

26. 对该患者的治疗，错误的是

A. 高流量吸氧　　B. 硝普钠
C. 多巴胺　　D. 皮下注射吗啡 3mg
E. 呋塞米

（27～30 题共用题干）

患者，男性，62 岁。发现高血压 12 年。近 4 年来出现胸骨后疼痛，诊断为原发性高血压/冠心病（心绞痛型），给予硝苯地平和 β 受体阻断药口服。1 天前突然出现呼吸困难、咳嗽，咳泡沫样痰。查体：端坐呼吸，血压 150/90mmHg，心率 130 次/分，心房颤动心律，双肺底可闻及湿啰音，双下肢无水肿。

27. 该患者目前的诊断是
A. 全心衰竭　　B. 急性左心衰竭
C. 急性心肌梗死　　D. 冠心病心绞痛发作
E. 支气管哮喘

28. 患者出现病情加重，最可能的诱因是
A. 呼吸道感染　　B. 精神紧张
C. 钠摄入过量　　D. 药物负性肌力作用
E. 肾衰竭

29. 不能增加心排血量的药物是
A. 多巴酚丁胺　　B. 多巴胺
C. 呋塞米　　D. 洋地黄
E. 硝普钠

30. 为控制病情，应该首先采用的紧急处理是
A. 静脉注射毛花苷 C 0.4mg 稀释后　　B. 静脉注射呋塞米
C. 口服地高辛　　D. 静脉滴注多巴酚丁胺
E. 静脉滴注硝酸甘油

（31～34 题共用题干）

患者，男性，63 岁。发现高血压 10 年，突发血压升高 9 小时。查体：半卧位，血压 200/120mmHg，心率 126 次/分，心律不齐，双肺湿啰音。

31. 治疗该患者的心力衰竭，最好选用
A. 依那普利　　B. 呋塞米
C. 多巴胺　　D. 硝普钠
E. 硝苯地平　　F. 米力农
G. β 受体阻断药

32. 实验室检查：尿素氮 24.4mmol/L，肌苷 433μmol/L，血钾 5.8mmol/L。此时如果应用降血压药物，不宜选用

A. 哌唑嗪　　B. 依那普利
C. 硝酸甘油　　D. 硝普钠
E. 肼屈嗪　　F. 乌拉地尔
G. 硝苯地平

33. 患者观察 8 小时后出现二度房室传导阻滞，检查血钾 6.7mmol/L。此时降低血钾最好的方法是

A. 血液透析　　B. 葡萄糖酸钙
C. 胰岛素　　D. 葡萄糖+胰岛素
E. 碳酸氢钠　　F. 利尿药
G. 聚苯乙烯磺酸钠离子交换树脂

34. 患者心率逐渐减慢，突然抽搐，意识不清，心电监测发现心室颤动，经药物和电除颤后仍无恢复。此时准备给予心内注射，正确位置是

A. 胸骨右缘第 4 肋间　　B. 胸骨右缘第 3 肋间
C. 胸骨左缘靠第 2 肋间　　D. 胸骨左缘靠第 3、4 肋间
E. 左锁骨中线与第 4 肋间交界处　　F. 左锁骨中线与第 5 肋间交界处
G. 剑突下垂直注射

（35~36 题共用题干）

患者，女性，56 岁。阵发性室上性心动过速患者，行射频消融术治疗，术中突然出现胸痛、胸闷、烦躁、呼吸困难，血压 90/60mmHg，两肺呼吸音清，心界向两侧扩大，心率 120 次/分，各瓣膜听诊区未闻及杂音，奇脉（+）。

35. 患者最可能的诊断是

A. 心脏压塞　　B. 脑出血
C. 肺栓塞　　D. 急性心肌梗死
E. 主动脉夹层

36. 患者突然心脏停搏，心肺复苏的同时，应首选的处理措施是

A. 扩容　　B. 心包穿刺引流
C. 改善通气　　D. 胸膜腔内针刺减压
E. 溶栓治疗

（37~39 题共用题干）

患者，男性，57 岁。心悸，呼吸困难 1 天。脉搏 135 次/分，听诊心率 160 次/分，不规

则，心音强弱不等。心电图：P 波消失，代之以 450 次/分左右的 f 波，QRS 波群时限 0.11 秒，RR 间期绝对不等。

37. 该患者的诊断是

A. 心房扑动　　B. 心房颤动

C. 非阵发性房室交界区性心动过速　　D. 自律性房性心动过速

E. 紊乱性房性心动过速

38. 该患者治疗首选

A. 维拉帕米　　B. 普萘洛尔

C. 毛花苷 C　　D. 利多卡因

E. 普罗帕酮

39. 如患者心脏扩大，心房颤动持续不能转复，可选择的常服药物为

A. 阿司匹林　　B. 华法林

C. 低分子肝素　　D. 氯吡格雷

E. 普通肝素

（40~42 题共用题干）

患者，男性，67 岁。慢性支气管炎、肺气肿病史 30 余年，肺心病 10 年，长期口服氨茶碱。1 周前因感冒出现咳嗽、咳痰、气促，无发热，自服氨茶碱和抗生素，症状无缓解，又加用另一种茶碱类平喘药，症状仍然不缓解。查体：心率 98 次/分，心律不齐，双肺可闻及细小湿啰音及哮鸣音，下肢水肿。心电图示 P 波形态不一，平均频率 128 次/分，心室率 96 次/分，PP 间期、PR 间期不一，QRS 波不增宽。

40. 该患者的心电图诊断是

A. 心房扑动　　B. 心房颤动

C. 二度Ⅰ型房室传导阻滞　　D. 二度Ⅱ型房室传导阻滞

E. 自律性房性心动过速　　F. 紊乱性房性心动过速

G. 心室颤动

41. 根据病史，出现该心律失常最可能的原因是

A. 慢性右心功能不全　　B. 病态窦房结综合征

C. 氨茶碱　　D. 抗生素

E. 低钾血症　　F. 低镁血症

G. 低钙血症

42. 第 2 天患者出现明显腹胀，尿少，水肿加重，心率 120 次/分。最不合适的治疗是

A. 高流量吸氧　　B. 休息

C. 利尿药　　D. 毛花苷 C

E. β受体阻断药　　F. 硝普钠

G. 硝酸甘油

（43~46 题共用题干）

患者，女性，65 岁。有糖尿病史和高血压病史。突起胸骨后剧烈疼痛，持续 8 小时急诊入院，心电图示Ⅱ、Ⅲ、aVF 导联 ST 段弓背向上抬高 0.3mV。患者突然意识丧失，抽搐，心电图示房室分离，心房率 72 次/分、心室率 46 次/分，QRS 宽度>0.12 秒。

43. 该患者心电图诊断为

A. 窦性心动过缓　　B. 窦性静止

C. 一度房室传导阻滞　　D. 窦房传导阻滞

E. 三度房室传导阻滞

44. 患者心尖区不规则地出现响亮的第一心音，其原因是

A. 房室分离，房室收缩不协调　　B. 心室收缩有力

C. 房室瓣低位　　D. 房室结传导时间延长

E. 心室率过慢

45. 患者突然意识丧失的原因为

A. 脑出血　　B. 心源性脑缺血综合征

C. 低血糖昏迷　　D. 高血压脑病

E. 酮症酸中毒

46. 除急救药外，有效的进一步治疗应选择

A. 电复律　　B. 安装临时心脏起搏器

C. 经食管心房起搏　　D. 安装临时心房起搏器

E. 持续静脉滴注异丙肾上腺素

（47~49 题共用题干）

患者，男性，55 岁。糖尿病史 8 年，反复头晕近 5 年，2 天来头晕加重，伴有恶心，无呕吐，送往急诊。检查神志清楚，血压 230/130mmHg，血糖 10mmol/L，尿蛋白（++），尿糖（+），尿 KET（-）。

47. 最可能的诊断是

A. 糖尿病酮症酸中毒　　B. 高血压危象

C. 高血压急症　　D. 肾性高血压

E. 高血压脑病

48. 该患者入院治疗，此时控制血压应该

A. 在 24 小时内使血压逐渐降至（150~170）/（100~110）mmHg

B. 在 24 小时内使血压逐渐降至（130~140）/（80~90）mmHg

C. 在 6 小时内使血压逐渐降至（150~170）/（100~110）mmHg

D. 在 2 小时内使血压迅速降至（150~170）/（100~110）mmHg

E. 在 72 小时内使血压逐渐降至（150~170）/（100~110）mmHg

49. 该患者治疗平稳后，长期血压控制应在

A.（150~160）/（90~100）mmHg　　B. <140/90mmHg

C. <130/80mmHg　　D. <120/70mmHg

E. <125/70mmHg

（50~52 题共用题干）

患者，男性，59 岁。因胸前区疼痛并向背部放射 2 小时入院。查体：血压 170/110mmHg，面色苍白，大汗，一侧脉搏减弱，心率 107 次/分，心律齐，主动脉瓣区舒张期杂音。

50. 该患者最可能的诊断是

A. 急性心肌梗死　　B. 自发性气胸

C. 急性肺动脉栓塞　　D. 心包炎

E. 主动脉夹层

51. 该病的易患因素不包括

A. 高血压　　B. 左心房黏液瘤

C. 马方综合征　　D. 主动脉狭窄

E. 妊娠

52. 不宜应用的药物是

A. β 受体阻断药　　B. 钙离子通道阻滞药

C. 肝素　　D. 硝普钠

E. 吗啡

（53~54 题共用题干）

患者，女性，63 岁。既往高血压、糖尿病史 10 余年，无明显诱因剧烈腹痛，向双下肢放射。查体：在脐左侧闻及血管杂音，测右上肢血压为 165/110mmHg，右下肢血压为 90/60mmHg，左下肢血压为 145/95mmHg。

53. 该患者最可能的诊断是

A. 消化性溃疡穿孔　　B. 急性胰腺炎

C. 感染性心内膜炎　　D. 主动脉夹层

E. 主动脉窦瘤破裂

54. 为明确诊断，宜行

A. 腹主动脉造影　　B. 肾盂静脉造影

C. 尿 VMA 检测　　D. 尿 17-羟皮质类固醇检测

E. 双肾 B 型超声

四 X 型题

1. 患者，男性，72 岁。呼吸急促半天入院。常规 CT 扫描如图所示。对该患者的描述和诊断结果，以下正确的是

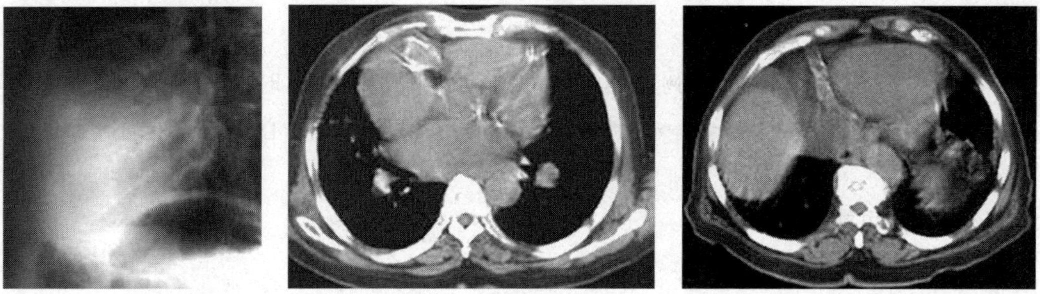

A. 冠状动脉壁可见致密钙化影，以右侧明显

B. 右侧冠状动脉局限性梭形扩张

C. 心包肥厚

D. 右侧冠状动脉瘤

E. 左侧冠状动脉瘤

2. 对急性冠状动脉综合征高危患者，积极的药物治疗包括哪些

A. 肝素　　B. 阿司匹林

C. 硝酸甘油　　D. β 受体阻断药

E. 血小板Ⅱb/Ⅲa 拮抗药

3. 急性心肌梗死后机械并发症是

A. 乳头肌断裂　　B. 室壁瘤形成

C. 心脏压塞　　D. 附壁血栓形成

E. 室间隔穿孔

4. 急性心肌梗死并心源性休克应用血管扩张药，可能有益的指征是

A. 补足血容量后，收缩压稳定保持在 100mmHg

B. 左室充盈压显著增高

C. 心排血量持续降低

D. 附壁血栓形成

E. 合并室间隔穿孔

5. 右室心肌梗死的临床表现有

A. 颈静脉怒张

B. Kussmaul 征

C. 低血压

D. 肝大

E. 下肢水肿

6. 提示急性心肌梗死的实验室指标有

A. 肌红蛋白

B. 心肌钙蛋白 T

C. C-反应蛋白

D. 肌酸激酶

E. 乳酸脱氢酶

7. 急性冠状动脉综合征不包括哪些

A. 稳定型心绞痛

B. 不稳定型心绞痛

C. Q 波型 AMI

D. 非 Q 波型 AMI

E. 隐匿性冠心病

8. 心绞痛型冠心病胸痛的特点是

A. 部位在胸骨体下段之后

B. 性质为压迫、发闷或紧缩感

C. 舌下含服硝酸甘油无效

D. 发作常由体力劳动或情绪激动所激发

E. 疼痛在 3~5 分钟内渐消失

9. 对急性冠脉综合征的初始治疗包括

A. 氧疗

B. 160~325mg 非肠溶阿司匹林嚼服或溶剂口服

C. 在阿司匹林、溶栓等的基础上可加用氯吡格雷 300mg

D. 持续心电监护

E. 建立静脉通道

10. 急性冠状动脉综合征的病因包括

A. 急性大出血

B. 冠状动脉痉挛

C. 血栓形成

D. 严重休克

E. 严重心律失常

11. 关于心力衰竭的诊断方法，叙述正确的是

A. 颈静脉怒张诊断心力衰竭的特异性高，但其敏感性低

B. 第三心音奔马律既无敏感性也无特异性

C. 肺部湿啰音、哮鸣音、胸腔积液和足部水肿的敏感性和特异性都很低

D. QRS 波群延长（>0. 11 秒或>0. 12 秒）的特异性低，但敏感性高

E. 床旁快速钠尿肽检查是急性失偿性心力衰竭（ADHF）简单而又客观的诊断方法

12. 关于脑钠肽（BNP）检测的临床应用，叙述正确的是

A. 低水平 BNP（<80pg/ml）可以排除 ADHF

B. 高水平（400~1000pg/ml 以及>1000pg/ml）对 ADHF 的预测性为中度和高度

C. 中度水平的 BNP（80~400pg/ml）为诊断的“灰色地带”

D. 年龄增加和性别差异对 BNP 水平无影响

E. 肺栓塞、慢性阻塞性肺疾病（COPD）和原发性肺动脉高压都会使 BNP 水平升高

13. 心电图上表现为宽 QRS 波心动过速为

A. 伴房室传导阻滞的房扑　B. 室性心动过速

C. 窦性心动过速伴室内传导阻滞　D. 房性心动过速伴室内传导阻滞

E. 结性心动过速伴室内传导阻滞

14. 最可能并发脑梗死的心律失常是

A. 心房颤动　B. 心房扑动

C. 房室传导阻滞　D. 窦性心动过速

E. 期前收缩

15. 长期预防致命性心律失常的方法是应用

A. 心律转复除颤器（ICD）　B. 胺碘酮

C. 美托洛尔　D. 普罗帕酮

E. 氟卡尼

16. 高血压危象患者的用药，选择正确的有

A. 合并哮喘，首选钙拮抗药

B. 妊娠高血压，首选硝酸甘油

C. 合并左心衰，选用利尿药，同时选用硝普钠、硝酸甘油

D. 合并冠心病，选用硝酸甘油，必要时给予 β 受体阻断药

E. 合并主动脉夹层选用硝普钠、β 受体阻断药

17. 主动脉夹层的临床特点包括

A. 突发的剧烈疼痛，特别是伴休克样症状血压反而升高者

B. 疼痛与其他症状出现的时间间隔较长，多在 24 小时后

C. 疼痛部位随病程进展发生转移

D. 新出现的主动脉瓣关闭不全以及脉搏缺失

E. 可伴有意识障碍，截瘫，视力与排尿、大便障碍

18. 主动脉夹层的内科治疗

A. 迅速将收缩压降至 100~120mmHg　B. 可静脉滴注硝普钠、地尔硫䓬等

C. β 受体阻断药经静脉给药作用更快　D. 降低左心室收缩速率（dp/dt）

E. 减慢心率至 60~70 次/分

五 案例分析题

（1~8 题共用题干）

患者，男性，63 岁。既往有高血压病史 10 余年。因剧烈胸痛 5 小时入院，伴出冷汗，呕吐 2 次。查体：血压 90/60mmHg，四肢湿冷，心率 45 次/分，可闻及 S_4，胸骨左缘第 3 肋间可闻及 3/6 级舒张期哈气样杂音。

1. 重叠奔马律可见于下列哪种情况
   A. 窦性心动过缓　　B. 三度房室传导阻滞
   C. 可见于正常人　　D. 可见于 PR 间期延长者
   E. 窦性心动过速
2. 此时急诊应考虑哪些急性疾病
   A. 急性心肌梗　　B. 心绞痛
   C. 急性胃炎　　D. 急性胆囊炎
   E. 急性胰腺炎
3. 患者应进一步进行哪些检查确诊
   A. 胸部 CT 检查　　B. 心肌酶学检查
   C. 肌钙蛋白　　D. 心电图
   E. 胃镜检查
4. 患者检查结果显示血胰淀粉酶正常，心肌酶学检查 CK-MB 升高，肌钙蛋白阳性。心电图示 ST 段Ⅱ、Ⅲ、aVF、V_3，R、V_4 R 呈弓背向上抬高 0.3mV，P 波与 QRS 波无关联，心房律大于心室律。此时可排除哪些疾病
   A. 急性心肌梗死　　B. 心绞痛
   C. 急性胃炎　　D. 急性胆囊炎
   E. 急性胰腺炎
5. 此时可确诊什么急性病
   A. 急性肺栓塞　　B. 主动脉夹层
   C. 心源性休克　　D. 急性广泛前壁心肌梗死
   E. 不稳定型心绞痛
6. 此时的急诊处理为
   A. 硝酸甘油　　B. β 受体阻断药
   C. 吗啡　　D. 洋地黄
   E. 甲氧氯普胺
7. 患者的完整诊断为
   A. 冠心病　　B. 急性心肌梗死

C. 心源性休克　　D. 主动脉瓣关闭不全

E. 二尖瓣关闭不全

8. 患者急诊冠状动脉造影显示左回旋支近段 99%狭窄，右冠状动脉近段完全闭塞。此时如何处理

A. 主动脉内球囊反搏（IABP）　　B. 临时心脏起搏

C. 替罗非班静脉滴注　　D. 急诊经皮冠状动脉介入疗法（PCI）

E. 多巴胺

（9~11 题共用题干）

患者，男性，63 岁。因突发胸骨后剧痛 4 小时急诊入院。心电图示急性广泛前壁心肌梗死。入院后 1 小时出现呼吸困难，不能平卧。查体：脉率 95 次/分，血压 80/60mmHg，双肺底水泡音，心界向左轻度扩大，心率 95 次/分，节律不整。心电监测，出现频发室性期前收缩。

9. 该患者可以进行下列哪些治疗

A. 静脉滴注利多卡因　　B. 给予毛花苷 C 改善心功能

C. 静点胺碘酮　　D. 口服阿替洛尔

E. 口服维拉帕米　　F. IABP

G. 多巴胺　　H. 尿激酶溶栓

10. 该患者经治疗 1 天后病情平稳，但突然出现晕厥，可能的原因为

A. 心室颤动　　B. 心室停搏

C. 心脏破裂　　D. 心房扑动

E. 心房颤动　　F. 乳头肌断裂

11. 如果患者确诊为心室颤动所致晕厥，应首选

A. 静脉注射利多卡因　　B. 心内注射利多卡因

C. 电复律　　D. 人工心脏起搏后电复律

E. 静脉注射普鲁帕酮　　F. 静脉推注胺碘酮

（12~13 题共用题干）

患者，女性，79 岁。因“咳嗽伴发热 1 天”来急诊。予以阿奇霉素、痰热清、小檗碱、阿司匹林泡腾片等药物治疗。次日凌晨输液时突然烦躁、喘憋，血压 170/105mmHg，脉搏 120 次/分，端坐位，双肺呼吸音粗，两肺均能闻及干、湿啰音，腹部软，双下肢轻度水肿。

12. 该患者最可能的诊断是

A. 急性心肌梗死　　B. 肺栓塞

C. 气胸　　D. 主动脉夹层

E. 哮喘
F. 急性左心衰竭

13. 为明确诊断，要尽快完成的检查是
A. 血常规
B. 尿常规
C. 床旁 X 线胸片
D. 床旁 BNP 检查
E. 床旁 TNI 检查
F. 急诊肺动脉造影

（14~16 题共用题干）

患者，女性，51 岁。患高血压 8 年，发作性胸骨后压榨性疼痛 2 年，每次发作持续 3~5 分钟，含服硝酸甘油片可缓解。近 6 个月经常出现心悸、黑矇、头晕，神经系统检查已除外脑血管病。

14. 患者出现心悸、黑矇、头晕，最可能的原因是
A. 窦性心动过速
B. 阵发性室上性心动过速
C. 窦性停搏
D. 心室颤动
E. 心房颤动

15. 此时如诊断窦性停搏，常常需要进行鉴别的心律失常是
A. 三度房室传导阻滞
B. 窦房阻滞
C. 窦性心律不齐
D. 室性逸搏心律
E. 窦性心动过缓

16. 下列符合 SSS 的心电图特点为
A. 阵发性室上性心动过速
B. 窦性心动过缓
C. 窦房阻滞
D. 窦性停搏
E. 心房颤动

（17~21 题共用题干）

患者，男性，63 岁。突发胸痛 2 小时急诊来院，既往糖尿病史 5 年，脑血栓 2 个月。血压 100/70mmHg，心电图如图所示。

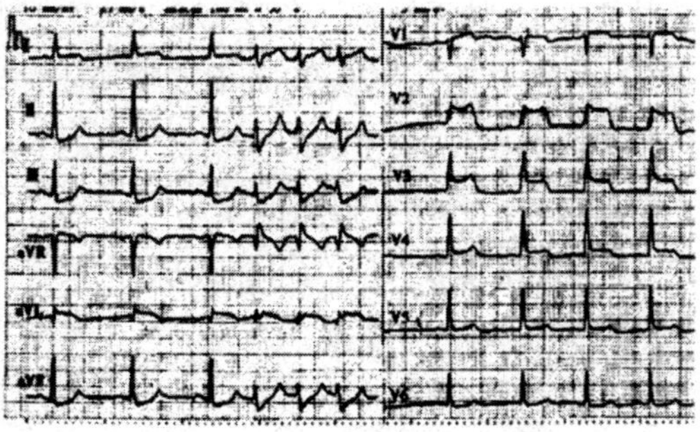

17. 据病史及心电图，考虑诊断是
A. 急性下壁心肌梗死
B. 急性前壁心肌梗死
C. 急性非 ST 段抬高性心肌梗死
D. 短阵室性心动过速
E. 心室颤动
F. 短阵房性心动过速

18. 以下采取的治疗措施，不恰当的包括

A. 吸氧　　B. 阿司匹林 300mg 嚼服

C. 胺碘酮静脉注射　　D. 静脉应用溶栓药物

E. 补液扩容　　F. 应用 β 受体阻断药

19. 患者在急诊室诊察过程中突发抽搐，意识不清，监护显示心室颤动，应立即采取的措施是

A. 胺碘酮静脉注射　　B. 肾上腺素静脉注射

C. 人工呼吸　　D. 电除颤

E. 临时心脏起搏器植入　　F. 利多卡因注射

20. 常见的引起晕厥的心律失常包括

A. 病态窦房结综合征（SSS）　　B. 三度房室传导阻滞

C. 一度房室传导阻滞　　D. 窦性心动过速

E. 室性心动过速　　F. 心房颤动

G. 频发房性期前收缩

21. 患者接受急诊介入治疗后病情稳定出院，下列哪些药物需要长期服用

A. 硝酸酯类　　B. 阿司匹林

C. 地高辛　　D. 美托洛尔

E. 他汀类调脂药　　F. ACEI 类药物

G. 呋塞米　　H. 地尔硫䓬

I. 氨茶碱

（22～26 题共用题干）

患者，男性，67 岁。既往有原发性高血压史 30 年。因“持续性胸骨后疼痛 1 小时”急诊入院。1 小时前患者午睡后出现胸骨后持续性刀割样疼痛，伴濒死感及大汗淋漓，含服速效救心丸 10 粒无缓解，急呼 120 送入急诊抢救室。查体：体温 35.8℃，脉搏 108 次/分，呼吸 21 次/分，血压 120/90mmHg。心电图提示急性广泛前壁心肌梗死。在安放鼻导管吸氧的过程中突然出现面色发绀，抽搐，呼之不应，呼吸断续呈叹息样，双瞳孔直径约 5mm，对光反射消失，颈动脉搏动消失。

22. 此时心电监护仪上的可能表现有

A. 室上性心动过速　　B. 室性心动过速

C. 心室扑动　　D. 心室颤动

E. 无脉性电活动　　F. 无心电活动

G. 房室传导阻滞　　H. 心房颤动

23. 心电监护仪显示为心室颤动，需要立即采取的急救措施有

A. 静脉注射抗惊厥药物，控制抽搐
B. 静脉注射呼吸兴奋药，维持呼吸
C. 开放气道，人工呼吸
D. 气管插管，机械通气
E. 气管切开，机械通气
F. 行动脉血气分析检查，调整呼吸机参数
G. 胸外心脏按压
H. 尽快电除颤
I. 尽快心脏起搏
J. 静脉注射胺碘酮等抗心律失常药物

24. 患者在电除颤后监护仪上显示心电活动消失，下一步可以采取的处理措施有
A. 终止复苏
B. 继续胸外心脏按压和人工呼吸
C. 静脉注射肾上腺素 1mg，必要时每 3~5 分钟重复 1 次
D. 静脉注射抗利尿激素 40U
E. 静脉注射阿托品 1mg，可每 3~5 分钟重复 1 次（最大总量为 3 次或 3mg）
F. 静脉注射胺碘酮 300mg
G. 静脉注射去甲肾上腺素 2mg
H. 静脉注射利多卡因 50~100mg
I. 静脉注射 25%硫酸镁溶液 10ml
J. 静脉注射 5%碳酸氢钠溶液 50ml
K. 马上再电除颤 1 次
L. 紧急心脏起搏

25. 患者经过继续胸外心脏按压和人工呼吸，静脉注射肾上腺素等治疗后，监护仪上显示 P 波节律不规则，平均 70 次/分，QRS 宽大畸形，时限 0.14 秒，缓慢而规则，频率 23 次/分，P 波与 QRS 波群无相关性，下一步可以采取的处理措施有
A. 终止复苏
B. 继续胸外心脏按压和人工呼吸
C. 静脉应用肾上腺素
D. 静脉应用抗利尿激素
E. 静脉注射阿托品
F. 静脉应用异丙肾上腺素
G. 静脉应用去甲肾上腺素
H. 静脉注射胺碘酮
I. 电除颤
J. 紧急心脏起搏
K. 静脉注射 10%氯化钙溶液
L. 静脉注射利多卡因

26. 患者经过心肺复苏（CPR）抢救约 10 分钟后，自主循环恢复，仍处于昏迷状态，频繁抽搐，自主呼吸浅促，血压 75/40mmHg。心电监护显示窦性心动过速，频发多源室性期前收缩，有时室性期前收缩成对出现；血气分析示：PaO_2 55mmHg，$PaCO_2$ 25mmHg，FiO_2 50%。下一步的处理有
A. 使用血管活性药，适当补液、扩容以维持血压，改善重要脏器循环灌注
B. 使用毛花苷 C，改善心功能，必要时使用主动脉内球囊反搏等辅助装置维持心脏功能
C. 使用胺碘酮等纠正心律失常

D. 纠正电解质和酸碱平衡紊乱

E. 使用呼吸兴奋药改善呼吸功能

F. 根据血气分析结果调整呼吸机参数

G. 使用抗惊厥药物控制抽搐

H. 注意保护肾脏和胃肠道等重要脏器功能，防治多器官功能障碍综合征（MODS）

I. 使用抗生素防止继发感染

J. 诱导体温至32~34℃，持续12~24小时

K. 严格控制血糖水平

L. 如有可能，可对缺血心肌进行再灌注治疗

（27~29题共用题干）

患者，女性，71岁。情绪激动时突然出现头痛、恶心、呕吐、间歇性失语、意识不清、精神烦躁。急呼120入院。血压175/146mmHg，体温37.0℃，呼吸26次/分，脉搏96次/分。

27. 为明确诊断及治疗，应紧急检查的项目有

A. 血常规　　B. 颅脑CT

C. 肝、肾功能　　D. 腹部超声

E. 血气分析　　F. X线片

28. 应尽快做的处理有

A. 吸氧　　B. 颅内压评定

C. 迅速将血压降至正常　　D. 收缩压降低25%

E. 甘露醇脱水　　F. 纠正酸碱失衡

29. 目前考虑的疾病有

A. 高血压脑病　　B. 高血压急症-脑出血

C. 嗜铬细胞瘤　　D. 急性脑膜炎

E. 急性心肌梗死　　F. 癫痫

（30~33题共用题干）

患者，男性，64岁。主因活动后背部剧烈疼痛5小时，双下肢无力1小时入院。同时伴出汗、心悸、胸闷等不适。既往有高血压病史。查体：体温36.5℃，血压140/90mmHg，口唇发绀，心率86次/分，心律齐，主动脉瓣3/6级舒张期杂音，右侧足动脉搏动摸不到，右下肢皮温低。

30. 为明确诊断，应立即进行的检查项目包括

A. 心电图　　B. 胸部X线检查

C. 肺动脉造影　　D. 肺功能检查
E. 心肌酶　　F. D-二聚体

31. 入院1小时患者仍有背部剧烈疼痛，不随体位改变而有所缓解，且呼吸急促，30次/分，面色苍白，大汗，心率110次/分，血压150/95mmHg，心电图无明显改变，心肌酶及D-二聚体结果无异常升高，X线示主动脉影增宽。应尽快做的处理包括
A. 静卧　　B. 吸氧
C. 给予β受体阻断药　　D. 静脉应用氨茶碱
E. 皮下应用低分子肝素　　F. 静脉注射吗啡
G. 溶栓治疗

32. 治疗1天患者疼痛缓解，安静状态下呼吸平缓，血压120/72mmHg，心率80次/分，心律齐，为明确诊断应检查
A. 肺动脉造影　　B. 肺功能
C. 经胸超声心动图　　D. 冠状动脉造影
E. CT　　F. MRI
G. 主动脉造影

33. 经胸超声心动图发现主动脉根部扩张，主动脉壁增厚。CT示："双腔"主动脉。目前诊断为
A. 特发性肺动脉高压　　B. 主动脉夹层
C. 先天性心脏病相关性肺动脉高压　　D. 急性心脏压塞
E. 急性心肌梗死　　F. 急性肺栓塞

（34~36题共用题干）

患者，男性，62岁。既往有高血压病史。因持续剧烈胸痛伴胸闷2小时入院。在当地医院查心电图示$V_5 \sim V_6$导联ST段压低0.5mV，T波低平，双向。查体：体温37℃，呼吸20次/分，心率75次/分，血压60/40mmHg。意识清醒，心脏浊音界向左下扩大，心音略低，未闻及明确杂音或异常心音。

34. 该患者主要考虑的疾病为
A. 急性心肌梗死　　B. 不稳定型心绞痛
C. 急性肺水肿　　D. 纵隔肿瘤
E. 主动脉夹层　　F. 胸膜炎
G. 心肌炎

35. 入院后复查心电图无明显改变，查心肌酶及肌钙蛋白I无明显升高，约2小时后患者出现意识淡漠、四肢厥冷，血压降至60/25mmHg。为明确诊断，应进一步检查
A. 床旁超声心动图　　B. CT

C. 肺功能　　D. MRI

E. 胸部X线片　　F. D-二聚体

36. 急查胸部X线片提示主动脉增宽、心影扩大。心脏彩色超声提示急性心脏压塞，心包积液进行性增加。该患者出现上述情况，最可能的疾病为

A. 心肌梗死　　B. 主动脉夹层破裂

C. 肿瘤性心包炎　　D. 肺动脉高压

E. 急性肺栓塞　　F. 纵隔肿瘤

（37~40题共用题干）

患者，男性，52岁。既往高血压病史10余年。突然出现剧烈胸痛，呈撕裂状，累及胸骨后及上腹部，持续1小时不缓解。查体：血压190/110mmHg，心率95次/分，心律齐，两肺（-）。心电图：左心室面高电压伴V_4~V_6 ST段压低0.1mV。

37. 该患者最可能的诊断为

A. 肺动脉栓塞　　B. 急性心肌梗死

C. 不稳定型心绞痛　　D. 纵隔肿瘤

E. 急性肺水肿　　F. 心脏压塞

G. 主动脉夹层

38. 患者入院后突然出现双下肢运动障碍，神志模糊，血压140/90mmHg，心率90次/分，颅脑CT检查无阳性发现。出现上述情况可能的原因为

A. 脑出血　　B. 脑梗死

C. 心源性脑出血　　D. 短暂性脑缺血发作

E. 多发性大动脉炎　　F. 主动脉夹层累及颈动脉和肋间动脉

G. 下肢深静脉血栓形成

39. 确诊该病应首选的检查是

A. 多普勒超声　　B. 冠状动脉造影

C. 心肌酶　　D. 心电图

E. 胸部X线片　　F. D-二聚体

40. 入院第2天行超声心动图示：主动脉根部扩张，主动脉壁增厚，腔内线状回声。结合该病例，叙述正确的是

A. 应仔细询问病史

B. 立即开始溶栓治疗

C. 超声心动图是确诊主动脉夹层的重要手段

D. 全面掌握主动脉夹层的诊断及鉴别诊断流程

E. 重视主动脉夹层并发症的临床表现

F. 给予β受体阻断药治疗

参考答案与解析

一、A1 型题

1. E【解析】急性冠状动脉综合征（ACS）是指在冠状动脉粥样硬化的基础上，斑块破裂，其表面出现破损或裂纹，继而血管痉挛，血小板黏附聚集，局部血栓形成，导致冠状动脉血流显著减少或完全中断而引发的一组急性或亚急性心肌缺血的临床综合征。包括不稳定型心绞痛（UA）、非 ST 段抬高性心肌梗死（NSTEMI）和 ST 段抬高性心肌梗死（STEMI），是心源性猝死的最主要原因。

2. A【解析】溶栓禁忌证：①溶栓前明确 3 个月内有颅内出血史。②严重头面部创伤。③高血压或脑卒中。④活动性出血或有出血因素（包括月经）。

3. A【解析】心律失常、心力衰竭、心源性休克为急性心肌梗死严重的临床表现，急性心肌梗死合并心源性休克的主要表现为血压不变，中心静脉压下降。

4. C【解析】急性心肌梗死患者最常见的前驱症状是不稳定型心绞痛，包括初发劳力性心绞痛、恶化劳力型心绞痛等。

5. D【解析】急性心肌梗死患者心电监护示“室颤”，应立即进行非同步直流电除颤。

6. D【解析】R-on-T 室性期前收缩是急性心肌梗死最易招致室颤的严重心律失常。

7. A【解析】C 反应蛋白（CRP）作为炎症标志物被认为是心血管事件危险最强有力的预测因子之一，高 CRP 预示急性冠状动脉综合征患者预后较差。

8. E【解析】急性心肌梗死心肌损伤标志物升高，而心绞痛患者心肌损伤标志物不高（部分不稳定心绞痛患者可有 cTn 轻度升高，但未达到心肌梗死的诊断标准）。

9. E【解析】急性心肌梗死合并三度房室传导阻滞最好采用临时心脏起搏器。

10. A【解析】洋地黄用于心律失常，24 小时内避免给予。

11. E【解析】心室扑动/心室颤动的临床表现：突发意识丧失，抽搐，呼吸停止，心音和脉搏消失，血压测不到，瞳孔散大，发生猝死。

12. B【解析】下壁心肌梗死常合并窦性心动过缓。

13. A【解析】急性下壁心肌梗死常可合并右室心肌梗死。

14. E【解析】大面积心肌梗死的患者，因左心衰竭而使动脉血压急剧下降，甚至出现心源性休克。

15. B【解析】心律失常是急性心肌梗死早期最重要的死亡原因。

16. C【解析】约 5%的心房颤动发生在急性心肌梗死后 24 小时内。

17. C【解析】在无禁忌证的情况下，心肌梗死发生后 12 小时内可开始应用β受体阻断药。

18. D【解析】影响 ACS 预后的因素：①心室功能。②冠状动脉病变部位和范围。③年龄因素。④合并其他器质性病变。

19. B【解析】急性心肌梗死患者并发乳头肌功能失调或断裂，总发生率可高达 50%。造成不同程度的二尖瓣脱垂并关闭不全，引起心力衰竭。重症者可在数日内死亡。

20. E【解析】肌酸激酶同工酶（CK-MB）：诊断的特异性较高，在起病后 4 小时内增高，16~24 小时达高峰，3~4 日恢复正常。

21. C【解析】参见 A1 型题第 20 题解析。

22. D【解析】变异型心绞痛系自发性心绞痛的特殊类型，以发作时 ST 段抬高为特点，冠状动脉痉挛为其主要发病机制，患者预期会发生心肌梗死。

23. A【解析】急性前间壁心肌梗死最可能是左冠状动脉前降支闭塞。

24. C【解析】心肌梗死时心肌肌钙蛋白升高时间较早，持续时间更长，且对心肌细胞损伤诊断的准确性、灵敏性和特异性均优于心肌酶，尤其心肌肌钙蛋白定性测定方法简单，出结果迅速，对急性心肌梗死的诊断具有重要的价值。

25. D【解析】毛花苷 C 禁忌证：①任何强心苷制剂中毒者。②室性心动过速、心室颤动。③梗阻型肥厚型心肌病。④预激综合征伴心房颤动或扑动。⑤心肌梗死者禁止注射给药。

26. C【解析】主动脉夹层与一般休克不同的是血压常与休克表现并不平行，血压下降不明显，甚至不降或反而升高，这可能与肾动脉受累引起肾脏缺血或弓降主动脉受阻有关，引起血压的升高。血压下降明显多表明主动脉夹层向外破裂的发生。主动脉夹层患者的血压升高以收缩压和平均压为主，其中收缩压是反映主动脉弹性和强硬度的一个重要指标。右上肢受主动脉夹层影响较小，可作为临床检测的标准血压。

27. B【解析】急性左心衰竭的药物治疗应首先注射镇静药，吗啡是治疗急性肺水肿极为有效的药物。

28. E【解析】支气管哮喘的临床表现：①轻度发作肺部有中度喘鸣音。②中度发作肺部有明显哮鸣音。③重度发作肺部显著哮鸣音。④极重度发作肺部哮鸣音反而减低或不能闻及。急性左心衰竭听诊时两肺布满湿啰音和哮鸣音，心尖部第一心音减弱，频率快，同时有舒张早期第三心音而构成奔马律，肺动脉瓣第二心音亢进。

29. B【解析】急进型高血压常并发急性左心衰竭。

30. D【解析】容量负荷增加早期，心室腔代偿性扩大，所以维持正常心排血量，但超过一定限度即出现失代偿表现。主动脉瓣、二尖瓣关闭不全及左右分流的先天性心脏病，如房间隔缺损、室间隔缺损及动脉导管未闭等引起左室容量负荷过重。

31. C【解析】利尿药适用于急性心衰伴肺循环和/或体循环明显淤血，以及容量负荷过重的患者。作用于肾小管髓袢的利尿药如呋塞米、托塞米、布美他尼静脉应用，可以在短时间里迅速降低容量负荷，应列为首选。

32. C【解析】急性左心衰竭发病急骤，主要为急性肺水肿。突发严重呼吸困难，呼吸频率常达30~40次/分，强迫坐位、面色灰白、发绀、大汗、烦躁，同时频繁咳嗽，咳粉红色泡沫状痰。

33. E【解析】急性心力衰竭常见的诱发因素：慢性心衰患者对心衰治疗药物依从性差、心脏容量超负荷、严重感染、严重颅脑损伤或剧烈精神心理紧张与波动、大手术后、肾功能减退、急性心律失常、支气管哮喘发作、肺栓塞、高心排血量综合征、应用负性肌力药物、心肌缺血、老年急性舒张功能减退、吸毒、酗酒、嗜铬细胞瘤。

34. C【解析】心力衰竭就是由于心脏功能异常，不能满足身体各组织器官对于心脏泵血的需求而引起的一系列临床症状。急性心肌梗死，急性心肌炎可以引起急性心脏泵血异常导致心衰。对于患者来说，心衰是临床常见的综合征，其发病率较高，死亡率亦高。慢性心功能不全的基本病因是各种慢性心肌病损和长期心室负荷过重，如瓣膜病、高血压、冠心病等。失血性休克是指体内或血管内大量丢失血液或血浆而引起的有效血容量急剧下降，出现血压下降，甚至微循环障碍，本身不是引起心衰的疾病。

35. C【解析】主动脉内球囊反搏是在急性左心衰竭伴有心源性休克的机械辅助循环治疗方法中最有效和实用的。

36. A【解析】交替脉最能提示左心功能不全。

37. D【解析】应用ACEI抑制剂可以明显改善远期预后，降低死亡率。提早对心力衰竭进行治疗，从心功能尚处于代偿期而无明显症状时，即开始给予ACE抑制剂的干预治疗是心力衰竭治疗方面的重要进展。

38. B【解析】脑钠肽是能早期反映心力衰竭并评价其进程和预后的生物学指标。

39. C【解析】单纯二尖瓣狭窄的心力衰竭应予利尿药减轻心脏负荷。余强心、降压药物均不适用于二尖瓣狭窄。

40. A【解析】急性左心衰竭的体征：听诊时两肺布满湿啰音和哮鸣音，心尖部第一心音减弱，频率快，同时有舒张早期第三心音而构成奔马律，肺动脉瓣第二心音亢进。奇脉不是急性心衰特有的表现，多见于心包积液或心肌炎，也可出现在严重肺气肿或胸腔积液。

41. E【解析】急性左心衰竭患者取坐位，双腿下垂，以减少静脉回流，减轻心脏前负荷。需要进行吸氧治疗，镇静药、快速利尿以及血管扩张药，包括硝普钠、硝酸酯类、酚妥拉明。还需要洋地黄类药物、氨茶碱，减少回心血量，主动脉内球囊反搏术以及病因治疗。

42. C【解析】对临床稳定的室性心动过速，可给予利多卡因75mg静脉注射（1.0~1.5mg/kg），然后按1~3mg/min维持静脉滴注。

43. A【解析】窦性停搏心电图显示规则的PP间期突然显著延长，多超过2秒，且与正常PP间期之间无倍数关系。

44. A【解析】心房颤动的临床表现：①症状。a. 轻者可有心悸、胸闷、气促等不适；

b. 重者上述症状明显加重，甚至发生急性心力衰竭、心绞痛、晕厥等；c. 体循环栓塞是房颤的重要临床表现，以脑梗死最常见。②体征。第一心音强弱不等，心室律绝对不规则，脉搏短绌。

45. C【解析】阵发性室上性心动过速的药物治疗：①腺苷。②普罗帕酮。③维拉帕米。④胺碘酮。⑤β 受体阻断药。

46. C【解析】三度房室传导阻滞时，由于逸搏的频率较慢，致使心排血量降低，引起心、脑供血不足，严重时可出现心室停搏而导致阿-斯综合征。

47. D【解析】预激综合征是一种房室传导的异常现象，房室间存在一条或数条附加的旁路，心房的冲动提前激动部分或全部心室，或心室的冲动逆传提前激动部分或全部心房引起的一种综合征。预激本身无症状，只是因易并发室上性心动过速或心房扑动和心房颤动而引起相应的表现。其中大约 80%心动过速发作为房室折返性心动过速（大多数），15%～30%为心房颤动，5%为心房扑动。

48. A【解析】洋地黄：毛花苷 C 0.4mg 稀释后缓慢静脉注射，对心房颤动伴快速心室率伴心力衰竭患者列为首选。洋地黄中毒和房颤合并预激综合征时禁用。

49. C【解析】听诊时心率可正常的心律失常是心房扑动伴 4∶1 房室传导。

50. C【解析】三度房室传导阻滞时，大炮音为其重要特点，患者可出现心悸、胸痛、呼吸困难，晕厥发作。

51. A【解析】对血流动力学不稳定的室性心动过速，即有血压降低、心力衰竭及意识障碍者，应予直流电复律，一般可予 50J 能量同步电复律。

52. C【解析】室性心动过速的诊断特点有心室夺获与室性融合波。

53. E【解析】直流电复律：室性心动过速患者出现严重心肌缺血、低血压、心力衰竭的表现。

54. E【解析】高血压危象是指原发性和继发性高血压患者在疾病发展过程中，在某些诱因的作用下，血压在短时间内（数小时或数天）显著地急骤升高（>180/120mmHg），根据并发的靶器官损害，高血压危象常见的临床类型有：①高血压脑病。②急进型或恶性高血压。③高血压并急性脑血管病（脑出血、急性脑梗死）。④高血压并急性左心衰竭。⑤高血压并急性冠状动脉综合征（不稳定型心绞痛、急性心肌梗死）。⑥高血压并急性肾衰竭。⑦高血压并急性主动脉夹层。⑧嗜铬细胞瘤高血压危象。⑨子痫或妊娠期严重高血压。⑩其他儿茶酚胺过量综合征包括降压药物撤除综合征、颅脑创伤、烧伤、药物相互作用等。高血压急症常是因某些诱因使血压急剧升高，小动脉舒缩障碍影响重要脏器血液供应而产生的危机状态。

55. E【解析】高血压脑病较严重的临床表现为剧烈头痛伴抽搐。

56. D【解析】经食管超声心动图是快速、简便、精确、价廉的无创检查。

57. D【解析】主动脉夹层的基础病理改变为遗传或代谢异常导致的主动脉中层囊性退

行性变、弹性纤维断裂、坏死，部分患者为伴有结缔组织异常的遗传性先天性心血管病，但大多数患者基本病因不清楚，可能与下列因素有关：①主动脉结构异常。②高血压。③妊娠。④炎性血管病变。⑤外伤。主要病因有：①高血压与动脉粥样硬化。②特发性主动脉中层退变。③遗传性疾病，包括马方综合征。④先天性主动脉畸形。⑤创伤。⑥主动脉壁炎症反应。

58. E【解析】疼痛是本病突出而有特征性的症状，约 96%的患者有突发、急起不能耐受的前胸或背部剧烈疼痛，表现为初发即为撕裂样剧痛。

二、A2 型题

1. D【解析】溶栓治疗条件：①就诊时间<3 小时，不适合行介入治疗。②无法提供介入治疗。③血管条件受限，无法行 PCI。④已耽搁介入治疗时机，如转院延迟，就诊至球囊扩张时间>90 分钟等。

2. D【解析】心肌坏死的诊断通过异常 Q 波诊断。

3. C【解析】一般在急性心肌梗死后 2~3 周或数月内发生心肌梗死后综合征，表现为心包炎、胸膜炎或肺炎，可能为机体对心肌坏死形成的自身抗原的变态反应，应用激素治疗。

4. A【解析】非洛地平片主要适用于轻中度原发性高血压的治疗，冠状动脉造影无明显病变且伴有高血压，判断可能为冠状动脉痉挛。

5. D【解析】一旦出现室性期前收缩，立即静脉推注利多卡因 50~100mg。

6. C【解析】急性冠状动脉综合征的先兆症状：50%~80%的患者发病前数日或数周有乏力、胸部不适，活动时心悸、气急，有新发心绞痛或原有心绞痛加重，发作较频、持续时间较长且服用硝酸酯类药物疗效差，心绞痛时可伴恶心、呕吐、大汗等。

7. E【解析】非 ST 段抬高型心肌梗死是指心电图上无病理性 Q 波，仅有 ST-T 演变的急性心肌梗死，根据急性期心电图特征可分为 2 种类型。①ST 段压低型：无病理性 Q 波，发作时 ST 段呈水平型或下斜型压低≥1mm，但 aVR 导联（偶见于 V_1 导联）ST 段抬高，可伴有对称性 T 波倒置，ST 段和 T 波常在数日至数周后恢复。②T 波倒置型：发作时 T 波对称性深倒置，无病理性 Q 波，也无明显 ST 段移位，T 波改变 1~6 个月内恢复。

8. D【解析】心肌梗死 1 周后出现低热、乏力、胸痛、出汗，胸痛以左侧更为多见，其后可逐渐出现呼吸困难、食欲减低、肢体水肿等表现。查体可发现心包摩擦音、胸膜摩擦音，提示出现心包炎、胸膜炎，或心包、胸腔积液，或以心包炎、胸膜炎、肺炎三联征为主要表现。

9. E【解析】CK-MB 升高的程度能反映心肌梗死的面积及范围。

10. E【解析】急性心肌梗死时，LDH 6~10 小时开始升高，2~3 天达到高峰，持续 7~14 天。患者发病 3 天来诊，LDH 达高峰，特异性高。

11. D【解析】后壁心肌梗死的梗死图形应出现在 V_7~V_9 导联。

12. D【解析】吗啡是治疗急性肺水肿极为有效的药物，低血压或休克、慢性肺部疾病、神志障碍及晚期危重患者伴有呼吸抑制者慎用。

13. E【解析】心源性休克的原因：①急性心肌梗死。②右心室心肌梗死。③心肌收缩力严重下降。④前向血流的机械性梗阻。⑤左心室输出后的反流。心力衰竭的诱因：①感染。②心律失常。③肺栓塞。④治疗不当。⑤原有心脏病加重或并发其他疾病。⑥劳力过度。⑦其他。

14. E【解析】病态窦房结综合征用动态心电图诊断，了解心悸与晕厥等症状的发生是否与心律失常有关，心律失常或心肌缺血发作与日常活动的关系以及昼夜分布特征，对抗心律失常药物、起搏器疗效的评价。

15. D【解析】该患者可能为窦房结综合征，应该用食管心房调搏法测定 SNRT，成年人正常高限为 1450 毫秒，老年人正常高限为 1500 毫秒，SNRT≥2. 0 秒可诊断为病态窦房结综合征，应接受心脏起搏治疗。

16. E【解析】A 型预激综合征窦性心搏的 PR 间期<0. 12s。QRS 波群≥0. 12s，QBS 波群起始部分粗钝，终末部分正常。ST-T 继发性改变，与 QRS 主波方向相反。胸前导联 QBS 波主波向上，预激区在左室后壁基底部。

17. A【解析】该类心律失常最常见心室夺获、室性融合波常出现于该心律失常的开始与终止。

18. C【解析】阵发性交界性心动过速是由心室异位激动引起的心动过速，起始和终止突然，频率 150～250 次/分，规则，每个 QRS 波群后可见逆行 P 波，称为阵发性室性心动过速。

19. C【解析】DDD 又称生理性或全能型起搏模式，心房和心室双重感知、触发和抑制双重反应。适用于窦房结功能障碍和/或房室传导阻滞者，禁用于持续性房颤或心房静止。

20. A【解析】阵发性室上性心动过速以突然发作、突然终止为特征，发作长短时间不一。症状轻重取决于心动过速的频率、持续时间以及是否伴器质性心脏病，可以从心悸、焦虑、头晕，到晕厥、低血压、心绞痛和心力衰竭等。查体示第一心音强度恒定，心律绝对规则。

21. E【解析】患者有慢性房颤病史，现合并发热、感染，心率增快，予抗感染治疗后患者心率可有改善，暂无须抗心律失常治疗。

22. C【解析】脑梗死患者不建议输入葡萄糖溶液，是因为葡萄糖被人体摄取并且代谢掉，从而使这种溶液变成一种没有渗透压溶液，容易向高渗地方渗透，如像脑梗死部位，从而加重患者的脑细胞水肿，使脑梗死症状进一步加重。

23. A【解析】三度房室传导阻滞（AVB）全部心房激动均不能传导至心室，又称完全性传导阻滞。心电图 P 波与 QRS 波群没有固定关系，P 波频率较 QRS 波群频率快；QRS 波群的间距规则，心室率常<45 次/分。

24. C【解析】主动脉夹层诊断要点：①疼痛的特点表现为初发即为撕裂样剧痛。②血压可不下降，在发病早期反而升高。③突然出现主动脉瓣关闭不全、急腹症或神经系统障碍伴有血管阻塞征象。④两侧脉搏搏动强度不一，甚至一侧搏动消失。⑤影像学检查有助于早期诊断。

25. E【解析】嗜铬细胞瘤常伴有高血压、头痛、心悸、高代谢状态、高血糖、多汗。

26. C【解析】高血压危象时，迅速降压是最有效、最重要的治疗措施，以防止心、脑、肾等重要脏器的进一步损伤。硝普钠常用于高血压危象的救治，全身麻醉期控制降压。硝普钠也可用于严重心力衰竭（包括心肌梗死）。

27. C【解析】参见 A2 型题第 25 题解析。

28. C【解析】参见 A2 型题第 26 题解析。

29. A【解析】高血压病合并脑血管意外应将血压降至 160/100mmHg。

30. B【解析】高血压脑病大多数患者具有头痛、抽搐和意识障碍三大特征。①头痛咳嗽，活动用力时头痛明显，伴有恶心、呕吐。②动脉压升高。③颅内压升高。④意识障碍。⑤癫痫发作。⑥阵发性呼吸困难。⑦其他脑功能障碍的症状：失语、偏瘫、偏盲、黑矇、暂时性失明等。

三、A3/A4 型题

1. E【解析】急性心肌梗死（AMI）是指冠状动脉血供急剧减少或中断，使相关心肌发生缺血性坏死。主要临床表现为持久性胸骨后疼痛，心电图及血清心肌酶呈典型 AMI 的进行性改变。心律失常、心力衰竭、心源性休克为本病的严重临床表现。

2. D【解析】二尖瓣关闭不全听诊：全收缩期杂音在心尖部最为清晰，并向腋下放射。

3. B【解析】乳头肌断裂导致急性二尖瓣反流、急性室间隔穿孔、左心室游离壁破裂。

4. C【解析】乳头肌断裂最常见的梗死部位是下壁心肌梗死。

5. A【解析】中高危组不稳定型心绞痛血浆肌钙蛋白水平可升高，但不超过正常值上限 2 倍；AMI 心肌损伤标志物均会出现明显的升高，且其增高水平与心肌梗死范围及预后明显相关。①在心肌梗死后 1.5～2 小时即可增高，12 小时达高峰，24～48 小时内恢复正常。②心肌肌钙蛋白 I（cTnI）或 T（cTnT），起病 3～4 小时后升高，cTnI 于 11～24 小时达高峰，7～10 天降至正常，cTnT 于 24～48 小时达高峰，10～14 天降至正常。肌钙蛋白增高是诊断心肌梗死的敏感指标。③磷酸肌酸激酶同工酶 CK-MB，起病后 4 小时内增高，16～24 小时达高峰，3～4 天恢复正常。高危组不稳定型心绞痛 ST 段下降。

6. B【解析】不稳定型心绞痛和非 ST 段抬高型心肌梗死血常规检查可无变化，急性 ST 段抬高型心肌梗死起病 24～48 小时后，白细胞可增至 10×10^9～20×10^9/L，中性粒细胞增多，嗜酸粒性细胞减少，红细胞沉降率增快，C 反应蛋白（CRP）增高，可持续 1～3 周，起病数小时至 2 日内血中游离脂肪酸水平增高。主要区别在于无血中心脏生物学标志物升高。

7. D【解析】溶栓治疗适应证：①无溶栓禁忌证。②胸痛症状出现后 12 小时内，至少两个胸前导联或2个肢体导联的ST段抬高超出0.1mV，或有新发左束支传导阻滞或可疑左束支传导阻滞。③12导联心电图证明为后壁心肌梗死。④症状出现后12～24小时内仍有持续缺血症状，并有相应导联ST段抬高。STEMI症状消失>24小时不行溶栓。

8. D【解析】该患者可能为急性ST段抬高的急性心肌梗死，判断可能为急性下壁心肌梗死和右室心肌梗死。

9. E【解析】需进一步检查心肌生物学标志物外，心电图需加V_3R～V_4R和V_7～V_9导联。

10. A【解析】V_3R～V_4R的ST段水平升高1mm，提示右室心肌梗死，右室心梗严重时合并低血压和休克，故不宜应用硝酸酯类药物。

11. E【解析】参见A3/A4型题第1题解析。

12. A【解析】急性心肌梗死时cTnI和cTnT在3～4小时后开始升高，该患者为急性心肌梗死，应立即予以处理。

13. B【解析】急性心梗时CK-MB开始升高的时间为4小时，达到高峰的时间为16～24小时。

14. B【解析】急性心肌梗死急性期数小时后ST段明显抬高，弓背向上，与直立的T波连接，形成单向曲线，1～2天内出现病理性Q波，同时R波减低，病理性Q波或QS波常持久不退。

15. B【解析】心室颤动突发意识丧失，抽搐，呼吸停止，心音和脉搏消失，血压测不到，瞳孔散大，发生猝死。

16. B【解析】由于心室颤动发生的猝死，应立即进行除颤。

17. C【解析】急性心肌梗死是指冠状动脉血供急剧减少或中断，使相关心肌发生缺血性坏死。主要临床表现为持久性胸骨后疼痛，心电图及血清心肌酶呈典型AMI的进行性改变。心律失常、心力衰竭、心源性休克为本病的严重临床表现。急性期数小时后ST段明显抬高，弓背向上，与直立的T波连接，形成单向曲线，1～2天内出现病理性Q波，同时R波减低，病理性Q波或QS波常持久不退。

18. C【解析】严重心功能不全或脑血管疾病患者，频率快的室性心动过速常导致低血压、晕厥，应立即消除。

19. D【解析】参见A3/A4型题第17题解析。

20. C【解析】该患者肌钙蛋白不升高可能为检测结果有误。

21. A【解析】肌钙蛋白升高需要时间，心电图V1～V4导联ST段抬高已经提示有心梗，需要马上治疗，不可再复查肌钙蛋白等结果而延误病情。

22. C【解析】心排血量（CO）是衡量心脏射血功能强弱的指标，正常值为3.5～5.5L/min。

23. B【解析】少尿指24小时尿量少于400毫升或者每小时尿量少于17毫升。

24. A【解析】该患者突然憋醒，呼吸困难，肺部湿啰音，应该做 X 线胸片检查。

25. C【解析】急性左心衰竭发病急骤，主要为急性肺水肿。突发严重呼吸困难，呼吸频率常达 30~40 次/分，强迫坐位、面色灰白、发绀、大汗、烦躁，同时频繁咳嗽，咳粉红色泡沫状痰。极重者可因脑缺氧而致神志模糊。肺水肿早期，出于交感神经激活致血管收缩，血压可一过性升高；但随着病情持续，血压下降。严重者可出现心源性休克。

26. C【解析】使用多巴胺的注意事项：①使用本品前应补充血容量及纠正酸中毒。②嗜铬细胞瘤、心动过速或心室颤动者禁用。③急性心肌梗死、动脉粥样硬化、高血压、甲亢、糖尿病、血管阻塞性疾病患者慎用。

27. B【解析】参见 A3/A4 型题第 25 题解析。

28. D【解析】正性肌力药适用于低心排血量综合征，主要目标是控制心室率，若病情加重可能为负性肌力作用。

29. C【解析】急性左心衰竭的治疗药物如下。①硝普钠。②硝酸酯类。③正性肌力药：a. 洋地黄类药物；b. 急性心力衰竭伴低血压者可选用多巴胺；c. 顽固性心衰患者可考虑使用非洋地黄类正性肌力药，如多巴酚丁胺、米力农等。

30. A【解析】患者急性心力衰竭合并房颤，首选毛花苷 C。

31. G【解析】心力衰竭患者最好选用 β 受体阻断药，可以对抗代偿机制中交感神经兴奋性的增强，使 β 受体上调，增加心脏收缩的反应性，改善舒张功能；减少心肌细胞 Ca^{2+} 内流，减少心肌耗氧量；减慢心率和控制心律失常；防止、减缓和逆转肾上腺素能介导的心肌重塑和内源性心肌细胞收缩功能的异常。

32. B【解析】依那普利的禁忌证：①肾功能减退时用本品可能引起少尿与进行性氮质血症，停用本品后多数能恢复。②血钾过高，用本品有加重的危险。③脑动脉或冠状动脉供血不足，严重者用本品可因血压降低而使缺血加重。④主动脉瓣狭窄，用本品后可能使冠状动脉灌注减少。可能致畸，哺乳期慎用。对本品过敏及双侧肾动脉狭窄者禁用；孕妇、哺乳期妇女及儿童，以及肝、肾功能严重减退者慎用。

33. A【解析】高钾血症时外周血钾离子浓度过高，有可能导致心肌活动受到抑制，导致房室传导阻滞。此时血液透析降钾效果最好。

34. D【解析】心内注射，正确位置为胸骨左缘第 3~4 肋间。

35. A【解析】射频消融术中突然胸痛和呼吸困难要考虑气胸和心脏破裂心脏压塞，该患者两肺呼吸音清，不支持气胸。其血压低、脉压小、奇脉和心界向两侧扩大的情况，均提示心脏压塞。遂应及时行心包穿刺引流。

36. B【解析】出现大量心包积液需要用心包穿刺引流。

37. B【解析】心房颤动的心电图表现：①P 波消失，心房除极混乱，呈小而不规则的基线波动，形态与振幅均变化不定，称为 f 波；频率为 350~600 次/分。②心室率极不规则，通常在 100~160 次/分。③QRS 波群形态通常正常，发生室内差异性传导时 QRS 波群增宽变形。

38. E【解析】急性心房颤动房颤初发在 24~48 小时，对于症状显著者，转复心律。首选胺碘酮，其次普罗帕酮。

39. B【解析】心房颤动持续不能转复，应该选择抗凝治疗，首选华法林。

40. F【解析】患者慢性支气管炎、肺气肿病史，应用茶碱类药物出现心律失常，表现为 PP 间期、PR 间期不等，诊断为紊乱性房性心动过速，房颤和房扑可交替出现。

41. C【解析】该患者长期口服氨茶碱，发病后自行服用氨茶碱也无效果，加入另一类茶碱类平喘药，症状仍无缓解，可能为氨茶碱造成的心律失常。

42. E【解析】一些患者在开始使用 β 受体阻断药 1 个月内心力衰竭加重，多由于 β 受体阻断药对肾血流量的影响，使水肿加重，患者本身就下肢水肿，所以不宜使用。

43. E【解析】三度房室传导阻滞（AVB）病变进展快，心室自主心律未建立，出现心室停搏时可发生晕厥。心律规则，第一心音强弱不等，偶有大炮音，脉压增大。

44. A【解析】第一心音标志心室进入舒张期，房室分离时，房率和室率不一致，故第一心音不规则。

45. B【解析】患者症状及心电图均提示心梗，考虑为心源性脑缺血综合征。

46. B【解析】急性心肌梗死合并三度房室传导阻滞最好采用临时心脏起搏器。

47. C【解析】高血压急症急性重度血压升高，伴有急性或进行性靶器官损害：①中枢神经系统。高血压脑病、颅内出血、惊厥。②心血管系统。急性左心衰、急性心肌梗死或不稳定型心绞痛、急性主动脉夹层。③其他。急性肾衰竭、子痫、嗜铬细胞瘤等。

48. A【解析】1 小时内使平均动脉压迅速下降，但不超过 25%。在以后的 2~6 小时，使血压下降到 160/(100~110) mmHg。肾功能正常且无心、脑血管病变者，在以后的 24~48 小时，使血压逐渐降至正常。

49. C【解析】高血压急症患者治疗平稳后，长期血压控制<130/80mmHg。

50. E【解析】参见 A2 型题第 24 题解析。

51. B【解析】参见 A1 型题第 57 题解析。

52. C【解析】主动脉夹层时，绝对卧床休息，强效镇静与镇痛，必要时静脉注射较大剂量吗啡或冬眠治疗。应用硝普钠迅速控制收缩压降至 100~20mmHg 或更低，预防夹层血肿的延伸。在降压的同时进一步降低左心室张力和心肌收缩力，减慢心率至 60~80 次/分，以防止夹层进一步扩展。对于 β 受体阻断药不能耐受的患者，可使用非二氢吡啶类钙通道阻滞药代替。

53. D【解析】患者有高血压、糖尿病史 10 余年，无明显诱因剧烈腹痛，结合查体可排除消化性溃疡穿孔、急性胰腺炎、感染性心内膜炎、主动脉窦瘤破裂。

54. A【解析】确诊主动脉夹层的主要辅助检查手段是：X 线断层扫描（CT），CT 血管造影（CTA），磁共振检查（MRA）或是直接的数字减影血管造影（DSA）等。

四、X 型题

1. ABD【解析】冠状动脉壁钙化影在 CT 上为高密度影，沿冠状动脉血管壁分布。冠状动脉动脉瘤为冠状动脉动脉管腔凸起。

2. ABCDE【解析】ACS 的早期一般治疗如下。①镇痛药：吗啡。②硝酸甘油。③β 受体阻断药及抗心律失常药物。④抗凝治疗：依诺肝素或普通肝素。普通的药物治疗还包括抗血小板药物，如阿司匹林、阿昔单抗，为血小板Ⅱb/Ⅲa（GP）受体阻断药。

3. ABE【解析】急性心肌梗死后机械并发症包括乳头肌断裂、室壁瘤形成、室间隔穿孔，其他并发症还包括心律失常、心力衰竭、心源性休克等。

4. ABCE【解析】附壁血栓的形成是急性心肌梗死的另一种并发症，不是心源性休克的有益指征。

5. ABCDE【解析】右室心肌梗死有急性下壁、后壁和/或前壁心肌梗死临床表现。有右心功能不全的临床表现和体征，如颈静脉怒张、肝大、Kussmaul 征阳性，重者可有低血压、休克，但肺部听诊清晰，可能并发急性肺水肿。

6. ABCDE【解析】心肌缺损的标志物：①心肌酶谱。②肌酸激酶同工酶及其亚型。③肌红蛋白。④肌球蛋白轻链和重链蛋白。⑤糖原磷酸化酶 BB。⑥脂肪酸结合蛋白质。⑦心肌肌钙蛋白 T。⑧心肌肌钙蛋白 I。⑨C 反应蛋白以及其他新的标志物。

7. AE【解析】ACS 包括不稳定型心绞痛（UA）、非 ST 段抬高性心肌梗死（NSTEMI）和 ST 段抬高性心肌梗死（STEMI），是心源性猝死的最主要原因。

8. BDE【解析】心绞痛型冠心病，表现为胸骨后的压榨感、闷胀感，伴随着明显的焦虑，持续 3~5 分钟，常常发散到左侧臂部，肩部，下颌，咽喉部，背部也可会放射到右臂，有时可累及这些部位，而不影响胸骨后区，用力、情绪激动、受寒、饱餐等增加心肌耗氧的情况下发作。

9. ABCDE【解析】急性冠状动脉综合征的初始治疗：运用抗血小板药物阿司匹林，通过抑制环氧合酶，减少血栓素 A2 介导的血小板聚集。首剂量 300mg，维持量 75~150mg/d。氯吡格雷和噻氯吡啶为二磷酸腺苷拮抗药的代表药物，通过抑制 ADP 受体介导的血小板聚集而起到抗凝作用，作用较强，可与阿司匹林联合应用。可以氧疗，通过介入治疗持续监护心电，建立静脉通道。

10. ABCDE【解析】急性冠状动脉综合征的病因：①在冠状动脉粥样硬化基础上发生血栓形成，或粥样斑块破裂出血。②偶为冠状动脉痉挛、栓塞、炎症、先天性畸形致冠状动脉口阻塞。③亦偶可因严重休克、脱水、急性大出血、外科手术或严重心律失常等致心排血量骤降、冠状动脉灌注锐减引起。饱餐、过分激动、寒冷常可为本病的诱因。

11. ACE【解析】心力衰竭的诊断方法：①颈静脉怒张诊断心力衰竭的特异性高，但其敏感性低。②心音奔马律既无敏感性也无特异性。③肺部湿啰音、哮鸣音、胸腔积液和足部水肿的敏感性和特异性都很低。④床旁快速钠尿肽检查是 ADHF 简单而又客观的诊断方法。

12. ABCE【解析】年龄增加和性别差异对 BNP 水平有影响，选项 D 错误。

13. ABCDE【解析】室性心动过速的心电图特征：①3 个或以上的室性期前收缩连续出现。②QRS 波群形态畸形，时限超过 0.12s，ST-T 波方向与 QRS 波群主波方向相反。③心室率通常为 100~250 次/分，心律规则，但也可轻度不规则。④心房独立活动与 QRS 波群无固定关系，形成室房分离。偶尔个别或所有心室激动逆传夺获心房。⑤心室夺获与室性融合波。二度Ⅱ型房室传导阻滞：若阻滞位于希氏束-浦肯野系统，可出现 QRS 波群增宽。三度房室传导阻滞：若阻滞位于室内传导系统的远端，QRS 波群增宽。室内传导阻滞：左右束支阻滞时，QRS 波群时限均≥0.12 秒。

14. AB【解析】心房扑动发生后还易引起房内血栓形成，部分血栓脱落可引起体循环动脉栓塞，临床上以脑栓塞最为常见，常导致死亡或病残。心房颤动发生后还可能引起脑动脉栓塞、周围动脉栓塞、肺栓塞、心功能不全、心脏性猝死等。

15. ABC【解析】胺碘酮直接作用于冠状动脉血管平滑肌，增加冠状动脉流量；降低外周阻力并且减慢心率，从而降低心肌耗氧量；负性肌力作用轻或无等血流动力学特点。美托洛尔用于治疗交感神经兴奋或儿茶酚胺水平过高引起的各种心律失常。ICD 可以预防室性心动过速的复发。

16. ACDE【解析】妊娠高血压患者，为保证休息及睡眠，可给苯巴比妥 0.03~0.06g，3 次/天或地西泮 2.5mg，睡前服。一般不给降压、解痉药物。

17. ACDE【解析】主动脉夹层分离所致的胸痛是突然发生的持续性疼痛，且起病时疼痛达到高峰，胸痛性质为撕裂或刀割样疼痛，有时出现游走性特点，选项 B 错误。

18. ABCDE【解析】主动脉夹层的内科治疗如下。①降压：迅速将收缩压降至 100~120mmHg 或更低，可静脉滴注硝普钠、地尔硫䓬等。②β 受体阻断药：减慢心率至 60~70 次/分及降低左心室收缩速率（dp/dt），以防止夹层进一步扩展。β 受体阻断药经静脉给药作用更快。

五、案例分析题

1. ABC【解析】支气管哮喘、窦性心动过缓、急性左心衰竭、三度房室传导阻滞、高血压危象患者心肺部听诊有奔马律。重叠奔马律也可见于正常人。

2. ABCDE【解析】急性心肌梗死是指冠状动脉血供急剧减少或中断，使相关心肌发生缺血性坏死。主要临床表现为持久性胸骨后疼痛，心电图及血清心肌酶呈典型 AMI 进行性改变。心律失常、心力衰竭、心源性休克为本病的严重临床表现。心绞痛多为心前区闷痛、压榨性疼痛，也可仅有胸闷。急性胃炎可见上腹不适、疼痛，食欲缺乏，恶心，呕吐，腹泻。急性胰腺炎、溃疡病、急性胆囊炎、胆石症均可见上腹疼痛，可伴休克。

3. ABCDE【解析】急性心肌梗死用心肌酶学、肌钙蛋白及心电图检查。心绞痛进行胸部 CT 检查。急性胃炎用胃镜检查。急性胰腺炎、溃疡病、急性胆囊炎、胆石症，均上腹疼痛，可伴休克。仔细询问病史、体格检查、心电图检查、B 超检查、血清心肌酶和血尿淀粉酶测定等可以鉴别。

4. BC【解析】患者心电图 ST 段上抬，酶学阳性，为心肌梗死，排除心绞痛，此题中急性胃炎无依据。

5. ACD【解析】急性前壁心肌梗死，在心电图表现上是胸导联的，V_1~V_5导联出现的缺血改变。当然 V_2~V_4导联也属于是急性前壁心肌梗死，对于急性前壁心肌梗死堵塞的血管，前壁心肌梗死严重时导致心源性休克。急性肺栓塞常有下肢深静脉血栓或盆腔静脉炎、骨折、房颤或长期卧床史。查体无气胸征。胸痛同时伴有发热、咯血、呼吸困难。

6. ACD【解析】急性心肌梗死患者应给予抗血小板治疗，阿司匹林 300mg 嚼服，氯吡格雷 300mg 口服，必要时给予肝素抗凝。收缩压>90mmHg 时可予硝酸甘油持续滴注或硝酸甘油片舌下含化，同时给予吗啡 3mg 静脉注射以控制心绞痛。急性心梗伴发心源性休克或有心源性休克高危因素的患者禁用 β 受体阻断药。洋地黄类药物的药理作用主要是正性肌力和负性频率，所以常用于治疗心力衰竭和房颤。

7. BCD【解析】该患者可确诊急性肺栓塞，由主动脉关闭不全导致，急性广泛前壁心肌梗死是急性心肌梗死的一种，以及心源性休克。

8. BD【解析】回旋支严重狭窄，会导致侧壁心肌梗死，支架介入是冠状动脉闭塞最有效和最快的治疗方法，因该患者同时合并右冠闭塞，故应临时心脏起搏，防止心搏骤停。

9. CFG【解析】患者明确诊断为急性心肌梗死，目前表现为急性心衰、心源性休克、频繁室性期前收缩，应该紧急抗休克、抗心律失常治疗，同时有条件的情况下可以 IABP 治疗。

10. ABC【解析】心脏停搏时由于心脏窦房结不能产生激动，心房或整个心脏停止活动，可由心源性和非心源性因素造成，短时停搏患者可仅有头晕、黑矇、全身无力等症状。心室扑动/心室颤动发作时心室肌呈快而微弱地无效收缩或不规则颤动，其结果等于心脏停搏。心脏破裂伤员呈现休克，诉胸痛，呼吸急促，心率快，心音弱，脉率快，脉压小，血压低，颈静脉怒张，静脉压升高。

11. C【解析】心室颤动电除颤是最好的中止办法，心肺复苏。

12. F【解析】参见 A3/A4 型题第 25 题解析。

13. CDE【解析】患者喘憋，端坐呼吸，两肺闻及干、湿啰音，应考虑心衰、心梗可能，完善 X 线胸片、BNP 及 TNI 检查。

14. C【解析】窦性停搏又称窦性静止、窦性间歇、窦性暂停等。窦性停搏是指窦房结在一个或多个心动周期中不产生冲动，以致不能激动心房或整个心脏，又称为窦性静止。常出现晕眩、黑矇或短暂意识障碍。

15. B【解析】当窦房结功能进一步恶化，造成周期性窦性激动形成障碍，导致窦性停搏。其心电图表现为 P 波脱落和较长时间的窦性静止。其间歇时间与基础窦性周期无倍数关系。这点在与二度窦房阻滞鉴别时非常重要。

16. ABCDE【解析】临床上根据心电图的表现将 SSS 分为以下类型。①严重而持久的窦性心动过缓。②窦房传导阻滞。③窦性停搏。④双结病变。⑤慢快综合征：是指在一、二、三型基础上，反复出现阵发性室上性心动过速、心房扑动或心房颤动。其中以心房颤动最为常见。⑥全传导系统病变。

17. BD【解析】①急性前壁心肌梗死，指的是在心电图表现上是胸导联的，$V_1 \sim V_5$导联出现的缺血改变。当然 $V_2 \sim V_4$导联也属于是急性前壁心肌梗死，对于急性前壁心肌梗死堵塞的血管，前壁心肌梗死严重时导致心源性休克。②室性心动过速诊断。QRS 波群形态，当表现为右束支传导阻滞时呈现以下的特征：V_1导联呈单相波或双相波（R>R′），V_6导联呈 qR 或 QS。当呈左束支传导阻滞时：电轴右偏，V_1导联负向波较 V_6深，Rv_1>0. 04s，V_6导联呈 qR 或 QS。

18. DE【解析】如无急诊 PCI 治疗条件或不能在 90 分钟内完成第一次球囊扩张时，对发病 12 小时内的急性 ST 段抬高型心肌梗死应进行溶栓治疗，主要并发症是出血。该病例应先行急诊 PCI 治疗。急性前壁心肌梗死易并发心衰，故不宜补液扩容。

19. D【解析】参见案例分析题第 11 题解析。

20. ABE【解析】SSS 主要以脑、心、肾等重要脏器供血不足为主要症状。脑供血不足症状如乏力、头晕、记忆力减退等，严重者可发生黑朦、晕厥、短暂意识丧失和抽搐。三度房室传导阻滞可出现心力衰竭或脑供血不足症状，若心室停顿时间超过 15 秒以上就可因脑缺血而出现暂时性意识丧失，甚至抽搐。在严重心功能不全或脑血管疾病患者，频率快的室速常导致低血压、晕厥。

21. BDEF【解析】冠心病二级预防：阿司匹林、ACEI 药物、β 受体阻断药、他汀类调脂药。

22. BCDEF【解析】急性心肌梗死可出现各种心律失常，特别是室性心律失常，也可出现无脉性电活动和无电活动。

23. CGH【解析】心室颤动时，应立即开放气道，行气管插管，尽快电除颤。

24. BCDE【解析】心搏骤停时，应立即行胸外心脏按压和人工呼吸，肾上腺素及阿托品静脉注射，抗利尿激素提升血压。

25. BCEFJ【解析】予持续胸外心脏按压和人工呼吸，肾上腺素静脉注射，阿托品及异丙肾上腺素提升心率，紧急行心脏起搏。

26. ACDFGHIJKL【解析】患者血压 75/40mmHg，不宜使用毛花苷 C。患者为心肺复苏后，应使用呼吸机辅助通气，故无须呼吸兴奋药改善呼吸功能。

27. B【解析】该患者头痛、意识不清、精神烦躁，应该进行颅脑 CT 检查。

28. ABDE【解析】患者突然出现意识障碍，且血压高，存在高血压急症表现，同时高度警惕脑出血。脑出血治疗原则为安静卧床、脱水降颅压、调整血压、防止继续出血、加强护理维持生命功能。控制血压时，常需静脉滴注降压药物，既能使血压迅速下降至安全水平，又不能过度或过快地降压，以避免出现局部或全身灌注不足（尤其是肾、脑或冠状动脉缺血）。若血压降至正常，可能会出现脑、肾或冠状动脉灌注不足。

29. AB【解析】嗜铬细胞瘤：临床表现变化多端，典型的发作表现为阵发性血压升高伴心动过速、头痛、出汗、面色苍白。血、尿儿茶酚胺及其代谢物如显著升高，可提示该病。超声、CT、MRI、放射性核素可作定位诊断。此外该病发病高峰为20~50岁。本例患者年龄71岁高龄，嗜铬细胞瘤依据不足。急性脑膜炎：患者无发热、感染病史，暂不考虑。急性心肌梗死：患者无胸部疼痛表现，主要症状以头部为主，暂不考虑。癫痫：患者无癫痫表现。

30. ABEF【解析】判断高血压急症的辅助检查：①化验检查。②心电图检查。③X线检查。④超声心动图检查。⑤肾组织活检。⑥眼底检查。⑦CT检查。⑧MRI检查。⑨其他检查。

31. ABCF【解析】患者X线示主动脉影增宽，提示主动脉瘤，宜立即静卧、吸氧，予以β受体阻断药控制心室率，静脉注射吗啡镇痛。

32. CEFG【解析】参见案例分析题型第30题解析。

33. B【解析】主动脉夹层：主动脉CTA断层扫描可观察到夹层隔膜将主动脉分割为真假两腔。

34. AE【解析】患者持续剧烈胸痛伴胸闷入院，有高血压病史，心电图示V_5~V_6导联ST段压低0.5mV，T波低平，双向。结合查体暂考虑的诊断是急性心肌梗死或主动脉夹层。

35. ABDE【解析】心脏彩超可评估心脏瓣膜、主动脉弓等情况，胸部X线片可评估肺内及胸水情况。CT及MRI可评估夹层隔膜将主动脉分割真、假腔情况。

36. B【解析】主动脉夹层伴随心包积液进行性增加，考虑可能为主动脉夹层破裂。

37. G【解析】参见A2型题第24题解析。

38. F【解析】患者有高血压病史，突发剧烈胸痛，呈撕裂状，并出现下肢动脉缺血表现，为主动脉夹层累及颈动脉和肋间动脉。

39. A【解析】超声诊断主动脉夹层很有价值，且能识别心包积血、主动脉瓣关闭不全和胸腔积血等并发症。

40. ACDEF【解析】主动脉夹层治疗包括非手术治疗（镇痛控制血压和降低心率）和手术治疗，不包括溶栓治疗。

第三章 消化系统急诊

一 A1 型题

1. 关于急性胰腺炎发生休克，叙述错误的是
   A. 休克仅见于重症急性胰腺炎
   B. 休克主要是合并感染所致
   C. 疾病初期发生休克提示有大片坏死
   D. 休克是严重并发症发生的表现
   E. 休克主要原因是有效循环血量不足
2. 重症急性胰腺炎最常见的并发症是
   A. 化脓性腹膜炎
   B. 脓毒血症
   C. 消化道出血
   D. 胰周脓肿
   E. 休克
3. 胆汁逆流入胰管引起急性胰腺炎，原因错误的是
   A. 胆汁和胰液拥有“共同通道”
   B. 出口梗阻
   C. 胰液外渗入胰实质
   D. 胰管腺泡受高压破裂
   E. 胰管内压力大于胆管内压力
4. 我国急性胰腺炎最常见的病因是
   A. 胆道梗阻
   B. 酗酒
   C. 暴饮暴食
   D. 创伤
   E. 甲状旁腺功能亢进
5. 急性胰腺炎最基本的治疗措施是
   A. 肾上腺皮质激素
   B. 胰岛素
   C. 抗生素
   D. 生长抑素
   E. 禁食、补液
6. 有关急性胰腺炎的说法，错误的是
   A. 常为酗酒、饱食所诱发
   B. 腹痛位于中上腹并向腰背部反射
   C. 多伴有发热、腹胀、恶心、呕吐
   D. 血清淀粉酶升高即可确诊
   E. 水肿型胰腺炎较轻，保守治疗为主
7. 急性胰腺炎的手术适应证不包括
   A. 诊断未明或与其他急腹症难以鉴别时
   B. 胰腺炎并发脓肿、假性囊肿

C. 水肿型胰腺炎伴凝血功能异常
D. 出血坏死性胰腺炎经内科治疗无效
E. 胆源性胰腺炎需外科解除梗阻时

8. 下列哪项表现仅见于急性出血坏死性胰腺炎
A. 胰腺肿大
B. 脂肪坏死
C. 呕吐、腹胀
D. 休克
E. 发热

9. 急性胰腺炎引起休克的主要原因是
A. 感染
B. 有效血容量不足
C. 心肌损害
D. 神经源性
E. 过敏性

10. 诊断急性阑尾炎最有意义的体征是
A. 闭孔内肌试验为阳性
B. 直肠指诊右前方触痛
C. 结肠充气试验阳性
D. 腰大肌试验阳性
E. 右下腹固定点压痛

11. 急性阑尾炎的典型腹痛表现为
A. 上腹痛
B. 脐周痛
C. 右下腹痛
D. 全腹痛
E. 转移性右下腹痛

12. 麻痹性肠梗阻腹痛的特点是
A. 阵发性绞痛
B. 持续性腹痛
C. 持续性腹痛阵发性加重
D. 放射性腹痛
E. 逐渐加重的腹痛

13. 急性肠梗阻早期呕吐属于
A. 神经性呕吐
B. 反射性呕吐
C. 中枢性呕吐
D. 周围性呕吐
E. 胃肠源性呕吐

14. 高位肠梗阻的腹胀，叙述正确的是
A. 遍及全腹
B. 以腹部周围较显著
C. 腹部隆起不均
D. 多不明显
E. 多位于脐周

15. 肠梗阻非手术治疗中，最主要的观察项目是
A. 腹膜刺激征
B. 脉搏
C. 腹胀
D. 肠鸣音
E. 腹痛

16. 最常见的肠梗阻是
A. 血运性肠梗阻
B. 机械性肠梗阻
C. 中毒性肠梗阻
D. 动力性肠梗阻
E. 肠系膜缺血性疾病

17. 因粘连导致肠梗阻的机制，错误的是
A. 肠管因粘连牵扯成锐角
B. 粘连带压迫肠管
C. 肠袢套入粘连带构成环空
D. 肠袢以粘连处为支点发生扭转
E. 粘连使肠管的位置不易移动

18. 高位肠梗阻患者，除腹痛以外，另一主要症状为
A. 肛门停止排便、排气
B. 腹胀
C. 便血
D. 阵发性绞痛
E. 呕吐频繁

19. 绞窄性肠梗阻易产生的酸碱失衡类型是
A. 呼吸性酸中毒
B. 呼吸性碱中毒
C. 代谢性酸中毒
D. 代谢性碱中毒
E. 呼吸性酸中毒+代谢性碱中毒

20. 急性肠梗阻时，不宜实施手术治疗的情况是
A. 行胃肠减压后，补液后一般情况恶化，出现休克
B. 腹痛加剧，出现腹膜刺激征
C. 便血
D. 腹胀，并呈现溢液性呕吐
E. 腹部出现压痛性包块

21. 急性肠梗阻的临床表现，不包括
A. 腹痛
B. 腹胀
C. 腹泻
D. 呕吐
E. 便秘

22. 绞痛或痉挛性疼痛常见于
A. 消化性溃疡
B. 胰腺炎
C. 腹主动脉瘤
D. 肠梗阻
E. 阑尾炎

23. 肠系膜血管栓塞的辅助检查不包括
A. 白细胞计数
B. 腹部 X 线平片
C. 胸腔穿刺
D. 腹部血管多普勒超声、增强 CT
E. 结肠镜

二 A2 型题

1. 患者，男性，40 岁。确诊为急性胰腺炎，内科正规治疗 2 周后体温仍 38～39℃，左上腹压痛明显，尿淀粉酶 256U（Winslow 法），白细胞 18×10^9/L，目前最可能是
   A. 迁延未愈　　B. 并发胰脓肿
   C. 并发假性囊肿　　D. 脓毒血症
   E. 合并胆囊炎
2. 患者，男性，34 岁。突起上腹痛 3 小时，伴恶心、呕吐，发病前有酗酒史。查体：血压 90/60mmHg，腹平坦，脐周压痛，无反跳痛，Cullen 征及 Grey-Turner 征阳性。最可能的诊断是
   A. 急性胃炎　　B. 消化性溃疡
   C. 消化性溃疡穿孔　　D. 急性胰腺炎
   E. 胆管感染
3. 患者，男性，39 岁。因急性阑尾炎行阑尾切除术，术中见阑尾穿孔伴局限性腹膜炎，切除阑尾后 4 天出现腹痛、腹胀及腹泻，有肛门下坠感，测体温 38.5℃，直肠指诊有触痛，诊断上应首先考虑
   A. 切口感染　　B. 盆腔脓肿
   C. 阑尾周围脓肿　　D. 肠道菌群紊乱
   E. 急性胃肠炎
4. 患者，女性，60 岁。腹痛、呕吐及停止排气、排便 3 天。查体：腹胀，可见肠型，全腹有压痛。腹部 X 线片：肠管扩大，可见多个液平面。应选的治疗为
   A. 胃肠减压　　B. 抗生素治疗
   C. 积极进行中药治疗　　D. 择期手术
   E. 急诊剖腹探查
5. 患者上腹痛 2 周余，于入院前突然出现剧烈腹痛，难以忍受，全腹压痛、反跳痛，脉搏 120 次/分，血压 150/90mmHg，最适宜的治疗为
   A. 抗生素应用　　B. 补液治疗，进行观察
   C. 解痉镇痛药　　D. 急诊剖腹探查
   E. 半卧位

三 A3/A4 型题

（1～4 题共用题干）

患者，男性，51 岁。饮酒 10 小时后出现中上腹疼痛，放射至两侧腰部，伴恶心、呕

吐。查体：血压 80/55mmHg，脉搏 110 次/分，腹部有压痛，肌紧张，脐周可见蓝色斑，墨非征可疑阳性。

1. 该患者最可能的诊断是

A. 急性胆囊炎　　B. 急性胃炎

C. 急性肠梗阻　　D. 急性肠炎

E. 急性胰腺炎

2. 首选的检查是

A. 血、尿常规　　B. 尿淀粉酶

C. X 线胸片　　D. 腹部 B 超

E. 血清淀粉酶

3. 如诊断困难，应进一步行

A. 剖腹探查　　B. 腹腔穿刺

C. 抗感染治疗后观察　　D. 抗休克治疗

E. ERCP

4. 确诊前，在治疗过程中不应

A. 禁食，胃肠减压　　B. 吗啡镇痛

C. 胰酶抑制药　　D. 补液

E. 营养支持

（5~9 题共用题干）

患者，女性，26 岁。已婚。因腹痛、腹泻、发热、呕吐 8 小时就诊。患者 12 小时前在路边餐馆有不洁饮食史，后出现阵发性腹痛并伴有恶心。既往体健，无药物过敏史。停经 46 天，无不规则阴道出血。查体：体温 38.7℃，脉搏 120 次/分，血压 100/70mmHg，发育及营养正常，全身皮肤无黄染，浅表淋巴结不大，双肺未闻及干、湿啰音，心率 120 次/分，心律齐，腹平软，肝、脾未及，未扪及包块，全腹压痛以上腹为主，有腹肌紧张，肠鸣音 10~15 次/分。

5. 为明确诊断，应首先紧急检查的一项是

A. 尿常规　　B. 大便常规

C. 血清淀粉酶　　D. 腹部 X 线片

E. 血常规　　F. 血电解质

G. 腹部 B 超

6. 患者腹痛加重，并出现呕吐胃内容物，发热，腹泻数次，为稀便，无脓血，予颠茄、小檗碱等治疗并急诊留观补液。晚间发热 38.6℃，腹痛由上腹部转移至右下腹部并固定。大便常规：稀水样便，红细胞计数（WBC）3~5 个/高倍视野，红细胞计数（RBC）0~2 个/高倍视野。急诊进一步处理为

A. 禁食
B. 胃肠减压
C. 肌内注射吗啡
D. 肌内注射山莨菪碱
E. 腹腔穿刺
F. 应用有效抗生素
G. 静脉注射奥美拉唑

7. 辅助检查：血红蛋白（Hb）162g/L，白细胞计数（WBC）24.6×10^9/L，中性分叶核 0.91，杆状核 0.08，尿常规（-），肝、肾功能正常。最可能的诊断是
A. 急性胃肠炎
B. 急性胆囊炎
C. 异位妊娠
D. 急性化脓性阑尾炎
E. 胃十二指肠溃疡
F. 急性细菌性痢疾
G. 右侧输尿管结石

8. 患者腹痛无缓解，出现明显的腹肌紧张，腹部查体有压痛及反跳痛，腹部 X 线平片见肠扩张。经外科会诊后拟行开腹探查术，最可能选择的手术治疗是
A. 错误地选择开腹探查术，未见病灶
B. 胆囊切除术
C. 手术取出结石
D. 穿孔修补术
E. 子宫切除术
F. 阑尾切除术并清除腹腔脓液
G. 手术切除脓肿并放置引流管

9. 患者开腹探查后发现腹腔脓肿，后经积极治疗脓肿消除。若采取腹腔镜下手术，其优点不包括
A. 术后并发症少
B. 广泛适用于妊娠患者
C. 术后疼痛轻
D. 易于清洗腹腔
E. 美容效果好
F. 适用于肥胖患者
G. 可观察其他部位

（10~12 题共用题干）

患者，男性，48 岁。3 天前出现右下腹痛，呈持续胀痛，13 小时后症状加重。查体：体温 38.5℃，脉搏 120 次/分，右下腹局限性压痛，肌紧张，肝浊音界清，肠鸣音减弱。血常规：白细胞计数 20.8×10^9/L，中性分叶核 0.86，杆状核 0.08，右下腹穿刺抽出黄色脓液。

10. 该患者最可能的诊断是
A. 急性肠梗阻
B. 急性胆囊炎穿孔
C. 急性阑尾炎穿孔
D. 胃十二指肠溃疡穿孔
E. 急性胰腺炎

11. 对该患者不应该使用的抗生素是
A. 异烟肼
B. 庆大霉素
C. 链霉素
D. 氧氟沙星

E. 青霉素

12. 应进行的下一步处理是

A. 内科保守治疗

B. 腹腔引流术

C. 择期手术

D. 急诊手术

E. 继续完善检查后非手术治疗

（13~15 题共用题干）

患者，女性，41 岁。既往体健，无手术史。近半年来常感腹部隐痛，胀满不适，近 2 天腹痛、腹胀加剧，停止排便及排气，伴呕吐，呕吐物多有粪样物。腹部查体：腹部高度胀气，可见肠型及蠕动波。

13. 应首选的检查是

A. 胸腹联透

B. 钡剂灌肠，X 线检查

C. 纤维结肠镜

D. 直肠指诊

E. 乙状结肠镜检

14. 该患者最可能的诊断是

A. 急性小肠扭转

B. 大肠癌

C. 急性单纯性肠梗阻

D. 急性坏死性小肠炎

E. 急性绞窄性肠梗阻

15. 最佳处理方案是

A. 胃肠减压、纠正水盐代谢紊乱

B. 及早行乙状结肠癌根治术

C. 用纤维乙状结肠镜电灼肿瘤，恢复乙状结肠通畅性

D. 行横结肠与肿瘤远侧吻合术

E. 及早行横结肠造口术

四 B 型题

（1~2 题共用备选答案）

A. 十二指肠溃疡穿孔

B. 胆管结石并感染

C. 急性肠梗阻

D. 急性水肿性胰腺炎

E. 急性出血坏死性胰腺炎

1. 患者，男性，28 岁，酗酒后上腹剧痛 10 小时，伴发热、呕吐。查体：体温 39℃，血压 75/45mmHg，呼吸 32 次/分，神志清楚，腹平软，脐周压痛、反跳痛，肝、脾未及。血清淀粉酶 620U/L（Somogyi 法），血气分析 PaO_2 58mmHg。该患者最可能的诊断是

2. 患者，男性，16 岁。突起呕吐、腹痛 2 天，伴腹胀、肛门排气减少，1 年前因化脓性阑

尾炎行手术治疗。查体：全腹稍隆，轻压痛，无反跳痛，叩诊鼓音增强，移动性浊音阴性，肠鸣音减弱。血清淀粉酶 450U/L（Somogyi 法）。该患者最可能的诊断是

（3~5 题共用备选答案）

A. 消化道穿孔　　B. 肠梗阻
C. 胆囊炎　　D. 阑尾炎
E. 胆结石

3. 腹部 X 线可见气液平面见于
4. 腹部 X 线见膈下游离气体见于
5. 腹部 B 超见胆囊增大且胆囊壁毛糙见于

五 X 型题

1. 以下有关肠系膜血管栓塞的病因叙述，正确的是
A. 肠系膜上动脉栓塞　　B. 肠系膜上动脉血栓形成
C. 肠系膜下动脉血栓形成　　D. 肠系膜上静脉血栓塞
E. 肠系膜上静脉血栓形成
2. 以下有关肠系膜血管栓塞的临床表现叙述，正确的是
A. 早期表现为脐周或上腹剧烈绞痛伴频繁呕吐
B. 肠系膜上动脉栓塞的临床表现与栓塞时间有关
C. 查体：腹硬、轻压痛、肠鸣音增强
D. 12 小时后可出现腹膜刺激征、肠鸣音消失、发热、脉速和中毒性表现，提示病变已不可逆
E. 6~12 小时后出现持续性腹痛、肠鸣音减弱、肠黏膜可发生坏死或溃疡，导致便血或呕咖啡样呕吐物
3. 需与肠系膜血管栓塞鉴别的是
A. 肠套叠　　B. 急性胰腺炎
C. 肠结核　　D. 卵巢囊肿蒂扭转
E. 肠扭转

参考答案与解析

一、A1 型题

1. B【解析】休克是由各种致病因素作用引起的有效循环血量急剧减少，导致器官和组

织微循环灌注不足，致使组织缺氧、细胞代谢紊乱、器官功能受损乃至结构破坏的综合征。

2. E【解析】重症急性胰腺炎早期并发症多为休克，随后为心、肺、肾、血液、代谢和中枢并发症，后期以感染并发症为主。全身并发症常见的有胸腔积液、纵隔脓肿、局限性肺炎、急性呼吸窘迫综合征、低血压、心电图类似心肌梗死的非特异性 ST-T 改变、心包积液、猝死、氮质血症、弥散性血管内凝血、胃肠道出血、高血糖、低钙血症、胰性脑病、脂肪栓塞等。局部并发症常见的有胰腺脓肿、胰腺假性囊肿、胰瘘及梗阻性黄疸等。

3. E【解析】胆汁逆流入胰管，胆管内压增大渗透进胰管，选项 E 错误。

4. A【解析】据统计，约 2/3 人群中胆总管和胰管共同汇合于肝胰壶腹，汇合后进入十二指肠，胆管炎症、结石、寄生虫、水肿、痉挛等病变使壶腹部发生梗阻，加之胆囊收缩，胆管内压力升高，胆汁通过共同通道反流入胰管，激活胰酶原，导致胰腺自身消化而引起胰腺炎。

5. E【解析】急性胰腺炎的非手术治疗如下。①禁食和胃肠减压：目的是消除食物和胃酸刺激十二指肠分泌胰泌素、缩胆囊素等，降低各种胰酶对胰腺的“自身消化”作用，使胰腺处于“休眠状态”，从而使胰腺的急性炎症消退。②输液：维持水和电解质平衡，及时纠正代谢性酸中毒。

6. D【解析】诊断急性胰腺炎一般需以下 3 条中的 2 条：①具有急性胰腺炎特征性腹痛；急性、持续性腹痛（偶无腹痛）。②血清淀粉酶和/或脂肪酶≥正常值上限 3 倍。③急性胰腺炎特征性的 CT 表现。如果患者具备急性胰腺炎特征性的腹痛，血清酶水平低于正常值上限 3 倍，必须行 CT 检查以确诊急性胰腺炎。急性胰腺炎患者可有或无其他器官功能障碍。少数病例血清淀粉酶活性正常或轻度增高。另外，应排除其他疾病。选项 D 错误。

7. C【解析】急性胰腺炎外科治疗手术适应证：①诊断未明难于与其他急腹症鉴别。②坏死性胰腺炎内科治疗无效。③并发有脓肿、假性囊肿、弥漫性腹膜炎。④胆源性胰腺炎处于急性状态，需手术解除梗阻。

8. D【解析】急性胰腺炎严重的患者出现休克、肾衰竭、心律失常，甚至突然死亡。

9. B【解析】急性胰腺炎脉搏细速，血压下降，有效血容量不足导致休克。

10. E【解析】根据典型的转移性右下腹痛的临床表现，以及右下腹固定压痛和不同程度的腹膜刺激征，结合结肠充气试验阳性的体征，可初步确立急性阑尾炎诊断。

11. E【解析】参见 A1 型题第 10 题解析。

12. B【解析】麻痹性肠梗阻的突出表现为全腹的明显腹胀，持续性腹痛。

13. B【解析】急性肠梗阻的临床表现：呕吐，早期为反射性呕吐，呕出物为胃内容物，其后的呕吐与梗阻部位及程度有关，高位肠梗阻呕吐出现早且频繁，为胃内容物及消化液，低位肠梗阻呕吐出现晚或不明显，呕出物有臭味，患者可有不同程度脱水征。

14. D【解析】高位肠梗阻腹胀不明显，但有时可见胃型。

15. A【解析】肠梗阻患者非手术治疗期间，必须严密观察。如果症状、体征无好转或反有加重，即应手术治疗。在诸多项症状体征中最主要的是观察腹部有无腹膜刺激征，因腹膜刺激征的存在，提示有肠绞窄的可能，而绞窄性肠梗阻预后严重，且必须及早手术治疗。

16. B【解析】机械性肠梗阻最常见，约占 90%。

17. E【解析】腹膜粘连不一定都引起肠梗阻，只有在一定条件下才引起肠梗阻。如粘连使肠腔变窄影响了肠管的蠕动和扩张；肠管因粘连牵扯扭折成锐角；粘连带压迫了肠管；肠袢套入粘连带构成的环孔；或肠袢以粘连处为支点发生扭转等等。粘连越广，引起肠梗阻的机会越多，但与梗阻程度及病情严重程度无关。肠粘连使肠管某一点段相对固定，不能随着肠蠕动适应性地改变位置。

18. E【解析】高位肠梗阻的临床症状如下。①腹痛：进食不久后出现上腹部胀满不适、上腹胀痛或轻度的阵发绞痛，呕吐后可缓解。②腹胀：腹胀不明显，但有时可见胃型。③呕吐：呕吐出现较早，在梗阻后短期即可发生，呕吐频繁，呕吐物为胃和十二指肠内容物。呕吐后疼痛减轻。④肛门停止排便排气：梗阻初期，积存的气体和粪便仍可排出，因此腹痛后有排气排便亦不能排除肠梗阻的可能。⑤全身表现：脉搏细弱，电解质及酸碱平衡失调；营养不良、消瘦、精神萎靡，甚至合并感染、休克、死亡。

19. C【解析】绞窄性肠梗阻时丧失体液多为碱性，且低血容量和缺氧导致酸性代谢产物增多，加上缺水、少尿，酸性代谢产物排出减少，故最易发生代谢性酸中毒。

20. D【解析】腹胀、频繁呕吐的急性肠梗阻患者不宜接受手术治疗。

21. C【解析】急性肠梗阻的临床表现：①腹痛。②呕吐。③腹胀。④肛门停止排气和排便，但在高位肠梗阻或不全性肠梗阻可有少量排气、排便，有些绞窄性肠梗阻可出现血性黏液便。⑤绞窄性肠梗阻。

22. D【解析】肠梗阻的疼痛主要是腹部的绞痛或痉挛性疼痛，主要是因为梗阻以上的部位排气排便不通畅，在气体和大便的刺激下引起肠绞痛。

23. C【解析】肠系膜血管栓塞的辅助检查：①白细胞计数明显增多，血液浓缩和代谢性酸中毒表现。②腹部 X 线平片见肠道充气或有液平，晚期由于肠腔和腹腔内大量积液，腹部普遍密度增高。③腹腔穿刺见血性物有助于诊断。④腹部血管多普勒超声、增强 CT。⑤结肠镜。

二、A2 型题

1. B【解析】凡是在急性胰腺炎的病程中，出现高热、外周血白细胞计数明显增多和左移、腹痛加剧、腹部包块和全身毒性症状时，均应怀疑胰腺脓肿的可能。血清淀粉酶在部分病例升高。可有肝功能损害，表现为血清转氨酶和碱性磷酸酶升高，部分病例可出现肾功能损害，血清尿素酶及肌酐增高。

2. D【解析】患者突起上腹痛 3 小时，伴恶心、呕吐，结合查体，最可能的诊断是急性胰腺炎。

3. B【解析】盆腔脓肿症状持续恶化，出现弛张型高热，腹膜刺激征更加明显，出现直肠压迫感、排便感及排尿痛等直肠和膀胱刺激症状，并有全身中毒症状。双合诊及肛门指诊感觉盆腔饱满，直肠子宫陷凹组织增厚、发硬或有波动性肿块，伴有明显触痛。

4. E【解析】该患者肠管扩大，可见多个液平面，应该进行急诊剖腹探查。

5. D【解析】患者无明显原因出现全腹腹膜炎表现，具有急诊剖腹探查指征。

三、A3/A4 型题

1. E【解析】急性胰腺炎患者常有胆囊炎、胆石症、胆道蛔虫病、十二指肠炎等病史，或饱餐、过量饮酒和精神刺激等因素。该患者饮酒后出现中上腹疼痛，放射至两侧腰部，伴恶心、呕吐。结合查体，可能的诊断是急性胰腺炎。

2. E【解析】血清和尿淀粉酶测定是急性胰腺炎最重要、最有价值的诊断指标。血清淀粉酶在发病 1~2 小时即开始升高，24 小时达到高峰，1~2 天恢复正常。尿淀粉酶在发病 12~24 小时开始升高，下降缓慢，可持续 1~2 周或更长。根据患者病史表述表现，患者应该是处在发病 24 小时之内，测定血淀粉酶诊断价值更高。

3. B【解析】对于多数急性胰腺炎患者，依靠病史、症状、体征加上血尿淀粉酶的测定可以确诊。对少数诊断困难者，可行腹腔穿刺。

4. B【解析】在未确诊之前不能随意使用镇痛药。

5. E【解析】急性阑尾炎应该进行血常规检查，多数急性阑尾炎患者的白细胞计数及中性粒细胞比例增高。

6. F【解析】非手术治疗仅适用于单纯性阑尾炎、急性阑尾炎的早期阶段及阑尾脓肿、妊娠早期和后期阑尾炎、高龄或合并其他严重器质性疾病及有手术禁忌证者，此类患者由于客观条件不允许手术治疗。主要措施为根据病情适当卧床休息、控制饮食、选择有效的抗生素抗感染治疗、补液和对症处理。

7. D【解析】急性化脓性阑尾炎血常规白细胞计数增多、中性粒细胞比例升高、尿常规检查可有少量红细胞。

8. F【解析】急性化脓性或坏疽性阑尾炎行阑尾切除术。

9. B【解析】腹腔镜检查具有诊断功能，术中可对整个腹腔进行探查，因此对异位阑尾、盆腔疾病及妇科疾病等可明确诊断，但不适用于妊娠患者。

10. C【解析】急性阑尾炎的临床表现如下。①腹痛：腹痛是急性阑尾炎的早期主要症状，开始较轻，随后逐渐加重。②胃肠道症状可有食欲减退、恶心、呕吐。少数患者在腹痛出现后有便秘或腹泻。③全身症状可有发热、头晕头痛、乏力等。④体征：右下腹压痛、强迫体位、腹膜刺激征、其他体征、皮肤感觉过敏。

11. A【解析】异烟肼的不良反应有胃肠道症状（如食欲缺乏、恶心、呕吐、腹痛、便秘等），血液系统症状（贫血、白细胞减少、嗜酸性粒细胞增多，引起血痰、咯血、鼻出血、眼底出血等），肝损害，过敏，内分泌失调，中枢症状，周围神经炎，不适用于阑尾炎。

12. D【解析】急性阑尾炎诊断明确后，应早期外科手术治疗，既安全，又可防止并发症的发生。

13. B【解析】患者有结肠癌完全或部分性肠梗阻表现，如腹痛、腹胀、肛门无排气、无排便，因此应首选的检查是钡剂灌肠，X 线检查，以助诊断。气钡双重对比造影（钡餐 X 线）是目前诊断大肠癌最常用、最经济的检查手段，结肠气钡双重对比造影可发现早期黏膜表浅病变，以及中晚期大肠癌病变。

14. B【解析】根据患者病史表现“近半年来常感腹部隐痛，胀满不适，近 2 天腹痛、腹胀加剧，停止排便及排气，伴呕吐，呕吐物多有粪样物”及腹部查体，患者最可能的诊断是大肠癌（结直肠癌）中的结肠癌。

15. B【解析】治疗结肠癌的方案是以手术切除为主的综合治疗方案。Ⅰ期、Ⅱ期和Ⅲ期患者常采用根治性的切除+区域淋巴结清扫，根据癌肿所在部位确定根治切除范围及其手术方式。

四、B 型题

1. E【解析】急性出血坏死性胰腺炎病变以广泛的胰腺坏死、出血为特征。病变胰腺肿大、质软，出血呈暗红色，严重者胰腺变黑，分叶结构模糊。胰周组织可见散在的黄白色皂化斑或小块状脂肪坏死灶。镜下见胰腺组织呈大片凝固坏死，间质小血管壁也有坏死。坏死胰腺以局部纤维化而痊愈或转变为慢性胰腺炎。晚期坏死性胰腺组织合并感染，形成胰腺脓肿，其主要致病菌为革兰阴性杆菌，与肠道菌群移位有关。

2. C【解析】参见 A1 型题第 21 题解析。

3. B【解析】肠梗阻的气液平面是其特有的 X 线表现，病情允许时，钡灌肠检查及小肠造影可进一步了解肠梗阻情况。

4. A【解析】消化道穿孔腹部 X 线见膈下游离气体。

5. C【解析】胆囊炎腹部 B 超见胆囊增大且胆囊壁毛糙。

五、X 型题

1. ABE【解析】肠系膜血管栓塞的病因：①肠系膜上动脉栓塞。②肠系膜上动脉血栓形成。③肠系膜上静脉血栓形成。

2. ABDE【解析】肠系膜上动脉栓塞的临床表现与栓塞时间有关。早期表现为脐周或上腹剧烈绞痛伴频繁呕吐，查体：腹软、轻压痛、肠鸣音增强。6~12 小时后出现持续性腹痛、肠鸣音减弱，肠黏膜可发生坏死或溃疡，导致便血或呕咖啡样呕吐物。此时如手术解除血管阻塞，肠缺血尚可恢复。12 小时后可出现腹膜刺激征、肠鸣音消失、发热、脉速和中毒性表现，提示病变已不可逆。

3. ABDE【解析】肠系膜上动脉栓塞的主要诊断依据：50 岁以上，有心脏、血管病史者，突然出现急性腹痛，呕吐、腹泻、血便等，结合辅助检查应考虑本病。本病需与急性胰腺炎、肠扭转、肠套叠、卵巢囊肿蒂扭转相鉴别。

第四章 血液系统急诊

一 A1 型题

1. 可出现抗球蛋白试验（Coombs 试验）阳性的是
   A. 遗传性球形红细胞增多症
   B. 海洋性贫血
   C. 自身免疫性溶血性贫血
   D. 阵发性睡眠性血红蛋白尿
   E. 红细胞 G-6-PD 缺乏症
2. 最易出现急性溶血表现的中毒是
   A. 地西泮中毒
   B. 蛇毒
   C. 酒精中毒
   D. 有机磷中毒
   E. 一氧化碳中毒
3. 与重型再生障碍性贫血发病相关的诱因不包括
   A. 苯
   B. 氯霉素
   C. 大剂量放射线
   D. 自身免疫
   E. 抗肿瘤药物
4. 按发病机制的相关因素不同，以下不属于出血性疾病分型的是
   A. 血管性疾病
   B. 凝血障碍性疾病
   C. 内脏出血
   D. 复合性止血机制异常
   E. 血小板异常
5. 不属于出血性疾病凝血异常筛选试验检查的是
   A. 凝血时间（CT）
   B. 凝血酶时间（TT）
   C. 出血时间（BT）
   D. 凝血酶原时间（PT）
   E. 活化部分凝血活酶时间（APTT）
6. 血小板减少性紫癜（ITP）的诊断依据不包括
   A. 广泛出血，累及皮肤、黏膜及内脏
   B. 血小板减少
   C. 脾不增大或轻度增大
   D. 凝血酶原时间延长
   E. 血小板生存时间缩短
7. 血栓性血小板减少性紫癜（TTP），治疗应首选
   A. 糖皮质激素
   B. 静脉滴注右旋糖酐

C. 抗 CD20 单克隆抗体　　D. 血浆置换
E. 免疫抑制药治疗

8. 关于紫癜和出血，叙述错误的是
A. 过敏性紫癜多分布于躯干部，紫癜常呈不对称分布
B. 皮肤、黏膜紫癜以及月经过多常提示为血小板异常
C. 血小板减少性紫癜常呈全身性分布，紫癜多为紫红色或暗紫色
D. 肌肉血肿和关节出血提示可能为凝血功能障碍
E. 过敏性紫癜可伴有荨麻疹、关节肿痛、腹痛、便血、尿血

9. 过敏性紫癜的症状不包括
A. 皮肤紫癜　　B. 腹痛黑便
C. 高热惊厥　　D. 关节痛
E. 血尿

10. 过敏性紫癜的临床分型不包括
A. 单纯型　　B. 关节型
C. 肾型　　D. 腹型
E. 皮肤型

11. 过敏性紫癜的病因不包括
A. 昆虫叮咬　　B. 血管壁的自身抗原
C. 抗生素　　D. 食物中异性蛋白质
E. 真菌性感染

二 A2 型题

患者，女性，50 岁。因小腿上突然轻微青紫，查血小板为 $52\times10^9/L$，血红蛋白及白细胞正常。查体发现除小腿外无其他部位出血。请问下列叙述错误的是
A. 此患者血小板过低有自发性内出血的危险，应该要输注血小板浓缩液
B. 若需要输注血小板，最好选择 ABO 血型相符的血小板
C. 若输注的新鲜血小板没有遭到破坏，一般可存活 3~5 天
D. 须仔细询问用药史，如磺胺类或青霉素类等可能引起血小板数目降低
E. 须仔细询问病史并查体，如肝硬化患者会因脾大破坏较多血小板，导致血小板减少

三 A3/A4 型题

（1~3 题共用题干）

患者，男性，20 岁。因皮肤黄染、乏力 6 天急诊入院。10 天前患者因“尿路感染”而

服用复方新诺明治疗，5天前患者出现全身乏力、皮肤巩膜黄染、面色苍白、头晕、尿呈茶色，伴全身肌肉酸痛，无全身瘀斑，无紫癜，无牙龈出血，无白陶土样便，无皮肤瘙痒等。既往史及家族史无异常。查体：体温37℃，脉搏100次/分，呼吸20次/分，血压125/60mmHg。意识清醒，口唇无发绀，全身皮肤、巩膜中度黄染，未见出血点、瘀斑等，双肾区叩痛，余未见异常体征。

1. 该患者最可能的初步诊断是

A. 蚕豆病　　B. 珠蛋白生成障碍性贫血

C. 药物性溶血性贫血　　D. 再生障碍性贫血

E. 急性白血病

2. 不能够帮助诊断的检查是

A. 肝功能　　B. 肾功能

C. 血常规　　D. 网织红细胞

E. 血培养

3. 患者相关检查显示白细胞、血小板正常，血红蛋白68g/L，血细胞比容25%，尿蛋白（+）、尿红细胞（+++）、尿胆原（+）、尿胆红素（-），肝功能示丙氨酸转氨酶75U/L、天冬氨酸转氨酶80U/L，总胆红素48μmol/L、间接胆红素32.6μmol/L，肾功能、凝血功能基本正常。进一步明确病因的特殊检查不应该选择

A. G-6-PD活力测试　　B. 抗球蛋白试验

C. 药物浓度监测　　D. 骨髓检查

E. 酸溶血试验

（4~5题共用题干）

患者，女性，32岁。因皮肤瘀斑、牙龈出血，伴月经过多2个月来诊，血小板为20×10^9/L，血红蛋白105g/L，网织红细胞2%，骨髓巨核细胞数量增多，伴成熟障碍。

4. 最可能的诊断是

A. 再生障碍性贫血　　B. 血栓性血小板减少性紫癜

C. 溶血性贫血　　D. 特发性血小板减少性紫癜

E. 弥散性血管内凝血（DIC）

5. 处置措施不合适的是

A. 严格卧床，避免外伤　　B. 防止用力排便或咳嗽

C. 积极输注血小板　　D. 加强口腔护理

E. 应用糖皮质激素

（6~8 题共用题干）

患者，男性，16 岁。因进食鱼肉后皮肤瘀斑、瘀点 2 天急诊入院。2 天前患者进食鱼肉后出现全身皮疹、瘀斑，伴有腹痛，大便颜色变深。查体：体温 36.5℃，呼吸 21 次/分，脉搏 87 次/分，血压 115/60mmHg，意识清醒，四肢皮疹为对称分布，突出皮肤表面，大小不等，颜色暗红，心、肺未见异常，腹部有广泛压痛，无反跳痛，肝、脾未扪及，肠鸣音正常，双下肢无水肿。

6. 该患者最可能的诊断是
   A. 过敏性紫癜
   B. 食物中毒
   C. 特发性血小板减少性紫癜
   D. 急性溶血
   E. 急性荨麻疹
7. 不能够帮助诊断的检查是
   A. 血生化
   B. 消化液分析
   C. 血常规
   D. 骨髓穿刺
   E. 凝血功能
8. 不宜应用的治疗措施是
   A. 抗组胺药物
   B. 改善血管通透性药物
   C. 糖皮质激素
   D. 抗生素
   E. 对症治疗

四　X 型题

1. 在溶血的实验室检查中，提示血管内溶血的依据是
   A. 网织红细胞计数明显增多
   B. 血清结合珠蛋白减少
   C. 血浆游离血红蛋白明显增多
   D. 外周血球形红细胞增多
   E. Rous 试验阳性
2. 重型再障Ⅰ型的临床特点包括
   A. 发病急，贫血呈进行性加剧
   B. 常出现严重感染及内脏出血
   C. 外周血血红蛋白减少速度快，网织红细胞<1%或其绝对值<15×10^9/L
   D. 白细胞明显减少，中性粒细胞<0.5×10^9/L
   E. 血小板<20×10^9/L
3. 对于急性溶血性贫血患者，关于红细胞破坏增加的检测项目包括
   A. 尿分析
   B. 乳酸脱氢酶
   C. 红细胞寿命测定
   D. 骨髓检查
   E. 外周血涂片

4. 再生障碍性贫血的国内临床分型包括

A. 轻型再障
B. 重型再障Ⅰ型
C. 重型再障Ⅱ型
D. 慢性再障
E. 急性再障

5. 出血性疾病的治疗包括

A. 出血局部处理
B. 补充血小板和/或相关凝血因子
C. 血浆转换
D. 抗凝治疗
E. 治疗病因或控制诱因

6. 出血性疾病血小板异常的筛选试验检查包括

A. 出血时间（BT）
B. 血小板计数
C. 血块收缩试验
D. 毛细血管脆性试验
E. 活化部分凝血活酶时间（APTT）

7. 过敏性紫癜的诊断标准包括

A. 发病前 1~3 周有低热、咽痛、全身乏力或上呼吸道感染史
B. 典型四肢皮肤紫癜（高于皮面），可伴腹痛、关节肿痛、血便及血尿
C. 血小板计数、功能及凝血相关检查正常
D. 活检发现小动脉和小静脉壁有粒细胞浸润
E. 排除其他原因所致的血管炎及紫癜

五 案例分析题

（1~3 题共用题干）

患者，女性，32 岁。近半年自觉面色苍白，伴间歇出现尿色深，未予以重视。近 2 天劳累后，突发腰背痛、腹痛、呕吐、头晕，送来急诊。查体：严重贫血貌、黄疸、意识模糊。体温 38.5℃，呼吸 24 次/分，脉搏 128 次/分，血压 85/50mmHg，脾轻度肿大，肝、淋巴结未及肿大，血红蛋白 55g/L，红细胞 2.1×10^{12}/L，白细胞 10.5×10^{9}/L，血小板 230×10^{9}/L，网织红细胞 0.17。

1. 最可能的诊断是

A. 弥散性血管内凝血
B. 溶血性贫血
C. 再生障碍性贫血
D. 急性白血病
E. 失血性休克
F. 溶血危象
G. 药源性溶血性贫血

2. 为明确病因，应进行的检查是

A. 尿隐血
B. 尿胆原
C. 抗球蛋白试验
D. 血清游离胆红素

E. 动态心电图　　F. 骨髓检查

G. 外周血红细胞形态

3. 应尽快采取的治疗措施包括

A. 吸氧　　B. 输液

C. 输注红细胞　　D. 应用解热镇痛药

E. 应用升压药　　F. 应用镇静药

G. 应用抗生素　　H. 应用糖皮质激素

（4~7 题共用题干）

患者，男性，58 岁。因腰痛、乏力 2 个月入院。入院后经过骨髓检查、血清蛋白质电泳等检查确诊为多发性骨髓瘤，血红蛋白 61g/L，予 200ml A 型红细胞悬液，输血 50ml 后患者出现寒战、高热、头晕、胸闷、心悸，尿呈茶色。查体：体温 37℃，脉搏 120 次/分，呼吸 28 次/分，血压 105/60mmHg，意识清醒，急性病容，口唇无发绀，重度贫血貌，未见出血点、瘀斑等，心、肺、腹未见异常。

4. 应该立即进行的抢救措施包括

A. 立即停止输血　　B. 放缓输血速度

C. 吸氧　　D. 监测生命体征

E. 留置尿管　　F. 采集患者及供者血液标本送检

5. 目前考虑的诊断主要有

A. 变态反应　　B. 急性溶血性输血反应

C. 迟发型溶血性输血反应　　D. 心力衰竭

E. 脓毒血症

6. 应尽快做的处理包括

A. 监测尿量　　B. 静脉补液

C. 抗组胺治疗　　D. 稳定生命体征

E. 糖皮质激素　　F. 血培养

G. 监测尿常规、肾功能

7. 此病导致死亡的主要并发症包括

A. 呼吸衰竭　　B. 急性肾衰竭

C. 急性肝衰竭　　D. DIC

E. 休克　　F. 感染

（8~10 题共用题干）

患者，男性，21 岁。因皮肤瘀斑、瘀点伴血尿 4 天急诊入院。既往史：2 年前食用海鲜后出现全身瘀斑，外院诊断为单纯型过敏性紫癜，经治疗后好转。4 天前患者感冒后出现全身皮肤瘀斑、瘀点伴血尿。查体：体温 37.1℃，脉搏 91 次/分，呼吸 20 次/分，血压 120/63mmHg。意识清醒，口唇无发绀，四肢暗红色皮疹，对称分布，突出皮肤表面，大小不等，心、肺及腹部检查未见异常，双下肢轻度水肿。

8. 为明确诊断应立即进行的检查项目包括

A. 血常规　　B. 凝血功能

C. 皮肤活检　　D. 肾功能

E. 尿常规　　F. 骨髓穿刺

9. 血常规示白细胞 $11.0\times10^9/L$，中性粒细胞 0.75，血红蛋白 120g/L，血小板 $148\times10^9/L$。尿常规示尿蛋白（++）、隐血（++++），肾功能、凝血功能基本正常。目前主要考虑的诊断有

A. 急性肾小球肾炎　　B. 过敏性紫癜（肾型）

C. 特发性血小板减少性紫癜　　D. 过敏性紫癜（单纯型）

E. 尿路感染　　F. 过敏性紫癜（腹型）

10. 应尽快做的处理包括

A. 卧床休息　　B. 抗感染治疗

C. 抗组胺治疗　　D. 改善血管通透性药物

E. 糖皮质激素　　F. 脾切除

G. 监测尿常规、肾功能　　H. 抗凝治疗

参考答案与解析

一、A1 型题

1. C【解析】自身免疫性溶血性贫血特异性实验室检查为 Coombs 实验阳性，是机体免疫功能障碍，产生了可吸附于红细胞表面的自身抗体而引起的溶血性贫血。阵发性睡眠性血红蛋白尿则是后天获得性红细胞膜缺陷的慢性血管内溶血，特异性实验室检查为哈姆（Ham）试验阳性、劳斯（Rous）试验阳性。而地中海贫血、遗传性球形细胞增多症、遗传性椭圆形红细胞增多症均为先天性红细胞内在异常所致溶血，均有特异性红细胞形态学改变。

2. B【解析】蛇毒分为神经性毒液和溶血型毒液，神经性毒液中最具代表性的，主要由一种非洲眼镜蛇分泌；溶血型毒素中最具代表性的，主要由蝰蛇（蝮蛇）和响尾蛇产生。溶血型毒液比神经性毒液更加有效，对诸如鼠类地猎物，它几乎立即会起作用。

3. C【解析】急性再生障碍性贫血的病因包括药物及化学物质。①细胞毒类药物：氮芥

类、环磷酰胺、甲氨蝶呤、巯嘌呤、阿糖胞苷、柔红霉素等。②抗菌药：氯霉素、异烟肼等。③解热镇痛药：保泰松、阿司匹林、安乃近、美沙酮等。④抗甲状腺药及抗糖尿病药：甲（丙）硫氧嘧啶、卡比马唑、甲苯磺丁脲、氯磺丙脲等。⑤工业毒物：苯等。⑥物理因素：X 线、γ 射线等。⑦病毒感染：风疹病毒、EB 病毒、人类微小病毒 B_{19}、丙肝病毒等。

4. C【解析】按发病机制的相关因素不同，出血性疾病分为 4 类。①血管性疾病：血管壁异常。②血小板异常：血小板减少，或血小板功能异常。③凝血障碍性疾病：凝血、抗凝或纤溶异常。④复合性止血机制异常。

5. C【解析】出血性疾病的筛选试验检查如下。①血管异常：出血时间（BT）、毛细血管脆性试验。②血小板异常：血小板计数、血块收缩试验、BT、毛细血管脆性试验。③凝血异常：凝血时间（CT）、活化部分凝血活酶时间（APTT）、凝血酶原时间（PT）、凝血酶时间（TT）等。

6. D【解析】特发性血小板减少性紫癜的诊断标准如下。①多次化验检查血小板减少。②脾不增大或仅轻度增大。③骨髓检查有巨核细胞增多或正常，有成熟障碍。④具有下列 5 项中任何一项者：a. 泼尼松治疗有效；b. 切脾治疗有效；c. 血小板相关 IgG（PAIgG）增多；d. 血小板相关 C_3（PAC_3）增多；e. 血小板寿命测定缩短。⑤排除继发性血小板减少性紫癜。

7. D【解析】血浆置换为首选治疗，置换液应选用新鲜血浆或冷冻血浆（FFP）。由于 TTP 病情凶险，诊断明确或高度怀疑本病时，应即刻开始治疗。遗传性 TTP 患者可输注 FFP。其他如糖皮质激素，大剂量静脉免疫球蛋白，长春新碱，CSA，CTX，Rituximab 等对获得性 TTP 可能有效。需要警惕的是，血小板输注可能加重血栓形成，应特别慎重。

8. A【解析】过敏性紫癜病变为广泛的毛细血管及小动脉炎症，可引起皮下、黏膜及浆膜下组织的血管后浸润及血浆样渗出，主要累及皮肤、肾、浆膜和滑膜等。紫癜常反复成批出现，呈对称性分布。

9. C【解析】过敏性紫癜主要见于儿童及青少年，起病前 1~3 周常有上呼吸道感染史或服用特殊食物、药物史。常以皮肤紫癜为首发症状，多见于肢体，尤其下肢伸侧，呈对称性，分批出现，可反复发作。紫癜特点为紫红色，高出皮肤表面，有时融合成片，重者可融合成大疱，中心可有出血性坏死。紫癜前后可有关节痛、腹痛、腰痛和血尿、黑便等。

10. E【解析】过敏性紫癜的临床分型：①紫癜型（单纯型）。②关节型。③腹型。④肾型。⑤混合型。

11. E【解析】过敏性紫癜的病因如下。①感染：细菌性感染，特别是 β 溶血性链球菌所致的上呼吸道感染多见，其次为病毒及寄生虫感染。②食物中异性蛋白质：多见于鱼、蟹、虾、蛋、牛乳等食品。③药物：如抗生素、磺胺类、异烟肼、解热镇痛药等，以及昆虫叮咬、接触花粉、接种疫苗等。④其他：血管壁的自身抗原、花粉、尘埃、菌苗或疫苗接种、虫咬、受凉及寒冷刺激等。

二、A2 型题

A【解析】血小板过低有自发性内出血的危险，应该要输注血小板和/或相关凝血因子。

三、A3/A4 型题

1. C【解析】药物性溶血性贫血诊断依据：①近期有明确服药史。②寒战、发热、腰背痛、酱油色尿。③贫血、黄疸、肝脾大。④实验室有溶血性贫血证据。⑤抗球蛋白试验阳性。

2. E【解析】药物性溶血性贫血临床上贫血，不宜使用血培养。

3. C【解析】药物性溶血性贫血的诊断依靠病史、临床表现及辅助检查，不需药物浓度检测。

4. D【解析】慢性型特发性血小板减少性紫癜起病隐袭，成人多见，尤以中青年女性多见；可有皮肤瘀点、瘀斑，女性患者可有月经过多、贫血，很少有口腔血疱、血肿及消化道、泌尿道出血。急性发作时症状加重，亦可致颅内出血。慢性型呈反复发作过程，自发性缓解少见，即使缓解也不完全。

5. C【解析】血小板为 20×10^9/L，目前无手术、有创检查或操作的计划，所以无输注血小板的临床指征。

6. A【解析】参见 A1 型题第 9 题解析。

7. B【解析】过敏性紫癜的实验室检查如下。①血常规、血小板功能及凝血相关检查。②尿常规检查。③肾功能。④毛细血管脆性试验。⑤毛细血管镜。⑥组织学检查。⑦其他：骨髓检查。

8. D【解析】过敏性紫癜的抗敏治疗如下。①抗组胺药物和钙剂主要用于荨麻疹或血管神经性水肿者。②肾上腺皮质激素对胃肠道血管炎和重型过敏性紫癜有一定效果。③免疫抑制剂适用于肾型患者。④其他：腹痛时可用阿托品或山莨菪碱解痉镇痛；维生素 C、路丁等能增加毛细血管抵抗力，降低渗透性及脆性。

四、X 型题

1. BCE【解析】红细胞破坏增加的检查：①血红蛋白下降。②血清游离胆红素增多。③尿中尿胆原增多呈强阳性而尿胆红素阴性，粪胆原增加。④血清结合珠蛋白减少（<0.7g/L）或消失。⑤血浆游离血红蛋白增多（>50mg/L），出现血红蛋白尿（尿隐血试验阳性）、含铁血黄素尿（Rous 试验阳性）。⑥血涂片见红细胞畸形，破碎血细胞增多（>2%）。⑦红细胞寿命缩短，是确定溶血最可靠的证据，用 ^{51}Cr 标记红细胞，测定红细胞半寿期（$T_1/2$）正常为 25~32 天，溶血时常小于 15 天。

2. ABCDE【解析】重型再障 I 型：发病急，贫血呈进行性加剧，常伴严重感染，内脏出血。血象：除血红蛋白下降较快外，须具备下列诸项中之两项。①网织红细胞<1%，绝对

值<15×10^9/L。②白细胞明显减少，中性粒细胞绝对值<0.5×10^9/L。③血小板<20×10^9/L。

3. ABC【解析】对于急性溶血性贫血患者，关于红细胞破坏增加的检测项目包括尿分析、乳酸脱氢酶、红细胞寿命测定。急性溶血性贫血患者红细胞破坏增加时红细胞生存时间缩短；尿内尿胆原的排泄量增多；尿内出现血红蛋白（急性溶血）或含铁血黄素（慢性溶血）。血浆中游离血红蛋白增高的有关检验也是显示红细胞破坏增加的依据。血浆乳酸脱氢酶测定是红细胞寿命缩短，破坏增加的有关检验。血浆乳酸脱氢酶测定：红细胞破坏，细胞内的乳酸脱氢酶释入人血而增高。外周血涂片是显示红细胞代偿增生的依据。外周血涂片中见到提示骨髓中红细胞系增生旺盛的红细胞形态改变。

4. BCD【解析】再生障碍性贫血的国外临床分型：轻型再障和重型再障。国内分型分为慢性再障、重型再障Ⅰ型和重型再障Ⅱ型。

5. ABCDE【解析】出血性疾病的治疗如下。①治疗病因或控制诱因。②止血治疗：补充血小板和/或相关凝血因子、止血药物应用、出血局部处理。③其他治疗：基因疗法、抗凝治疗、血浆转换、手术治疗。

6. ABCD【解析】出血性疾病是指止血或凝血功能障碍导致的自发性出血或轻微损伤后出血不止的一组疾病。分为血管壁异常，血小板异常，凝血异常，纤维蛋白溶解亢进，复合因素引起的出血。血小板异常的筛选试验包括出血时间（BT），凝血时间（CT），毛细血管脆性试验，血小板计数，血块收缩试验等。

7. ABCDE【解析】过敏性紫癜的诊断要点：①发病前1~3周有低热、咽痛、全身乏力或上呼吸道感染史。②典型四肢皮肤紫癜（高于皮面），可伴腹痛、关节肿痛、血便及血尿。③血小板计数、功能及凝血相关检查正常。④活检发现粒细胞浸润（小动脉和小静脉壁有粒细胞浸润）。⑤排除其他原因所致的血管炎及紫癜。

五、案例分析题

1. BF【解析】急性溶血性贫血的临床表现：急性溶血可有严重的腰背及四肢酸痛，伴头痛、呕吐、寒战，随后高热，尿呈酱油色或红葡萄酒色，严重者可出现休克及少尿、无尿等急性肾衰竭表现。可有高热、面色苍白和黄疸，严重者血压下降。溶血危象临床表现：起病急骤，表现为腰背酸痛、四肢酸痛、腹痛、寒战、发热、恶性、呕吐、头痛、黄疸、严重贫血或贫血加重，可出现意识障碍、抽搐、心功能不全、周围循环衰竭、急性肾衰竭，甚至DIC。

2. ABCDFG【解析】溶血性贫血不需完善动态心电图检查。

3. ABCH【解析】溶血性贫血应立即予吸氧、输液，对症输注红细胞改善贫血症状，糖皮质激素也有较好疗效。

4. ACDEF【解析】患者输血后出现急性溶血性贫血，应立即停止输血。B选项错误。

5. B【解析】急性溶血性输血反应早期最常见的症状是发热，多数伴寒战，其他症状包括烦躁、颜面或全身潮红、胸痛、腰背痛、恶心、尿液呈浓茶或酱油样色，是最早出现的溶血症状。患者输血 50ml 后出现寒战、高热、头昏、胸闷、心悸，尿呈茶色。符合急性溶血性输血反应的诊断表现。

6. ABDEG【解析】急性溶血性贫血时，应吸氧、补液，监测尿量、尿常规、肾功能，维持生命体征，有自身免疫因素时，可以酌情应用糖皮质激素和其他免疫抑制剂。

7. BDE【解析】急性溶血性输血反应是输血治疗中最严重的并发症之一，因其可导致急性肾功能衰竭和严重 DIC、休克，甚至死亡。

8. ABDE【解析】皮肤活检和骨髓穿刺不是下一步应立即进行的明确诊断检查。

9. B【解析】过敏性紫癜肾型表现为血尿、蛋白尿、管型尿，常伴高血压或水肿，可分 4 种类型：①迁延型肾炎。②肾病综合征。③慢性肾小球肾炎。④急进性肾炎，个别可发生尿毒症。

10. ABCDEGH【解析】参见 A3/A4 型题第 8 题解析。

第五章　内分泌系统和营养代谢性疾病急诊

一　A1 型题

1. 调节胰岛素分泌的最重要因素是

A. 血氨基酸浓度　　B. 血脂肪酸浓度

C. 血糖浓度　　D. 激素作用

E. 神经调节

2. 发生糖尿病酮症酸中毒时宜选用

A. 精蛋白锌胰岛素　　B. 低精蛋白锌胰岛素

C. 珠蛋白锌胰岛素　　D. 氯磺丙脲

E. 正规胰岛素

3. 接受治疗的 1 型糖尿病患者突然出汗、心搏加快、焦虑等，可能的原因是

A. 变态反应　　B. 低血糖反应

C. 胰岛素急性耐受　　D. 胰岛素慢性耐受

E. 高血压反应

4. 具有胰岛素抵抗的糖尿病患者宜选用

A. 正规胰岛素　　B. 胰岛素增敏药

C. 磺酰脲类药物　　D. 双胍类药物

E. α-糖苷酶抑制药

5. 糖尿病患者应用某些药物时会引起糖尿病酮症酸中毒，这些药物不包括

A. β 受体阻断药　　B. 糖皮质激素

C. 噻嗪类利尿药　　D. 大剂量青霉素

E. 钙通道阻滞药

6. 糖尿病昏迷最常见的原因是

A. 糖尿病合并脑血管意外　　B. 乳酸酸中毒昏迷

C. 糖尿病酮症酸中毒昏迷　　D. 低血糖昏迷

E. 高血糖高渗状态昏迷

7. 糖尿病酮症酸中毒的诱因不包括

A. 严重感染　　B. 手术

C. 服用大剂量维生素 C 或安眠药　　D. 甘露醇

E. 停用降糖药治疗

8. 关于糖尿病酮症酸中毒，叙述错误的是

A. 糖尿病酮症酸中毒是糖尿病的一种急性并发症

B. 发生的根本原因是胰岛素缺乏

C. 糖尿病酮症酸中毒主要发生于 1 型糖尿病患者

D. 糖尿病酮症酸中毒多发生于 2 型糖尿病患者

E. 中断胰岛素治疗是糖尿病酮症酸中毒重要原因之一

9. 与高血糖高渗状态发病有关的因素不包括

A. 感染　　B. 手术

C. 肾功能障碍　　D. 脑血管意外

E. 停用降糖药治疗

10. 高血糖高渗状态突出的实验室表现为

A. 血红蛋白水平升高　　B. 尿相对密度明显升高

C. 血细胞比容明显升高　　D. 血浆渗透压明显升高

E. 血液酸碱度下降

11. 糖尿病酮症酸中毒的临床表现为

A. 原有症状加重或首次出现“三多”伴乏力

B. 食欲减退，恶心，呕吐，极度口渴，尿量增多

C. 有代谢性酸中毒症状

D. 严重脱水伴循环衰竭体征

E. 以上都是

12. 糖尿病酮症酸中毒的主要治疗是

A. 中枢兴奋药，纠正酸中毒　　B. 纠正酸中毒，补充体液和电解质

C. 纠正酸中毒，应用胰岛素　　D. 补充体液和电解质，应用胰岛素

E. 应用中枢兴奋药及胰岛素

13. 使用碳酸氢钠处理糖尿病酮症酸中毒的指征为

A. 治疗酸中毒的起初 2 小时　　B. 出现血钾过高

C. 出现心律失常　　D. 血 pH<7.1

E. 血 pH<7.3

14. 成人糖尿病酮症酸中毒的胰岛素治疗采用

A. 每 4 小时静脉注射 50U 胰岛素

B. 每 4 小时静脉滴注 5~10U 胰岛素

C. 每 2 小时静脉滴注 5~10U 鱼精蛋白锌胰岛素

D. 每小时静脉滴注 4~6U 胰岛素

E. 每小时静脉滴注 5~10U 鱼精蛋白锌胰岛素

15. 对于功能性低血糖患者，为减少低血糖发作，下列哪项饮食调整是不对的

A. 少食多餐　B. 进食较干食物

C. 高蛋白饮食　D. 高脂饮食

E. 低纤维饮食

16. 对于特发性功能性低血糖症，下列哪项是错误的

A. 多见于女性

B. 是餐后低血糖症的常见类型

C. 可自行缓解

D. 血浆胰岛素水平、胰岛素释放指数均在正常范围

E. 病程较长，可呈进行性发展

17. 甲状腺功能减退危象的临床表现，不正确的是

A. 85%以上的本病患者有明显体温降低

B. 约 1/4 的病例昏迷前可有癫痫样大发作

C. 神经精神障碍症状

D. 当降至 34℃以下时，以测量肛温为最准确，患者十分畏冷

E. 多数患者有甲减病史，临床有黏液性水肿的特征性表现

18. 甲状腺危象的临床表现不包括

A. 高热　B. 谵妄

C. 心动过速　D. 恶心、呕吐

E. 表情呆滞

19. 甲状腺危象患者与严重甲亢患者

A. 容易鉴别　B. 不易区分

C. 只是通过临床鉴别　D. 只有通过实验室鉴别

E. 无法区分

20. 黏液性水肿昏迷患者的最常见诱发因素为

A. 饱餐　B. 劳累

C. 精神刺激　D. 寒冷刺激

E. 饥饿

21. 原发性甲减所致黏液性水肿昏迷患者，实验室检测结果为

A. 血 T_4水平降低

B. 血 T_3水平降低

C. 血 TSH 水平明显升高，血 T_4水平测不出

D. 血 TSH 水平明显降低

E. 血 TSH 和血 T_3水平均测不出

22. 黏液性水肿昏迷患者的治疗首选

A. 甲状腺素
B. 三碘甲状腺原氨酸
C. 糖皮质激素
D. 多巴胺
E. 葡萄糖

二 A2 型题

1. 患者，男性，64 岁。患糖尿病 15 年，长期应用苯乙双胍，因意识障碍急诊入院。检查结果：浅昏迷，呼吸深大，中度脱水，膝反射极弱，血压 80/65mmHg，血糖 15mmol/L，血钠 140mmol/L，血钾 5.6mmol/L，尿糖（+++），尿酮体（+），尿蛋白（++）。最可能的诊断是

A. 糖尿病酮症酸中毒昏迷
B. 高渗性高血糖状态
C. 乳酸性酸中毒昏迷
D. 糖尿病肾病尿毒症昏迷
E. 血管意外所致昏迷

2. 患者，男性，20 岁。1 型糖尿病，两天来出现恶心，面潮红，呼吸深快，渐发生神志模糊以致昏迷。最可能的诊断是

A. 乳酸性酸中毒
B. 尿毒症酸中毒
C. 呼吸性酸中毒
D. 糖尿病酮症酸中毒
E. 高渗性高血糖状态

3. 患者，女性，22 岁。患糖尿病 7 年，一直用胰岛素治疗。1 小时前昏迷，检查皮肤湿冷，血压 120/80mmHg，血尿素氮（BUN）4.3mmol/L，二氧化碳结合力（CO_2CP）22.0mmol/L。最可能的诊断是

A. 糖尿病酮症酸中毒昏迷
B. 高渗性高血糖状态
C. 乳酸性酸中毒昏迷
D. 低血糖昏迷
E. 脑血管疾病

三 A3/A4 型题

（1~3 题共用题干）

患者，女性，22 岁。咳嗽伴发热 3 天，意识模糊 2 小时。查体：体温 38℃，呼吸深快（35 次/分），浅昏迷状态。营养状态差，右上肺有局限湿啰音。X 线片示右上肺淡薄阴影。血常规：血红蛋白 90g/L，白细胞 7.0×10^9/L，中性粒细胞 0.53，淋巴细胞 0.45，嗜酸性粒细胞 0.02。尿常规：尿糖（+++）、酮体（++++）、红细胞沉降率 85mm/h。

1. 该患者最可能的诊断是
   A. 肺炎
   B. 糖尿病酮症酸中毒昏迷合并肺结核
   C. 妊娠
   D. 脑膜炎
   E. 风湿热
2. 对该患者首先进行的紧急检查是
   A. 动脉血气分析
   B. 血液电解质
   C. 血糖
   D. 颅脑 CT
   E. 腹部 B 超
3. 应暂缓进行的治疗是
   A. 立即静脉输注 0.9%氯化钠溶液
   B. 立即静脉输注胰岛素
   C. 吸氧
   D. 抗生素治疗
   E. 静脉给予甘露醇降颅压

（4~6 题共用题干）

患者，男性，73 岁。多饮、多尿 2 周，意识障碍 1 天。查体：心率 106 次/分，呼吸 26 次/分，血压 100/60mmHg，皮肤黏膜干燥，双肺未及湿啰音，腹部无压痛。尿糖（++++），尿酮体（±），尿白细胞增多。

4. 该患者可能的诊断是
   A. 糖尿病酮症酸中毒
   B. 高血糖高渗状态
   C. 乳酸酸中毒
   D. 脑血管疾病
   E. 低血糖昏迷
5. 首先应进行的检查是
   A. 血糖和血酮
   B. 血电解质
   C. 超声检查
   D. 心电图
   E. 颅脑 CT
6. 对该患者的治疗措施不包括
   A. 小剂量胰岛素
   B. 静脉补液
   C. 5%碳酸氢钠注射液
   D. 抗生素
   E. 抗凝治疗

（7~8 题共用题干）

患者，女性，73 岁。因家属发现其意识不清就诊。既往糖尿病史数年。查体：昏迷，呼吸 16 次/分，心率 65 次/分，血压 90/60mmHg。

7. 应立即进行的紧急处理是

A. 静脉输注 0.9%氯化钠溶液
B. 静脉采血后立即推注 50%葡萄糖溶液
C. 等待血糖结果进行进一步处理
D. 立即进行颅脑 CT 检查
E. 应用胰岛素治疗

8. 为明确诊断，首先应进行的检查是
A. 血糖、血酮体、尿酮体
B. 颅脑 CT
C. 血电解质
D. 动脉血气分析
E. 血浆渗透压

（9~11 题共用题干）

患者，女性，71 岁。糖尿病史 5 年。咳嗽、多痰伴发热 1 周，嗜睡 2 天，昏迷 5 小时入院。查体：中度昏迷，皮肤干燥，呼吸 24 次/分，双肺湿啰音，心率 120 次/分。

9. 此时做何种检查最有助于诊断
A. 心电图
B. 电解质
C. 糖化血红蛋白
D. 血脂全套
E. 血糖、血酮体

10. 如果此时患者血糖 31.2mmol/L、Cr 204μmol/L，WBC 12×10^9/L，N 0.90。以下哪项为最佳治疗选择
A. 补液加小剂量胰岛素静脉滴注
B. 立即补充电解质
C. 立即补充 5%碳酸氢钠
D. 补液加皮下注射胰岛素 40U
E. 在胰岛素溶液中加入抗生素

11. 抢救过程中对饮食的管理哪项是正确的
A. 坚持糖尿病饮食
B. 经胃管间断注入流质
C. 因患者昏迷可不考虑饮食问题
D. 计算全天热量，分别经静脉及胃管补充
E. 静脉营养

（12~13 题共用题干）

患者，女性，70 岁。患 2 型糖尿病 10 年，目前以胰岛素治疗。某日上午在注射胰岛素后 1 小时左右出现心悸、出汗、饥饿感伴意识障碍，进而昏迷。

12. 该患者最可能的诊断是
A. 糖尿病酮症
B. 糖尿病高渗昏迷
C. 低血糖
D. 糖尿病伴卒中
E. 糖尿病伴老年痴呆

13. 患者意识恢复、急性期过后，最需要的是
A. 进食糖水
B. 调整每日胰岛素用量

C. 停用胰岛素治疗
D. 静脉注射葡萄糖液
E. 静脉滴注氢化可的松

（14~18 题共用题干）

患者，男性，81 岁。因咳嗽发热 1 个月，昏迷 5 小时入院。高血压史 30 余年，无明显糖尿病史。查体：体形消瘦，深度昏迷，脱水貌。四肢厥冷，双侧中、下肺可闻及湿啰音。血压 80/40mmHg，心率 124 次/分，心律不齐，未见双下肢水肿。尿糖（++++），尿酮（-），ECG 提示频发室性期前收缩。

14. 初诊时，以下哪项是不能遗漏的
A. 急性脑血管意外、应激性溃疡
B. 急性心源性休克
C. 感染性休克
D. 高渗性高血糖状态
E. 尿毒症性昏迷

15. 为进一步确诊，应选择下列哪组检查
A. 血浆渗透压，血糖、血酮、血 pH
B. 血糖，血肌酐，血尿素氮
C. 血糖、血酮
D. 血浆胰岛素水平
E. 血钠、血糖、血肌酐

16. 应选择下列哪一组治疗方案
A. 中等剂量胰岛素治疗
B. 小剂量胰岛素静脉滴注方案
C. 皮下间断注射胰岛素方案
D. 睡前注射胰岛素方案
E. 单独低渗氯化钠溶液静脉滴注

17. 假如此时血糖 33.3mol/L（600mg/dl），血酮（-），pH 7.35，血钠、Cr 均增高，下列的综合治疗方案中哪一项是最合理的
A. 抗感染、补液、小剂量胰岛素静脉滴注
B. 抗感染、补液、抗心律失常
C. 抗感染、补充低渗氯化钠溶液、小剂量胰岛素静脉滴注
D. 抗感染、补液、小剂量胰岛素皮下注射、抗心律失常
E. 抗感染、抗休克、纠正酸中毒

18. 抢救过程中，如果血糖下降过快，可造成下列哪项危险
A. 使高渗状态进一步加重
B. 加重低氧
C. 可能出现脑水肿
D. 加重心衰
E. 加重肾负担

（19~21 题共用题干）

患者，男性，62 岁。咳嗽、咳痰 3 天，发热 1 天，意识不清 3 小时。查体：体温

41.5℃，呼吸30次/分，心率165次/分，血压130/70mmHg。消瘦，双肺底可及少许湿啰音，腹软，无压痛，巴宾斯基征可疑阳性。心电图检查示窦性心动过速。白细胞12.0×10^9/L，血糖9.5mmol/L，肌酸激酶400U/L，丙氨酸转氨酶100U/L。既往有甲亢病史。

19. 该患者的诊断可能是

A. 重度肺感染　　B. 脑炎
C. 甲状腺危象　　D. 多器官功能障碍
E. 恶性高热

20. 为明确诊断，应进行的检查是

A. 颅脑CT　　B. X线胸片
C. 心肌酶　　D. 甲状腺功能
E. 超声心动图

21. 对该患者，错误的治疗措施是

A. 氧疗　　B. 降温
C. 应用抑制甲状腺激素的药物　　D. 呋塞米
E. β受体阻断药

（22~23题共用题干）

患者，女性，67岁。意识障碍2小时。查体：体温35.2℃，心率48次/分，呼吸12次/分，血压85/60mmHg。既往甲状腺功能减退、高脂血症、慢性阻塞性肺疾病（COPD）病史。心电图示：窦性心动过缓。血钠125mmol/L。

22. 该患者最可能的诊断是

A. 低血糖昏迷　　B. 代谢性脑病
C. 黏液性水肿昏迷　　D. 脑血管疾病
E. 肺性脑病

23. 为明确诊断应进行的检查是

A. 颅脑CT　　B. 动脉血气分析
C. 甲状腺激素测定　　D. 血常规
E. 超声检查

四 X型题

1. 高血糖高渗状态患者的主要临床表现有

A. 血糖明显升高　　B. 血酮体明显升高
C. 血浆渗透压增高　　D. 脱水征
E. 不同程度精神症状

2. 低血糖昏迷的前驱症状包括

A. 出汗　　B. 心悸

C. 饥饿感　　D. 手颤

E. 血压降低

3. 黏液性水肿昏迷的诱发因素有

A. 寒冷　　B. 感染

C. 手术　　D. 镇静药使用不当

E. 口服过量甲状腺素制剂

4. 应与甲亢危象相鉴别的疾病有

A. 恶性高热　　B. 脓毒性休克

C. 乙型脑炎　　D. 严重感染

E. 急性肠炎

5. 黏液性水肿昏迷患者的临床特点包括

A. 好发于夏季　　B. 心动过缓

C. 低体温　　D. 低血压

E. 心包积液

五 案例分析题

（1~6 题共用题干）

患者，男性，67 岁。主因上腹痛伴意识障碍 8 小时急诊入院。不伴有发热和腹泻。既往有糖尿病史。查体：体温 36.5℃，脉搏 126 次/分，呼吸 26 次/分，血压 120/75mmHg。浅昏迷，呼吸较深，腹部平软，肝、脾未及，肠鸣音减弱，下腹部可触及胎头大小肿物，光滑。

1. 为明确诊断，应紧急检查的项目包括

A. 尿常规　　B. 血、尿淀粉酶

C. 腹部 B 超检查　　D. 颅脑 CT 检查

E. 脑脊液检查　　F. 血糖

G. 心电图　　H. 血电解质

2. 患者昏迷，颈软，双瞳孔等大正圆。血糖 30.9mmol/L，尿糖（++++）、尿酮体（+++）。该患者可能的诊断是

A. 急性阑尾炎　　B. 胆结石伴急性胆囊炎

C. 胃穿孔　　D. 急性心肌梗死

E. 脑血管意外　　F. 急性脑膜炎

G. 糖尿病酮症酸中毒　　H. 急性胰腺炎

3. 血红蛋白 16.5g/L，白细胞 14.5×10^9/L，中性粒细胞 0.78，淋巴细胞 0.21。血、尿淀粉酶正常。腹部 B 超：胆囊内有强回声的光团伴声影。颅脑 CT 检查未见异常。应进行的急诊处理包括

A. 吸氧　　B. 静脉输注碳酸氢钠溶液

C. 静脉输注 0.9%氯化钠溶液　　D. 静脉输注小剂量胰岛素

E. 放置鼻胃管　　F. 放置导尿管

G. 立即抗生素治疗　　H. 立即静脉输注甘露醇降低颅内压

4. 入院后意识障碍渐加重。血压 95/75mmHg，右下肺可闻及湿啰音。血清钠 160mmol/L，血清钾 3.2mmol/L，血清氯 109mmol/L。此时，应进行的检查为

A. 肝功能　　B. 肾功能

C. 动脉血气分析　　D. 复查血糖

E. 尿常规　　F. X 线胸片

G. 颅脑磁共振

5. 患者脱水征明显。动脉血气 pH 7.0，HCO_3^-13mmol/L。X 线胸片可见右下肺有不规则密度增高阴影。目前主要考虑的诊断为

A. 脑血管意外　　B. 高血糖高渗状态（HHS）

C. 脑膜炎　　D. 糖尿病酮症酸中毒昏迷合并右下肺炎

E. 尿路感染　　F. 脑动脉硬化

6. 下一步处理是

A. 静脉输注 0.45%氯化钠溶液　　B. 静脉输注 5%碳酸氢钠注射液

C. 增加胰岛素用量　　D. 应用抗生素

E. 静脉输注升压药　　F. 应用脱水药

G. 补钾

（7~9 题共用题干）

患者，男性，63 岁。主因渐进性意识障碍 7 小时入院。既往有高血压和糖尿病史。查体：体温 36.7℃，脉搏 123 次/分，呼吸 23 次/分，血压 125/90mmHg。昏迷状，颈软，瞳孔等大。

7. 为明确诊断，应紧急检查的项目包括

A. 颅脑 CT　　B. 血糖

C. 血毒物检测　　D. 血液电解质

E. 尿常规　　F. 肝功能

8. 患者昏迷前长时间应用利尿药。尿酮体（-），尿糖（++++）。急诊应尽快做的紧急处理包括

A. 静脉输注 0.9%氯化钠溶液　　B. 吸氧
C. 胰岛素　　D. 抗凝治疗
E. 抗生素　　F. 静脉输注碱性液体

9. 血糖≥38mmol/L，血浆渗透压≥335mmol/L，尿酮体阴性或弱阳性。考虑的诊断是
A. 脑萎缩　　B. 脑出血
C. 低血糖昏迷　　D. 脑梗死
E. 高血糖高渗状态　　F. 乳酸酸中毒昏迷

（10～12 题共用题干）

患者，女性，31 岁。主因高热伴腹泻加重 3 天，嗜睡 6 小时入院。近 3 个月体重渐进性消瘦。查体：体温 41℃，脉搏 162 次/分，呼吸 29 次/分，血压 135/65mmHg。营养不良，心律不齐，腹软，无压痛，肠鸣音亢进。

10. 为明确诊断，应紧急检查的项目包括
A. 大便常规　　B. 腹部 B 超
C. 超声心动检查　　D. 甲状腺功能
E. 血培养　　F. 肝功能

11. 患者腹泻加重，意识恶化。血 T_3、T_4水平明显增高。急诊应尽快做的处理包括
A. 静脉补液　　B. 给予糖皮质激素
C. 给予 β 受体阻断药　　D. 物理降温
E. 给予止泻药　　F. 给予解热镇痛药

12. 血 TSH 水平明显降低，肝酶升高，血培养阴性，大便常规未发现病理成分。考虑的诊断是
A. 心动过速　　B. 急性肠炎
C. 甲状腺危象　　D. 恶性高热
E. 乙型脑炎　　F. 多器官衰竭

（13～15 题共用题干）

患者，女性，56 岁。颜面及双下肢水肿 3 年，意识障碍 2 天入院。既往有长期便秘史。查体：体温 35℃，脉搏 43 次/分，呼吸 12 次/分，血压 145/80mmHg。面容臃肿，皮肤粗糙，腹部膨隆、软，无肌紧张，肠鸣音减弱。

13. 为明确诊断，应紧急检查的项目包括
A. 颅脑 CT　　B. 腰椎穿刺
C. 肝、肾功能　　D. 心电图
E. 腹部 B 超　　F. 甲状腺功能

14. 患者昏迷伴有严重心动过缓。腹部B超示肝、胆、胰、脾、双肾未见异常，血TSH水平明显升高，血T_3、T_4水平明显降低。急诊应尽快做的处理包括

A. 开通气道　　B. 吸氧

C. 静脉用甲状腺激素　　D. 利尿药

E. 正性肌力药　　F. 中枢神经兴奋药

15. 动脉血气分析：pH 7.34，$PaCO_2$ 78mmHg，PaO_2 68mmHg。腹部X线片示肠积气。该患者应考虑的诊断为

A. 心力衰竭　　B. 黏液性水肿昏迷

C. 肠梗阻　　D. 呼吸衰竭

E. 代谢性脑病　　F. 肾衰竭

参考答案与解析

一、A1型题

1. C【解析】胰岛素绝对或相对缺乏引起组织对葡萄糖利用减少及糖异生增强都会导致葡萄糖代谢紊乱，出现血糖浓度升高。血糖超过肾糖阈时发生渗透性利尿，引起体内水和电解质丢失。

2. E【解析】糖尿病酮症酸中毒的治疗原则是补充胰岛素、补液、纠正电解质紊乱、消除诱因和防治并发症。

3. B【解析】低血糖可有心悸、大汗、饥饿，甚至神志改变。

4. B【解析】2型糖尿病的患者以胰岛素抵抗为主，胰岛素增敏药可以减轻胰岛素的抵抗，帮助控制血糖。

5. D【解析】糖尿病患者可因较长时间服用皮质激素、受体阻断药、钙离子通道阻滞药、噻嗪类利尿药和苯妥英钠等药物，通过交感神经能作用，刺激脂肪分解，糖异生和酮体生成，尚有部分患者过度饥饿及无明显诱发因素而发生DKA。

6. D【解析】低血糖昏迷是糖尿病治疗过程中最常见、最重要的并发症。

7. C【解析】糖尿病酮症酸中毒以1型糖尿病患者多见，2型糖尿病在一定诱因下也可发生。常见诱因有：①各种感染。②各种应激状态。③胰岛素停用或减量。④饮食失调，进食含糖或脂肪过多的食物，或进食碳水化合物过少（<100g/d）。⑤精神紧张、创伤、过度劳累。⑥伴有拮抗胰岛素的激素分泌过多。⑦部分患者找不到诱因。

8. D【解析】糖尿病酮症酸中毒以1型糖尿病患者多见，2型糖尿病在一定诱因下也可发生。

9. E【解析】引起高血糖高渗状态的诱因：①有糖尿病而毫无察觉。没有采取正规的治

疗，甚至因误诊为脑血管意外而误用高浓度的糖输液，使血糖显著升高。②应激。有感染、心绞痛或心肌梗死、脑血管意外、外科手术等急性情况。③渴感减退。患者因年老，饮水中枢不敏感，而造成进水太少血液浓缩等。

10. D【解析】正常人血浆渗透压为 300mmol/L，高血压高渗状态的血浆渗透压常为 330~460mmol/L，昏迷者常超过 350mmol/L。

11. E【解析】糖尿病酮症酸中毒的临床表现：糖尿病酮症酸中毒患者常出现严重脱水（低血压、心动过速、皮肤和黏膜干燥）、休克和昏迷。昏迷前常见多尿、烦渴、恶心、呕吐和腹痛。腹痛可能是糖尿病酮症酸中毒患者的重要体征，大多数糖尿病酮症酸中毒患者严重代谢性紊乱纠正后腹痛可缓解。昏迷患者，出现深快呼吸，并且呼气有烂苹果味时，常为糖尿病酮症酸中毒特征性表现。

12. D【解析】糖尿病酮症酸中毒患者均存在体液丢失（约 100ml/kg）。纠正低血容量是治疗糖尿病酮症酸中毒的关键，因为低血容量刺激升糖激素释放。因此，糖尿病酮症酸中毒治疗时，补充体液和电解质失常应先于胰岛素治疗。

13. D【解析】糖尿病酮症酸中毒时要纠正电解质及酸碱平衡失调，轻症患者一般不必补碱。当 pH<7. 1 时，应给予相应的治疗，补碱不能过多过快。过早及过快补碱会对机体产生不利影响，有诱发和加重脑水肿的危险。

14. D【解析】胰岛素治疗：小剂量治疗方案是简便、有效、安全的。新版教材中描述为“第一阶段：成人 5~7U/h；第二阶段：成人 3~6U/h”。5 版教材描述为每小时每千克体重 0. 1U。

15. E【解析】饮食调整内容：少食多餐、低糖、高蛋白、高纤维、高脂肪饮食，减少对胰岛素分泌刺激。低纤维饮食会使食物中的碳水化合物吸收过快，消化液分泌量大（中间存在肠-胰岛轴机制），增加对胰岛素的分泌刺激，继之胰岛素分泌量大，使得功能性低血糖发作。

16. E【解析】特发性功能性低血糖症主要见于情绪不稳定和神经质的人，中年女性多见，是餐后低血糖症的常见类型。低血糖多发生以早餐后 2~4 小时，临床表现以肾上腺素分泌过多综合征为主，患者感心悸、出汗、面色苍白、饥饿、软弱无力、手足震颤、血压偏高等。一般无昏迷或抽搐，偶有昏厥、午餐及晚餐后较少出现。每次发作 15~20 分钟，可自行缓解，病情非进行性发展，空腹血糖正常，发作时血糖可以正常或低至 2. 8mmol/L（50mg/dl），但不会更低。血浆胰岛素水平，空腹血糖正常，发作时血糖可正常或低至 2. 8mmol/L（50mg/dl），但不会更低。血浆胰岛素水平、胰岛素释放指数均在正常范围。口服葡萄糖耐量试验，在服糖后 2~4 小时其血糖可下降至过低值，然后恢复至空腹时水平。患者能耐受 72 小时禁食。

17. A【解析】甲状腺功能减退危象的临床表现如下。①多数患者有甲减病史，临床有黏液性水肿的特征性表现。②低体温：80%以上的本病患者有明显体温降低，当降至 34℃

以下时，以测量肛温为最准确，患者十分畏冷。③神经精神障碍症状：多数患者昏迷逐渐形成，开始呈嗜睡状态，异常安静、不说话，严重者呈木僵状态，数日内即可深昏迷，呼吸微弱、无自主运动、肌张力松弛、腱反射消失及巴宾斯基（Babinski）征阳性，约1/4的病例昏迷前可有癫痫样大发作。

18. E【解析】甲状腺危象是甲状腺毒症急性加重的一个综合征，临床表现为原有的甲状腺功能亢进加重，包括高热（39℃以上）、心动过速、伴房颤或房扑、烦躁不安、呼吸急促、大汗淋漓、恶心、呕吐、腹泻等，严重者出现虚脱、休克、谵妄、昏迷等。

19. B【解析】甲状腺危象只是临床诊断，目前尚无明确的诊断标准，与严重甲亢患者不易区分。

20. D【解析】黏液性水肿昏迷主要见于甲减患者，多于寒冷季节时发病，因寒冷、感染、外伤、手术、甲状腺激素替代治疗中断、麻醉药、镇静药等诱发。

21. C【解析】原发性甲减所致黏液性水肿昏迷患者，血TSH水平明显升高，血T_4水平测不出。

22. B【解析】甲状腺激素治疗是黏液性水肿昏迷治疗的关键，能从根本上缓解低血压、低体温和神志障碍。包括左甲状腺素和L-三碘甲状腺原氨酸。左甲状腺素（L-T_4）每千克体重2μg，慢速静脉注射5~10min内注完，以后每日静脉注射100μg，患者清醒后改为维持量口服。一般在用药24h内血压、脉搏、体温和精神状态可明显改善。开始先给T3效果更好，静脉注射10μg，每4~6小时1次，病情改善后改用L-T_4。

二、A2型题

1. C【解析】乳酸性酸中毒表现：食欲减退、恶心、呕吐和腹痛，不明原因的疲乏无力和体重减轻。呼吸频率增快或酸中毒大呼吸，以及呼吸困难等。

2. D【解析】参见A1型题第11题解析。

3. D【解析】患者CO_2CP正常，排除酸中毒。血尿素氮正常，患者有糖尿病史，一直用胰岛素治疗，1小时前昏迷，检查皮肤湿冷，低血糖引起的代偿反应主要包括大汗，约占1/2，冷汗多见，因此可能的诊断是低血糖昏迷。

三、A3/A4型题

1. B【解析】青年女性，发热、咳嗽、意识模糊，深快呼吸，右上肺肺炎表现，中性粒细胞0.53，淋巴细胞0.45，尿糖（+++）、酮体（++++），所以最可能的诊断是糖尿病酮症酸中毒昏迷合并肺结核。

2. C【解析】疑诊糖尿病酮症酸中毒昏迷合并肺结核，病情危重，最便捷的床旁快速检查就是血糖检测，可以帮助明确诊断。

3. E【解析】目前诊断和病情评估无高颅压表现，所以无应用甘露醇的指征。

4. B【解析】高血糖高渗状态的临床表现：①有或无糖尿病史，可找到其一种或几种诱因存在。②起病时常常先有多饮、多尿、食欲减退、恶心、呕吐和软弱无力。③重度脱水或处于休克状态，而尿量不但不少甚或增多（渗透性利尿所致）。④神经精神症状进行性意识障碍、嗜睡，局部抽搐或癫痫样大发作、幻视、失语，严重者昏迷。

5. A【解析】高血糖高渗状态的实验室检查如下。①尿常规。②血浆渗透压。③血液生化检查：血糖，血钠，血钾，血尿素氮和血肌肝，血酮体。④动脉血气分析。

6. C【解析】高血糖高渗状态的治疗如下。①一般措施：给予吸氧、同时建立静脉通道补液、常规生命体征监护和器官功能监护，并立即行血常规、尿常规、血糖、电解质、肾功能、血浆渗透压、血气分析等检查。②液体复苏。③胰岛素。④纠正电解质紊乱。⑤感染者早期应用抗生素消除诱因，因高渗，血黏度增高，应防治动静脉血栓及弥散性血管内凝血（DIC），予以相应的抗凝治疗。

7. B【解析】低血糖症发作时的治疗：轻者经进食糖水或糖果，重者静脉注射50%葡萄糖60~100ml，低血糖症状即可缓解。

8. A【解析】参见A3/A4型题第2题解析。

9. E【解析】参见A3/A4型题第2题解析。

10. A【解析】小剂量或生理剂量胰岛素能有效控制糖尿病酮症酸中毒。

11. D【解析】糖尿病酮症酸中毒饮食需遵循糖尿病的饮食治疗原则，根据患者标准体重及劳动强度计算每天所需的总热量，可分别经静脉及胃管补充。

12. C【解析】低血糖症的临床表现：①交感神经兴奋症状由于血糖下降刺激肾上腺激素大量释放，常表现为交感神经过度兴奋的症状，包括心悸、饥饿、软弱、手足颤抖、皮肤苍白、出汗、心率增快、血压轻度升高。以上症状多发生在血糖下降较快时，血糖下降缓慢者这些症状可不明显。而只表现脑功能障碍症状。②脑功能障碍是低血糖最突出的症状，因脑细胞对低糖的耐受力极低。轻者精神不集中、思维和语言迟钝，稍重时有头晕、视物模糊、步态不稳、嗜睡、幻觉、躁动、易激惹、行为怪异等精神失常表现，严重时有肌肉颤动及运动障碍，甚至癫痫样抽搐、瘫痪，最后昏迷。查体体温降低、肌张力低下、瞳孔对光反射消失。③及时进食或注射高渗糖可缓解症状。

13. B【解析】在患者意识恢复、急性期过后，患者最需要的是根据血糖变化调整胰岛素用量。

14. D【解析】患者虽无明显糖尿病史，却有30余年高血压病史，且咳嗽发热1个月，有感染诱因，因此出诊时不能遗漏。

15. A【解析】参见A3/A4型题第5题解析。

16. B【解析】小剂量胰岛素，一般适用于糖尿病急性并发症的处理。糖尿病急性并发症，如糖尿病酮症酸中毒、糖尿病高血糖高渗状态。这个时候强调小剂量静脉滴注胰岛素治疗，对于血糖的控制、纠正酸中毒的情况，都是有所帮助的。

17. C【解析】患者血糖已33.3mol/L，血酮（-），pH 7.35，血钠、Cr均增高，高血糖高渗状态的治疗原则是积极补液、小剂量胰岛素治疗，以恢复血容量、纠正脱水和高渗状态；纠正糖及代谢紊乱；消除诱因，防治并发症，降低病死率。对于 HHS 而言，等渗仍为低渗性的，且该患者有感染诱因，因此综合治疗应采取抗感染、补充低渗氯化钠溶液、小剂量胰岛素静脉滴注等措施。

18. C【解析】脑水肿是 DKA 和 HHS 最严重的并发症，病死率高，可能与脑缺氧、补碱过早过多过快、血糖下降过快、补液过多等因素有关，可用脱水剂、呋塞米和地塞米松治疗。

19. C【解析】甲状腺危象多表现为原有的甲亢症状加重，突出表现有高热、心血管症状、胃肠道症状、神经精神症状。

20. D【解析】甲状腺危象的辅助检查：①甲状腺功能。②血液生化学。③心电图。④胸部 X 线检查。⑤颅脑 CT。其中，甲状腺功能测定是甲状腺危象明确诊断的首要检查。采用快速发光学检测方法测定甲状腺功能，血清 TT_3、TT_4、FT_3、FT_4 水平升高，TSH 水平降低对明确诊断和指导治疗有重要意义。

21. D【解析】甲状腺危象的治疗措施如下。①支持治疗：a. 开放并保护气道；b. 氧疗；c. 静脉补液；d. 糖皮质激素；e. 镇静；f. 营养支持。②特殊处理：a. 高热；b. 降低儿茶酚胺水平，降低周围组织对甲状腺激素和儿茶酚胺的反应性，可用 β 受体阻断药和利血平；c. 抑制甲状腺激素合成；d. 抑制甲状腺激素释放；e. 抑制外周 T_3 生成；f. 移除血中甲状腺激素。③去除诱因及治疗合并症。④密切监测病情。应用呋塞米之后，诱发甲状腺危象，并且该患者没有心衰，不应用呋塞米。

22. C【解析】黏液性水肿昏迷患者常有嗜睡或昏迷。昏迷常突然发生，可有低体温，心动过缓和低血压，胃肠功能减低。

23. C【解析】黏液性水肿昏迷用甲状腺激素检查：原发性甲减的典型实验室检查诊断包括血 TSH 明显升高和血 T_4、T_3水平明显降低。

四、X 型题

1. ACDE【解析】高血糖高渗状态是一种严重的糖尿病急性并发症，血糖和血渗透压显著升高，但无明显酮症，主要表现为脱水和神经系统的症状和体征。

2. ABCD【解析】参见 A3/A4 型题第 12 题解析。

3. ABCD【解析】黏液性水肿昏迷发生前常有感染、应激（寒冷、手术）及使用镇静药等诱因，口服过量甲状腺素制剂不是黏液性水肿昏迷的诱发因素。

4. ABCDE【解析】甲状腺危象患者应注意与恶性高热、严重感染、脓毒症休克、多器官衰竭、乙型脑炎、热射病或高血糖高渗状态等鉴别。以恶心、呕吐及腹泻为突出表现的甲亢危象可酷似急性胃肠炎，应鉴别。

5. BCDE【解析】黏液性水肿昏迷的诊断：通常根据甲减病史、发病季节、特征性临床表现（神志障碍、通气减低或低体温、低血压、心动过缓）和实验室检查即可诊断。绝大多数患者昏迷发生在寒冷季节，约1/3患者有心脏增大或心包积液，心动极度缓慢，心音低钝，可有心律不齐，严重时出现室性心动过速。体温低是黏液性水肿昏迷的标志和特点，多数患者昏迷时血压较低。

五、案例分析题

1. ABCFGH【解析】①患者既往糖尿病病史，此次存在意识障碍，呼吸较深，应完善血糖、尿常规、动脉血气分析、心电图、血电解质等检查，筛查糖尿病酮症酸中毒，高渗性高血糖状态等疾病。②患者诉上腹痛，腹平软，肠鸣音减弱，下腹部可触及胎头大小肿物、光滑，应完善腹部超声，血、尿淀粉酶等检查筛查急性胰腺炎并明确肿物性质。

2. BGH【解析】患者既往有糖尿病史，因此不能排除糖尿病酮症酸中毒。患者因主诉上腹痛伴意识障碍8小时急诊入院，且下腹部可触及胎头大小肿物，可能的诊断也包括胆结石伴急性胆囊炎和急性胰腺炎。

3. ACF【解析】补液是高渗性高血糖状态的主要治疗措施，如治疗前已有休克，可先补充生理盐水和适量胶体，尽快纠正休克，若患者已休克，紧急处理包括吸氧，呼吸兴奋剂应用，补液和放置导尿管。

4. BCDF【解析】患者入院后意识障碍渐加重，肝功能、尿常规、颅脑磁共振无明确诊断意义，患者血钠160mmol/L，已超过145mmol/L，应复查血糖、动脉血气分析和肾功能，明确患者电解质状况。患者右下肺可闻及湿啰音，应检查X线胸片，以明确肺部病变。

5. BD【解析】患者脱水征明显，且X线胸片可见右下肺有不规则密度增高阴影，可能的诊断是高血糖高渗状态（HHS）或糖尿病酮症酸中毒昏迷合并右下肺炎。

6. ACDG【解析】高血糖高渗状态的治疗如下。①一般措施。②液体复苏：改用低渗氯化钠溶液（0.45%）。③胰岛素。④纠正电解质紊乱。⑤其他治疗，如感染时合理使用抗感染药物。

7. ABE【解析】该患者有高血压和糖尿病史，应该进行血糖及尿常规检查。患者因渐进性意识障碍7小时入院，昏迷状，颈软，瞳孔等大，应做颅脑CT以查神经系统病变。

8. ABCD【解析】患者使用利尿要，结合尿糖高，考虑高渗，予0.9%氯化钠快速补液，保证有效组织灌注后，利于胰岛素的生物效应充分发挥。吸氧，保证大脑氧供。若患者灌注不足时，会出现心肌梗死或脑卒中，此时需要抗凝治疗。

9. E【解析】高血糖高渗状态的诊断：血糖>33.3mmol/L，血钠>145mmol/L，总血浆渗透压>320mmol/L，酮体（-）或（+）~（++）；血清HCO_3^->15mmol/L或动脉血气检查示血pH≥7.30。

10. ABCD【解析】结合题目，应警惕甲状腺危象，故应完善甲状腺功能检查（血清T_4增高，但并不异于一般甲亢患者，此时测FT_3、FT_4更有价值）。有些患者会合并肝功能损害，故应完善肝功能及腹部B超检查。甲状腺危象会引起心律失常，应完善超声心动图检查。明确患者腹泻，完善大便常规除外及筛查其他疾病。

11. ABCDE【解析】参见 A3/A4 型题第 21 题解析。

12. C【解析】甲状腺危象的诊断：在严重感染或手术创伤等诱因存在的情况下，甲亢患者原有症状加重，出现高热、严重心动过速、腹泻、谵妄或昏迷等表现，并伴有血清 T_3、T_4浓度升高时可考虑甲亢危象诊断。

13. CDEF【解析】结合题目，首先暂不考虑颅内病变，无须紧急完善颅脑 CT、腰椎穿刺检查，考虑甲状腺功能减退症可能性大，故应完善甲状腺激素、TSH 检查，患者存在腹部膨隆，肠鸣音减弱，应完善腹部 B 超及肝、肾功能除外急腹症相关疾病。心电图可发现患者有无各种心律失常，辅助诊断电解质异常。

14. ABC【解析】黏液性水肿昏迷治疗：①补充甲状腺激素。②保温、供氧、保持呼吸道通畅，必要时行气管切开、机械通气等。③氢化可的松 200～300mg/d，持续静脉滴注，患者清醒后逐渐减量。④根据需要补液，但是入水量不宜过多。⑤控制感染，治疗原发疾病。

15. BDE【解析】根据患者临床表现及检查结果，可能的诊断是黏液性水肿昏迷（B 正确），黏液性水肿昏迷突出表现为低代谢性脑病（E 正确），结合动脉血气分析考虑存在呼吸衰竭（D 正确）。

第六章　水、电解质代谢和酸碱平衡失常急诊

一 A1 型题

1. 细胞外液量占体重的
   A. 30%　　B. 20%
   C. 15%　　D. 5%
   E. 30%
2. 内环境是指
   A. 细胞外液　　B. 细胞内液
   C. 组织间液　　D. 体液
   E. 血浆
3. 细胞外液内水分的增加或减少，以致渗透微粒的浓度发生改变是指
   A. 容量失调　　B. 成分失调
   C. 浓度失调　　D. 渗透压不变
   E. 渗透压下降
4. 体液中各部分之间渗透压的关系是
   A. 细胞内高于细胞外　　B. 细胞内低于细胞外
   C. 血浆低于组织间液　　D. 组织间液低于血浆
   E. 细胞内外液基本相等
5. 禁食水的成年患者每天正确的水与电解质补充量为
   A. 水 2000~2500ml，钠 10g，氯化钾 5g
   B. 水 2000~2500ml，钠 5g，氯化钾 4g
   C. 水 3000~3500ml，钠 5g，氯化钾 3g
   D. 水 1500~2000ml，钠 3g，氯化钾 2g
   E. 水 1500~2000ml，钠 4g，氯化钾 2g
6. 关于细胞内液和细胞外液渗透压，正确的是
   A. 细胞内液>细胞外液　　B. 细胞外液>细胞内液
   C. 血浆>细胞内液　　D. 基本相等
   E. 组织间液<细胞内液

7. 组织间液和血浆所含溶质的主要差别是

A. Na^+　　B. K^+

C. 有机酸　　D. 蛋白质

E. 尿素

8. 肠梗阻伴有严重脱水、代谢性酸中毒、低血钾的休克患者，首先应

A. 输全血　　B. 纠正代谢性酸中毒

C. 补钾　　D. 纠正脱水

E. 解除肠梗阻

9. 细胞内外液渗透压的平衡主要依靠如下哪一种物质的移动来维持

A. Na^+　　B. K^+

C. 葡萄糖　　D. 蛋白质

E. 水

10. 水的生理功能有

A. 水是良好的溶剂　　B. 调节体液

C. 水是生化反应的场所　　D. 水具有润滑作用

E. 以上均正确

11. 细胞内液缺水的程度超过细胞外液缺水，多见于

A. 等渗性缺水　　B. 高渗性缺水

C. 低渗性缺水　　D. 继发性缺水

E. 原发性脱水

12. 尿崩症患者易出现

A. 高渗性脱水　　B. 低渗性脱水

C. 等渗性脱水　　D. 水中毒

E. 低钠血症

13. 血清中含量最多的阳离子是

A. Na^+　　B. K^+

C. Ca^{2+}　　D. Mg^{2+}

E. Fe^{2+}

14. 高渗性脱水患者的处理原则是

A. 5%的葡萄糖液

B. 0.9%氯化钠液

C. 先0.9%氯化钠液后5%的葡萄糖液

D. 先5%的葡萄糖液后0.9%氯化钠液

E. 先50%的葡萄糖液后0.9%氯化钠液

15. 水和钠同时缺失，但失水少于失钠，称为
A. 等渗性缺水
B. 高渗性缺水
C. 低渗性脱水
D. 原发性缺水
E. 高渗性脱水

16. 水和钠虽同时缺失，但缺水多于缺钠，称为
A. 等渗性缺水
B. 高渗性缺水
C. 低渗性脱水
D. 继发性缺水
E. 高渗性脱水

17. 细胞外液中，最重要的阳离子是
A. Mg^{2+}
B. Ca^{2+}
C. K^{+}
D. Na^{+}
E. Fe^{2+}

18. 大量使用下列利尿药可能会产生低渗性脱水的是
A. 20%甘露醇液
B. 25%山梨醇液
C. 50%葡萄糖液
D. 呋塞米
E. 20%山梨醇液

19. 外科患者最易发生的水和钠代谢紊乱的类型是
A. 原发性脱水
B. 低渗性脱水
C. 等渗性脱水
D. 高渗性脱水
E. 水过多

20. 等渗性脱水的临床表现为
A. 短期内体液丧失达体重3%时会出现休克
B. 休克常伴有代谢性酸中毒
C. 明显口渴
D. 实验室检查见血清 Na^{+}降低
E. 实验室检查见尿相对密度在1.010以下

21. 仅用等渗盐水纠正等渗性脱水时，可导致
A. 高钠血症
B. 高氯血症
C. 水过多
D. 代谢性碱中毒
E. 低钙

22. 低渗性脱水时，血清钠尚未明显降低前，尿钠含量表现为
A. 正常
B. 略高
C. 时高时低
D. 逐渐升高
E. 减少

23. 高渗性脱水的早期主要症状是

A. 幻觉　　B. 谵妄

C. 恶心　　D. 口渴

E. 心悸

24. 高渗性脱水，其体液变化的最终表现是

A. 细胞外液脱水　　B. 细胞内液脱水

C. 细胞内液脱水超过细胞外液脱水　　D. 细胞内外液等量脱水

E. 细胞外液脱水超过细胞内液脱水

25. 低渗性脱水引起体液容量的变化为

A. 血浆、组织间液都减少，以血浆减少为主

B. 只有血浆减少

C. 血浆、组织间液都减少，以组织间液减少为主

D. 只有组织间液减少

E. 以血液浓缩为主

26. 等渗性脱水短期内出现血容量明显不足时，提示体液丢失量为其体重的

A. 3.0%　　B. 3.5%

C. 4.0%　　D. 4.5%

E. 5.0%

27. 低渗性脱水时，一般不会出现

A. 明显口渴　　B. 恶心、呕吐、肌肉痉挛

C. 尿相对密度低　　D. 尿内 Cl^- 很少

E. 血清 Na^+ 降低

28. 等渗性脱水多发生于

A. 胃肠液急性丧失　　B. 吞咽困难

C. 大量出汗　　D. 慢性肠梗阻

E. 低位小肠瘘

29. 下列代谢性酸中毒的临床表现中，正确的是

A. 呼吸深快　　B. 四肢湿冷

C. 皮肤、黏膜樱桃红色　　D. 呼吸中带有酮味

E. 呼吸浅快

30. 治疗高渗性脱水理想的液体是

A. 5%碳酸氢钠液　　B. 10%葡萄糖液

C. 0.9%氯化钠液　　D. 0.45%氯化钠液

E. 平衡盐溶液

31. 关于水、电解质及酸碱平衡失衡，叙述错误的是
A. 等渗性脱水可因液体丧失于第三间隙内
B. 急腹症常伴有代谢性酸中毒
C. 胃肠减压、呕吐常引起电解质大量丢失
D. 常用 11.2%乳酸钠纠正代谢性酸中毒
E. 严重创伤、腹部大手术后最初 3 天一般不需补钾

32. 伴有细胞外液减少的低钠血症也可称为
A. 原发性脱水
B. 高渗性脱水
C. 等渗性脱水
D. 水中毒
E. 低渗性脱水

33. 引起细胞外液量正常的低钠血症的原因是
A. 肾素减少
B. 钠摄入减少
C. 心房钠尿肽增多
D. 抗利尿激素（ADH）增多
E. 醛固酮增多

34. 等渗性脱水时，血清钠
A. 高于正常
B. 正常范围
C. 低于正常
D. 正常或低于正常
E. 正常或高于正常

35. 临床上对伴有细胞外液减少的低钠血症，一般首先应用
A. 高渗氯化钠液
B. 低渗氯化钠液
C. 等渗氯化钠液
D. 10%葡萄糖液
E. 50%葡萄糖液

36. 高钠血症，早期血钾正常，而后下降的主要原因为
A. 血容量下降
B. 血液稀释
C. 代谢性酸中毒
D. 钾经尿排出
E. 呼吸性酸中毒

37. 关于低钠血症，叙述错误的是
A. 除严重低钠血症发病极快之外，2/3 患者无症状
B. 低钠血症的临床症状取决于血清钠下降的严重程度和发展速度
C. 血清钠≤120mmol/L 者，11%的患者有昏迷
D. 慢性低钠血症时，血清钠非常低，患者仍可耐受
E. 低钠血症时，老人和男性易发生脑损伤

38. 刺激 ADH 释放的最大因素是
A. 低血糖
B. 血容量下降

C. 低氧血症　　D. 发热

E. 咖啡

39. 形成 Na^+、K^+在细胞内外不均衡分布的原因是

A. 安静时 K^+比 Na^+更易透过细胞膜　　B. 兴奋时 Na^+比 K^+更易透过细胞膜

C. K^+的不断外流和 Na^+的不断内流　　D. 膜上载体和通道蛋白的共同作用

E. 膜上 Na^+-K^+依赖式 ATP 酶的活动

40. 成人失钾最主要的途径是

A. 经胃失钾　　B. 经小肠失钾

C. 经结肠失钾　　D. 经肾失钾

E. 经皮肤失钾

41. 细胞膜内外正常的 Na^+和 K^+浓度差的形成和维持是由于

A. 膜在安静时对 K^+通透性大　　B. 膜在兴奋时对 Na^+通透性增加

C. Na^+、K^+易化扩散的结果　　D. 膜上钠钾泵的作用

E. 以上说法均错

42. 维持细胞内液渗透压的离子主要是

A. Mg^{2+}　　B. Ca^{2+}

C. K^+　　D. Na^+

E. Fe^{2+}

43. 哪种电解质紊乱可危及生命

A. 钠　　B. 镁

C. 锌　　D. 钙

E. 钾

44. 高钾血症患者禁忌使用哪种药物

A. 呋塞米　　B. 碳酸氢钠

C. 沙丁胺醇　　D. 血管紧张素转换酶抑制药（ACEI）

E. 钙剂

45. 低钾血症的原因不包括

A. 钾摄入不足　　B. 胃肠减压引流

C. 使用噻嗪类利尿药　　D. 盐皮质激素缺乏

E. 原发性醛固酮增多

46. 低钾性碱中毒常出现于

A. 尿毒症　　B. 胃肠减压

C. 术后少尿　　D. 挤压创伤

E. 输血过量

47. 低钾血症时，最早出现的临床表现是
A. 心电图改变
B. 肌乏力
C. 口苦、恶心
D. 心脏传导阻滞
E. 心脏节律异常

48. 低钾血症患者，补钾后病情仍无改善时，应首先考虑缺乏
A. 镁
B. 磷
C. 钠
D. 氯
E. 钙

49. 肠梗阻患者血清钾为 2.9mmol/L，临床上一般不表现为
A. 四肢无力
B. ST 段压低
C. 皮肤苍白
D. 反常性酸性尿
E. 口苦

50. 心电图作为低钾血症的辅助诊断手段，有意义的心电图改变是
A. ST 段上升，QT 间期缩短，T 波倒置
B. ST 段正常，QT 间期缩短，T 波降低
C. ST 段下降，QT 间期延长，出现 U 波
D. ST 段下降，QT 间期延长，T 波正常
E. ST 段上升，QT 间期正常，T 波倒置

51. 高钾血症患者发生心律失常，应首先应用
A. 静脉滴注 5%碳酸氢钠 100ml
B. 输注葡萄糖溶液及胰岛素
C. 静脉滴注 11.2%乳酸钠 50ml
D. 静脉注射 10%葡萄糖酸钙（20ml）
E. 阳离子交换树脂

52. 肾小管 H^+分泌增加不引起
A. Na^+吸收增加
B. HCO_3^-重吸收增加
C. NH_3分泌增加
D. K^+分泌增加
E. 水排出增加

53. 血清镁的正常浓度为
A. 0.4~0.8mmol/L
B. 0.6~0.8mmol/L
C. 0.75~1.25mmol/L
D. 1.2~1.6mmol/L
E. 1.6~2.0mmol/L

54. 关于低镁血症，叙述正确的是
A. 低镁血症血清镁<1.0mmol/L
B. 低镁血症的临床症状是特异性的
C. 血镁水平是镁缺乏的敏感指标
D. 血镁水平正常，肯定不存在镁缺乏
E. 低镁血症时可因同时存在其他电解质紊乱而被忽略

55. 调节血钙水平的最重要激素是

A. 甲状旁腺激素（PTH）

B. 促甲状腺激素（TSH）

C. 促肾上腺皮质激素（ACTH）

D. 生长激素（GH）

E. 甲状腺激素（TH）

56. 下列哪种离子被称为调节细胞功能的信使

A. Mg^{2+}

B. Na^{+}

C. K^{+}

D. Ca^{2+}

E. Fe^{2+}

57. 低钙血症的心电图表现错误的是

A. QT 间期延长

B. PR 间期和 QRS 时限延长

C. 心脏传导阻滞

D. 心室颤动

E. T 波末端倒置

58. 高钙血症的临床表现除外下列哪项

A. 吞咽困难

B. 便秘

C. 胰腺炎

D. 消化性溃疡

E. 反射亢进

59. 对代谢性 H^{+}的缓冲主要依靠

A. HCO_3^-缓冲系统

B. 血浆蛋白缓冲系统

C. Hb 缓冲系统

D. 磷酸盐缓冲系统

E. HbO_2缓冲系统

60. 急性代谢性酸中毒时机体最主要的代偿方式是

A. 细胞外液缓冲

B. 呼吸代偿

C. 细胞内缓冲

D. 肾代偿

E. 骨骼代偿

61. 在代谢性酸中毒的原因中，下列哪一项是错误的

A. 高热

B. 休克

C. 长期不进食

D. 持续大量呕吐

E. 急性肾衰竭

62. 下列哪一种指标能直接反映血浆碱储备过多或不足

A. AB

B. SB

C. BB

D. BE

E. $PaCO_2$

63. 代谢性酸中毒时过度通气可产生

A. 水肿

B. 水中毒

C. 低渗性脱水
D. 等渗性脱水
E. 高渗性脱水

64. 血液中 pH 主要取决于血浆中
A. CO_2CP
B. $PaCO_2$
C. HCO_3^-
D. H_2CO_3
E. 以上都不是

65. 代偿性酸中毒或碱中毒时血液 $NaHCO_3/H_2CO_3$ 比值是
A. 30/1
B. 25/1
C. 20/1
D. 15/1
E. 10/1

66. AG 增高反映体内发生
A. 高血氯性代谢性酸中毒
B. 正常血氯性代谢性酸中毒
C. 代谢性碱中毒
D. 呼吸性酸中毒
E. 呼吸性碱中毒

67. 下列哪一项不是呼吸性酸中毒的原因
A. 呼吸中枢麻痹
B. 呼吸肌麻痹
C. 气道阻塞
D. 肺泡弥散障碍
E. 通风不良

68. 慢性阻塞性肺疾病或慢性肺源性心脏病患者，在通气未改善之前滥用 $NaHCO_3$，或过急地过度人工通气，或大量使用利尿药之后，常会引起
A. 呼吸性酸中毒
B. 呼吸性酸中毒合并代谢性碱中毒
C. 代谢性碱中毒
D. 呼吸性碱中毒
E. 代谢性酸中毒

69. 严重腹泻、肠道瘘管或肠道引流等常会引起哪种酸碱失衡
A. 代谢性酸中毒
B. 呼吸性酸中毒
C. 代谢性碱中毒
D. 呼吸性碱中毒
E. 呼吸性酸中毒合并代谢性碱中毒

70. 在呼吸性碱中毒时
A. AB 和 SB 都相等地减少
B. AB 降低，AB<SB
C. AB 和 SB 都相等地增多
D. AB 升高，AB>SB
E. AB 降低，AB>SB

71. 血气分析中反映呼吸性成分的主要指标是
A. AB
B. SB
C. $PaCO_2$
D. BE

E. PaO_2

72. 代谢性碱中毒时不应补给氯化钾的情况是

A. 尿钾含量减少

B. 尿量<30ml/h

C. 尿量>60ml/h

D. 尿呈酸性

E. 尿呈碱性

73. 代谢性酸中毒在没有发展到循环衰竭程度时，首选治疗应该是

A. 使用碳酸氢钠

B. 使用乳酸钠

C. 使用枸橼酸钾

D. 使用三羟甲基氨基甲烷

E. 病因治疗

74. 呼吸性酸中毒应最先解决的问题是

A. 肺部感染，使用大量抗生素

B. 进行人工呼吸

C. 应用呼吸中枢兴奋药

D. 解除呼吸道梗阻，改善肺通气功能

E. 给予 5%碳酸氢钠溶液

75. 治疗重度代谢性酸中毒伴肝功能损害时，首选溶液是

A. 11.2%乳酸钠溶液

B. 5%碳酸氢钠溶液

C. 10%葡萄糖溶液

D. 6%右旋糖酐

E. 10%氯化钠溶液

76. 关于体内酸碱平衡失调，叙述正确的是

A. 代谢性酸中毒和代谢性碱中毒，临床上均可有血钾过低

B. 代谢性酸中毒和代谢性碱中毒，临床上均可有 HCO_3^-升高

C. 代谢性碱中毒和呼吸性酸中毒，临床上均可有 pH 下降

D. 代谢性碱中毒和呼吸性酸中毒，临床上均可有 CO_2结合力升高

E. 代谢性酸中毒和呼吸性碱中毒，临床上均可有 HCO_3^-下降

77. 小儿重症肺炎最常见的酸碱平衡紊乱是

A. 呼吸性酸中毒

B. 代谢性酸中毒

C. 呼吸性碱中毒

D. 代谢性碱中毒

E. 混合性酸碱中毒

二 A2 型题

1. 患者头晕、乏力、恶心、呕吐，血清 Na^+ 130mmol/L、K^+ 4.5mmol/L，尿相对密度 1.010，电解质紊乱的类型是

A. 高渗性脱水

B. 等渗性脱水

C. 低渗性脱水

D. 低钾血症

E. 高钾血症

2. 某患者术后每 24 小时尿量为 200ml，少尿的原因不是因为

A. 大量抗利尿激素的分泌　　B. 液体量补充不足

C. 休克　　D. 尿路阻塞

E. 肾功能不全

3. 患者，女性，体重 60kg。因幽门梗阻入院，血清钠为 130mmol/L，其体液失调类型是

A. 等渗性脱水　　B. 轻度脱水

C. 中度脱水　　D. 重度脱水

E. 低渗性脱水

4. 患儿，男，3 岁。腹泻 4 天，加重 2 天，排稀水样便，每日 10 余次，尿量减少。查体：眼球凹陷，皮肤弹性差，脉搏可扪及。查血清钠 135mmol/L。其腹泻脱水的程度与性质应是

A. 轻度低渗性　　B. 轻度等渗性

C. 中度高渗性　　D. 中度等渗性

E. 重度低渗性

5. 患者头晕、乏力、恶心、呕吐，血清 Na^+ 130mmol/L、Cl^- 85mmol/L、K^+ 4.5mmol/L、HCO_3^- 30mmol/L，尿相对密度 1.010，水、电解质及酸碱失调类型是

A. 等渗性脱水　　B. 低渗性脱水和代谢性碱中毒

C. 代谢性碱中毒　　D. 代谢性酸中毒

E. 机体总钾可能缺乏

6. 患者，女性，51 岁。因反复呕吐 5 天入院。血清钠 118mmol/L，脉搏 120 次/分，血压 70/50mmHg。应诊断为

A. 轻度缺钠　　B. 中度缺钠

C. 重度缺钠　　D. 中度脱水

E. 重度脱水

7. 患者，女性，45 岁。幽门梗阻行持续胃肠减压 15 天，每日补 10%葡萄糖 2500ml，5%葡萄糖盐水 1000ml，10%氯化钾 30ml。2 天前开始出现全腹膨胀，无压痛及反跳痛，肠鸣音消失，每日尿量 1500ml 左右。最可能的原因是

A. 低钾血症　　B. 低钠血症

C. 高钾血症　　D. 高钠血症

E. 低钙血症

8. 结肠破裂修补术后 5 天，患者血钠 136.0mmol/L、钾 6.8mmol/L，pH 7.3，近 24 小时尿量 520ml。应诊断为

A. 低渗性脱水　　B. 高渗性脱水

C. 低钾血症　　D. 高钾血症

E. 低钾合并等渗性脱水

9. 患者，女性，20 岁。因十二指肠溃疡所致幽门梗阻引起反复呕吐 15 天入院，测得血钾值为 3mmol/L，动脉血 pH 7.5，首选补液应为

A. 乳酸、氯化钾溶液　　B. 氯化钾溶液

C. 等渗盐水　　D. 葡萄糖盐水

E. 葡萄糖盐水、氯化钾溶液

10. 患儿，女，2 岁。腹泻 3 天，诊断为重型腹泻，经静脉补充有效量的 3∶2∶1 液治疗，脱水明显纠正，尿量增加，但患儿仍有腹胀，精神差，肌张力低。首先需考虑

A. 低钠血症　　B. 低钾血症

C. 低钙血症　　D. 低镁血症

E. 低氯血症

11. 患者，男性，46 岁。腹胀、呕吐已半年，多于午后发作，呕吐物为隔夜食物，量较多，吐后舒服。由于长期呕吐，除脱水外还会造成

A. 低氯、高钾性碱中毒　　B. 低氯、低钾性碱中毒

C. 低氯、高钾性酸中毒　　D. 低氯、低钾性酸中毒

E. 低钾性酸中毒

12. 患者，女性，59 岁。腹痛、恶心，呕吐胃内容物 3 天，有宿食。考虑患者此时存在

A. 高钾血症，代谢性酸中毒　　B. 低钾血症，代谢性碱中毒

C. 低钾血症，代谢性酸中毒　　D. 高钾血症，呼吸性酸中毒

E. 高钾血症，代谢性碱中毒

13. 患者，男性，56 岁。反复上腹胀痛 1 年，进食后呕吐 1 个月，呕吐物含有宿食。查体：贫血貌，消瘦，上腹可见胃型，可闻及振水音。患者最早出现的酸碱失衡和水、电解质紊乱的类型是

A. 低钾血症、代谢性碱中毒　　B. 低钾血症、代谢性酸中毒

C. 低氯血症、代谢性酸中毒　　D. 高钾血症、代谢性酸中毒

E. 高钾血症、代谢性碱中毒

14. 慢性肾功能不全尿毒症患者经纠正酸中毒后发生抽搐，最迅速而有效的治疗措施是

A. 口服镇静药　　B. 肌内注射维生素 D

C. 肌内注射地西泮　　D. 静脉注射葡萄糖酸钙

E. 静脉注射呋塞米

15. 患者，男性，68 岁。咳嗽、气急、口唇轻度发绀，肺部可闻及干、湿啰音，动脉血气示 $PaCO_2$ 70mmHg，PaO_2 66mmHg，pH 7.30，最可能的临床状况是

A. 呼吸性酸中毒　　B. 呼吸性碱中毒

C. 呼吸性酸中毒伴低氧血症　　D. 呼吸性碱中毒伴低氧血症

E. 低氧血症

16. 幽门梗阻患者呕吐 10 天，血压 90/75mmHg，血钾 3.1mmol/L，pH 7.5，应诊断为

A. 呼吸性酸中毒　　B. 呼吸性碱中毒

C. 代谢性酸中毒　　D. 代谢性碱中毒

E. 代谢性酸中毒合并呼吸性酸中毒

17. 患者体重 60kg，临床表现为较严重的代谢性酸中毒，未测二氧化碳结合力时，可先补充5%碳酸氢钠溶液

A. 200ml　　B. 300ml

C. 400ml　　D. 500ml

E. 600ml

18. 某患者服用碳酸酐酶抑制药乙酰唑胺后出现尿液 NaCl、水、HCO_3^-排出增多，以及代谢性酸中毒。分析该患者出现代谢性酸中毒的原因是

A. 肾小管 K^+-H^+交换增加　　B. 肾小管 H^+-Na^+交换减弱

C. 近球小管 K^+的重吸收增加　　D. 肾小球滤过率降低

E. 肾小管 Na^+重吸收减少

19. 患者，女性，75 岁。有慢性肺心病，因发热 4 天来诊。测动脉血气：pH 7.27，$PaCO_2$ 78mmHg，PaO_2 70mmHg，HCO_3^- 32mmol/L。其酸碱失衡诊断可能为

A. 呼吸性酸中毒+代谢性酸中毒　　B. 呼吸性酸中毒完全代偿

C. 代谢性酸中毒失代偿　　D. 呼吸性酸中毒未代偿

E. 呼吸性酸中毒失代偿

三 A3/A4 型题

（1~3 题共用题干）

患者，男性，42 岁。体重 60kg。因食管癌进食困难 1 个月余。主诉：乏力、极度口渴、尿少而色深。查体：血压、体温均正常，眼窝凹陷、唇、舌干燥、皮肤弹性差。

1. 该患者的水、电解质失衡性质为

A. 轻度高渗性脱水　　B. 中度高渗性脱水

C. 重度高渗性脱水　　D. 等渗性脱水

E. 低渗性脱水

2. 该患者当天补充液量（不包括当天生理需水量）约为

A. 500ml　　B. 1000ml

C. 3000ml　　D. 4000ml

E. 4500ml

3. 患者补液后口渴减轻，尿量增多，测血清钾浓度为 3.1mmol/L，补充钾盐的时机是尿量达

A. 20ml/h　　B. 25ml/h
C. 30ml/h　　D. 35ml/h
E. 40ml/h

（4～8 题共用题干）

患者，男性，27 岁。体重 75kg。夏天在 38℃室外连续工作 10 小时余，期间未饮水及进食，后昏倒在地，被工友送入急诊。查体：呼吸 22 次/分，较深，脉搏细速，血压90/45 mmHg，全身发热而无汗，未排尿。

4. 患者的体液状态为

A. 高渗性脱水　　B. 等渗性脱水
C. 细胞内脱水少于细胞外脱水　　D. 不存在缺钠
E. 不会出现酸中毒

5. 昏倒的主要原因是

A. 脑细胞脱水致脑功能障碍　　B. 热射病
C. 休克　　D. 低血糖
E. 劳累过度

6. 据其临床表现，初步估计其脱水量为体重的

A. <2%　　B. 2%～4%
C. 4%～6%　　D. >6%
E. 无法确定

7. 实验室检查结果可能是

A. 尿相对密度升高　　B. 尿呈酸性
C. 因机体代偿，细胞外液渗透压不高　　D. 细胞内液渗透压高于细胞外液
E. 抗利尿激素及醛固酮分泌不受影响

8. 当天较合理的补液方案是

A. 输注 5%葡萄糖溶液 3500ml　　B. 输注 0.9%氯化钠溶液 3500ml
C. 积极补充 10%氯化钾　　D. 尿量达 40ml/h 时开始口服补钾
E. 输注 5%葡萄糖溶液 2500ml+0.9%氯化钠溶液 1000ml

（9～11 题共用题干）

患者，女性，53 岁。有胆管结石病史。近 2 天来右上腹痛、恶心呕吐数次，体温 37.8℃，2 小时前突然畏寒、寒战，体温达 40℃，精神紧张兴奋、口渴、面色苍白，脉搏

118 次/分，有力，血压 90/60mmHg，尿量 26ml/h。

9. 下列处理措施不合适的是

A. 积极补充血容量
B. 联合应用抗菌药物
C. 尽早做胆管引流
D. 纠正酸中毒
E. 静脉滴注间羟胺

10. 下列哪项不是其微循环变化的特征

A. 微动脉、微静脉收缩
B. 动静脉短路开放
C. 直接通道开放
D. 组织灌流减少
E. 静脉回心血量减少

11. 患者处于何种情况

A. 急性胆囊炎，无休克
B. 休克代偿期
C. 中度休克
D. 重度休克
E. 高排低阻型休克

（12~14 题共用题干）

患者，男性，52 岁。体重 50kg。上腹隐痛不适并食欲缺乏 3 个月。胃镜检查证实为胃体癌。实验室检查：血红蛋白 80g/L，血浆清蛋白 30g/L，血清钠 130mmol/L、钾 4.5mmol/L，动脉血 pH 7.35。

12. 该患者可能存在

A. 高渗性脱水
B. 等渗性脱水
C. 低渗性脱水
D. 高钾血症
E. 稀释性低血钠症

13. 患者在水、电解质和酸碱平衡方面的主要病理、生理变化为

A. 血浆容量减少>组织间液的减少
B. 组织间液减少>血浆容量的减少
C. 细胞内液减少
D. 细胞内、外液等量减少
E. 细胞内液移向细胞外间隙

14. 按血清钠浓度和公式计算，需补充的钠盐量（mmol/L）为

A. 12×50×0.4
B. 12×50×0.5
C. 12×50×0.6
D. 12×50×0.7
E. 12×50×0.8

（15~16 题共用题干）

患者，男性，58 岁。因腹泻伴乏力 2 天就诊，每日排水样便 10 余次。查体：体温 37.4℃，血压 92/60mmHg，心率 108 次/分，意识淡漠，两肺呼吸音清，心律齐，腹软，无

压痛。血钠 124mmol/L，血钾 3.6mmol/L，血糖 5.2mmol/L，血肌酐 54μmol/L。

15. 患者最有可能的低钠血症类型为

A. 假性低钠血症　　B. 再分配性低钠血症

C. 低血容量低渗性低钠血症　　D. 正常容量低渗性低钠血症

E. 高血容量低渗性低钠血症

16. 正确的治疗措施是

A. 利尿　　B. 使用等渗盐水

C. 严格限水　　D. 连续性肾脏替代治疗

E. 使用甘露醇脱水

（17~19 题共用题干）

患者，男性，32 岁。因溃疡病大出血，输入库存血 1500ml，发现呼吸深快，有烂苹果味，皮肤青紫，血压 90/75mmHg，血钾 7.0mmol/L、钠 135mmol/L，动脉血 pH 7.2，血浆 HCO_3^- 17mmol/L。

17. 该患者电解质失衡诊断为

A. 低钾血症　　B. 低钠血症

C. 高钾血症　　D. 高钙血症

E. 高钠血症

18. 该患者酸碱失衡性质为

A. 代谢性碱中毒　　B. 代谢性酸中毒

C. 呼吸性碱中毒　　D. 呼吸性酸中毒

E. 代谢性酸中毒，合并呼吸性酸中毒

19. 该患者典型的心电图早期改变为

A. T 波高尖，QT 间期延长　　B. QRS 波增宽

C. PR 间期延长　　D. U 波

E. T 波压低、变宽、双相或倒置

（20~23 题共用题干）

患者，男性，41 岁。急性肠梗阻 2 天，呕吐频繁、乏力、口渴、尿少、口唇干燥、眼窝下陷、皮肤弹性差，脉搏 116 次/分。实验室检查：血红蛋白 163g/L，血细胞比容 0.55，血钠 140mmol/L，血钾 4mmol/L。

20. 该患者可能诊断为

A. 低渗性脱水　　B. 高渗性脱水

C. 等渗性脱水　　D. 水中毒

E. 高钾血症

21. 治疗措施是

A. 快速输入高渗葡萄糖　B. 静脉滴注升压药物

C. 静脉滴注 5%碳酸氢钠　D. 快速输入等渗电解质溶液、胶体液

E. 吸氧

22. 低钾血症不常见于

A. 长期进食不足　B. 持续胃肠减压

C. 碱中毒　D. 急性肾衰竭

E. 大量输注葡萄糖和胰岛素

23. 低钾血症的症状主要是

A. 口渴　B. 肌无力

C. 尿少　D. 头晕

E. 发热

（24~25 题共用题干）

患者，女性，23 岁。双下肢被倒塌建筑物挤压 30 余小时入院，伤后患者一直无尿。双下肢膝以下肿胀明显，皮温低，表面有张力水疱，双足背动脉未扪及，双小腿无痛觉，不能自主运动。血肌酐 292.3μmol/L，肌酸激酶（CK）1837U/L。血气分析：pH 7.138，二氧化碳分压 42mmHg，氧分压 84mmHg，HCO_3^- 14.5mmol/L，剩余碱（BE）−15mmol/L，氧饱和度 94%。

24. 患者最可能发生的电解质紊乱是

A. 低钠血症　B. 高钠血症

C. 低钾血症　D. 高钾血症

E. 低镁血症

25. 下列治疗措施错误的是

A. 大量补液　B. 手术截肢

C. 碱化尿液　D. 血液透析

E. 口服氯化钾缓释片

（26~31 题共用题干）

患者，男性，65 岁。体重 60kg。近 3 个月感觉上腹隐胀痛，进食减少，明显消瘦，伴有双下肢轻度可凹性水肿，自行间断服用某种利尿药，1 天前不明诱因突然呕吐血性胃内容物，约 1200ml，被家属送入急诊。

26. 该患者体液代谢可能存在

A. 低渗性脱水　　B. 高渗性脱水
C. 等渗性脱水　　D. 细胞内脱水
E. 组织间隙脱水

27. 该患者可能不会出现的临床表现是
A. 腹胀痛减轻　　B. 明显口渴
C. 心率加快　　D. 少尿
E. 意识改变

28. 该患者存在的酸碱失调最可能是
A. 代谢性酸中毒　　B. 乳酸酸中毒
C. 代谢性碱中毒　　D. 混合性酸碱中毒
E. 经机体代偿，酸碱失衡不明显

29. 处理方案应优先考虑
A. 使用质子泵抑制药　　B. 输血
C. 输注 0.9%氯化钠溶液　　D. 输注 5%葡萄糖溶液
E. 输注平衡盐溶液

30. 电解质、动脉血气分析结果未回报前，急诊予以输注 5%葡萄糖溶液 1500ml+0.9%氯化钠 250ml+10%氯化钾 20ml，则患者较可能出现
A. 低钾血症　　B. 低钠血症
C. 水中毒　　D. 高血糖
E. 尿量显著增加

31. 血气及电解质检测结果：pH 7.25，HCO_3^- 35mmol/L，$PaCO_2$ 66mmHg，PaO_2 79mmHg，Na^+ 135mmol/L，Cl^- 90mmol/L，K^+ 5.3mmol/L。该患者水、电解质及酸碱失衡类型为
A. 单纯呼吸性酸中毒　　B. 代偿代谢性碱中毒
C. 呼吸性酸中毒合并代谢性碱中毒　　D. 代谢性碱中毒合并代谢性酸中毒
E. 假性高钾血症

（32~35 题共用题干）

患者，男性，36 岁。发现慢性活动性乙型肝炎 14 余年。1 周前出现低热、腹胀、尿量减少。查体：肝病容，心率 115 次/分，血压 105/90mmHg，呼吸频率 26 次/分，指脉氧饱和度 96%。入院后为解除呼吸困难，输注血浆后给予呋塞米利尿，并抽出腹水 1000ml。

32. 经过上述处理，患者水、电解质状态可能表现为
A. 低渗性脱水　　B. 高渗性脱水
C. 等渗性脱水　　D. 低钠血症
E. 低钾血症

33. 患者可能存在的酸碱失衡是

A. 低钾性碱中毒
B. 低氯性碱中毒
C. 代谢性酸中毒
D. 代谢性碱中毒
E. 不会造成酸碱失衡

34. 动脉血气结果：pH 7.25，HCO_3^- 15mmol/L，$PaCO_2$ 26mmHg，PaO_2 89mmHg，Na^+ 130mmol/L，Cl^- 90mmol/L，K^+ 5.6mmol/L。该患者体液失调表现为

A. 代谢性酸中毒
B. 代谢性碱中毒
C. 代谢性酸中毒+呼吸性碱中毒
D. 假性低钠血症
E. 假性高钾血症

35. 纠正上述紊乱，优先考虑应用

A. 5%$NaHCO_3$
B. 0.9%氯化钠溶液
C. 5%葡萄糖溶液+10%氯化钾溶液
D. 平衡盐溶液
E. 血浆和清蛋白

（36~38 题共用题干）

患者，女性，28 岁。因十二指肠球部溃疡而行手术治疗，术后出现十二指肠瘘，给予禁食、胃肠减压、瘘液外引流及静脉营养等治疗，5 天后患者出现嗜睡、呼吸改变，血压下降。

36. 患者出现上述症状的原因是

A. 低渗性脱水
B. 代谢性酸中毒
C. 呼吸性酸中毒
D. 代谢性碱中毒
E. CO_2结合力升高

37. 患者最突出的表现可能是

A. 心率加快
B. 呼吸加深、加快
C. 嗜睡转为昏睡
D. 出现手足抽搐
E. 明显口渴

38. 治疗的最佳选择是

A. 胃液、十二指肠液滤过后空肠回输
B. 加快补充葡萄糖溶液
C. 给予 5%碳酸氢钠
D. 机械通气
E. 静脉注入多巴胺

四 B 型题

（1~5 题共用备选答案）

A. 代谢性碱中毒+AG↑型代谢性酸中毒

B. 代谢性酸中毒+呼吸性碱中毒

C. 代谢性碱中毒+呼吸性碱中毒

D. 呼吸性酸中毒+代谢性碱中毒+AG↑型代谢性酸中毒

E. 以上都不是

以下化验结果为何种酸碱失衡：

1. pH 7.48，$PaCO_2$ 41mmHg，HCO_3^- 29.2mmol/L，Na^+ 142mmol/L，Cl^- 92mmol/L
2. pH 7.62，$PaCO_2$ 32mmHg，HCO_3^- 32.8mmol/L，Na^+ 141mmol/L，Cl^- 94mmol/L
3. pH 7.36，$PaCO_2$ 67mmHg，HCO_3^- 35mmol/L，Na^+ 141mmol/L，Cl^- 75mmol/L
4. pH 7.40，$PaCO_2$ 70mmHg，HCO_3^- 40mmol/L，Na^+ 141mmol/L，Cl^- 95mmol/L
5. pH 7.30，$PaCO_2$ 20mmHg，HCO_3^- 16mmol/L，Na^+ 141mmol/L，Cl^- 95mmol/L

五 X 型题

1. 海水淹溺时，其水、电解质紊乱是

A. 严重低血容量　　B. 血液稀释

C. 血钠增高　　D. 镁浓度增加

E. 血浆蛋白减少

2. 常用的晶体液有

A. 0.9%氯化钠溶液　　B. 葡萄糖溶液

C. 羟乙基淀粉　　D. 复方氯化钠溶液

E. 5%清蛋白

3. 患者，男性，50岁。“胃痛”史15年。近来消瘦、乏力，持续性呕吐宿食，胃痛规律改变，伴有腰背痛。其入院时，可能存在的水、电解质、酸碱平衡失调是

A. 等渗性脱水　　B. 高渗性脱水

C. 低氯高钾性酸中毒　　D. 低氯低钾性碱中毒

E. 低渗性脱水

4. 中度高渗性脱水患者补液及补充电解质应注意

A. 尿量达30ml/h开始补钾

B. 尿量达40ml/h开始补钾

C. 先纠正碱中毒，再检查血钾，视血钾情况补充

D. 补液优先选择0.9%氯化钠溶液

E. 补液优先选择5%葡萄糖+10%氯化钾

5. 高渗性脱水的主要表现是

A. 最早出现口渴　　B. 最早出现心悸

C. 只表现为细胞内液缺水　　D. 细胞内液缺水超过细胞外液缺水

E. 易出现休克

6. 低渗性脱水引起体液容量变化及临床表现为

A. 血浆、组织间液都减少，以血浆减少为主

B. 血浆、组织间液都减少，以组织间液减少为主

C. 口渴明显

D. 尿相对密度低

E. 血液浓缩为主

7. 患者，女性，22 岁。因不洁饮食后出现频繁呕吐、腹泻，呕吐物为胃内容物、腹泻为稀水样便，2 天后觉心悸、气促而就诊。动脉血气：pH 7.38，HCO_3^- 24mmol/L，$PaCO_2$ 42mmHg，PaO_2 90mmHg，Na^+ 142mmol/L，Cl^- 94mmol/L，K^+ 3.5mmol/L。该患者内环境出现

A. 电解质、酸碱基本无失调　　B. 等渗性脱水

C. 高阴离子隙（AG）性代谢性酸中毒　　D. 代谢性碱中毒

E. 混合性碱中毒

8. 患者，男性，65 岁。因急性心肌梗死、心力衰竭入住 CCU，利尿治疗后出现口渴、四肢无力，心率 124 次/分。动脉血气：pH 7.38，HCO_3^- 4mmol/L，$PaCO_2$ 42mmHg，PaO_2 90mmHg，Na^+ 142mmol/L，Cl^- 94mmol/L，K^+ 3.5mmol/L。该患者可能出现

A. 高渗性脱水　　B. 等渗性脱水

C. 代谢性酸中毒　　D. 代谢性碱中毒

E. 低钾血症

9. 再分配性低钠血症，常发生在

A. 胃肠减压　　B. 糖尿病酮症

C. 静脉用抗生素　　D. 大量补液后

E. 静脉输注甘露醇

10. 慢性低钠血症，过快纠正血钠水平，有发生中央脑桥脱髓鞘形成（CPM）的危险，可增加这种危险的情况是

A. 酒精中毒者　　B. 精神性多饮者

C. 服用噻嗪类利尿药的老年人　　D. 营养不良者

E. 术后的育龄妇女

11. 高血钾的心电图表现有

A. T 波高尖　　B. QRS 波增宽

C. PR 间期缩短　　D. P 波低平

E. 室性异位节律

12. 低钾血症的心电图表现有
A. T 波高尖
B. 出现 U 波
C. ST 段改变
D. 窦性心动过速
E. 无脉性电活动或心脏停搏
13. 关于高血钾的病因，正确的有
A. 高钾性周期性瘫痪
B. 肌肉分解
C. 假性低钾血症
D. Ⅳ型肾小管酸中毒
E. 使用非甾体类抗炎药
14. 高钾血症的主要危险表现为
A. 发热
B. 脑水肿
C. 心律失常
D. 肺栓塞
E. 肌肉无力
15. 患者，男性，67 岁。十二指肠溃疡病史，行胃、脾切除术后发生肾衰竭和肝功能不全。当时动脉血气：pH 7.52，HCO_3^- 0mmol/L，$PaCO_2$ 12.5mmHg，Na^+ 129mmol/L，Cl^- 88mmol/L，K^+ 3.5mmol/L。该患者可能已出现
A. 体内总钾缺乏
B. 呼吸性碱中毒
C. 代谢性酸中毒
D. 代谢性碱中毒
E. 尿为碱性
16. 关于低镁血症的原因，下列选项正确的是
A. 利尿药
B. 胰岛素治疗
C. 糖尿病酮症酸中毒
D. 高钙血症
E. 甲状腺功能亢进
17. 高镁血症的心电图表现有
A. PR 间期和 QT 间期延长
B. QRS 波时限延长
C. P 波振幅减低
D. 完全性房室传导阻滞或心脏停搏
E. T 波峰增高
18. 低镁血症的心电图改变有
A. QT 和 PR 间期延长
B. 胸前导联 P 波低平或倒置
C. ST 段压低
D. T 波倒置
E. 尖端扭转型室性心动过速
19. 肾排出 Mg^{2+} 增加的药物包括
A. 氨基糖苷类
B. 两性霉素 B
C. 顺铂
D. 膦甲酸钠
E. 茶碱

20. 下列哪些情况可用钙剂治疗

A. 高血钾　　B. 低血钙

C. 心搏骤停　　D. 低血压

E. 钙通道阻滞药中毒

21. 高钙血症的心电图表现，正确的有哪些

A. T 间期延长　　B. R 间期和 QRS 时限延长

C. T 波低平、增宽　　D. QRS 波电压增高

E. 房室传导阻滞

22. 换气不足是呼吸性酸中毒的最常见病因，可见于

A. 呼吸中枢抑制　　B. 气道阻力增高

C. 呼吸肌麻痹　　D. 胸部疾患

E. 呼吸道阻塞

23. 肾调节酸碱平衡的机制是

A. H^+-Na^+的交换　　B. HCO_3^-的重吸收

C. 分泌 NH_3与 H^+结合成 NH_4^+排出　　D. 尿的酸化而排出 H^+

E. Na^+-K^+的交换

24. 下列疾病中可引起代谢性酸中毒的是

A. 糖尿病　　B. 酒精中毒

C. 尿毒症　　D. 高血钾

E. 高血钠

25. 代谢性碱中毒的治疗，叙述正确的是

A. 代谢性碱中毒轻症只需补充盐水，每升溶液中加入氯化钾 2~3g

B. 严重低氯性代谢性碱中毒可补 0.1mol/L 盐酸

C. 肝功能不佳时禁用，可用精氨酸替代

D. 重症如 pH>7.6 时，可用 3%NH_4Cl 作静脉注射

E. 重症如 pH>7.6 时，可口服氯化铵 1~2g，每日 3~4 次

26. 严重的代谢性碱中毒可引起

A. 血红蛋白氧离曲线左移　　B. 血红蛋白氧离曲线右移

C. 血浆游离钙降低　　D. 低钾血症

E. 低钠血症

27. 患者，男性，75 岁。有慢性阻塞性肺疾病（COPD）20 余年。3 天前受凉后出现发热，体温 39.5℃，伴有明显呼吸困难，食欲减退。动脉血气分析：pH 7.34，HCO_3^- 30mmol/L，$PaCO_2$ 70mmHg，Na^+ 148mmol/L，Cl^- 88mmol/L。该患者可能出现了

A. 高渗性脱水　　B. 呼吸性酸中毒

C. 高阴离子隙（AG）性代谢性酸中毒 D. 代谢性碱中毒

E. 混合性碱中毒

六 案例分析题

（1~6 题共用题干）

患者，男性，43 岁。体重 60kg。因车祸挤压下腹部及左下肢 5 小时急诊入院。查体：意识清楚，呼吸 26 次/分，心率 130 次/分，血压 90/60mmHg，腹软，无压痛，移动性浊音阴性，未排尿，骨盆及左股骨肿胀畸形，似有软组织坏死。

1. 患者可能出现的体液代谢失调有

A. 等渗性脱水　　B. 高渗性脱水

C. 失血量>1200ml　　D. 高钾血症

E. 代谢性酸中毒　　F. 代谢性酸中毒合并代谢性碱中毒

G. 呼吸性碱中毒

2. 要明确患者体液代谢失调，应做的紧急检查是

A. 肺动脉导管　　B. 腹部 B 超检查

C. X 线骨盆及左股骨摄片检查　　D. 肾及输尿管超声检查

E. 床边导尿　　F. 动脉血气分析

G. 导尿后作尿常规检查　　H. 血电解质检查

3. 急诊输注平衡盐溶液 1000ml，红细胞 6U，血浆 400ml 后，5%碳酸氢钠 150ml 后，患者呼吸困难加重，胸闷，乏力，肢端麻木、烦躁。经过处理后患者可能出现了

A. 肺水肿　　B. 血栓形成

C. 高钠血症　　D. 高钾血症

E. 低钾血症　　F. 低钠血症

G. 代谢性碱中毒　　H. 代谢性酸中毒

4. 经过进一步处理后，患者不适症状减轻，呼吸 20 次/分，呼吸深，似有烂苹果味，心率降至 100 次/分，监护显示 T 波增高，QSR 波增宽，血压 110/80mmHg，12 小时未排尿。此时患者情况可能为

A. 心肌损伤或缺氧　　B. 呼吸性酸中毒

C. 代谢性酸中毒　　D. 代谢性碱中毒

E. 急性肾衰竭　　F. 高钾血症

G. 肾及尿路损伤　　H. 仍显著脱水，继续大量补液

5. 动脉血气分析：pH 7.30，PaO_2 78mmHg，$PaCO_2$ 35mmHg，HCO_3^- 17mmol/L，BE-10.2mmol/L。血电解质：K^+ 6.0mmol/L，Na^+ 136mmol/L，Cl^- 100mmol/L。肾功能：Cr 112μmol/L，

BUN 11.2mmol/L。患者仍存在

A. 等渗性脱水
B. 代谢性酸中毒
C. 代谢性碱中毒
D. 高钾血症
E. 急性肾衰竭
F. 高钠血症
G. 尿路阻塞

6. 此时处理方案可采用

A. 给予5%碳酸氢钠
B. 继续补液，增加和改善肾灌注
C. 给予葡萄糖溶液+胰岛素
D. 给予10%葡萄糖酸钙
E. 血液透析
F. 给予利尿药
G. 给予11.2%乳酸钠
H. 给予三羟甲基氨甲烷（THAM）

（7~9题共用题干）

患者，女性，35岁。体重50kg。因烧伤入院。烧伤面积85%（Ⅲ度占60%），并有严重呼吸道烧伤。入院时意识清醒，但表情淡漠，呼吸困难，血压75/55mmHg，并有血红蛋白尿。实验室检查：pH 7.312，HCO_3^- 15.1mmol/L，$PaCO_2$ 55mmHg，PaO_2 50mmHg，K^+ 6.2mmol/L，Na^+ 135mmol/L，Cl^- 101mmol/L。

7. 应立即采取的措施有

A. 处理创面
B. 给予抗生素
C. 快速静脉补液
D. 给予葡萄糖+胰岛素，降低血钾
E. 吸氧
F. 机械通气
G. 给予5%碳酸氢钠
H. 利尿，防止血红蛋白引起急性肾衰竭

8. 经急救处理，伤后24小时共补血浆1000ml，右旋糖酐500ml，5%葡萄糖1400ml，10% KCl 10ml。患者一般情况好转，血压90/70mmHg，尿量1386ml/24h，pH 7.318，HCO_3^- 20.4mmol/L，$PaCO_2$ 37.5mmHg。患者仍存在的内环境紊乱可能是

A. 等渗性脱水
B. 低渗性脱水
C. 高渗性脱水
D. 高钾血症
E. 代谢性酸中毒
F. 呼吸性酸中毒
G. 代谢性碱中毒
H. 呼吸性碱中毒
I. 稀释性低钠血症

9. 入院第28天发生创面感染（铜绿假单胞菌），血压降至70/50mmHg，出现少尿，pH 7.088，HCO_3^- 9.8mmol/L，$PaCO_2$ 33.4mmHg，K^+ 5.8mmol/L，Na^+ 132mmol/L，Cl^- 102mmol/L。虽经积极救治，病情仍无好转，直至死亡。患者死亡前的情况为

A. 脓毒症休克
B. 等渗性脱水
C. 低渗性脱水
D. 高钾血症

E. 代谢性酸中毒　　F. 高 AG 代谢性酸中毒
G. 代谢性碱中毒　　H. 呼吸性碱中毒

（10~13 题共用题干）

患儿，女，11 个月。因呕吐、腹泻 3 天入院。起病后每日呕吐 5~6 次，进食甚少。腹泻每日 10 余次，为不消化蛋花样稀汤便。低热、嗜睡、尿少。查体：体温 38℃（肛），脉搏 160 次/分，呼吸 38 次/分，体重 8kg；精神萎靡，意识清醒，皮肤干燥，弹性较差；心音弱，肺正常，肝肋下 1cm。大便常规：阴性。血常规：血红蛋白 9.8g，白细胞 12×10^9/L。血气分析：pH 7.29，AB 9.8mmol/L，SB 11.7mmol/L，BE －16.5mmol/L，$PaCO_2$ 23.4mmHg，血 Na^+ 131mmol/L，血 Cl^- 94mmol/L，血 K^+ 3.26mmol/L。

10. 患儿存在的水、电解质及酸碱平衡失调是
A. 等渗性脱水　　B. 低渗性脱水
C. 水中毒　　D. 低钾血症
E. 呼吸性碱中毒　　F. 高 AG 代谢性酸中毒
G. 低钠血症

11. 处理原则是
A. 给予洋地黄控制心率　　B. 机械通气，充分镇静
C. 输注平衡盐溶液　　D. 大量补充 0.9%氯化钠溶液
E. 大量补充葡萄糖溶液　　F. 输血或红细胞
G. 给予 5%碳酸氢钠溶液　　H. 补充 10%氯化钾溶液

12. 经上述处理后，患儿出现肢体麻木、烦躁不安，呼吸增快，达 45 次/分，心率 142 次/分，频发房性期前收缩，指端色泽灰暗。复查动脉血气：pH 7.39，$PaCO_2$ 22mmHg，PaO_2 70mmHg，HCO_3^- 31mmol/L；血 Na^+ 148mmol/L，血 K^+ 4.0mmol/L。患儿现存在的水、电解质及酸碱平衡失调是
A. 离子钙浓度降低　　B. 等渗性脱水
C. 输液过度，出现水中毒　　D. 代谢性碱中毒
E. 呼吸性碱中毒　　F. 高氯性代谢性酸中毒
G. 低钾血症　　H. 高钠血症

13. 此时的处理方案是
A. 继续补充 0.9%氯化钠溶液　　B. 调整机械通气
C. 给予 10%葡萄糖酸钙　　D. 给予利尿药
E. 继续补充 10%氯化钾溶液　　F. 输红细胞，提高氧输送
G. 行心电图检查　　H. 无须特殊处理

（14～17 题共用题干）

患者，男性，76 岁。因停止排气、排便 3 天，腹痛、腹胀并呕吐 1 天急诊入院。查体：意识模糊，精神差，眼球下陷，呼吸深，18 次/分，心率 65 次/分，偶见室性期前收缩，血压 80/65mmHg，腹轻胀，有轻压痛，反跳痛可疑，3 小时无尿。X 线腹部平片示：右半结肠以上有较多气液平面。

14. 患者较可能存在的水、电解质及酸碱平衡失调是

A. 等渗性脱水
B. 高渗性脱水
C. 低渗性脱水
D. 低钾血症
E. 高钾血症
F. 代谢性酸中毒
G. 代谢性碱中毒
H. 高钠血症
I. 细胞外液丢失为主

15. 为明确诊断，应进行的检查是

A. 诊断性腹腔穿刺
B. 急请普外科会诊
C. 心电图检查
D. 尿常规检查
E. 24 小时尿电解质检查
F. 动脉血气分析
G. CVP 监测
H. 血电解质检查
I. 肾功能检查
J. 快速补充 0.9%氯化钠溶液

16. 查动脉血气：pH 7.25，PaO_2 68mmHg，$PaCO_2$ 30mmHg，HCO_3^- 15mmol/L，BE −10.2mmol/L。血电解质：K^+ 3.0mmol/L，Na^+ 132mmol/L，Cl^- 90mmol/L。肾功能：Cr 102μmol/L，BUN 11.2mmol/L。患者的水、电解质及酸碱状态是

A. 等渗性脱水
B. 低渗性脱水
C. 无明显脱水
D. 低钾血症
E. 高钾血症
F. 代谢性酸中毒
G. 呼吸性碱中毒
H. 低钠血症

17. 进一步处理应采取

A. 积极输注平衡盐溶液，纠正休克
B. 立即给予多巴胺
C. 给予抗心律失常药控制室性期前收缩
D. 给予 5%碳酸氢钠
E. 立即给予广谱抗生素
F. 给予利尿药，改善无尿状态
G. 补充 10%氯化钾
H. 尿量达 40ml/h 时开始补充 10%氯化钾
I. 胃肠减压

（18~21 题共用题干）

患者，女性，21 岁。体重 50kg。反复大量呕吐胃肠液 3 天，尿少，恶心，乏力，四肢厥冷。查体：脉搏 120 次/分，血压 90/60mmHg，唇干燥，眼球下陷，皮肤弹性差。尿相对密度 1.013，血清 Na^+ 135mmol/L。

18. 患者的诊断应考虑为

A. 高渗性脱水
B. 低渗性脱水
C. 等渗性脱水
D. 原发性脱水
E. 不存在脱水

19. 可补充的液体是

A. 平衡盐溶液
B. 林格液
C. 5%葡萄糖盐水
D. 5%~10%葡萄糖溶液
E. 10%葡萄糖溶液和 0.9%氯化钠溶液各占 1/2
F. 饮用温开水
G. 依靠自身调节，可不予处理
H. 血流动力学监测后决定补液

20. 除补充生理需要量外，得以纠正的液体补充量为

A. 1500ml
B. 2000ml
C. 3000ml
D. 3500ml
E. 4000ml
F. 尿量加 500~800ml
G. 给予 5%碳酸氢钠

21. 患者除体液代谢失衡外，还可能存在

A. 代谢性酸中毒
B. 代谢性碱中毒
C. 代谢性酸中毒+代谢性碱中毒
D. 呼吸性酸中毒
E. 呼吸性碱中毒
F. 不存在酸碱失衡

（22~24 题共用题干）

患者，男性，47 岁。体重 50kg。因急性肠梗阻 3 天入院，患者诉口渴，全身乏力，不能坐起。查体：脉搏 120 次/分，血压 75/60mmHg，眼球下陷，皮肤弹性差，尿相对密度 1.025，血清 Na^+ 134mmol/L。

22. 可能存在的失调是

A. 高渗性脱水
B. 低渗性脱水
C. 等渗性脱水
D. 缺钠性休克

E. 继发性脱水
F. 失液量超过体重的 6%
G. 尿钾排出增加
H. 尿呈酸性

23. 当天需补充的液体量为
A. 1000ml
B. 2000ml
C. 3000ml
D. 4000ml
E. 5000ml
F. 监测 CVP，据 CVP 值补液
G. 血压达 90/60mmHg 即可
H. 开始即应补钾
I. 尿量达 40ml/h 开始补充钾盐

24. 经快速补液补钾后，全身感觉异常，心律不齐，ECG 示 T 波高尖。其紧急治疗措施不应包括
A. 减慢补钾速度，最终纠正体内总钾缺乏
B. 静脉补充 5%碳酸氢钠
C. 给予镁剂
D. 静脉推注 10%葡萄糖酸钙
E. 静脉补充高渗糖和胰岛素
F. 急查血清电解质
G. 急查动脉血气分析

（25~26 题共用题干）

患者，女性，46 岁。乙型肝炎病史 10 年。因乏力、食欲减退、腹胀、尿少入院，按肝硬化腹水予以相应处理，每日抽取腹水 800ml。

25. 3 天后患者可能出现
A. 等渗性脱水
B. 高渗性脱水
C. 代谢性酸中毒
D. 代谢性碱中毒
E. 肝性脑病
F. 低渗性脱水

26. 每日给予 10%葡萄糖溶液 2000ml 及血浆若干，后给予呋塞米，保持尿量每日 2500ml，3 天后患者可能出现
A. 低渗性脱水
B. 高渗性脱水
C. 代谢性酸中毒
D. 代谢性碱中毒
E. 低钾血症
F. 等渗性脱水

（27~29 题共用题干）

患者，男性，34 岁。鞍上颅咽管瘤术后 1 天。尿量 5000ml/d，尿相对密度 1.002，尿渗透浓度 120mmol/L，血钠 152mmol/L，血钾 3.9mmol/L，血肌酐 67μmol/L，血糖 6.1mmol/L。

27. 患者高钠血症的原因最可能为

A. 醛固酮增多症　　B. 肾源性尿崩症
C. 糖尿病酮症酸中毒　　D. 先天性肾上腺皮质增生
E. 中枢性尿崩症　　F. 库欣综合征

28. 使用升压素后，尿量减少至2500ml/d。患者高钠血症的治疗中还应注意
A. 监测尿渗透浓度　　B. 监测尿相对密度
C. 监测电解质　　D. 加强脱水
E. 限水　　F. 观察液体出入量是否平衡

29. 除升压素外，对控制患者尿量，纠正高钠血症可能有效的药物有
A. 甘露醇　　B. 噻嗪类利尿药
C. 去氨升压素　　D. 呋塞米
E. 鞣酸加压素注射液　　F. 甘油果糖

(30~32题共用题干)

患者，女性，43岁。因反复恶心、呕吐伴乏力3个月就诊。无腹痛、腹泻，无发热、咳嗽，无胸闷及呼吸困难。患者自发病以来，体重减轻12kg。血常规、肝功能、肾功能及血糖均正常。血 K^+ 3.8mmol/L、Na^+ 125mmol/L、Cl^- 87.0mmol/L、Mg^{2+} 1.0mmol/L。心电图未见异常。胃镜检查显示慢性浅表性胃炎。

30. 患者存在的电解质紊乱为
A. 低钾血症　　B. 高钾血症
C. 低钠血症　　D. 高钠血症
E. 低镁血症　　F. 高镁血症

31. 予纠正电解质紊乱、静脉营养支持等治疗3天后复查血 K^+ 4.0mmol/L，Na^+ 124mmol/L，Cl^- 87.0mmol/L，Mg^{2+} 1.0mmol/L。检查血促肾上腺皮质激素72.6pg/ml，血浆渗透浓度276mmol/L，尿渗浓度681mmol/L。皮质醇：8am 16.1μg/dl，4pm 9.2μg/dl。24小时尿 K^+ 53.0mmol，24小时尿 Na^+ 374.3mmol（24小时尿量2600ml）。FT_3、FT_4、TSH均正常。患者胸部CT：右肺下叶占位性病变。患者电解质紊乱的原因可能为
A. 艾迪生病（Addison病）　　B. 肺癌合并抗利尿激素分泌异常综合征
C. 尿毒症　　D. 急性胃炎
E. 甲状腺功能减退　　F. 尿崩症

32. 纠正该患者电解质紊乱的措施包括
A. 激素替代治疗　　B. 血液透析
C. 积极进行病因诊断进而治疗原发病　　D. 限水
E. 补钠　　F. 碱化尿液

（33~36 题共用题干）

患者，男性，76 岁。因 COPD 并发肺性脑病入院，经过呼吸兴奋药、利尿药及激素等治疗 5 天后查动脉血气：pH 7.40，HCO_3^- 40mmol/L，PaO_2 60mmHg，$PaCO_2$ 67mmHg，BE +13mmol/L，K^+ 3.4mmol/L，Na^+ 140mmol/L，Cl^- 90mmol/L。

33. 继续采用的治疗措施应包括

A. 机械通气
B. 吸 45%氧
C. 充分补液
D. 每日雾化吸入液体 300ml
E. 静脉补钾
F. 静脉补充 5%碳酸氢钠
G. 20%甘露醇脱水

34. 目前仍存在的体液代谢紊乱为

A. 呼吸性酸中毒
B. 代谢性碱中毒
C. 低钾血症
D. 低钠血症
E. 呼吸性酸中毒合并代谢性碱中毒
F. 代谢性酸中毒
G. 呼吸性酸中毒+代谢性碱中毒+代谢性酸中毒

35. 为保持气道湿化、促进痰液引流，每日输注 5%葡萄糖溶液 2500ml+10%氯化钾 30ml，但尿量每日仅 800~1000ml。3 天后患者出现乏力、头痛、恶心和呕吐，呕吐为喷射性，尿量进一步减少，尿相对密度为 1.010。治疗后患者可能出现的状况及处理措施是

A. 呼吸性酸中毒加重
B. 代谢性碱中毒加重
C. 低钾血症
D. 水中毒
E. 脑血管意外
F. 肾功能不全
G. 给予利尿药
H. 给予对症处理后继续观察

36. 复查动脉血气：pH 7.40，HCO_3^- 26mmol/L，PaO_2 75mmHg，$PaCO_2$ 41mmHg，BE +3.0mmol/L，K^+ 3.7mmol/L，Na^+ 125mmol/L，Cl^- 80mmol/L。此时合适的处理方案是

A. 无须特殊处理
B. 给予 5%碳酸氢钠
C. 给予 10%氯化钠
D. 补充 10%氯化钾
E. 颅脑 CT 检查
F. 肾功能检查
G. 减少输注 5%葡萄糖溶液的量
H. 给予利尿药

参考答案与解析

一、A1 型题

1. B【解析】体内水分为细胞外液（占体重的 20%~25%，其中包括血浆，占体重的

4%~5%；组织间液，占体重15%~20%）和细胞内液（占体重的35%~40%）两部分。

2. A【解析】人体内的细胞外液，构成了体内细胞生活的液体环境，这个液体环境称作人体的内环境。

3. C【解析】浓度失调是指细胞外液中水分的增加或减少，以致渗透微粒的浓度发生改变，也就是渗透压发生改变，如低钠血症或高钠血症。

4. E【解析】人体内水的分布相对恒定，细胞外液和细胞内液、组织间液和血浆之间通过不断交换，保持着动态平衡。

5. B【解析】禁食成年患者每天应补充水2000~2500ml，钠5g，氯化钾4g。按成人50kg体重计算，水与电解质补充量为水2000~2500ml（5%~10%葡萄糖溶液1500ml），氯化钠4.5g（5%葡萄糖盐溶液500ml），氯化钾3~4g（10%氯化钾溶液30~40ml）。

6. D【解析】体液各部分之间渗透压细胞内外液基本相等，组织间液小于细胞内液。

7. D【解析】组织间液是血浆从毛细血管壁滤过而形成的，除不含大分子蛋白质外，其他成分基本与血浆相同。

8. D【解析】肠梗阻伴有严重脱水、代谢性酸中毒、低血钾症、休克患者首先应纠正脱水。

9. E【解析】本题考查细胞内外的渗透压的平衡维持，当出现压差时，主要靠水的移动来维持细胞内、外液渗透压平衡。

10. E【解析】水是细胞内良好的溶剂，水对生物体的生命活动起到重要的调节作用，水还有润滑作用，体内水的分布相对恒定，细胞外液和细胞内液、组织间液和血浆之间通过不断交换，保持着动态平衡。水是维持人体健康的重要营养物质之一，它参与体内各种物质的化学反应，同时又是体内进行生化反应的良好场所。

11. B【解析】高渗性缺水又称原发性缺水。虽有水和钠的同时丢失，但因缺水更多，故血清钠高于正常范围，细胞外液的渗透压升高。严重的缺水可使细胞内液移向细胞外间隙，细胞内液的缺水程度超过细胞外液。

12. A【解析】高渗性脱水的病因：①主动或被动摄入水不足。a. 水源断绝；b. 不能或不会饮水；c. 渴感障碍。②多途径丢失水分过多。a. 过度通气经肺失水；b. 经皮肤失水；c. 中枢性或肾性尿崩症经肾大量失水，失水发生在肾单位的最远侧部分，近侧大部分钠离子已经被重吸收。单纯失水时机体的总钠含量可以正常。

13. A【解析】血清中含量最多的阳离子是Na^+，血清Na^+浓度为130~150mmol/L，占血清阳离子总量的90%以上。

14. D【解析】高渗性脱水治疗先补5%葡萄糖溶液，待脱水基本纠正后给予0.45%NaCl（即生理盐水与5%葡萄糖的1∶1混合液），以防转为低渗性脱水。

15. C【解析】低渗性脱水，又称慢性或继发性脱水，失钠多于失水，血清钠浓度常<130mmol/L，细胞外液渗透压<280mmol。

16. B【解析】高渗性缺水，又称急性缺水或混合性缺水，失水多于失钠，血清钠常高于150mmol/L，细胞外液呈高渗状态。

17. D【解析】细胞外液的主要阳离子是 Na^+，阴离子是 Cl^- 和 HCO_3^-。细胞内液的主要阳离子为 K^+，阴离子为 HPO_4^{2-} 和蛋白质。

18. D【解析】长期大量使用呋塞米利尿，可导致低渗性缺水。因在利尿同时排出大量钠盐，使电解质丧失多于失水所致，所以应选择D。而20%甘露醇、25%山梨醇液、50%葡萄糖液、20%山梨醇液均为高渗透性利尿药，排出水分比排出钠盐要多，长期大量使用有可能导致高渗性缺水，而不会产生低渗性缺水。

19. C【解析】等渗性脱水又称急性缺水或混合性缺水，是指体液中水与钠按正常血浆中的浓度成比例丢失，血钠浓度和细胞外液渗透压仍维持正常范围，外科患者最易发生。

20. B【解析】等渗性脱水的临床表现：少尿、食欲减退、恶心、乏力、舌干燥、眼窝下陷、皮肤干燥松弛，但不口渴。当丧失体液达体重的5%（相当于丧失细胞外液25%）时，出现血容量不足症状。当丧失体液达体重的6%~7%（相当于丧失细胞外液30%~35%）时，可出现严重休克，常伴发代谢性酸中毒。当体液的丧失主要是胃液时，固有 H^+ 大量丧失，可伴发代谢性碱中毒。

21. B【解析】等渗性脱水的治疗：给予平衡盐溶液或等渗盐水。但补充等渗盐水（生理盐水），可导致血 Cl^- 明显升高，出现高氯性酸中毒。

22. B【解析】低渗性脱水时，血清钠尚未明显降低前，尿钠含量表现为略高。

23. D【解析】高渗性脱水轻度的临床表现除口渴外，其他缺水症状可不明显，失水量相当于体重的2%~4%。

24. C【解析】高渗性脱水，其体液变化之最终表现是细胞内液脱水超过细胞外液脱水。高渗性脱水时细胞内、外液都有所减少，但因细胞外液可能从几方面得到补充，故细胞外液和血容量的减少不如低渗性脱水时明显。

25. C【解析】低渗性脱水时，细胞外液呈低渗状态，尿量排出增多，从而提高细胞外液的渗透压。但这样会使细胞外液总量更为减少，于是细胞间液进入血液循环，以部分的补偿血容量。

26. E【解析】当丧失体液达体重的5%（相当于丧失细胞外液25%）时，出现血容量不足症状。

27. A【解析】低渗性脱水一般均不口渴，可发生休克和代谢产物潴留。

28. A【解析】等渗性脱水主要病因：消化液的急性丧失，以及体液丧失在感染区或软组织内。

29. A【解析】代谢性酸中毒的临床表现随不同的病因而异。轻症易被原发病的征象所掩盖。呼吸快而深是代谢性酸中毒的突出表现，有时呼气中带有酮味。患者面唇潮红，倦怠，软弱无力，腱反射减弱或消失，主诉头痛、恶心、呕吐，有烦躁不安、嗜睡甚至昏迷。

心率快速，血压偏低，可出现心律不齐、急性肾功能不全和休克。

30. D【解析】高渗性脱水可给予5%葡萄糖溶液或0.45%氯化钠溶液补液。

31. D【解析】纠正代谢性酸中毒首选5%碳酸氢钠。

32. E【解析】伴有细胞外液减少的低钠血症也可称为低渗性脱水。根据缺钠程度而有不同，常见症状有头晕、视物模糊、软弱无力、脉搏细速，重者神志不清、肌肉痉挛性疼痛、肌腱反射减弱、昏迷等。

33. D【解析】ADH增多可引起细胞外液量正常的低钠血症。

34. B【解析】参见A1型题第19题解析。

35. C【解析】低容量低钠血症的治疗：使用等渗盐水（0.9%NaCl），补充血容量。

36. D【解析】高钠血症，早期血钾正常，而后下降的主要原因为大量的钾经尿排出，导致低钾血症。

37. E【解析】低钠血症一般年幼和老龄患者症状明显，易发生脑损伤。

38. B【解析】低血容量造成低血钠症，促使ADH大量分泌。

39. E【解析】细胞膜上Na^+泵（也称Na^+-K^+依赖式ATP酶）通过分解ATP获得能量，将Na^+移出膜外，将K^+移入膜内，形成膜外高Na^+、膜内K^+的细胞内外不均匀分布，并建立起势能储备。

40. D【解析】成年人98%的钾（K^+）在细胞内，血钾水平并不能确切代表体内全部K^+的变化。K^+在小肠收缩，摄入的钾90%经肾排出，大便和汗排出的钾<8%。

41. D【解析】钠钾泵（Na^+-K^+-ATP泵）能够形成和维持细胞膜内外正常的Na^+和K^+浓度差。

42. C【解析】在细胞内K^+维持着细胞内液的渗透压和酸碱平衡。

43. E【解析】K^+电解质紊乱可危及生命。

44. D【解析】ACEI类药物的禁忌证如下。①无尿性肾衰竭（无尿）（与高钾禁忌原理一样）。②血肌酐水平明显升高（>225μmol/L）。③高血钾（>5.5mmol/L）。④双侧肾动脉狭窄或单侧肾动脉狭窄伴孤立肾患者。⑤其他：妊娠、哺乳期妇女，应用本类药物对ACE抑制药物过敏者，低血压者。

45. D【解析】低钾血症的病因：①钾摄入不足。因疾病或治疗需要不能进食或禁食者，1周左右可发生低血钾。②钾排出过多。a. 经消化道失钾，消化液中的钾浓度和血清钾相近，甚至明显高于血清钾，因此频繁呕吐、严重腹泻、胃肠减压、肠瘘、胆瘘等患者，钾随消化液大量丢失；b. 经肾失钾，凡是能增强远曲小管排泌钾的因素均导致经肾失钾。③钾离子进入细胞内增多。常见于应用胰岛素时，既促进糖原合成，又促进细胞摄钾。家族性周期性麻痹发作或急性碱中毒，均因钾离子急剧转入细胞内而致血钾浓度降低。④经胃肠道丢钾。⑤经肾脏丢钾。⑥经皮肤出汗丢钾。⑦醛固酮增多症。

46. B【解析】胃肠减压时吸出大量胃液，丧失大量H^+。肠液中HCO_3^-未被胃酸中和即再吸收，使血中 HCO_3^-增高；胃肠减压同时丧失钠、氯和细胞外液，肾小管对 HCO_3^-再吸收增加。低血钾时，细胞内钾释出，每 3 个 K^+释出细胞，即有 2 个 Na^+和 1 个 H^+进入细胞内，出现细胞内酸中毒，而细胞外碱中毒，因此在长时间胃肠减压时，易出现低钾性碱中毒。A、C、D、E 选项患者出现高血钾、肾功能障碍、代谢性酸中毒。

47. B【解析】低钾血症时最早出现肌无力，先从四肢肌起，逐渐延及躯干和呼吸肌。有时有吞咽困难、进食及饮水呛咳，可有软瘫、腱反射减弱或消失；有口苦、恶心、呕吐和肠麻痹等；心脏受累主要表现为传导和节律异常。典型的心电图改变为：早期出现 T 波降低、变宽、双相或倒置；随后出现 ST 段降低、QT 间期延长和 U 波。患者可出现低钾性碱中毒症状，但尿呈酸性（反常性酸性尿）。

48. A【解析】低钾血症患者常伴有低镁，当钾补充后症状不缓解时，应考虑有镁缺乏。

49. C【解析】低血钾的临床表现：①最早是肌无力，先四肢后延及躯干和呼吸肌。②可有软瘫、腱反射消退或消失。③有食欲缺乏、恶心、呕吐和腹胀、肠蠕动消失等肠麻痹表现。④典型心电图表现为 T 波降低、变平或倒置，随后出现 ST 段降低、QT 间期延长和 U 波。⑤代谢性碱中毒，反常性酸性尿。

50. C【解析】参见 A1 型题第 49 题解析。

51. D【解析】拮抗 K^+对心肌细胞膜作用的最快方法是静脉注射氯化钙或葡萄糖酸钙。10%葡萄糖酸钙 20ml 静脉推注，必要时可重复。

52. D【解析】H^+分泌增加可促使 NH_3分泌增多、Na^+吸收增加、HCO_3^-重吸收增加、水排出增加。

53. C【解析】正常血清镁的浓度为 0. 75～1. 25mmol/L。

54. E【解析】血清镁低于 0. 75mmol/L 可判断为低镁血症，同时应注意以下几个方面：①低镁血症的临床症状为非特异性的，诊断易忽略。②电解质实验室常规，不包括血镁测定，应单独化验。③血镁水平不是镁缺乏的敏感指标，虽然血镁水平正常，也可能存在严重的镁缺乏。④低镁血症可因为同时存在其他电解质紊乱而被忽略。

55. A【解析】甲状旁腺激素（PTH）的作用主要是升高血钙和降低血磷，是调节血钙和血磷水平最重要的激素。

56. D【解析】Ca^{2+}作为一种信使参与多种细胞功能的调节。

57. A【解析】低钙血症主要的心电图改变：ST 段缩短或消失，R 波后立即继以突然上升的 T 波；QT 间期缩短，常伴明显 U 波；有时增高的 U 波与其前面的 T 波重叠，被误认为增宽、波顶圆钝的 T 波，易将 QU 间期误认为 QT 间期，以致错判为 QT 间期延长；一般不影响 T 波；严重时可致 QRS 波群时限及 PR 间期延长，甚至出现二度或完全性房室阻滞；偶见期前收缩、阵发性心动过速、房室阻滞等心律失常。

58. E【解析】高钙血症患者的消化系统表现：患者可以出现食欲缺乏、吞咽困难、恶心、呕吐、腹胀、便秘，可有消化性溃疡和胰腺炎的出现。肌肉症状：近端肢体肌肉无力，下肢为重，甚至会出现行走困难、腱反射减弱等。

59. A【解析】体液 pH 的改变取决于：①HCO_3^-，由代谢过程来控制。②$PaCO_2$的变化，由呼吸机制来调节。

60. B【解析】呼吸代偿是急性代谢性酸中毒时机体最主要的代偿方式。

61. D【解析】持续性大量呕吐可引起代谢性碱中毒，而不引起代谢性酸中毒。

62. D【解析】BE 即血液剩余碱，是指血液 pH 偏酸或偏碱时，在标准条件下，即温度为 38℃，1 个标准大气压，PCO_2 5.32kPa（40mmHg）、Hb 完全氧合，用酸和碱将 1L 血液 pH 调至 7.40 所需加入的酸或碱量就是 BE 或 BD，表示全血或者血浆中碱储备增加或减少的情况。BE 指标能直接反应血浆碱储备过多或不足。

63. E【解析】代谢性酸中毒时过度通气可产生高渗性脱水。

64. E【解析】血液中 pH 主要取决于血浆中缓冲物质（$NaCO_3/H_2CO_3$、蛋白质钠盐/蛋白质、Na_2HPO_4 等）及正常的肺、肾功能。

65. C【解析】代偿性酸中毒或碱中毒时血液 $NaHCO_3/H_2CO_3$比值是 20/1。

66. B【解析】AG 增高反映体内发生正常血氯性代谢性酸中毒。AG 增高还见于糖尿病酮症酸中毒、尿毒症等。

67. D【解析】换气不足是呼吸性酸中毒的最常见病因，可见于：①呼吸中枢抑制，如颅脑外伤、麻醉过深、吗啡类药物中毒。②呼吸道阻塞。③胸部疾患，如反常呼吸、血气胸、肺炎、肺气肿、肺水肿。④呼吸肌麻痹，如高位脊髓压迫、外伤等情况，由于 CO_2量增加或积聚，下列反应向右移，由此增加了 H^+。

68. B【解析】慢性阻塞性肺疾病或慢性肺源性心脏病患者，在通气未改善之前滥用 $NaHCO_3$，或过急地过度人工通气，或大量使用利尿药之后，常会引起呼吸性酸中毒合并代谢性碱中毒。

69. A【解析】严重腹泻、肠道瘘管或肠道引流等常会引起代谢性酸中毒。

70. B【解析】呼吸性碱中毒动脉血气：$PaCO_2$下降，pH 升高，BE 正常，AB 和 SB 均减少且 AB<SB。

71. C【解析】$PaCO_2$参考值 35~45mmHg，是衡量肺泡通气情况，反映酸碱平衡中呼吸因素的重要指标。

72. B【解析】代谢性碱中毒时，尿量<30ml/h，不应补给氯化钾。

73. E【解析】代谢性酸中毒的治疗主要在于祛除病因和纠正缺水，重度患者应补充碱性溶液。

74. D【解析】呼吸性酸中毒的主要问题是换气不足，治疗首先去除病因，消除病因后换气常能改善，否则需行气管插管和机械通气辅助呼吸。

75. B【解析】治疗重度代谢性酸中毒伴肝功能损害时，首选溶液是 5%碳酸氢钠溶液。

76. E【解析】代谢性酸中毒和呼吸性碱中毒，临床上均可有 HCO_3^-下降。

77. B【解析】代谢性酸中毒是小儿重症肺炎最常见的酸碱平衡紊乱。

二、A2 型题

1. C【解析】轻度低渗性脱水的临床表现：血清钠低于 135mmol/L，可出现乏力头晕、手足麻木、口渴不明显，尿 Na^+减少，每千克体重缺氯化钠 0.5g。

2. D【解析】少尿原因如下。①肾前性。a. 有效血容量减少：休克、重度失水、失血；b. 心脏排血功能下降：各种原因心功能不全，严重心律失常等；c. 肾血管病变：狭窄、炎症。②肾性：a. 肾小球病变；b. 肾间质病变；③肾后性：a. 各种原因引起的机械性尿路梗阻；b. 尿路外压；c. 其他：输尿管手术后，瘢痕挛缩，肾扭转，神经源性膀胱等。

3. E【解析】参见 A2 型题第 1 题解析。

4. D【解析】血钠维持在正常范围内，提示等渗性脱水。眼窝凹陷，皮肤弹性差，脉搏可扪及为中度脱水的表现。

5. B【解析】患者头晕、乏力、恶心、呕吐，血清 Na^+ 130mmol/L、K^+ 4.5mmol/L，符合低渗性脱水的临床诊断表现，HCO_3^-30mmol/L 符合代谢性碱中毒的表现。

6. C【解析】①轻度缺钠：患者有疲乏感，头晕、手足麻木、口渴不明显。血清钠在 135mmol/L 以下，尿中钠减少。②中度缺钠：除上述症状外，常有恶心，呕吐，脉搏细速，血压不稳定，视物模糊，尿量少。血清钠在 130mmol/L 以下。③重度缺钠：病人神志不清、肌腱反射减弱或消失，出现木僵，甚至昏迷，常发生休克，血清钠在 120mmol/L 以下。

7. A【解析】患者由于持续胃肠减压已有半月，可导致大量体液丢失，发生缺水、低钠、低钾、低氯和碱中毒。每日补充 10%氯化钾 30ml 后出现全腹膨胀，肠鸣音消失，最可能的原因应为低钾血症（A 选项）。患者持续胃肠减压，钾随体液大量丢失，而每日仅补充 10%氯化钾 30ml，即 3g 氯化钾（30ml×0.1＝3g），处于要求补充量 3~6g 的低限，易导致低钾血症，而出现腹胀、肠蠕动消失等肠麻痹症状。低钠血症（B 选项）、高钠血症（D 选项）和高钾血症（C 选项）均不会出现腹胀、肠鸣音消失等症状。低钙血症（E 选项）主要发生在急性重症胰腺炎、肾衰竭和甲状旁腺功能受损等，常表现为手足抽搐、腱反射亢进等神经肌肉兴奋性增高症状。

8. D【解析】高钾血症的诊断：结合患者病史，有可能引起高钾的病因，出现原发病无法解释的临床表现应考虑高钾的可能。钾浓度超过 5.5mmol/L 可确诊，心电图检查有辅助诊断价值。

9. E【解析】患者幽门梗阻引起反复呕吐使酸性胃液大量丢失，可致代谢性碱中毒，目前血钾低，pH 增高，多数经补生理盐水和氯化钾后情况可改善，故首选 E。

10. B【解析】小儿腹泻酸中毒的纠正，排尿后钾排出量增加，以及输入葡萄糖合成糖原时使钾从细胞外进入细胞内等因素使血钾迅速下降，出现不同程度的缺钾症状。尿量增加，排钾量增加，肌张力减低，是低钾的表现，故选 B。

11. B【解析】胃液中含有 H^+、Cl^-，长期大量呕吐造成上述三种离子大量丢失，产生低钾、低氯性碱中毒。

12. B【解析】反复呕吐，丢失大量胃液及盐酸，致代谢性碱中毒，代谢性碱中毒使 H^+ 转入细胞内，引起低钾血症。

13. A【解析】根据题干叙述的病史、症状和体征，其诊断应考虑是胃十二指肠溃疡幽门梗阻。幽门梗阻患者，由于长期反复呕吐，胃液丧失过多，丧失大量的 H^+ 和 Cl^-，代谢过程中又排出 K^+，再加上长期摄入不足，可出现低钾低氯性碱中毒。

14. D【解析】慢性肾功能不全尿毒症患者经纠正酸中毒后发生抽搐，应进行静脉注射葡萄糖酸钙。

15. C【解析】低氧血症是指血液中含氧不足，动脉血氧分压（PaO_2）低于同龄人的正常下限，主要表现为血氧分压与血氧饱和度下降。成人正常动脉血氧分压（PaO_2）：83~108mmHg。该患者 PaO_2 66mmHg，符合低氧血症主要表现。该患者咳嗽、气急、口唇轻度发绀，肺部可闻及干、湿啰音，$PaCO_2$ 70mmHg，血浆 $PaCO_2$>6kPa（45mmHg），考虑呼吸性酸中毒的诊断。因此，该患者可能的诊断是呼吸性酸中毒伴低氧血症。

16. D【解析】幽门梗阻患者呕吐导致胃液丧失过多，这是外科患者发生代谢性碱中毒的最常见原因。此患者血钾 3. 1mmol/L，pH>7. 45，属于低钾性代谢性碱中毒。

17. A【解析】患者体重 60kg，临床表现为较严重的代谢性酸中毒，未测二氧化碳结合力时，可先补充 200ml 5%碳酸氢钠溶液。

18. B【解析】乙酰唑胺抑制碳酸酐酶活性后，细胞内 H^+ 生成减少，H^+-Na^+ 交换减弱，可使 K^+-Na^+ 交换增强，血中 K^+ 浓度下降。乙酰唑胺抑制近曲小管 85%的 HCO_3^- 的重吸收，由于 Na^+ 近曲小管与 HCO_3^- 结合排出，因此可减少近曲小管内 Na^+ 的重吸收。但是，集合管内 Na^+ 重吸收机会增加，相应增加 K^+ 的分泌（Na^+-K^+ 交换增多）。因此，本药使尿中 HCO_3^-、K^+ 和水的排出增加。乙酰唑胺由于消耗了体内贮存的 HCO_3^-，可导致高氯性酸中毒。

19. E【解析】呼吸性酸中毒指原发性 CO_2 潴留，导致动脉血 $PaCO_2$ 升高，血 HCO_3^- 代偿性升高，如 pH 在正常范围（7. 35~7. 45），则为代偿期，如 pH 降低，则诊断失代偿期，患者既往慢性肺心病病史，故诊断。

三、A3/A4 型题

1. B【解析】中度高渗性脱水的临床表现：极度口渴、乏力、尿少、尿比重高、唇干舌燥、皮肤弹性差、眼窝下陷，常出现烦躁，缺水量为体重的 4%~6%。

2. C【解析】高渗性脱水可给予 5%葡萄糖溶液或 0. 45%氯化钠溶液补液。先根据临床表现估计失水量，然后按每丧失体重的 1%补液 400~500ml 计算，将计算量的一半+日常需水量（2000ml）作为当然补给量，余下可在第 2 天补给。该患者当日补给量最少为 4%/1%×400/2+2000=2800，最多为 6%/1%×500/2+2000=3500，所以该患者的第 1 天补给量为 2800~3500ml。

3. E【解析】补液过程中应监测血钠浓度，同时进行病因治疗。在尿量超过 40ml/h 后开始补钾。

4. A【解析】高渗性脱水的临床表现如下。①轻度：除口渴外，其他缺水症状可不明显，失水量相当于体重的 2%～4%。②中度：极度口渴、乏力、尿少、尿比重高、唇干舌燥、皮肤弹性差、眼窝下陷，常出现烦躁，缺水量为体重的 4%～6%。③重度：上述症状进一步加重，少尿或无尿、脉搏快而弱，常发生休克及脑高钠障碍，缺水量超过体重的 6%。

5. A【解析】脑细胞脱水致脑功能障碍，致使患者昏迷。

6. C【解析】参见 A3/A4 型题第 4 题解析。

7. A【解析】高渗性脱水实验室检查：尿比重增高、红细胞计数、血红蛋白。血细胞比容增高，血钠>150mmol/L。

8. A【解析】参见 A3/A4 型题第 2 题解析。

9. E【解析】患者有胆管结石病史，右上腹疼痛，突然畏寒，寒战，高热，提示出现胆源性感染，精神紧张兴奋，口渴，面色苍白，提示出现感染性休克。但血压、尿量仍在正常范围，符合休克代偿期表现。A、B、C、D 项均为感染性休克的治疗措施。间羟胺为血管收缩药，作用是兴奋心肌、收缩血管、升高血压，但其应在补充血容量、纠正酸中毒而休克未好转时，联合血管舒张剂一起应用，单独应用容易加重组织缺血、引发微循环淤滞。

10. E【解析】患者为胆管结石致感染性休克。休克代偿期：中枢神经系统的反应是兴奋性提高，患者表现为精神紧张、兴奋或烦躁不安。血容量减少的症状还不是很明显，患者开始出现皮肤苍白、四肢发冷、心搏呼吸加快、尿量减少等症状。如果在休克早期能够及时诊断、治疗，休克很快就会好转，但如果不能及时有效治疗，休克会进一步发展，进入休克期。代偿期微循环的变化：①毛细血管前后阻力增加（前阻力增加为显著）。②真毛细血管网关闭。③微循环灌流减少（少灌少流）。缺血缺氧更为明显（灌少于流）。治疗休克时应在扩容基础上使用血管扩张药，一般不使用血管收缩药。

11. B【解析】参见 A3/A4 型题第 10 题解析。

12. C【解析】低渗性脱水的诊断依据：①依据病史及临床表现。有低渗性体液丢失和不同程度缺水表现。②血清钠低于 135mmol/L。③尿 Na^+ 和 Cl^- 明显减少，比重低。④红细胞计数、血红蛋白、血细胞比容、血非蛋白氮和尿素氮均有增高。

13. B【解析】该患者为低渗性脱水，组织间液减少>血浆容量的减少。

14. C【解析】补钠量（mmol/L）=（142−血清钠值）mmol/L×体重（kg）×0.6（女性为 0.5），该患者的补钠量=（142−130）mmol/L×50（kg）×0.6。

15. C【解析】低血容量低渗性低钠血症：绝大多数低钠血症患者的细胞外液渗透压过低，水和钠同时丢失，但钠丢失大于水丢失，血钠浓度＜135mmol/L，血浆渗透压<280mmol/L，也称为缺钠性低钠血症或低渗性脱水。

16. B【解析】低容量性低钠血症特点是失钠多于失水，血清 Na^+ 浓度低于 130mmol/L，该患者血钠124mmol/L，先补等渗，改善周围循环和肾功能。

17. C【解析】参见A2型题第8题解析。

18. B【解析】库存血因含ATP低，钠钾泵失调，导致血中钾离子浓度升高。酸中毒的临床表现为：①呼吸加深加快，呼气中有烂苹果气味。②精神萎靡、头晕、嗜睡。③心率增快、血压偏低、口唇呈樱桃红色。

19. A【解析】高钾血症心电图的变化特征：T波高尖，QRS波群增宽，QT间期延长，PR间期延长。早期出现高而尖的T波，QT间期延长，随后出现QRS增宽，PR间期延长。另外低钾血症心电图呈现特异征象：早期显示T波降低、变宽、双相或倒置（E选项），继之出现ST段降低，QT间期延长和U波（D选项）。

20. C【解析】等渗性脱水的临床表现：少尿、食欲减退、恶心、乏力、舌干燥、眼窝下陷、皮肤干燥，松弛，但不口渴。当丧失体液达体重的5%（相当于丧失细胞外液25%）时，出现血容量不足症状。当丧失体液达体重的6%～7%（相当于丧失细胞外液30%～35%）时，可出现严重休克，常伴发代谢性酸中毒。当体液的丧失主要是胃液时，固有H^+大量丧失，可伴发代谢性碱中毒。等渗性脱水主要丢失细胞外液，后期可演变为高渗性脱水或低渗性脱水，患者表现有两者的特征。等渗性脱水血清钠浓度130～150mmol/L，患者血钠140mmol/L，符合等渗性脱水表现。

21. D【解析】等渗性脱水的治疗：①积极治疗原发病。②注意补充血容量，纠正可能存在的休克，给予平衡盐溶液或等渗盐水。③补充氯化钾。④积极纠正可能存在的酸碱平衡失调。

22. D【解析】参见A1型题第45题解析。

23. B【解析】参见A1型题第49题解析。

24. D【解析】患者HCO_3^- 14.5mmol/L，剩余碱（BE）-15mmol/L，提示酸中毒。高钾血症时，细胞外心进入细胞内，细胞内的H^+移至细胞外，导致代谢性酸中毒。

25. E【解析】高钾血症的治疗如下。①病因治疗，停用一切含钾药物。②钙剂对高钾血症的治疗。拮抗K^+对心肌细胞膜作用的最快方法是静脉注射氯化钙或葡萄糖酸钙。10%葡萄糖酸钙20ml静脉推注，必要时可重复。③降低血清钾浓度。a. 促使钾向细胞内转移：使用25%葡萄糖液100～200ml，并按每4～5g糖加入1IU胰岛素静脉滴注。静脉注入5%碳酸氢钠60～100ml，然后静脉滴注碳酸氢钠溶液100～200ml不仅可使K^+移入细胞内，同时高渗碱溶液可增加血容量，使血清心稀释；b. 促进钾的排出：用阳离子交换树脂口服或灌肠，使钾从肠道排出。上述治疗方法无效时可用透析疗法。

26～27 C、B【解析】参见A1型题第20题解析。

28. D【解析】等渗性脱水当体液丧失达体重的6%～7%时，出现休克表现，休克的微循环障碍必然导致酸性代谢产物的大量产生和积聚，因此常伴发代谢性酸中毒；如果丧失的体液主要为胃液，因有H^+的大量丧失，可伴发代谢性碱中毒。

29. E【解析】等渗性脱水治疗如下。①补充细胞外液：首选平衡盐溶，次选生理盐水。②补充每日基本需要量：水 2000ml+氯化钠 4.5g。③补钾。

30. B【解析】患者为等渗性脱水，急诊输注大量葡萄糖为低渗液，易出现低钠血症。

31. C【解析】代谢性酸碱失调时 pH 与 HCO_3^-、$PaCO_2$呈同向性改变，亦即 pH 升高（碱中毒），HCO_3^-、$PaCO_2$也升高；pH 下降（酸中毒），HCO_3^-、$PaCO_2$也下降。而在呼吸性酸碱失调时，pH 与 HCO_3^-、$PaCO_2$呈反向性改变，亦即呼吸性酸中毒时 pH 下降，HCO_3^-、$PaCO_2$反呈上升趋势。呼吸性碱中毒时 pH 升高，HCO_3^-、$PaCO_2$反而下降。

32. C【解析】等渗性脱水常见病因：①消化液的急性丧失，如肠外瘘、大量呕吐。②体液丧失在感染区或软组织内，如腹腔内或腹膜后感染、肠梗阻、烧伤等。本案例自腹腔抽出腹水，故考虑为等渗性脱水。

33. D【解析】利尿药呋塞米能抑制近曲小管对 Na^+和 Cl^-的再吸收，而并不影响远曲小管内 Na^+和 H^+的交换。因此，随尿排出的 Cl^-比 Na^+多，回入血液的 Na^+和 HCO_3^-增多，发生低氯性碱中毒。

34. C【解析】参见 A3/A4 型题第 31 题解析。

35. A【解析】患者存在抵消性混合性酸碱平衡紊乱——代谢性酸中毒合并呼吸性碱中毒，两种平衡紊乱相互抵消，目前血 pH 降低，HCO_3^-减少，$PaCO_2$降低，考虑患者存在代谢性酸中毒合并呼吸性碱中毒，首先予纠正酸中毒，故需补碱。

36. B【解析】肠道瘘管等常会引起代谢性酸中毒，该患者因十二指肠球部溃疡而行手术治疗，术后出现十二指肠瘘，且出现嗜睡、呼吸改变，血压下降，符合代谢性酸中毒诊断表现。

37. B【解析】代谢性酸中毒最突出的表现是呼吸加深、加快，因此根据患者病史，有深快呼吸表现应怀疑代谢性酸中毒可能。

38. C【解析】紧急情况下可采用 5%碳酸氢钠，按 2~4ml/kg 体重计算，30 分钟左右滴入。

四、B 型题

1~5 A、C、D、E、B【解析】四种基本的酸碱失调的血气分析指标有一个规律，即代谢性酸碱失调时 pH 与 HCO_3^-、$PaCO_2$呈同向性改变，亦即 pH 升高（碱中毒），HCO_3^-、$PaCO_2$也升高；pH 下降（酸中毒），HCO_3^-、$PaCO_2$也下降。而在呼吸性酸碱失调时，pH 与 HCO_3^-、$PaCO_2$呈反向性改变，亦即呼吸性酸中毒时 pH 下降，HCO_3^-、$PaCO_2$反呈上升趋势。呼吸性碱中毒时 pH 升高，HCO_3^-、$PaCO_2$反而下降。

五、X 型题

1. ACDE【解析】海水淹溺时，由于海水为高渗液，使大量液体从血管腔渗出到肺泡将体液吸出，产生严重低血容量及血液浓缩，血钠、氯化物和镁浓度增加，死于急性肺水肿、心力衰竭。

2. ABD【解析】常见的晶体液包括生理盐水、乳酸林格液、5%葡萄糖 B 高渗氯化钠。晶体溶液如下。①葡萄糖溶液。常用的是5%葡萄糖溶液及10%葡萄糖溶液，可供给水分和热能。②等渗电解质溶液。供给水分、电解质，常用的有0.9%氯化钠、5%葡萄糖氯化钠、复方氯化钠等溶液。③碱性溶液：可纠正酸中毒，调节酸碱平衡，常用5%碳酸氢钠、11.2%乳酸钠溶液等。④高渗溶液：用于利尿脱水，常用20%甘露醇、25%山梨醇、25%~50%葡萄糖等溶液。

3. AD【解析】胃癌起病多隐匿，有下列情况即应想到早期胃癌。①消化不良，以往健康，突然出现顽固性消化不良症状，且病情进展较快，体重明显下降，后期幽门梗阻致恶心呕吐。②胃痛，过去无胃痛史，突然出现疼痛，或过去有胃痛史，疼痛节律变为持续性，进食后加重，抗酸剂多不奏效。③出血，有呕吐、黑便，甚至贫血。纤维胃镜检查是诊断早期胃癌的有效方法，与细胞学检查、病理检查联合应用，可大大提高诊断阳性率。后期幽门梗阻致恶心呕吐可致低氯低钾碱中毒。等渗性脱水的常见病因包括消化液的急性丧失，如大量呕吐等，患者消瘦、乏力，持续性呕吐宿食，有可能存在等渗性脱水。

4. BE【解析】高渗性脱水可给予5%葡萄糖溶液或0.45%氯化钠溶液补液。在尿量超过40ml/h后开始补钾。

5. AD【解析】高渗性脱水的主要表现是口渴，严重的缺水可使细胞内液移向细胞外间隙，细胞内液的缺水程度超过细胞外液。

6. BDE【解析】低渗性脱水，又称慢性或继发性脱水，是指以失钠多于失水，血清钠浓度常<130mmol/L，细胞外液渗透压<280mmol/L。低渗性脱水的临床表现如下。①轻度：血清钠低于135mmol/L，可出现乏力头晕、手足麻木、口渴不明显，尿 Na^+减少，每千克体重缺氯化钠0.5g。②中度：血清钠低于130mmol，除上述症状外，尚有恶心、呕吐、脉搏细速、血压不稳或下降、浅静脉萎陷、站立性晕倒。尿少，尿中几乎不含钠和氯，每千克体重缺氯化钠0.5~0.75g。③重度：血清钠低于120mmol/L，患者神志不清、肌痉挛性抽搐、腱反射减弱或消失，出现木僵，甚至昏迷。常发生休克，尿中不含钠和氯，每千克体重缺氯化钠0.75~1.25g。低渗性脱水一般均不口渴，可发生休克和代谢产物潴留。

7. BC【解析】等渗性脱水的诊断依据：①病史和临床表现有大量消化液或其他体液丧失。②血液浓缩，而血清 Na^+和 Cl^-浓度仍在正常范围。③尿比重增高。④可有代谢性碱中毒或酸中毒。高阴离子隙性代谢性酸中毒：①组织缺氧或循环衰竭，如感染、休克等，产生大量丙酮酸和乳酸。②酮体增多，饥饿性酮症、糖尿病酮症。③肾功能不全。

8. BE【解析】血钠正常，故考虑等渗性脱水。血钾3.5mmol/L偏低，故考虑低钾血症。

9. BE【解析】再分配性低血钠症，常发生在高血糖（糖尿病酮症）、静脉滴注甘露醇或甘油（治疗颅内压增高和青光眼时），使细胞外间隙的渗透活性物质增加，渗透压上升，细胞内水分被吸出，血钠浓度被稀释。

10. ABCDE【解析】慢性低钠血症，过快纠正血钠水平，有发生中央脑桥脱髓鞘形成（CPM）的危险，特别是手术后的育龄妇女，服用噻嗪类利尿药的老年人，酒精中毒、营养不良和精神性多饮者，可增加 CPM 的危险。

11. ABDE【解析】反映高血钾的心电图表现有：T 波高尖；P 波低平；PR 间期延长（房室传导阻滞）；QRS 波增宽；S 波加深，S 波与 T 波融合；室性异位节律；形成正弦波；室颤或心源性猝死。因此 PR 间期缩短不是高钾血症的心电图表现。

12. BCDE【解析】低钾血症心血管系统：传导阻滞、心律失常。低钾的心电图特征是 T 波低平、ST 段压低和出现明显的 U 波，心电图显示窦性心动过速，无脉性电活动（PEA）或心脏停搏。但并非每个低钾患者都有此改变。

13. ABCDE【解析】①钾过多性高钾血症：如肾小管酸中毒和非甾体类抗炎药时，肾小管排钾减少。②转移性高钾血症：a. 组织破坏，如肌肉分解时，细胞内钾进入细胞外液；b. 细胞膜转运功能障碍，如高钾型周期性瘫痪。③假性高钾血症：细胞内钾外移引起。

14. CE【解析】高钾血症的临床表现如下。①对神经肌肉的影响，主要表现为感觉异常、肌肉疼痛、肌束震颤等症状。②对心脏的影响，心肌自律性降低，可出现窦性心动过缓，窦性停搏；传导性降低，出现各种类型的传导阻滞以及因传导性、兴奋性降低出现心脏停搏。心电图显示：P 波压低、R 波低、QRS 综合波增宽、T 波狭窄、高耸、QT 间期缩短等。③对酸碱平衡的影响，高钾血症时，细胞外心进入细胞内，细胞内的 H^+ 移至细胞外，导致代谢性酸中毒。由于细胞内的 H^+ 降低，肾脏远曲小管上皮排泌 H^+ 减少，使细胞外液的 H^+ 进一步增高。须注意的是由于高钾血症常继发于急性肾衰竭和酸中毒，故其临床表现易被原发病的征象所掩盖。

15. ABC【解析】患者血钾 3. 5mmol/L 偏低，考虑总钾缺乏。代谢性酸碱失调时 pH 与 HCO_3^-、$PaCO_2$ 呈同向性改变，亦即 pH 升高（碱中毒），HCO_3^-、$PaCO_2$ 也升高；pH 下降（酸中毒），HCO_3^-、$PaCO_2$ 也下降。而在呼吸性酸碱失调时，pH 与 HCO_3^-、$PaCO_2$ 呈反向性改变，亦即呼吸性酸中毒时 pH 下降，HCO_3^-、$PaCO_2$ 反呈上升趋势。呼吸性碱中毒时 pH 升高，HCO_3^-、$PaCO_2$ 反而下降。

16. ABCDE【解析】低镁血症：指血清镁浓度低于 0. 75mmol/L。原因和机制如下。①摄入不足：见于长期禁食、食欲缺乏、静脉输注无镁的肠外营养液等。②吸收障碍：见于广泛肠切除、吸收不良综合征、胃肠道瘘、急性胰腺炎等。③镁排出过多：经消化道排出过多，见于严重呕吐、腹泻和持续胃肠引流；经肾排出过多，见于应用利尿药，高钙血症，严重甲状旁腺功能减退，原发性和继发性醛固酮增多症，糖尿病酮症酸中毒，酒精中毒，洋地黄、ACTH 和糖皮质激素过量，应用庆大霉素，肾疾患，甲状腺功能亢进等；应用无镁透析液透析；大量出汗等。④细胞外液镁转入细胞过多：见于应用胰岛素治疗时。⑤其他原因：肝硬化、充血性心力衰竭、心肌梗死、低钾血症等。

17. ABCDE【解析】高镁血症的心电图改变类似高钾血症的改变，表现为心动过缓、完全性房室传导阻滞，QRS 波群增宽，甚至心脏停搏。PR 间期及 QT 间期延长，因高血镁常伴随高血钾，故可出现高尖 T 波，P 波低平。

18. ABCDE【解析】低镁血症最常见的临床表现为心律失常。低镁血症的 ECG 表现：PR 间期和 QT 间期延长、QRS 增宽、ST 段压低、T 波倒置、胸前导联 P 波低平或倒置、尖端扭转型室性心动过速、难治性心律失常、洋地黄中毒。

19. ABCD【解析】引起肾排出 Mg^{2+} 增加的药物包括氨基糖苷类抗生素、两性霉素 B、顺铂、膦甲酸钠、喷他脒和利尿药等。

20. ABE【解析】钙剂可治疗高血钾、低血钙、钙通道阻滞剂中毒等。

21. BCDE【解析】高钙血症的心电图 QT 间期缩短，R 间期和 QRS 时限延长，T 波低平、增宽，QRS 波电压增高，房室传导阻滞。

22. ACDE【解析】换气不足是呼吸性酸中毒的最常见病因，可见于：①呼吸中枢抑制，如颅脑外伤、麻醉过深、吗啡类药物中毒。②呼吸道阻塞。③胸部疾患，如反常呼吸、血气胸、肺炎、肺气肿、肺水肿。④呼吸肌麻痹，如高位脊髓压迫、外伤等情况，由于 CO_2 量增加或积聚，下列反应向右移，由此增加了 H^+。

23. ABCD【解析】肾的调节作用是最主要的酸碱平衡调节系统，它能排出固定酸和过多的碱性物质，以维持血浆 HCO_3^- 浓度的稳定。肾调节酸碱平衡的机制：①H^+-Na^+ 的交换。②HCO_3^- 的重吸收。③分泌 NH_3 与 H^+ 结合成 NH_4^+ 排出。④尿的酸化。

24. ABCD【解析】代谢性酸中毒的病因包括糖尿病酮症酸中毒、酒精中毒、尿毒症、高血钾。糖尿病酮症酸中毒由胰岛素相对或绝对缺乏加上高胰高血糖素水平所致。乙醇（酒精）性酮症酸中毒见于慢性乙醇（酒精）饮用者，停止进食时可出现，常有呕吐及脱水等诱因，其血糖水平一般低下，常同时伴有乳酸酸中毒、血皮质醇、胰高血糖素及生长激素增加等，血三酰甘油的水平也升高。尿毒症性慢性肾衰竭患者，当 GFR 降至 20~30ml/min 以下时，高氯代谢性酸中毒可转变为高 AG 性代谢性酸中毒。各种原因引起的细胞外液 K^+ 增高，会使 K^+ 与细胞内 H^+ 交换，引起细胞外 H^+ 增加，导致代谢性酸中毒。

25. BCE【解析】代谢性碱中毒的治疗：代谢性碱中毒轻症只需补充盐水，每升溶液中加入氯化钾 1~2g。重症如 pH>7.6 时，可口服氯化铵 1~2g，每日 3~4 次，也可用 2%氯化铵作静脉注射。肝功能不佳时禁用，可用精氨酸替代。严重低氯性代谢性碱中毒可补 0.1mol/L 盐酸，盐酸溶液可用等渗盐水或 5%葡萄糖液制备成 0.1mol/L 浓度，并在电解质和酸碱度的监测下由中心静脉输入。

26. ACD【解析】代谢性碱中毒时，血液内氢离子减少，血 pH 升高，使氧离曲线左移，造成血红蛋白与氧解离困难，组织缺氧，严重缺氧又可抑制呼吸中枢。血浆中的钙离子容易与血浆蛋白相结合，从而变成结合钙而使血钙降低。代谢性碱中毒时，肾脏会通过离子的交换对过剩的碱中毒进行调整，肾脏代偿的特点一方面是增加一些碱性离子的排出，减少氢离子的排出。主要是钠氢交换减少钠钾交换增多，从而导致低钾血症。

27. BC【解析】参见 B 型题第 1~5 题解析。

AG= Na^+-（HCO_3^-+ Cl^-）= 30 mmol/L >16，存在高 AG 代谢性酸中毒。

六、案例分析题

1. ACDEG【解析】患者车祸伤 5 小时入院，急性液体丢失，考虑为等渗脱水。组织破坏如肌肉分解时，细胞内钾进入细胞外液导致转移性高钾血症。短时间内出血量>1000ml，可有休克表现。本案例中患者心率增快，血压低，计算休克指数 1.44，存在休克。参见 B 型题第 1~5 题解析。

2. FGH【解析】体液代谢失调可能导致血浆中电解质、体液平衡及容量失调，需要进行动脉血气分析、血电解质检查，以及导尿后作尿常规检查等。

3. EG【解析】低钾血症神经系统表现为嗜睡、抑郁、易激惹和精神错乱。外周表现为感觉异常、深反射机制失常、肌束颤动、肌痛和肌无力。代谢性碱中毒的临床表现为呼吸慢而浅，神经肌肉应激性增加，如腱反射亢进、四肢麻木、震颤以及抽搐，严重时面色发绀、嗜睡、谵妄等。

4. CEF【解析】严重代谢性酸中毒时会出现深大呼吸。高钾血症时心电图：QSR 波群延长，T 波高尖。患者无尿，有肾衰竭可能。

5. BD【解析】代谢性酸碱失调时 pH 与 HCO_3^-、$PaCO_2$呈同向性改变，亦即 pH 升高（碱中毒）HCO_3^-、$PaCO_2$也升高；pH 下降（酸中毒）HCO_3^-、$PaCO_2$也下降。血清钾高于 5.5mmol/L，称为高钾血症。

6. ACDF【解析】根据患者代谢性酸中毒和高钾血症的可能诊断，高钾血症的治疗包括给予葡萄糖溶液+胰岛素和 5%碳酸氢钠降低血清钾浓度，促使钾向细胞内转移。代谢性酸中毒的治疗包括补液、补充 5%碳酸氢钠，给予利尿药加强肾排 H^+。

7. ACDEF【解析】结合题目，患者存在特重度烧伤伴吸入性损伤，创伤性休克，电解质紊乱，高钾血症Ⅱ型呼吸衰竭。针对大面积烧伤应立即采取的措施如下。①若有吸入性损伤，应及早行气管切开术，必要时呼吸机辅助通气。②立即建立静脉输液通道，输液纠正或预防休克。③留置导尿管，观察每小时尿量、比重、pH、有无血红蛋白尿。④清创，估算烧伤面积，广泛大面积烧伤采用暴露疗法。⑤创面污染或有深度烧伤者，均应注射破伤风抗毒血清并应用抗生素。⑥其他治疗：纠正酸碱平衡及电解质紊乱。

8. BE【解析】患者大面积烧伤为等渗性脱水，本例补充大量葡萄糖，易出现低渗性脱水。参见 B 型题第 1~5 题解析。

9. ADF【解析】患者感染，收缩压低于 90mmHg，少尿，符合脓毒性休克。血钾>5.5 mmol/L，诊断高钾血症。AG= Na^+-（HCO_3^-+ Cl^-）= 20.2 mmol/L >16，存在高 AG 代谢性酸中毒。

10. BDEFG【解析】低渗性脱水即失盐多于失水，多由呕吐、腹泻、大出血、大面积烧伤等因素导致。血清钠浓度<135mmol/L，血浆渗透压<280mosm/L。血清钾<3.5mmol/L 为低钾血症，血清钠<135mmol/L 为低钠血症，$AG=Na^+-(Cl^-+HCO_3^-)$，AG>16mmol/L 为增高型代谢性酸中毒。

11. CDGH【解析】针对等渗性脱水，首选平衡盐溶液；针对低钠血症，需补充含盐溶液；针对低钾血症，小儿应见尿补钾；针对代谢性酸中毒，儿童应积极纠正酸中毒，维持内环境稳定。

12. DE【解析】参见 B 型题第 1~5 题解析。

13. BC【解析】患儿治疗后出现肢体麻木、心律失常，考虑存在低钙血症，可予 10%葡萄糖酸钙补钙治疗；针对呼吸性碱中毒，如为呼吸机使用不当所造成，应调整呼吸频率及潮气量；代谢性碱中毒首要解除病因，碱中毒就很容易治愈。

14. AEF【解析】结合病史，目前考虑患者为急性肠梗阻，引起感染性休克，合并多器官功能障碍。故考虑等渗性脱水可能性大，同时少尿，合并室性期前收缩，故考虑高钾血症可能性大。患者存在感染性休克，故考虑存在代谢性酸中毒可能性大。

15. CFHJ【解析】结合患者病史，有可能引起高钾的病因，出现原发病无法解释的临床表现应考虑高钾的可能。钾浓度超过 5.5mmol/L 可确诊，心电图检查有辅助诊断价值，选项 C 正确。等渗性脱水的诊断依据：①病史和临床表现有大量消化液或其他体液丧失。②血液浓缩，而血清 Na^+和 Cl^-浓度仍在正常范围。③尿比重增高。④可有代谢性碱中毒或酸中毒，选项 F、H 正确。代谢性酸中毒的治疗应将病因治疗放在首位。较轻的代谢性酸中毒（血浆 HCO_3^-为 16~18mmol/L）常在补充体液，纠正缺水后机体通过加快肺通气和加强肾排 H^+自行纠正，选项 J 正确。

16. BDFH【解析】代谢性酸碱失调时 pH 与 HCO_3^-、$PaCO_2$呈同向性改变，亦即 pH 升高（碱中毒），HCO_3^-、$PaCO_2$也升高；pH 下降（酸中毒），HCO_3^-、$PaCO_2$也下降。正常血清钾浓度为 3.5~5.5mmol/L，血钾低于 3.5mmol/L，临床上就可以出现症状，称为低钾血症。低钠血症是指血清钠<135mmol/L，仅反映钠在血浆中浓度降低，并不一定表示体内总钠量的丢失，总体钠可以正常甚至稍有增加。低渗性脱水的诊断依据：①依据病史及临床表现。有低渗性体液丢失和不同程度缺水表现。②血清钠低于 135mmol/L。③尿 Na^+和 Cl^-明显减少，比重低。④红细胞计数、血红蛋白、血细胞比容、血非蛋白氮和尿素氮均有增多或增高。

17. AHI【解析】结合题目，考虑患者肠梗阻，大量呕吐后易出现脱水，电解质、酸碱平衡紊乱。严重的缺水，血容量减少，电解质紊乱，酸碱平衡失调可引起休克（低血容量性休克、感染性休克）。治疗如下。①胃肠减压。②纠正水、电解质紊乱和酸碱失衡。应及早纠正，当血液生化结果未报回应首选平衡盐溶液，监测尿量，见尿补钾。③抗感染。④其他治疗：吸氧、对症镇痛等。

18. C【解析】根据患者病史和临床表现有大量消化液或其他体液丧失，少尿、食欲减退、恶心、乏力等症状，符合等渗性脱水诊断表现。

19. AC【解析】目前考虑患者为等渗性脱水，首选平衡盐溶液或等渗糖盐溶液，如5%葡萄糖盐水。

20. C【解析】补液量可根据临床表现估计，有脉搏细速、血压下降，则表示血容量减少体重的5%，先补3000ml。

21. AE【解析】参见B型题第1~5题解析。

22. CF【解析】参见A1型题第20题解析。

23. D【解析】等渗性脱水，当丧失体液达体重的5%（相当于丧失细胞外液25%）时，出现血容量不足症状。当丧失体液达体重的6%~7%（相当于丧失细胞外液30%~35%）时，可出现严重休克，常伴发代谢性酸中毒。依据患者目前病情，应为严重休克，故考虑补液4000ml。

24. BCDEF【解析】补液应注意见尿补钾原则，过早过快补钾易导致高钾血症，临床表现为心率偏慢，T波高尖等。降钾方法考虑补充碳酸氢钠、高糖及胰岛素、利尿药等。同时应化验电解质及血气明确病情，对症补充镁离子。

25. AE【解析】等渗性脱水的诊断依据：患者目前有大量消化液丢失病史，病程短，故考虑血钠尚在正常范围，等渗性脱水可能性大。患者目前诊断肝硬化，大量放腹水后可能出现肝性脑病。

26. AE【解析】每日予10%葡萄糖溶液2000ml，可能因液体稀释而出现低钠血症，故出现低渗性脱水。每日给予呋塞米利尿，未联合应用保钾利尿药及对症补充钾离子，可能出现低钾血症。

27. E【解析】患者鞍上颅咽管瘤术后1天，24h尿量为5000ml，且合并尿比重低，高钠血症，应为失水大于失钠，故考虑中枢性尿崩症。

28. ABCF【解析】低血容量性高钠血症的治疗主要是防治原发病，去除病因。急诊处理基本目标是恢复血容量不足和保持脏器灌注正常，首先输注等渗生理盐水（0.9%NaCl），直到患者血流动力学稳定。适当补钾。尿崩症的治疗方法为饮水或使用0.45%的盐水。中枢性尿崩症，应使用ADH，并监测尿渗透压，尿比重和电解质，以了解患者对ADH的反应。高血容量性高钠血症的治疗为防治原发病，治疗重点是增加肾钠排出，并保持自由水摄入，可用利尿药（呋塞米），随后输入低渗溶液，使血清钠逐步恢复到正常水平，肾衰竭者应进行透析治疗。

29. BCE【解析】噻嗪类利尿药：通过作用于髓袢升及远端和远曲小管近端，抑制钠离子和氯离子的重吸收，起到排钠、排尿作用。去氨升压素：抗利尿作用，减少尿排出，增加尿渗透压，降低血浆渗透压。呋塞米：袢利尿药，增加Na^+、Cl^-排泄。鞣酸加压素注射液：属于抗利尿激素药，促进远端肾小管及集合管对水分的重吸收而起到抗利尿作用。甘露醇、甘油果糖：提高血浆渗透压，使组织间液向血浆转移，使血容量增强，GFR增强。

30. C【解析】低钠血症临床表现不典型，多被原发病所掩盖。低血容量低渗性低钠血症易发生休克，并有明显的失水表现；正常容量低渗性低钠血症轻度时无明显症状，严重时刻有脑水肿的表现，如恶心、呕吐、昏迷、抽搐；高血容量性低钠血症有水中毒的表现。血钠浓度低于135mmol/L，血浆渗透压低于280mmol/L。一般尿钠浓度可增高、可降低；尿渗透压也可降低或增高。

31. B【解析】抗利尿激素分泌异常综合征（SIADH）病因：常见有恶性肿瘤，呼吸系统及神经系统疾病，炎症、药物、外科手术。部分病因不明称特发性 SIADH。SIADH 主要诊断依据：①血清钠降低（常小于130mmol/L）。②尿钠增高常大于30mmol/L。③血浆渗透压不降低（常小于270mmol/L）。④尿渗透不超过血浆渗透压。⑤有关原发病或用药史。⑥血浆精氨酸升压素（AVP）增高。⑦无水肿，肾功能、肾上腺皮质功能正常。

32. CDE【解析】正常容量低钠血症治疗：限水和利尿，严重时可输注高渗盐水。急性低钠血症比慢性者症状明显，纠正血钠异常后亦易恢复，应立即治疗。慢性低钠血症，症状和体征不明显，纠正低钠血症的同时要注意防治并发症。

33. ACE【解析】肺性脑病治疗如下。①呼吸衰竭的处理。a. 合理氧疗，低流量吸氧1~3 L/min，氧浓度25%~33%；b. 积极控制呼吸道感染；c. 保持呼吸道通畅，应用支气管扩张药、祛痰药；d. 呼吸兴奋药的应用；e. 机械通气。②心力衰竭的处理。a. 血管扩张药的应用；b. 利尿药的应用；c. 强心药的应用。③肺性脑病的处理（无机械通气下）：a. 消除脑水肿；b. 激素应用；c. 脑细胞代谢药物。④营养支持，纠正电解质、酸碱平衡紊乱。

34. CE【解析】患者血钾低于3.5mmol/L，存在低钾血症。结合患者血气分析：pH 7.40、HCO_3^- 40mmol/L、PaO_2 60mmHg、$PaCO_2$ 67mmHg、BE+ 13mmol/L、K^+ 3.4mmol/L、Na^+ 140mmol/L、Cl^- 90mmol/L，患者还存在呼吸性酸中毒合并代谢性碱中毒。

35. DG【解析】依据题干提示，患者每日正平衡约2000ml左右，且补液均为糖水，故补水多于补钠，出现低钠血症，临床可表现为乏力、头痛、少尿等。故目前诊断为水中毒，应用利尿药治疗。

36. CGH【解析】患者 K^+ 3.7mmol/L，Na^+ 125mmol/L，Cl^- 80mmol/L，属于低渗性脱水、低钠血症，给予10%氯化钠治疗+利尿，根据患者 pH 7.40，HCO_3^- 26mmol/L，PaO_2 75mmHg，$PaCO_2$ 41mmHg，BE+ 3.0mmol/L，应减少输注5%葡萄糖溶液的量。

第七章　环境与理化急诊

一 A1 型题

1. 与电击伤的严重程度相关性最小的因素是
   A. 电流强弱　　B. 人体电阻
   C. 电流性质　　D. 电压高低
   E. 人体免疫力
2. 身体不同组织对电流的阻力由大到小的顺序为
   A. 骨骼>肌腱>脂肪>皮肤>内脏>肌肉>神经>血管
   B. 脂肪>肌腱>骨骼>皮肤>内脏>肌肉>血管>神经
   C. 肌肉>脂肪>骨骼>内脏>血管>皮肤>肌腱>神经
   D. 神经>血管>骨骼>脂肪>肌腱>皮肤>内脏>肌肉
   E. 肌腱>神经>肌肉>脂肪>骨骼>内脏>血管>皮肤
3. 关于电击伤，说法正确的是
   A. 人体电阻越大，受损越轻　　B. 人体电阻越小，受损越轻
   C. 电流强度越大，损伤越小　　D. 血管和神经受电流损伤较轻
   E. 骨骼和肌腱受电流损伤较重
4. 理化因素所致疾病的防治原则除外哪一项
   A. 流行病学调查分析　　B. 迅速脱离有害环境和危害因素
   C. 维持患者生命　　D. 针对发病机制和病因的治疗
   E. 对症治疗
5. 对于电击伤的现场处理，不正确的是
   A. 迅速脱离电源　　B. 抢救者注重自身的安全
   C. 轻型触电者可自行回家，不必处理　　D. 重型触电者就地抢救
   E. 转运途中不能中断抢救
6. 理化因素所致疾病的诊断原则除外
   A. 病因　　B. 靶部位
   C. 剂量与效应关系　　D. 流行病学调查分析
   E. 侵害的途径与方法

7. 关于电击，下列说法错误的是
A. 高压电击常发生意识丧失，呼吸、心搏停止
B. 严重烧伤常见于电流出入部位
C. 电击后 1 小时内常发生严重心律失常
D. 治疗电击应防治急性肾衰竭
E. 电击的有效治疗在于心肺脑复苏
8. 遭遇电击时，最容易引起心室颤动的是
A. 高压电
B. 直流电
C. 交流电 50~60Hz/s
D. 交流电 200~300Hz/s
E. 闪电
9. 电击可导致的并发症和后遗症是
A. 骨折
B. 肺水肿
C. 心律失常
D. 白内障
E. 以上都是
10. 对所有电击患者，应连续进行心电监护的时间至少为
A. 6 小时
B. 12 小时
C. 24 小时
D. 48 小时
E. 72 小时
11. 电击伤的临床表现不包括
A. 昏迷、心搏及呼吸骤停
B. 低血容量性休克
C. 急性肾衰竭
D. 急性重型肝炎
E. 组织灼伤、肢体坏死、骨折
12. 关于电击，下列说法不正确的是
A. 低频交流电危害性较高频交流电大
B. 交流电危害性较直流电大
C. 电流能量可转化为热能，引起灼伤
D. 雷击常见于农村旷野
E. 中枢神经系统即使接触较小电流，也可引起神经阻断
13. 高压电击，特别是雷击，最常发生致命性的是
A. 前臂腔隙综合征
B. 神志不清、心搏及呼吸骤停
C. 皮肤肌肉烧伤
D. 鼓膜破裂
E. 急性肾衰竭
14. 电击伤死亡的首要原因是
A. 呼吸抑制
B. 神经损伤
C. 心搏骤停
D. 血管损伤
E. 热烧伤

15. 人体的电阻主要集中在

A. 神经 B. 血管

C. 肌肉 D. 骨

E. 皮肤

16. 低频电击伤较高频电击伤危险

A. 3~5 倍 B. 0.5 倍

C. 30 倍 D. 0.1 倍

E. 200 倍

17. 最容易受电击伤的组织是

A. 神经 B. 脂肪

C. 肌腱 D. 骨

E. 牙齿

18. 有关电击伤及闪电击伤的描述，下列哪项正确

A. 闪电击伤因伏特电压极高，死亡率亦较高

B. 闪电击伤原理类似直流电

C. 电击伤和闪电击伤的静脉输液原则相同

D. 高伏特闪电休克常造成冠状动脉痉挛产生心室颤动而死亡

E. 闪电击伤多见肌肉坏死

19. 促使中暑的常见原因除外

A. 环境温度过高 B. 体质虚弱

C. 产热增加 D. 散热障碍

E. 汗腺功能障碍

20. 对轻症中暑者，应给予

A. 静脉注射生理盐水 B. 物理降温

C. 药物降温 D. 阴凉处休息

E. 吸氧

21. 不属于中暑的疾病是

A. 热痉挛 B. 热衰竭

C. 热射病 D. 热晕厥

E. 热烫伤

22. 热衰竭常见于

A. 年老体弱及慢性疾病患者 B. 青壮年

C. 运动员 D. 中年妇女

E. 户外劳动者

23. 重症中暑热衰竭的突出表现为

A. 高热　　B. 肌肉疼痛

C. 脑水肿　　D. 周围循环衰竭

E. 急性肝衰竭

24. 热射病的特点为

A. 高温环境中突然发病，体温高达 40~42℃

B. 早期无汗

C. 不伴有皮肤干燥、灼热

D. 无意识障碍

E. 多发于年老体弱者

25. 热射病治疗不主张

A. 物理降温　　B. 控制惊厥

C. 积极液体复苏　　D. 纳洛酮

E. 碱化尿液

26. 关于中暑患者的处理，不正确的是

A. 昏迷者，口服清凉含盐饮料　　B. 抽搐者，静脉或肌内注射地西泮

C. 肌肉痉挛时采取局部按摩　　D. 室内温度应控制在 20~25℃

E. 高热患者可在大血管处放置冰袋

27. 热痉挛出现阵发性、对称性痉挛最常见的部位为

A. 背阔肌　　B. 咀嚼肌

C. 腹直肌　　D. 腓肠肌

E. 胸大肌

28. 中暑患者预后最差的是

A. 热痉挛　　B. 热衰竭

C. 热射病　　D. 先兆中暑

E. 轻症中暑

29. 中暑体温升高属于

A. 发热　　B. 生理性体温升高

C. 病理性体温升高　　D. 过热

E. 体温调定点上移引起的体温升高

30. 热痉挛的突出表现是

A. 腓肠肌痉挛、疼痛　　B. 胸大肌痉挛、疼痛

C. 呼吸肌痉挛、疼痛　　D. 肠道平滑肌痉挛、疼痛

E. 肛门括约肌痉挛、疼痛

31. 下列有关中暑的叙述错误的是
A. 横纹肌溶解症较常见于典型的中暑
B. 典型表征为中心体温超过 40℃，无汗症及意识改变
C. 早期的确认及快速的冷却疗法，常可决定患者的预后
D. 死亡率与最高体温持续的时间有关
E. 中暑主要累及中枢神经系统、心血管系统及肝

二 A2 型题

1. 患儿，男，10 岁。电击伤应当紧急处理的措施为
A. 心肺复苏　　B. 口腔手术
C. 脱离电流　　D. 肾上腺素
E. ECG 监测
2. 某伤者触高压电倒下，心搏呼吸骤停，立即采取的措施为
A. 立即使伤者脱离高压电区　　B. 立即心肺复苏
C. 立即拨打 120 电话　　D. 去叫人一同抢救
E. 立即进行查体
3. 患者，男性，45 岁。在烈日下工作 2 小时后出现头晕、头痛、口渴、多汗、乏力、心悸等症状，血压90/60mmHg,处置最佳的方式为
A. 立即将患者放在阴凉通风处　　B. 冰水浸浴 30 分钟
C. 口服含盐清凉饮料　　D. 静脉滴注葡萄糖盐水
E. 快速静脉滴注甘露醇
4. 患者，男性，63 岁。在烈日下暴晒 2 小时后，感头晕、头痛、面部潮红、皮肤干燥无汗、脉搏细数。查体：体温 40. 5℃、脉搏 122 次/分、呼吸 24 次/分、血压 110/75mmHg。下列处理措施错误的是
A. 安置在通风阴凉处休息　　B. 环境降温
C. 冰水浸浴　　D. 冰水擦拭
E. 氧气吸入

三 A3/A4 型题

（1~2 题共用题干）

患者，男性，21 岁。检修电机时，突然晕厥，大动脉搏动消失，无自主呼吸等自主活动。ECG 示心室颤动。

1. 需立即采取的最有效的措施是

A. 电除颤　　B. 机械通气
C. 连续心前区捶击　　D. 口对口人工呼吸
E. 胸外心脏按压

2. 自主循环恢复后，为维持动脉压，最有效的常用药是
A. 多巴胺　　B. 多巴酚丁胺
C. 硝酸甘油　　D. 阿托品
E. 异丙肾上腺素

（3~5 题共用题干）

患者，男性，43 岁。因电击后意识不清伴四肢抽搐 3 小时入院。患者 3 小时前工作时不慎双手触电（交流电电压 220V）而倒地，自觉头晕、四肢无力，约 10 分钟后自行起来，自觉左上肢麻木疼痛，1 小时前出现意识障碍。2 小时后突然出现四肢抽搐、头后仰、面色发绀和意识丧失。查体：体温 41℃，脉搏 108 次/分，呼吸 6 次/分，血压 120/70mmHg。

3. 最可能的诊断是
A. 神经源性休克　　B. 原发性癫痫
C. 脑炎　　D. 电击伤
E. 心肌炎

4. 无须立即做的检查是
A. 心电图　　B. 肌酸激酶
C. 动脉血气分析　　D. 心功能检查
E. 血生化

5. 不宜应用的治疗是
A. 呋塞米　　B. 甘露醇
C. 吸氧　　D. 气管插管
E. 多巴胺

（6~8 题共用题干）

患者，男性，28 岁。夏天高温下，在建筑工地劳动时，突然晕倒在地，浑身大汗，心率 120 次/分，呼吸 25 次/分，体温 40.5℃，血压 90/60mmHg，未引出病理反射，心电图正常，血糖 5.0mmol/L，大便隐血试验阴性，脑电图正常，血钠 150mmol/L，血钾 4.5mmol/L，血常规正常。

6. 最可能的诊断是
A. 低血糖反应　　B. 失血性休克
C. 脑炎　　D. 心源性晕厥
E. 中暑

7. 用降温治疗时，通常在 1 小时内使肛温降至

A. 37℃　　B. 39℃

C. 37.5～37.9℃　　D. 37.5℃

E. 37.8～38.9℃

8. 引起中暑的常见原因除外

A. 环境温度过高　　B. 散热障碍

C. 产热增加　　D. 体质过度虚弱

E. 汗腺功能障碍

（9～11 题共用题干）

患者，女性，33 岁。临时工，夏天高温季节，在闷热车间劳动后出现头痛、恶心、呕吐，体温 41℃，心率 130 次/分，血压 100/50mmHg，拟诊为中暑。

9. 将躯体浸入水中，给予降温治疗时，下列哪一种水温最合适

A. 37℃　　B. 38℃

C. 27～30℃　　D. 38～39℃

E. 35～36℃

10. 用 15℃冷水反复擦拭皮肤，治疗中暑的原理是

A. 传导散热降温　　B. 蒸发散热降温

C. 体内降温　　D. 减少产热

E. 适应环境

11. 中暑的病死率与下列哪项因素直接相关

A. 体温升高程度和持续时间　　B. 是否昏迷

C. 肝功能损害　　D. 肾功能损害

E. 血乳酸浓度

（12～14 题共用题干）

患者，男性，28 岁。在饮少量啤酒后，高温环境下劳动，因出现高热、酱油色尿和血压低入院。查体：意识不清，血压 80/40mmHg，心率 140 次/分。实验室检查：肌酸激酶升高，尿肌红蛋白（+）。

12. 最可能的诊断是

A. 中暑　　B. 感染性休克

C. 虚脱　　D. 食物中毒

E. 乙醇过敏性休克

13. 具体的疾病名称是

A. 热水肿　　B. 热晕厥
C. 热痉挛　　D. 热衰竭
E. 热射病

14. 治疗不宜应用
A. 物理降温　　B. 控制惊厥
C. 补液　　D. 去甲肾上腺素
E. 血液滤过

(15~18 题共用题干)

患者，男性，27 岁。高温暴晒 2 小时后在建筑工地昏倒。查体：脉搏 120 次/分、呼吸 25 次/分、体温 40.5℃、血压 90/60mmHg。

15. 初步判断该患者昏倒的原因为
A. 低血糖　　B. 急性中毒
C. 脑炎　　D. 心源性昏厥
E. 中暑

16. 为明确诊断，哪项检查最有价值
A. 体温+神经反射　　B. 脉搏+血压
C. 心率+心律　　D. 呼吸+意识
E. 尿量+皮肤色泽

17. 采取下面哪项措施不恰当
A. 放置在阴凉处　　B. 环境降温
C. 冰水浸浴　　D. 冰水擦拭
E. 氧气吸入

18. 通常使直肠温度降至 38℃ 的时间是
A. 1 小时　　B. 2 小时
C. 3 小时　　D. 4 小时
E. 5 小时

四　B 型题

(1~3 题共用备选答案)

A. 热痉挛　　B. 热衰竭
C. 热射病　　D. 先兆中暑
E. 轻症中暑

1. 患者除具有轻症中暑表现外，伴有腓肠肌疼痛的中暑类型是

2. 患者除具有轻症中暑表现外，伴有心动过速、多汗的中暑类型是
3. 以高热、无汗和意识障碍为表现的中暑类型是

五 X 型题

1. 电损伤对人体的危害跟哪些因素有关
   A. 电压高低　　B. 通电时间
   C. 电流方向　　D. 气象条件
   E. 直流电或交流电
2. 电击可导致的并发症和后遗症是
   A. 室性心律失常　　B. 胃肠道出血
   C. 烧伤处细菌感染　　D. DIC
   E. 神经源性肺水肿
3. 关于电击的治疗，正确的是
   A. 首先应切断电源
   B. 电击的有效治疗在于心肺脑复苏
   C. 发生前臂腔隙综合征时应进行减压术
   D. 积极防治急性肾衰竭
   E. 对于广泛组织烧伤肢体坏死和骨折者，应请外科医师进行相应外科处理
4. 不属于超高压电的是
   A. 雷击　　B. 电流 30 万安
   C. 电压 2000 伏　　D. 电压10 000万伏
   E. 电压 380 伏
5. 容易受电击伤的组织是
   A. 神经　　B. 血管
   C. 肌肉　　D. 骨
   E. 牙齿
6. 中暑诊断的分级
   A. 先兆中暑　　B. 热水肿
   C. 轻症中暑　　D. 重症中暑
   E. 热衰竭
7. 中暑的治疗
   A. 冷水擦浴　　B. 37℃常温腹膜透析
   C. 氯丙嗪静脉滴注　　D. 冰盐水直肠灌洗
   E. 20℃生理盐水血液透析

8. 关于中暑的治疗，以下正确的是

A. 体内降温
B. 体外降温
C. 药物降温
D. 监测尿量和体温
E. 对症治疗

9. 关于中暑，下列哪些说法是正确的

A. 室温超过36℃方可引起中暑
B. 甲状腺功能亢进者易发生中暑
C. 中暑患者都有发热
D. 可用氯丙嗪治疗
E. 可有低钠血症

10. 关于中暑的类型，下列叙述正确的是

A. 热水肿
B. 热晕厥
C. 热痉挛
D. 热衰竭
E. 热射病

11. 重症中暑包括

A. 热痉挛
B. 热衰竭
C. 热射病
D. 先兆中暑
E. 轻症中暑

六 案例分析题

(1~4 题共用题干)

患者，男性，41岁。在医院工地劳动时触电，心搏、呼吸骤停2分钟后送急诊室。既往史无特殊。查体：体温37℃，呼吸、脉搏和血压均测不出。口唇无发绀，颈软。四肢软。

1. 应立即进行的措施包括

A. 心脏按压
B. 人工呼吸
C. 气管插管
D. 肺功能检查
E. 血生化检查
F. 凝血检查

2. 入院15分钟后患者呼吸和心搏恢复，心率130次/分，血压100/62mmHg，已经行气管插管，机械通气，2天后检查发现意识为浅昏迷，血肌酸激酶12 000 mmol/L，血肌酐400μmol/L，动脉血气分析示SaO_2 85%，存在尿血红蛋白。诊断是

A. 复苏后综合征
B. 急性呼吸衰竭
C. 急性肾衰竭
D. 横纹肌溶解症
E. 电击伤
F. 脊髓休克

3. 治疗第3天患者出现抽搐，意识恶化，深昏迷。处理包括

A. 限制性补液
B. 呋塞米利尿
C. 甘露醇
D. 颅脑 CT

E. 监测 Glasgow 评分　　F. 抗癫痫治疗

4. 1 周后意识好转，血压呼吸稳定，脱离呼吸机，但尿量 100ml/d，血肌酸激酶30000mmol/L，血肌酐 730μmol/L，针对性治疗为

A. 利尿　　B. 血液透析

C. 血液滤过　　D. 大量补液

E. 保肝　　F. 碱化尿液

（5~8 题共用题干）

患者，男性，36 岁。主因高温下重体力劳动后高热、意识丧失 2 小时就诊。1 小时前突然出现抽搐，排尿失禁，浓茶色尿。追问病史前日曾经饮白酒 100ml，当时无不适。既往史无特殊。查体：体温 41℃，脉搏 138 次/分，心率 30 次/分，血压 70/30mmHg。口唇干瘪，颈静脉塌陷。

5. 为指导治疗应立即进行的检查项目包括

A. 心电图　　B. 肌酸激酶

C. 血常规　　D. 肺功能检查

E. 血生化　　F. 动脉血气分析

6. 入院 3 天后查肌酸激酶12 000mmol/L，血肌酐 680μmol/L。检验结果提示该患者出现

A. 休克　　B. 心肌炎

C. 横纹肌溶解　　D. 脑炎

E. 酒精中毒　　F. 迟发型过敏性休克

7. 患者血氧饱和度下降至 70%。需要立即进行的治疗包括

A. 液体复苏　　B. 气管插管

C. 镇静　　D. 营养心肌

E. 抗感染　　F. 保肝治疗

8. 该患者的诊断最可能是

A. 劳力性热射病　　B. 非劳力性热射病

C. 热衰竭　　D. 热水肿

E. 热晕厥　　F. 热烫伤

参考答案与解析

一、A1 型题

1. E【解析】电击损伤程度与电流强度、电流种类、电压高低、通电时间、人体电阻、

电流途径有关。

2. A【解析】人体电阻就是电流通过人体时，人体对电流的阻力。人体各部分的有机组织不同，电阻的大小也不同。如皮肤、脂肪、骨骼的电阻比较大，其中皮肤表面的角质外层电阻最大，而血管、神经的电阻最小。人体的电阻越大，触电后流过人体的电流就越小，因而危险也就越小。人体电阻不是一个不变的常数，接触电压越高，人体电阻越小；接触带电导体时间越长，人体电阻也越小。身体各组织单独对电流的阻力按自小而大的顺序排列为血管、神经、肌肉、内脏、皮肤、脂肪、肌腱、骨组织。

3. A【解析】人体电阻越大，受损越轻；电流强度越小，受损越小。

4. A【解析】理化因素所致疾病的防治原则：①对症治疗。②维持患者生命。③迅速脱离有害环境和危害因素。④针对发病机制和病因的治疗。

5. C【解析】电击伤的现场急救：①立即切断电源或用木棍、竹竿及其他绝缘体使患者尽快脱离电源。②对神志清醒伴乏力、头晕等轻度电击伤者，宜卧床休息，并及时送往医院观察。③对呼吸、心搏停止者，应立即进行徒手心肺复苏，有条件者行气管插管。对此类患者，应坚持长时间抢救，不可轻易放弃，并及时转送医院进行进一步抢救，转送途中徒手心肺复苏术不能中断。

6. E【解析】理化因素所致疾病的诊断原则：①病因。②靶部位。③剂量与效应关系。④流行病学调查分析。

7. C【解析】电击和心肺复苏术后48小时内，均有各种严重心律失常，须行心电监护。

8. C【解析】遭遇电击时，交流电50~60Hz/s最容易引起心室颤动。

9. E【解析】一般来说在电击后24到48小时常出现并发症和后遗症，表现有以下一些方面：心肌损伤、严重心律失常和心功能障碍，吸入性肺炎以及肺水肿，消化道出血或穿孔，麻痹性肠梗阻，弥散性血管内凝血或溶血，肌球蛋白尿、肌红蛋白尿和急性肾衰竭、骨折、肩关节脱位，无菌性骨坏死。大约半数电击伤患者有单侧或双侧鼓膜破裂、听力丧失，烧伤处可以激发细菌感染，电击后数天到数月可以出现上升或横贯性脊髓炎，多发性神经炎或瘫痪等，角膜烧伤、视网膜剥离，单侧或双侧白内障以及视力障碍，另外孕妇电击伤后常发生流产、死胎和宫内发育迟缓等。

10. D【解析】定时测量生命体征，对所有电击伤患者应连续进行48小时心电监护，以便发现迟发性心律失常。

11. D【解析】电击伤的临床表现：①全身表现。轻度电击伤者出现惊慌、呆滞、面色苍白、心悸、四肢软弱、接触部位肌肉收缩等；中度电击伤者可出现短暂昏迷、呼吸浅快、心动过速等；重度电击伤者出现抽搐、昏迷、心室颤动、心搏和呼吸骤停。有些患者遭受电击后，立即进入“假死状态”，即心搏和呼吸处于极微弱状态，因此要认真鉴别，不可轻易放弃抢救。②局部表现。主要为电烧伤，常伴有大量组织坏死。③并发症。大量组织损伤引起血浆肌红蛋白增高、高钾血症及急性肾衰竭。肌肉强直性收缩引起骨折和四肢关节脱位。

④电烧伤部位继发感染。电击所致继发性外伤，如高处跌落时引起头、胸、腹部外伤和大血管出血及四肢、脊柱骨折。电击后神经系统损害包括周围神经病变、横断性脊髓损害、视力障碍、耳聋等。

12. A【解析】电流频率不同，对人体的伤害程度也不同。25~300Hz 的交流电对人体伤害最严重。1000Hz 以上，伤害程度明显减轻，但高压高频电也有电击致命的危险（A 错误）。交流电的 50Hz 频率，与人的心跳频率接近，触电时，容易引起心室颤动。与直流电相比，同样的通过人体的电流有效值，交流电比直流电对人体的危害大（B 正确）。因为人体有阻值，电流通过人体的时候，会在有阻值的地方留下能量，转化为热能，可以灼伤一切组织，严重可以引起肌肉和骨骼的炭化（C 正确）。雷击常见于农村旷野（D 正确）。中枢神经系统即使接触较小电流，也可引起神经阻断（E 正确）。

13. B【解析】闪电伤罕见，若发生，则可产生电流入口和出口处的损伤。肌肉损伤和肌球蛋白尿少见，因为电流经过的时间很短而未能破坏皮肤和组织。闪电闪照人体时几乎不引起内部损伤，但可产生系统之间的电流短路（如心搏骤停、精神错乱、神志丧失神经精神后遗症）。一般可见某种形式的记忆缺失。神经精神损害、疼痛综合征和交感神经系统受伤是最常见的长期后遗症。呼吸心搏骤停是致死的最常见原因。

14. C【解析】人体触电以后致死的最主要原因是心室颤动。电流通过人体的时候轻者会引起瞬间的疼痛、痉挛，一股麻麻的感觉，严重可能会引起不自主的生理反应，大小便失禁，最严重的情况会因为心脏麻痹心脏节律细胞被电流干扰以后引起心室颤动，导致心脏停搏，也可能先引起休克。

15. E【解析】人体的电阻主要包括人体内部电阻和皮肤电阻。

16. A【解析】交流电（AC）对人体的作用主要取决于频率，普遍应用的低频电流常比高频电流危险，比相同电压和安培的直流电（DC）危险 3~5 倍。

17. A【解析】参见 A1 型题第 2 题解析。

18. B【解析】闪电击伤为闪电所致的损伤。闪电损伤又称雷击，其对人体的作用极为复杂。闪电是一个巨大的电弧，可具有 5000~200 000A 电流及数百万伏电压，单次电击时间仅约持续 0. 01 秒，重复的电击为 0. 01~0. 10 秒，类似于直流电。

19. B【解析】发生中暑的原因如下。①环境温度过高：人体能从外界环境获取热量。②产热增加：重体力劳动、发热疾病、甲状腺功能亢进症和应用某些药物（如苯丙胺）使产热增加。③散热障碍：如湿度大、肥胖、穿透气不良衣服或无风天气等。④汗腺功能障碍：人体主要通过皮肤汗腺散热，系统性硬化病、广泛皮肤瘢痕或先天性无汗症、抗胆碱药或滥用毒品可抑制出汗。

20. D【解析】先兆中暑与轻症中暑的治疗：立即将患者转移到阴凉通风处或电风扇下，最好移至空调室，以增加辐射散热。给予清凉含盐饮料。体温高者给予冷敷。必要时可静脉滴注 5%葡萄糖氯化钠注射液 1000~2000ml。

21. E【解析】中暑包括轻症的热水肿、热晕厥以及重症的热痉挛、热衰竭和热射病等。一般所指的中暑主要是热痉挛、热衰竭和热射病 3 种类型。

22. A【解析】热衰竭常见于老年人、儿童和慢性疾病患者。

23. D【解析】重症中暑热衰竭由于高热引起脱水、电解质紊乱、外周血管扩张，周围循环容量不足等休克征象，表现为头晕、头痛、恶心、呕吐、面色苍白、皮肤湿冷、大汗淋漓、呼吸增快、脉搏细数、心律失常、晕厥、肌痉挛、血压下降等。

24. A【解析】热射病是最严重的中暑类型，是由于暴露于热环境或剧烈运动所致的机体体温调节失衡，以核心温度升高（>40℃）中枢神经系统异常为特征。表现为皮肤灼热、意识障碍（如惊厥、昏迷），并伴有多器官系统损伤的临床综合征，死亡率高。

25. B【解析】热射病治疗包括体外降温、体内降温、药物降温，有高热或超高热，但血压偏低及神志不清者，可试用纳洛酮救治。液体复苏治疗：利尿以及碱化尿液。

26. A【解析】参见 A1 型题第 20 题解析。昏迷患者应保持呼吸道通畅，并给予吸氧，必要时气管插管。

27. D【解析】热痉挛是热射病的早期表现，常发生于高温环境下强体力作业或运动时。出汗后水和电解质大量丢失，仅补充水或低张液，形成低钠、低氯血症，出现四肢、腹部、背部的肌肉痉挛和疼痛，常发生于腓肠肌，呈对称性和阵发性，也可出现肠痉挛性剧痛。

28. C【解析】热射病预后严重，病死率高。

29. D【解析】中暑体温升高属于过热。

30. A【解析】参见 A1 型题第 27 题解析。

31. A【解析】横纹肌溶解症是一种非常罕见的并发症，多由长时间的肌肉痉挛引起。

二、A2 型题

1~2 C、A【解析】电击伤应立即切断电源或用木棍、竹竿及其他绝缘体使患者尽快脱离电源。

3. D【解析】患者已出现心悸，且血压 90/60mmHg，处置最佳的方式为静脉滴注葡萄糖盐水。

4. C【解析】老年、体弱和有心血管疾病的患者常不能耐受冰水浸浴，有些患者昏迷不深，浸入冰水中可能发生肌肉抖动，反而增加产热，加重心脏负担。

三、A3/A4 型题

1. A【解析】该患者出现心室颤动，应立即进行电除颤。

2. A【解析】多巴胺属于儿茶酚胺类药物，为去甲肾上腺素的前体，有增强心肌收缩力、收缩周围血管、升高血压作用，并可通过多巴胺受体扩张内脏血管，尤其增加肾血流量。用于各种休克，尤其伴有肾功能不全、心排血量降低的患者。

3. D【解析】参见 A1 型题第 11 题解析。

4. D【解析】电击伤患者的检查如下。①尿常规。②血液生化检查：合并肌肉和心脏损伤患者早期可出现肌酸激酶。③心电图检查。

5. E【解析】使用多巴胺的注意事项：①使用本品前应补充血容量及纠正酸中毒。②嗜铬细胞瘤、心动过速或心室颤动者禁用。③急性心肌梗死、动脉粥样硬化、高血压、甲状腺功能亢进症、糖尿病、血管阻塞性疾病患者慎用。

6. E【解析】患者夏天高温下，在建筑工地劳动时，突然晕倒在地，浑身大汗，体温40.5℃，符合中暑表现，且未引出病理反射，心电图正常，脑电图正常，血常规正常。可排除其他病变。

7. E【解析】在物理降温过程中必须随时观察和记录肛温，待肛温降至38.5℃时，应立即停止降温。

8. D【解析】参见A1型题第19题解析。

9. C【解析】先兆及轻症中暑的降温措施：冷水（27~30℃）浸浴或15℃冷水反复擦洗身体。

10. B【解析】用15℃冷水反复擦拭皮肤，治疗中暑的原理是蒸发散热降温。

11. A【解析】中暑的病死率与体温升高程度和持续时间直接相关。

12~13 A、E【解析】中暑的临床表现：①热痉挛。患者常先大量出汗后突然出现阵发性四肢及腹壁肌肉，甚至肠平滑肌痉挛和疼痛。有低钠、低氯血症和肌酸尿症。②热衰竭，常发生在未适应高温作业的新工人和体弱者。常无高热。患者先有头痛、头晕、恶心，继有口渴、胸闷、面色苍白、冷汗淋漓、脉搏细弱、血压偏低。可有晕厥、抽搐。重者出现循环衰竭。可有低钠、低钾血症。③热射病：典型表现为高热、无汗、昏迷。严重患者可出现休克、心力衰竭、肺水肿、脑水肿、肝肾衰竭、弥散性血管内凝血。

14. D【解析】使用去甲肾上腺素的注意事项：①高血压、动脉粥样硬化、器质性心脏病、肾功能不全者禁用。②孕妇禁用。③甲状腺功能亢进症和糖尿病患者慎用。

15. E【解析】患者高温环境中暴晒2小时后在建筑工地昏倒，昏倒的可能原因是中暑。

16. A【解析】中暑根据病史及特征一般不难诊断，可根据在高温环境中劳动和生活中出现体温升高、肌肉痉挛和/或晕厥，并应排除其他疾病后方可诊断。

17. C【解析】参见A2型题第4题解析。

18. A【解析】通常在1小时内使直肠温度降至38℃。

四、B型题

1~3 A、B、C【解析】参见A3/A4型题第12题解析。

五、X型题

1. ABCDE【解析】参见A1型题第1题解析。

2. ABCDE【解析】电击伤的并发症和后遗症：①心脏损伤，大量组织的损伤和溶血可引起高钾血症，酸中毒，引起心脏传导障碍和心律失常，同时电击也可直接造成心肌损害。②神经系统损伤，电击后数日或数周在远离电击伤部位可出现中枢和外周神经系统病变。③肾脏损伤，皮肤和组织烧伤处丢失液体过多时可出现低血容量性休克。④其他损伤：视力障碍；凝血功能障碍；DIC 等。

3. ABCDE【解析】电击伤的现场急救：①立即切断电源或用木棍、竹竿及其他绝缘体使患者尽快脱离电源。②对神志清醒伴乏力、头晕等轻度电击伤者，宜卧床休息，并及时送往医院观察。③对呼吸、心搏骤停者，应立即进行徒手心肺复苏，有条件者行气管插管。电击伤的院内处理：①进一步生命支持。②加强监护和纠正各种心律失常。③抗休克治疗。④急性肾衰竭的预防和处理。⑤外科问题处理。⑥其他。

4. CE【解析】超高压电是指使用 500 千伏~1000 千伏电压等级输送的电能。雷电是大气中一种剧烈的放电现象，云层之间、云层和大地之间的电压可以达数百万伏至数亿万伏，放电时的电流可达到数万安至数十万安。因此，雷击属于超高压电，电流 30 万安和电压 10 000万伏也属于超高压电，而电压 2000 伏和电压 380 伏不属于超高压电，故选 CE。

5. ABC【解析】血管、神经、肌肉的电阻较小，牙齿、骨骼的电阻比较大。

6. ACD【解析】中暑诊断的分级：①先兆中暑。②轻症中暑。③重症中暑。

7. ACDE【解析】中暑的降温治疗如下。①体外降温：将患者转移到室温 25℃以下的环境中继续密切观察，如体温又升高，可再次浸入 4℃水中或 15℃冷水擦浴、27~30℃冷水浸浴。②体内降温：体外降温无效者，用冰盐水进行胃或直肠灌洗，也可用 20℃或 9℃无菌生理盐水进行血液透析或腹膜透析。③药物降温：将氯丙嗪静脉滴注。

8. ABCDE【解析】中暑的治疗：①纠正脱水和电解质紊乱，监测生命体征。②体外降温。③体内降温。④药物降温。⑤液体复苏。⑥血液净化治疗。⑦对症治疗。

9. BDE【解析】临床上高热一般为体温高于 41℃，选项 A 错误。先兆中暑患者体温正常或略有升高，选项 C 错误。

10~11 ABCDE、ABC【解析】中暑包括轻症的热水肿、热晕厥以及重症的热痉挛、热衰竭和热射病等。

六、案例分析题

1. ABC【解析】参见 X 型题第 3 题解析。

2. ABCDE【解析】病例中患者发生心搏、呼吸骤停，在采取有效的心肺脑复苏措施后，虽然自主血压恢复，但仍有数小时的昏迷，故存在复苏后综合征，患者持续机械通气血氧饱和度为 85%，故存在急性呼吸衰竭，患者肌酐、肌酸激酶明显异常，故存在急性肾衰竭及横纹肌溶解，电击伤常常会出现肌红蛋白尿及血尿，结合患者病史故诊断电击伤。患者存在自主血压，呼吸及心搏已恢复，不符合脊髓休克临床表现。

3. ABCDEF【解析】患者现诊断电击伤、心肺复苏术后、急性呼吸衰竭、急性肾衰竭、横纹肌溶解，目前再次出现抽搐伴有意识恶化，应复查头部 CT 明确有无新发脑血管疾病及脑水肿加重可能，动态监测 Glasgow 评分评估病情变化，对症限钠防止脑水肿进一步加重，甘露醇联合呋塞米降颅内压，对症抗癫痫治疗。故答案为 ABCDEF。

4. ABCF【解析】患者存在无尿症状，肌酐明显升高，故存在肾功能不全症状，应予对症利尿、透析支持治疗，对肾功能不全或合并多器官功能障碍患者应予血液净化治疗。电击伤患者多合并酸中毒，故应碱化尿液。

5. ABCEF【解析】该患者可能为中暑，需要检查心电图、血常规、血生化、肌酸激酶和动脉血气分析。

6. AC【解析】患者化验示肌酸激酶12 000mmol/L，血肌酐 680μmol/L，考虑存在热射病至横纹肌溶解、急性肾衰竭，临床应出现休克表现，故选 AC。

7. AB【解析】结合病史及体征，明确患者存在劳力性热射病。患者有明显失水症状，需静脉滴注生理盐水或乳酸林格液，故 A 正确；昏迷患者应保持呼吸道通畅，并给予吸氧，必要时气管插管，故 B 正确；患者暂无烦躁不安或抽搐，故无须镇静治疗；余选项暂无相关治疗指征。

8. A【解析】劳力性热射病主要发生在年轻人，由于机体产热过多，多于散热的能力引起的。热射病典型表现为高热、无汗、昏迷。严重患者可出现休克、心力衰竭、肺水肿、脑水肿、肝肾衰竭、弥散性血管内凝血。

第八章 急性中毒

一 A1型题

1. 关于清除进入人体尚未吸收的毒物，下列不正确的是

A. 患者处于昏迷、惊厥状态，吞服石油蒸馏物、腐蚀剂不应催吐

B. 食管静脉曲张患者不宜洗胃

C. 洗胃液每次注入不宜超过300ml，以免促使毒物进入肠内

D. 导泻时，常使用油类泻药，以利于各种毒物排出

E. 毒物溅入眼内，应立即用清水彻底冲洗

2. 同一时间、同一地点，一批患者出现了类同综合征，最可能的疾病是

A. 急性中毒
B. 地方病
C. 急性传染病
D. 维生素缺乏症
E. 碘缺乏症

3. 在急性毒物泄漏事故中，对毒物接触者的处理，下列哪一项最为重要

A. 就地抢救

B. 将患者送到条件好的医院救治

C. 迅速脱离现场，脱去污染衣物，清洗皮肤、黏膜

D. 寻找并使用特效解毒药

E. 建立静脉通道并进行对症支持治疗

4. 在对中毒者清除毒物进行洗胃时，下列哪项操作不恰当

A. 惊厥患者不宜插管，易诱发惊厥
B. 昏迷患者不宜洗胃
C. 在服毒6小时内洗胃最有效
D. 如服毒超过6小时，则不必洗胃
E. 食管静脉曲张患者不宜洗胃

5. 为了及时治疗急性中毒，下列哪项可作为急性中毒诊断的主要依据

A. 毒物接触史
B. 临床表现
C. 毒物分析
D. 毒物接触史+毒物分析
E. 毒物接触史+临床表现

6. 平素体健的年轻人，进食后突然昏迷，常见的原因是

A. 脑卒中
B. 心律失常

C. 中毒　　D. 脑炎
E. 消化道出血

7. 有毒化学物质进入人体后引起中毒的机制
A. 局部刺激、腐蚀作用和缺氧　　B. 麻醉作用和抑制酶的活力
C. 干扰细胞或细胞器的功能　　D. 受体竞争
E. 以上均是

8. 对经消化道吸收毒物引起急性中毒的诊断，常采用下列标本供毒物检测分析，但除外
A. 可疑容器内容物　　B. 呕吐物
C. 血液　　D. 尿液
E. 头发

9. 下列哪一项不是中毒的发生机制
A. 低氧　　B. 竞争受体
C. 干扰细胞器的生理功能　　D. 抑制酶的活力
E. 以上都不是

10. 下列哪一种物质中毒一般不出现黄疸
A. 黄磷　　B. 砷化氢
C. 四氯化碳　　D. 氯仿
E. 汽油

11. 误服强酸后，以下哪一项不宜采用
A. 清洁洗胃　　B. 服牛奶
C. 静脉滴注碳酸氢钠　　D. 经口腔气管插管
E. 肌内注射镇静药

12. 下列哪一项不是生活中毒的常见原因
A. 自杀　　B. 谋害
C. 成瘾　　D. 生产农药时不注意防护
E. 误服毒物

13. 急性中毒患者，治疗上应立即采取的措施是
A. 终止接触毒物　　B. 清除进入体内尚未吸收的毒物
C. 清除体内已被吸收的毒物　　D. 如有可能，使用特效解毒药
E. 对症处理

14. 一般认为在服毒后多少时间内洗胃有效
A. 1 小时　　B. 3 小时
C. 6 小时　　D. 12 小时
E. 24 小时

15. 关于催吐，下列说法不正确的是
A. 空腹服毒者要先饮水 300ml
B. 可用药物吐根糖浆催吐
C. 吞服腐蚀性毒物时，不宜催吐
D. 吞服石油蒸馏物应立即进行催吐
E. 催吐应直到胃内容物完全呕出为止

16. 下列物质哪种除外均为毒物
A. 工业性毒物
B. 药物
C. 农药
D. 食物添加剂
E. 有毒动、植物

17. 毒物是指
A. 进入人体后产生毒害作用的物质
B. 一类国家禁止使用的物质
C. 主要指对人体有害的农药
D. 主要是指细菌产生的内毒素和外毒素
E. 现仍无明确定义

18. 服毒后的洗胃处理，下列哪项不正确
A. 一般在 6 小时内洗胃有效，超过 6 小时以后已无洗胃的必要
B. 惊厥患者不宜插管洗胃
C. 食管静脉曲张患者不宜洗胃
D. 洗胃液总量至少 2~5L，甚至可用 6~8L
E. 吞服腐蚀性毒物时，不宜洗胃

19. 中毒是指有毒化学物质进入人体，达到中毒量而产生损害的
A. 呼吸系统疾病
B. 消化系统疾病
C. 血液系统疾病
D. 染毒部位局部疾病
E. 以上均是

20. 毒物吸收进入血液后主要分布在
A. 肺
B. 肾
C. 消化道
D. 脑
E. 肝

21. 关于急性中毒的特点下列哪一项是错误的
A. 短时间内吸收小量毒物
B. 短时间内吸收大量毒物
C. 发病急骤、症状严重、变化迅速
D. 多脏器损害，但有明确的靶器官
E. 如不及时治疗可危及生命

22. 生活性中毒时，毒物大多经哪种途径进入人体
A. 消化道
B. 呼吸道
C. 皮肤、黏膜
D. 局部伤口
E. 头发

23. 口服毒物中毒后，最常用的吸附剂是
A. 氢氧化铝　　B. 牛奶
C. 鸡蛋清　　D. 活性炭
E. 吐根糖浆
24. 关于毒物的吸收、代谢和排出，下列说法错误的是
A. 生产性中毒主要经呼吸道吸入
B. 有些毒物排出缓慢，蓄积在体内，再次释放时可发生再次中毒
C. 大多数毒物由肾排出
D. 毒物通过肝的代谢，毒性都降低
E. 铅、汞、砷可由乳汁排出
25. 下列哪种中毒不会引起血液凝固障碍
A. 肝素　　B. 杀鼠灵
C. 敌鼠　　D. 磷化氢
E. 蛇毒
26. 中毒伴肾功能不全或昏迷患者不宜使用下列哪种方法
A. 吸氧　　B. 硫酸镁导泻
C. 硫酸钠导泻　　D. 输液
E. 洗胃
27. 抢救经呼吸道吸入的急性中毒，首要采取的措施是
A. 清除尚未吸收的毒物　　B. 排出已吸收的毒物
C. 使用解毒药　　D. 对症治疗
E. 立即脱离现场及急救
28. 急性中毒中，关于血液灌流治疗的描述，不正确的是
A. 能吸附脂溶性或与蛋白质结合的化学物
B. 清除血液中巴比妥类
C. 清除百草枯有效
D. 用于血液中毒物浓度明显增高者
E. 对血液的正常成分无影响
29. 下列哪一种中毒不宜洗胃
A. 敌敌畏中毒　　B. 氯化钡中毒
C. 地西泮中毒　　D. 亚硝酸盐中毒
E. 氢氧化钠中毒
30. 不明毒物中毒时适用洗胃的物质为
A. 生理盐水　　B. 高锰酸钾溶液

C. 碳酸氢钠溶液
D. 温开水
E. 冷开水

31. 下列哪组均可引起双侧瞳孔缩小
A. 有机磷毒物、阿片类、氯丙嗪
B. 有机磷毒物、抗胆碱药、氯丙嗪
C. 有机磷毒物、阿片类、苯丙胺类
D. 抗组胺类、阿片类、氯丙嗪
E. 原发性脑桥出血、脑室出血、脑疝后期

32. 双侧瞳孔缩小的病因除外
A. 有机磷杀虫药中毒
B. 吗啡类药物中毒
C. 杀虫脒中毒
D. 巴比妥类药物中毒
E. 苯二氮䓬类药物中毒

33. 有机磷杀虫药中毒，毒蕈碱样症状的发生是由于
A. M 型受体敏感性降低
B. 胆碱能神经递质老化
C. 乙酰胆碱过度兴奋运动神经
D. 乙酰胆碱过度兴奋交感神经和副交感神经节前纤维
E. 乙酰胆碱过度兴奋副交感纤维和部分交感神经节后纤维

34. 有机磷类杀虫药中毒急救处理特效解毒药为
A. 阿托品
B. 胆碱酯酶复活药
C. 皮质激素
D. 呼吸兴奋药
E. 阿托品和胆碱酯酶复活药

35. 治疗氨基甲酸酯类杀虫药物中毒除外哪项
A. 用肥皂水彻底清洗污染的皮肤
B. 应该用胆碱酯酶复活药治疗
C. 用阿托品拮抗乙酰胆碱的作用
D. 用 2%碳酸氢钠溶液洗胃
E. 输液利尿

36. 下列哪一类农药中毒最不易出现肺水肿
A. 有机硫类杀虫药
B. 氨基甲酸酯类杀虫药
C. 百草枯
D. 拟除虫菊酯类杀虫药
E. 有机磷杀虫药

37. 有机磷杀虫药的毒性按大鼠急性经口进入人体内的半数致死量分为 4 类，下列哪一组为剧毒类
A. 甲基对硫磷、甲胺磷、氧乐果、敌敌畏
B. 甲拌磷、内吸磷、对硫磷、丙氟磷
C. 乐果、乙硫磷、美曲膦酯、久效磷
D. 马拉硫磷、锌硫磷、氯硫磷、四硫特普

E. 马拉氧磷、倍硫磷、谷硫磷、内吸磷

38. 碘解磷定和氯解磷定治疗下列哪种有机磷杀虫药中毒疗效差

A. 内吸磷　　B. 对硫磷

C. 甲拌磷　　D. 甲胺磷

E. 美曲膦酯

39. 有机磷杀虫药中毒不引起哪种表现

A. 多汗　　B. 双侧瞳孔缩小

C. 意识丧失　　D. 膀胱刺激征

E. 肌肉震颤

40. 口服杀虫剂美曲膦酯中毒后，不可用哪种洗胃液

A. 生理盐水　　B. 清水

C. 2%碳酸氢钠　　D. 1：5000 高锰酸钾

E. 口服液体石蜡

41. 下列哪项不是有机磷杀虫药中毒的主要死因

A. 肺水肿　　B. 呼吸中枢衰竭

C. 休克　　D. 心搏骤停

E. 感染

42. 用阿托品时，下列哪项不是阿托品治疗有效的指标

A. 皮肤干燥　　B. 瞳孔较前缩小

C. 啰音消失　　D. 心率增快

E. 颜面潮红

43. 乙酰胆碱酯酶主要存在部位错误的是

A. 红细胞　　B. 血清

C. 运动终板　　D. 交感神经节

E. 中枢神经系统灰质

44. 关于碘解磷定治疗有机磷杀虫药中毒，下列哪项表述是错误的

A. 使被抑制的胆碱酯酶恢复活性　　B. 对解除毒蕈碱样症状较为明显

C. 对已老化的胆碱酯酶无复活作用　　D. 过量可引起癫痫样发作，呼吸抑制

E. 过量可抑制胆碱酯酶活力

45. 有机磷杀虫药中毒烟碱样症状表现为

A. 多汗、流涎　　B. 尿失禁

C. 头晕、头痛　　D. 肌肉颤动

E. 肺水肿

46. 有机磷杀虫药中毒的发病机制是

A. 激活胆碱酯酶　　B. 抑制胆碱酯酶
C. 抑制胆碱能神经　　D. 抑制乙酰胆碱的释放
E. 促进乙酰胆碱的合成

47. 有机磷杀虫药中毒的毒蕈碱样表现除外
A. 恶心、呕吐　　B. 多汗
C. 肌肉震颤　　D. 瞳孔缩小
E. 心率减慢

48. 临床上最常见的引起中毒的杀虫药为
A. 有机氮类　　B. 有机磷类
C. 有机氯类　　D. 除草剂
E. 杀菌药

49. 有机磷杀虫药中毒时最早出现哪些症状
A. 横纹肌纤维束颤动　　B. 肌力减退
C. 头晕、头痛、疲乏　　D. 副交感神经末梢兴奋的表现
E. 血压升高，心律失常

50. 有机磷中毒可损伤哪些神经
A. 交感神经节前纤维　　B. 副交感神经节前节后纤维
C. 部分交感神经节后纤维　　D. 运动神经
E. 以上都是

51. 下列哪组有机磷杀虫药在肝脏氧化后毒性反而增强
A. 甲拌磷、甲胺磷　　B. 甲基对硫磷、马拉硫磷
C. 对硫磷、内吸磷、美曲膦酯　　D. 氧乐果、乐果
E. 乙硫磷、敌敌畏

52. 从功能上分，目前我国使用的农药有哪些类
A. 水剂、粉剂、乳剂、气雾剂　　B. 杀虫剂、除草剂、化肥、植物生长调节剂
C. 杀虫剂、除草剂、灭菌剂、灭鼠剂　　D. 杀虫剂、食品添加剂、化肥、灭菌剂
E. 乳剂、除草剂、灭蝇剂、灭鼠剂

53. 急性有机磷杀虫药中毒患者发生迟发性神经病是因为抑制了下列哪种酶
A. 细胞色素氧化酶　　B. 胆碱酯酶
C. 神经靶酯酶　　D. 单胺氧化酶
E. 含巯基的酶

54. 下列哪种农药中毒可出现肌颤
A. 有机氮杀虫药　　B. 有机氯杀虫药
C. 有机氟杀虫药　　D. 有机磷杀虫药

E. 杀螨药

55. 诊断有机磷中毒的特异性指标是

A. 血胆碱酯酶活力　　B. 尿中有机磷杀虫药分解产物

C. 血气分析　　D. 阿托品阳性试验

E. 肝肾功能

56. 以正常人血胆碱酯酶活力作为100%，急性重度有机磷杀虫药中毒时，胆碱酯酶活力值是多少

A. 50%~70%　　B. 30%~50%

C. 30%以下　　D. 10%~20%

E. <10%

57. 阿托品治疗有机磷杀虫药中毒机制为

A. 恢复胆碱酯酶活性　　B. 拮抗乙酰胆碱

C. 减轻中枢神经系统症状　　D. 消除烟碱样症状

E. 对抗呼吸中枢抑制

58. 小剂量亚甲蓝静脉注射用于哪项抢救

A. 重金属中毒　　B. 氰化物中毒

C. 有机磷中毒　　D. 急性一氧化碳中毒

E. 亚硝酸盐中毒

59. 下列哪项属于急性有机磷杀虫药中毒（AOPP）患者烟碱样症状

A. 共济失调　　B. 肌纤维颤动

C. 瞳孔缩小　　D. 肌肉萎缩

E. 肺水肿

60. 急性有机磷杀虫药中毒治疗，最重要的是

A. 早期复活药的应用　　B. 阿托品治疗

C. 早期阿托品与复活药合用　　D. 早期血浆置换

E. 维持心肺功能

61. 下列哪一项口服中毒后，会出现“肠源性发绀”

A. 砒霜中毒　　B. 有机磷杀虫药中毒

C. 有毒蘑菇中毒　　D. 亚硝酸盐中毒

E. 杀鼠剂（敌鼠）中毒

62. 中度急性有机磷杀虫药中毒患者，其全血ChE活力值为

A. 正常人的80%　　B. 正常人的50%~70%

C. 正常人的30%~50%　　D. <正常人的30%

E. 正常人的20%

63. 下列有机磷杀虫药毒性最高的是
A. 锌硫磷
B. 马拉疏磷
C. 对硫磷
D. 美曲膦酯
E. 敌敌畏
64. 毒蕈中毒的病因，不正确的是
A. 溶血型毒素
B. 精神神经型毒素
C. 胃肠炎型毒素
D. 致肝损伤性毒素
E. 呼吸型毒素
65. 阿托品的中毒机制是
A. 局部刺激、腐蚀作用
B. 受体的竞争
C. 麻醉作用
D. 缺氧
E. 抑制酶的活力
66. 有机磷杀虫药中毒患者经大剂量阿托品治疗后，已达阿托品化，此时阿托品的使用原则是
A. 再加大剂量
B. 维持原治疗
C. 立即停用
D. 减量后维持用药
E. 加用碘解磷定
67. 急性亚硝酸盐类中毒的特效解毒药是
A. 小剂量亚甲蓝
B. 纳洛酮
C. 氟马西尼
D. 乙酰胺
E. 二巯丙磺酸钠
68. 急性有机磷杀虫药中毒所致肺水肿，抢救的首选药物是
A. 碘解磷定
B. 纳洛酮
C. 吗啡
D. 阿托品
E. 强心苷（毛花苷 C）
69. 成人杀虫药中毒推荐使用阿托品的首次剂量是
A. 1~2mg
B. 2~4mg
C. 4~6mg
D. 8~10mg
E. 5~10mg
70. 急性有机磷杀虫药中毒患者在症状缓解后，24~96 小时突然发生死亡，原因最可能为
A. 中间型综合征
B. 阿托品中毒
C. 严重心律失常
D. 应激性溃疡
E. 急性肾衰竭
71. 下列哪项不是阿托品治疗有机磷杀虫药中毒的作用

A. 恢复胆碱酯酶活力
B. 对抗中枢性呼吸抑制
C. 拮抗乙酰胆碱对副交感神经的作用
D. 拮抗乙酰胆碱对中枢神经系统的作用
E. 对毒蕈碱样症状有效

72. 急性有机磷杀虫药中毒合理的给药方案是及早、足量的
A. 应用阿托品
B. 应用碘解磷定
C. 应用利尿药
D. 联合应用胆碱酯酶复活药和抗胆碱药
E. 应用纳洛酮

73. 急性有机磷杀虫药中毒中间型综合征（IMS）的主要表现是
A. 意识障碍、呼吸抑制
B. 血压下降
C. 心绞痛、心力衰竭
D. 肢体乏力、瘫痪
E. 呼吸肌麻痹或伴脑神经麻痹

74. 急性有机磷杀虫药中毒治疗中，氯解磷定的主要作用是
A. 恢复胆碱酯酶（ChE）活性，解除烟碱样症状
B. 阻断乙酰胆碱的作用，解除毒蕈碱样症状
C. 与有机磷结合直接排出
D. 将有机磷氧化还原成无毒物质
E. 直接增加 ChE 活力

75. 急性有机磷杀虫药中毒诊断，有确诊意义的是
A. 有机磷杀虫药接触史
B. 呼出气有蒜味
C. 有毒蕈碱和烟碱样症状
D. 全血 ChE 活力降低
E. 阿托品治疗有效

76. 有机磷杀虫药中毒昏迷治疗措施错误的是
A. 洗胃
B. 催吐
C. 导泻
D. 给予阿托品
E. 给予解磷定

77. 急性有机磷杀虫药中毒治疗过程中出现“反跳”的原因除外
A. 污染的皮肤未彻底清洗干净
B. 洗胃不彻底
C. 胆碱酯酶复活药用量不足
D. 阿托品停药过早
E. 阿托品用量不足

78. 有机磷杀虫药中毒中间型综合征时，治疗呼吸肌麻痹用
A. 新斯的明
B. 阿托品
C. 尼可刹米
D. 碳酸氢钠
E. 氯解磷定

79. 有机磷中毒出现毒蕈碱样症状的主要机制是

A. 腺体分泌亢进、运动神经兴奋
B. 腺体分泌减退、平滑肌痉挛
C. 腺体分泌亢进、平滑肌痉挛
D. 腺体分泌亢进、平滑肌松弛
E. 运动神经兴奋、平滑肌痉挛

80. 中间型综合征常发生在有机磷中毒后
A. 4~12 小时
B. 24~96 小时
C. 7~9 天
D. 12~24 天
E. 30~60 天

81. 关于亚硝酸盐中毒，错误的是
A. 重症患者可给予高压氧舱治疗
B. 主要机制生成高铁血红蛋白血症
C. 典型症状为皮肤黏膜发绀，伴缺氧
D. 小剂量亚甲蓝静脉注射有特效
E. 大剂量亚甲蓝静脉注射有特效

82. 抢救对硫磷、内吸磷等有机磷中毒者，洗胃液忌用
A. 清水
B. 高锰酸钾溶液
C. 温水
D. 碳酸氢钠溶液
E. 生理盐水

83. 有机磷杀虫药中毒患者经抢救后肺部湿啰音消失，仍昏迷，瞳孔散大，心率 160 次/分，高热。这时进一步的抢救措施应首选
A. 物理降温
B. 毛花苷 C
C. 停用阿托品
D. 给予碘解磷定，加大阿托品剂量
E. 用甘露醇降颅内压

84. 与百草枯对肺的损伤作用有关的是
A. 聚胺摄取途径
B. 氨基酸摄取途径
C. 葡萄糖摄取途径
D. 维生素摄取途径
E. 脂肪酸摄取途径

85. 百草枯造成机体损伤的核心反应是
A. 氧化-还原反应
B. 聚合反应
C. 解离反应
D. 转录反应
E. 免疫反应

86. 百草枯中毒患者考虑吸氧的氧分压浓度需低于
A. 20mmHg
B. 30mmHg
C. 40mmHg
D. 50mmHg
E. 60mmHg

87. 每 100g 白陶土可吸附的百草枯的量为
A. 4g
B. 5g

C. 6g　　D. 7g

E. 8g

88. 百草枯中毒后最为突出的临床表现是

A. 肝损伤　　B. 肾损伤

C. 肺损伤　　D. 脑损伤

E. 胃糜烂出血

89. 哪一种中毒最易引起出血

A. 阿司匹林中毒　　B. 敌鼠钠盐中毒

C. 安妥中毒　　D. 磷化锌中毒

E. 灭鼠优中毒

90. 哪一种毒物中毒最易出现抽搐

A. 溴敌隆　　B. 安妥

C. 杀鼠灵　　D. 克灭鼠

E. 毒鼠强

91. 灭鼠剂中毒的治疗用药

A. 氢化可的松　　B. 维生素 C

C. 维生素 K　　D. B 族维生素

E. 维生素 E

92. 灭鼠剂是下列哪一种

A. 苯胺　　B. 氟乙酰胺

C. 硫化氢　　D. 硝基苯

E. 亚硝酸盐

93. 抢救治疗氨基甲酸酯类灭鼠剂中毒者，哪项不正确

A. 使用胆碱酯酶复活药　　B. 立即脱离接触毒物现场

C. 应用阿托品　　D. 用肥皂水清洗皮肤

E. 用 2%碳酸氢钠溶液洗胃

94. 毒鼠强中毒时主要表现为

A. 肺水肿　　B. 剧烈抽搐

C. 出汗、流涎　　D. 昏迷

E. 肺水肿

95. 氟乙酰胺中毒时的特效解毒药是

A. 维生素 K　　B. 二巯丙醇

C. 纳洛酮　　D. 氟马西尼

E. 乙酰胺

96. 毒鼠强中毒的主要发病机制是
A. 阻断中枢 γ-氨基丁酸（GABA）受体或拮抗氨基酸有关的离子通道
B. 直接作用于副交感神经
C. 增强肾上腺素作用
D. 抑制细胞色素氧化酶
E. 抑制乌头酸酶，阻断三羧酸循环
97. 河豚中毒的诊断要点，不正确的是
A. 迅速出现典型症状，感觉及运动障碍
B. 排除其他导致感觉及运动障碍的疾病以及其他毒物中毒的可能
C. 有进食河豚史
D. 心电图检查可见心动过缓及房室传导阻滞
E. 颅脑 CT 检查
98. 关于毒鼠强中毒的治疗，最合适的是
A. 地西泮镇静控制抽搐
B. 地西泮镇静控制抽搐+血液灌流
C. 地西泮镇静控制抽搐+二巯丙磺钠+大剂量维生素 B_6+血液灌流
D. 大剂量地西泮镇静控制抽搐
E. 甘露醇防治脑水肿
99. 判断毒鼠强中毒程度、指导治疗和评估预后的一项较有意义的指标是
A. 颅脑 CT 检查　　B. 脑电图检查
C. 肝功能检查　　D. 肌电图检查
E. 血胆碱酯酶测定
100. 关于氟乙酰胺中毒机制，不正确的是
A. 主要机制为阻断中枢 γ-氨基丁酸（GABA）受体
B. 主要机制为生成氟乙酸后生成氟柠檬酸，抑制乌头酸酶活性
C. 氟化物能抑制血中胆碱酯酶，出现类似有机磷中毒症状
D. 氟还能与血红蛋白结合生成氟血红蛋白
E. 直接刺激神经及肌肉系统致痉挛抽搐
101. 灭鼠剂氟乙酰胺中毒最有效的解毒药为
A. 维生素 K_1　　B. 纳洛酮
C. 亚甲蓝　　D. 阿托品
E. 乙酰胺
102. 巴比妥类药物中毒机制在于抑制丙酮酸氧化酶系统，从而抑制中枢神经系统，尤其是（　　），导致意识障碍

A. 间脑　　B. 大脑皮质
C. 脑干网状结构上行激活系统　　D. 脑桥
E. 丘脑

103. 静脉滴注碳酸氢钠解救苯巴比妥中毒的主要机制是
A. 碱化尿液，加速巴比妥类的排泄　　B. 碱化血液，减少巴比妥类的分布
C. 直接对抗巴比妥类的中枢抑制作用　　D. 促进巴比妥类在肝内代谢失活
E. 促进巴比妥类经肾小管滤过排出

104. 地西泮急性中毒，可用于解毒的药物是
A. 三唑仑　　B. 甲喹酮
C. 氟马西尼　　D. 甲丙氨酯

105. 氟马西尼是下列哪一类药物中毒的特效解毒药
A. 苯二氮䓬类　　B. 巴比妥类
C. 非巴比妥非苯二氮䓬类　　D. 吩噻嗪类
E. 三环类

106. 抢救巴比妥中毒所致呼吸衰竭的首要措施为
A. 呼吸兴奋药的应用　　B. 洗胃
C. 保持呼吸道通畅，机械通气　　D. 激素
E. 利尿药物

107. 巴比妥类药物中毒临床表现以何为主
A. 中枢神经系统抑制　　B. 中枢神经系统兴奋
C. 休克　　D. 肝毒性损害
E. 心力衰竭

108. 关于镇静催眠药慢性中毒的治疗，正确的是
A. 发现慢性中毒后，立即停药　　B. 先增加剂量，再逐渐减量至停药
C. 可长期维持小剂量用药　　D. 缓慢减少药量，逐渐停药
E. 以上都不正确

109. 下列哪种药物中毒，其临床表现主要为锥体外系反应
A. 苯二氮䓬类　　B. 巴比妥类
C. 非巴比妥非苯二氮䓬类　　D. 阿片类
E. 吩噻嗪类

110. 吩噻嗪类药物中毒的治疗主要以哪种为主
A. 对症支持治疗　　B. 腹膜透析
C. 血浆置换　　D. 使用解毒药
E. 利尿

111. 对各种镇静催眠药均有效的治疗措施是

A. 解毒药氟马西尼
B. 活性炭吸附
C. 碱化尿液
D. 血液透析
E. 腹膜透析

112. 戒断综合征主要表现为躁动和癫痫样发作的是

A. 苯二氮䓬类
B. 吩噻嗪类
C. 非巴比妥非苯二氮䓬类
D. 巴比妥类
E. 阿片类

113. 地西泮中毒时，最好的解毒药是

A. 二巯丙醇
B. 氟马西尼
C. 亚甲蓝
D. 阿托品
E. 依地酸钙钠

114. 巴比妥中毒导致休克的主要原因是

A. 剧烈吐泻导致血容量减少
B. 毒物抑制血管舒缩中枢
C. 血浆渗出致血容量减少
D. 心肌损害
E. 代谢性酸中毒

115. 在苯二氮䓬类药物中毒中，γ-氨基丁酸（GABA）与其受体结合力增强可促进离子通道开放频率增加，这种离子通道是

A. 钠离子通道
B. 钾离子通道
C. 钙离子通道
D. 氯离子通道
E. 镁离子通道

116. 苯二氮䓬类药物中毒的特效治疗药物是

A. 维生素 C
B. 硫酸钠
C. 阿托品
D. 氟马西尼
E. 二巯基丙磺酸钠

117. 巴比妥类中毒，深度昏迷性呼吸衰竭时首选

A. 细胞色素 C
B. 给氧
C. 甘露醇及利尿药
D. 中枢兴奋药
E. 抗生素

118. 镇静催眠药过量中毒休克时，忌用肾上腺素、异丙肾上腺素、多巴胺升压的是

A. 吩噻嗪类，如氯丙嗪
B. 苯巴比妥
C. 地西泮
D. 艾司唑仑
E. 阿米替林、多塞平

119. 吗啡的镇痛作用机制是

A. 抑制中枢 PG 的合成
B. 抑制外周 PG 的合成
C. 阻断中枢的阿片受体
D. 激动中枢的阿片受体
E. 减少致痛因子的产生

120. 吗啡的适应证为
A. 颅脑外伤疼痛
B. 诊断未明的急腹症疼痛
C. 哺乳期妇女镇痛
D. 严重创伤所致疼痛
E. 分娩镇痛

121. 阿片类中毒的药物治疗
A. 尼可刹米
B. 洛贝林
C. 氟马西尼
D. 纳洛酮
E. 二巯丙醇（BAL）

122. 关于吗啡中毒的临床表现，下列哪项不正确
A. 便秘
B. 呼吸浅慢
C. 恶心、呕吐
D. 瞳孔扩大
E. 心动过缓

123. 急性吗啡中毒的特效解毒药是
A. 氟马西尼
B. 亚硝酸异戊酯
C. 乙酰胺
D. 硫代硫酸钠
E. 纳洛酮

124. 具有“硬性毒品之王”之称的是
A. 吗啡
B. 哌替啶
C. 可待因
D. 罗通定
E. 海洛因

125. 关于吗啡类药物中毒的治疗，下列哪项不正确
A. 阿扑吗啡催吐
B. 活性炭混悬液灌肠
C. 硫酸钠或甘露醇导泻
D. 活性炭或高锰酸钾洗胃
E. 纳洛酮解毒

126. 海洛因中毒最常见的死亡原因为
A. 初染过量吸毒者
B. 短期戒断后首次复吸
C. 心理因素
D. 合用其他毒品
E. 海洛因纯度和质量欠佳

127. 关于阿片类药物中毒机制，下列说法不正确的是
A. 哌替啶中毒可导致惊厥
B. 哌替啶效力不及吗啡
C. 海洛因镇痛作用远高于吗啡
D. 海洛因的成瘾性远高于吗啡

E. 海洛因致死量低于吗啡

128. 急救时纳洛酮的推荐首次剂量一般是

A. 1.2~1.6mg
B. 0.4~0.8mg
C. 0.8~1.2mg
D. 1.6~2.0mg
E. 2.0~2.4mg

129. 目前大部分阿片类药物的毒性作用主要是通过受体介导，这种受体是

A. MOP
B. DOP
C. KOP
D. NOP
E. COP

130. 对年轻人而言，吗啡的半衰期约为

A. 0.5 小时
B. 2.0 小时
C. 4.0 小时
D. 6.0 小时
E. 8.0 小时

131. 与急性亚甲二氧基甲基苯丙胺中毒的机制有关的是

A. 儿茶酚胺增加
B. GABA 增加
C. 组胺增加
D. 5-HT 增加
E. 乙酰胆碱增加

132. 急性亚甲二氧基甲基苯丙胺中毒最常见的并发症是

A. 弥散性血管内凝血
B. 脑水肿
C. 心律失常
D. 急性肾衰竭
E. 肝衰竭

133. 以下不属于可卡因中毒躯体症状的是

A. 肢体麻木
B. 心动过速
C. 不眠及极度紧张
D. 呼吸变促
E. 血压升高

134. 以下有关可卡因中毒的对症处理方法，不正确的是

A. 保持呼吸道通畅
B. 持续心电监护
C. 出现癫痫，地西泮 30~50mg 静脉推注
D. 高血压应用拉贝洛尔 50mg 静脉推注，之后静脉滴注 1~2mg/min，血压控制后停用
E. 监测中心体温以发现高热。必要时予以降温措施，使体温控制在 38.5℃以下

135. 以下不属于常用致幻剂的是

A. 麦角二乙胺
B. 麦司卡林
C. 多巴胺
D. 二甲基色胺

E. 西洛西宾

136. 下列哪一种物质中毒不引起发绀

A. 亚硝酸盐　　B. 苯胺

C. 硝基苯　　D. 硝酸甘油

E. 一氧化碳

137. 下列急性一氧化碳中毒迟发性脑病的临床表现应除外

A. 精神意识障碍　　B. 锥体外系神经障碍

C. 颅内压升高　　D. 大脑皮质局灶性功能障碍和周围神经炎

E. 锥体系神经损害

138. 急性一氧化碳中毒的机制最主要是

A. 交感神经过度兴奋

B. 影响呼吸链的电子传递

C. 与红细胞的血红蛋白（Hb）结合，形成 HbCO，引起组织缺氧

D. 高铁血红蛋白蓄积

E. 与含二价铁的肌球蛋白结合，损害线粒体功能

139. 急性一氧化碳中毒时首要的治疗措施是

A. 氧气疗法，迅速纠正缺氧　　B. 防止脑水肿

C. 促进脑细胞代谢　　D. 冬眠疗法

E. 防治感染

140. 急性一氧化碳中毒的抢救，下列哪一项一般不用

A. 纠正缺氧　　B. 防治脑水肿

C. 促进脑细胞功能恢复　　D. 防治并发症

E. 血液透析

141. 急性一氧化碳中毒患者发生昏迷，应尽早给予

A. 高流量氧治疗　　B. 高压氧舱治疗

C. 纳洛酮　　D. 激素

E. 脱水治疗

142. 治疗急性一氧化碳中毒脑水肿首选

A. 呋塞米　　B. 皮质激素

C. 脑营养药　　D. 降血压药

E. 甘露醇

143. 急性一氧化碳中毒，下列治疗方法不正确的是

A. 脱离现场，转移到空气新鲜的地方　　B. 鼻管吸氧，严重者高压氧舱疗法

C. 防治脑水肿　　D. 防治肺部感染

E. 首先注射苏醒药

144. 急性一氧化碳中毒时下列叙述不正确的是

A. 老人和孩子易患

B. 老人应与脑血管意外相鉴别

C. 严重中毒血液 HbCO 浓度可高于 50%

D. 应立即原地抢救

E. 迟发脑病恢复较慢

145. 确诊急性一氧化碳中毒最主要的依据是

A. 空气中一氧化碳的浓度　B. 与一氧化碳接触时间长短

C. 血液中碳氧血红蛋白的有无　D. 昏迷的程度

E. 缺氧的程度

146. 急性一氧化碳中毒皮肤黏膜的典型改变为

A. 瘀点、瘀斑　B. 发绀

C. 黄疸　D. 樱桃红色

E. 皮疹

147. 有关急性一氧化碳中毒描述正确的有

A. 一般导致低张性缺氧

B. 患者中毒后有短暂昏迷，入院前已经清醒，入院后观察 1 天无明显不适，则可院外观察，不需特殊治疗

C. 不能吸入高浓度氧，以免导致氧中毒

D. 入院查碳化血红蛋白正常则可排除一氧化碳中毒

E. 早期行高压氧治疗是有意义的

148. 有关硫化氢的理化性质，不正确的是

A. 易溶于水　B. 空气中燃烧呈蓝色火焰

C. 无色、无味　D. 燃烧后生成二氧化硫

E. 臭鸡蛋味

149. 硫化氢中毒的抢救措施中，不正确的是

A. 立即将患者移至空气新鲜处

B. 有条件者立即行高压氧治疗

C. 对躁动不安、高热昏迷者，可采用冬眠疗法

D. 不宜应用糖皮质激素

E. 可应用谷胱甘肽

150. 轻度硫化氢中毒的主要表现为

A. 眼和上呼吸道的刺激症状　B. 头痛、头晕、乏力

C. 共济失调　　D. 恶心、呕吐
E. 肝功能障碍

151. 患者呼出气中，下列哪一项气味有助于判断硫化氢中毒
A. 蒜味　　B. 水果香味
C. 苦杏仁味　　D. 鞋油味
E. 臭鸡蛋味

152. 哪一种中毒最易引起溶血
A. 硫化氢中毒　　B. 磷化氢中毒
C. 硒化氢中毒　　D. 砷化氢中毒
E. 氟化氢中毒

153. 砷化氢中毒的主要症状是
A. 呼吸困难　　B. 急性溶血
C. 肝衰竭　　D. 意识障碍
E. 循环系统衰竭

154. 砷化氢中毒时有效的血液净化疗法是
A. 腹膜透析　　B. 血液灌流
C. 血液透析　　D. 血浆置换+血液灌流
E. 血浆置换+血液透析

155. 关于砷化氢中毒下列叙述错误的是
A. 空气中砷化氢的体积分数达 0.5×10^{-6}时即可引起急性中毒
B. 轻度砷化氢中毒时，接触砷化氢后数小时才出现症状
C. 空气中砷化氢浓度越高，中毒的病情越重
D. 血砷、尿砷浓度越高，临床中毒程度越重
E. 症状发生越早则病情越重

156. 关于砷化氢中毒的特点，叙述错误的是
A. 红细胞减少　　B. 网织红细胞增多
C. 间接胆红素增高　　D. 白细胞减少
E. 血钾增高

157. 血氧容量正常、动脉血氧分压和血氧含量正常，静脉血氧分压与血氧含量高于正常见于
A. 心力衰竭　　B. 呼吸衰竭
C. 失血性休克　　D. 氰化物中毒
E. 一氧化碳中毒

158. 氰化物、硫化氢、磷等中毒可引起

A. 低张性缺氧　　B. 血液性缺氧
C. 组织性缺氧　　D. 循环性缺氧
E. 急性缺氧

159. 樱桃红面容最常见于哪一种毒物中毒
A. 氯气中毒　　B. 氰化物中毒
C. 溴甲烷中毒　　D. 异丙醇中毒
E. 硫化氢中毒

160. 下列哪种物质中毒具有缺氧和抑制酶的活力双重中毒机制
A. 氰化物　　B. 汽油
C. 硫化氢　　D. 棉酚
E. 砒霜

161. 氰化物中毒的解毒疗法，首选
A. 亚硝酸盐　　B. 小剂量亚甲蓝
C. 纳洛酮　　D. 二巯丙醇
E. 亚硝酸盐-硫代硫酸钠

162. 苦杏仁中毒后，最有效的解毒药是
A. 阿托品　　B. 纳洛酮
C. 二巯丙磺钠　　D. 亚甲蓝
E. 亚硝酸异戊酯+3%亚硝酸钠+25%硫代硫酸钠

163. 急性氰化物中毒时，患者口唇、皮肤及静脉血呈
A. 苍白　　B. 青紫
C. 红润　　D. 发绀
E. 鲜红色

164. 急性氰化物中毒时，患者呼吸气味可呈
A. 大蒜味　　B. 酸酵味
C. 苦杏仁味　　D. 腥臭味
E. 烂苹果味

165. 抢救氰化物中毒最有效的方法是应用
A. 亚硝酸异戊酯　　B. 二巯丙醇
C. 氟马西尼　　D. 纳洛酮
E. 阿托品

166. 亚硝酸盐、硫代硫酸钠疗法或大剂量亚甲蓝，用于哪项抢救
A. 氰化物中毒　　B. 亚硝酸盐中毒
C. 有机磷中毒　　D. 酒精中毒

E. 重金属中毒

167. 贫血最不常见于下列哪种毒物中毒

A. 苯中毒

B. 铅中毒

C. 二硝基苯中毒

D. 砷中毒

E. 酒精中毒

168. 长期酗酒一般不会导致

A. 维生素缺乏

B. 蛋白质缺乏

C. 矿物质缺乏

D. 糖供应不足

E. 热量缺乏

169. 关于酒精中毒的实验室检查不正确的是

A. 代谢性酸中毒

B. 低血钾

C. 低血镁

D. 低血钙

E. 高血糖

170. 严重急性酒精中毒者血液透析指征

A. 血乙醇含量>108mmol/L

B. 伴有酸中毒者

C. 同时服用甲醇者

D. 同时服用其他可疑药物

E. 以上都是

171. 关于酒精中毒，下列说法不正确的是

A. 血中乙醇浓度可直接反映全身浓度

B. 90%乙醇在肝代谢、分解

C. 乙醇的耐受性个体差异较大

D. 血液乙醇致死浓度个体差异较大

E. 小剂量乙醇可致中枢兴奋

172. 对于慢性酒精中毒所致韦尼克脑病，治疗首选

A. 氧疗

B. 维生素 K

C. 维生素 B_1

D. 甘露醇

E. 纳洛酮

173. 乙醇在体内的主要吸收部位是

A. 胃和空肠

B. 胃和回肠

C. 胃和十二指肠

D. 空肠和十二指肠

E. 回肠和十二指肠

174. 关于急性酒精中毒，不正确的说法是

A. 临床上分为兴奋期、共济失调期、昏迷期

B. 假酒中毒含有甲醇，可导致视神经萎缩，甚至失明

C. 催醒最常用的是纳洛酮，或联合醒脑静

D. 严重中毒或伴肝、肾功能者考虑血液透析

E. 输液补充葡萄糖不能加速乙醇氧化代谢

175. 河豚毒素是一种

A. 麻醉药　　B. 腐蚀剂

C. 神经毒素　　D. 内毒素

E. 溶血毒素

176. 以下有关河豚中毒的临床表现，叙述不正确的是

A. 潜伏期约 10 分钟至 3 小时，一般 10~45 分钟

B. 运动障碍先于感觉障碍出现

C. 运动障碍主要表现为四肢软瘫、共济失调、腱反射消失、上睑下垂、瞳孔与角膜反射消失、言语不清、呼吸困难等

D. 心电图检查多可见心动过缓及房室传导阻滞

E. 早期出现消化道刺激症状，如恶心、呕吐、腹痛、腹泻、便中带血

177. 毒蕈中毒时应该用哪种解毒药

A. 依地酸二钠钙　　B. 二巯丁二钠

C. 二巯丙醇　　D. 二巯基丙磺酸钠

E. 二乙烯三胺五乙酸

178. 毒蕈中毒的临床表现除哪项外

A. 胃肠炎型　　B. 神经型

C. 精神异常型　　D. 肾小管坏死型

E. 溶血型

179. 下列哪种中毒不会引起中毒性溶血

A. 砷化氢　　B. 苯胺

C. 硝基苯　　D. 亚硝酸盐

E. 毒蕈

180. 亚硝酸盐中毒的临床表现不包括

A. 肺水肿　　B. 腹泻

C. 休克　　D. 胃出血

E. 抽搐

181. 海（水）产品或盐腌渍品常引起下列哪一类食物中毒

A. 沙门菌食物中毒　　B. 嗜盐菌食物中毒

C. 葡萄球菌食物中毒　　D. 变形杆菌食物中毒

E. 肉毒杆菌中毒

182. 亚硝酸盐中毒的发病机制主要为

A. 高铁血红蛋白　　B. 溶血反应

C. 肝功能受损　　D. 交感神经兴奋
E. 迷走神经兴奋

二、A2 型题

1. 患者，男性，20 岁。神志不清送医院急诊，家属诉其服了农药，但药名及剂量不详。查体：昏迷，瞳孔对光反应差，病理反射（-），心肺听诊（-），接诊医师为尽快排除消化道毒物立即进行洗胃，每次灌入 600ml，连续 9 次，上级医师认为处理不当，其理由是
A. 毒物种类不明不该洗胃　　B. 每次注入量太多，促使毒物进入肠内吸收
C. 每次注入量太少，排毒不够　　D. 总量太多达 5.4L
E. 总量太少，洗胃不彻底
2. 患者，女性，35 岁。发现昏迷、尿失禁，半小时入院，伴多汗、流涎增多。查体：血压 150/90mmHg，双瞳孔缩小，面肌颤动，双肺有湿啰音，心率 76 次/分，律齐无杂音。该患者最可能的诊断是
A. 有机磷杀虫药中毒　　B. 一氧化碳中毒
C. 安眠药中毒　　D. 蛛网膜下隙出血
E. 癫痫持续状态
3. 患者，女性，28 岁。农忙时节不慎将乐果污染了衣服及皮肤，首先处理应为
A. 注射阿托品　　B. 静脉注射碘解磷定
C. 输液　　D. 给氧
E. 脱去污染衣服，清洗接触部位皮肤
4. 患者，女性，23 岁。在农田喷洒农药西维因后中毒，下列哪项处理措施是错误的
A. 立即脱去污染衣物，用肥皂清洗皮肤　　B. 应用利尿药促进毒物排泄
C. 应用阿托品　　D. 支持及对症处理
E. 应用胆碱酯酶复活药
5. 患者，男性，15 岁。误服对硫磷后昏迷 2 小时。查体：多汗，流涎，双瞳孔针尖大小，双肺满布湿啰音，四肢肌肉颤动。下列哪项治疗措施是错误的
A. 防治脑水肿　　B. 阿托品静脉注射
C. 碘解磷定静脉滴注　　D. 维持正常呼吸功能
E. 1∶5000 高锰酸钾洗胃
6. 患者，男性，20 岁。服美曲膦酯 2 小时入院。查体：皮肤湿冷，呈昏迷状态，双瞳孔直径 2mm，双肺中下部湿啰音，心率 80 次/分，心律齐，无杂音。下列哪项处理是错误的
A. 给氧　　B. 2%碳酸氢钠洗胃
C. 静脉注射阿托品　　D. 静脉滴注双复磷
E. 静脉注射呋塞米

7. 患者，男性，30 岁。急性重度有机磷杀虫药中毒，经抢救治疗后，于发病第 3 天胆碱能危象消失，“阿托品化”保持良好。此时，突感呼吸困难，睁眼、抬头无力。查体：神志清楚，听诊两肺呼吸音减弱，未闻及干、湿啰音，双侧病理征阳性，SaO_2 为 84%。该患者最可能的并发症是

A. 急性中毒性脑病　　B. 有机磷杀虫药中毒“反跳”

C. 阿托品中毒　　D. 中间型综合征

E. 迟发性周围神经病

8. 患者，男性，40 岁。患者为一农药灌装工，在无防护的情况下连续工作 5 小时，衣物及皮肤均有农药沾染。下班后感头晕、恶心、呕吐、视物模糊、全身乏力，继之嗜睡、流涎、胸闷。查体：两肺听诊可闻及干啰音，心脏听诊偶可闻及期前收缩，四肢肌肉震颤，伴发作性肢体抽搐。全血胆碱酯酶活力测定在正常范围。最可能的诊断是

A. 有机磷杀虫药中毒　　B. 拟除虫菊酯类杀虫药中毒

C. 杀虫脒中毒　　D. 有机氯类杀虫药中毒

E. 氨基甲酸酯类杀虫药中毒

9. 患者，女性，34 岁。与人发生口角后自服敌敌畏 40ml，经当地医院用阿托品、碘解磷定抢救后，送来急诊。查体：体温 39℃，神志模糊，瞳孔散大，皮肤绯红、抽搐，呼吸不规则，浅表双吸气及骤停，双肺有散在湿啰音；心率 158 次/分，心律齐；下腹膨隆，叩诊呈固定浊音；全血胆碱酯酶活力为 6 活力单位。此例除有机磷中毒外尚合并有

A. 脑水肿　　B. 急性肾衰竭

C. 中毒性心肌炎　　D. 阿托品中毒

E. 肺部感染

10. 患者，女性，30 岁。与人发生口角后服敌敌畏，昏迷 2 小时后入院。查体：血压60/40 mmHg，昏迷，多汗，小便失禁，双侧瞳孔小如针尖，全身肌肉震颤，心率 100 次/分，心律齐，双肺底可闻及湿啰音。应用阿托品治疗时下列哪项是错误的

A. 早期给予足量阿托品

B. 静脉给药，尽快阿托品化

C. 达阿托品化后立即停药

D. 与胆碱酯酶复活药合用时，阿托品剂量应减少

E. 根据病情调整阿托品剂量

11. 患者，女性，27 岁。服甲胺磷后昏迷半小时急送医院。查体：双肺满布湿啰音。为治疗肺水肿，首选的药物是

A. 哌替啶　　B. 硝普钠

C. 阿托品　　D. 毛花苷 C

E. 呋塞米

12. 患者，男性，32 岁。服用名称不明的农药。查体：皮肤湿冷，呼吸无蒜臭味，瞳孔直径 2mm，双肺少量湿啰音，心率 62 次/分，心律齐。全血 ChE 仅为正常的 20%，1 小时后复查恢复到正常的 80%。应慎用下列哪项治疗

A. 洗胃　　B. 给氧

C. 利尿　　D. 阿托品静脉注射

E. 碘解磷定静脉滴注

13. 患者，男性，40 岁。因神志不清数小时入院，其身旁发现有一药瓶（药名不详）。既往体健。为明确诊断，下列哪项辅助检查最有价值

A. 肝肾功能　　B. 血糖、血酮

C. 全血 ChE　　D. 动脉血气分析

E. 血药浓度测定

14. 患者，男性，22 岁。口服乐果 40ml 入院。神志清楚，经洗胃和阿托品 56mg 治疗后，瞳孔散大，烦躁不安，皮肤潮红，心率 136 次/分，肺基部仍有散在湿啰音，有尿潴留。下列措施最重要的是

A. 阿托品减量继续观察　　B. 停用阿托品继续观察

C. 纠正水盐代谢失衡　　D. 导尿

E. 适当给予碘解磷定治疗

15. 患者，男性，33 岁。口服美曲膦酯 300ml 后昏迷 2 小时，入院时给予高锰酸钾液洗胃，并用阿托品 2mg，静脉注射，每 30 分钟重复 1 次；碘解磷定 0.5g，静脉注射，每 1 小时重复 1 次。中毒后 8 小时出现气促、发绀、呼吸不规则，心率 136 次/分，双肺满布干、湿啰音。其病情变化的原因是

A. 阿托品中毒　　B. 碘解磷定中毒

C. 脑水肿　　D. 迟发性神经病

E. 解毒药剂量不足

16. 患者，女性，23 岁。劳动后 4 小时出现头痛、头晕，恶心、呕吐，多汗，视物模糊，瞳孔缩小，2 小时后到医院就诊。查体：意识模糊，两肺听诊可闻及较多湿啰音，可见肌纤维颤动。全血胆碱酯酶活力为 16%。该患者最可能的诊断是

A. 急性有机磷杀虫药中毒　　B. 急性氨基甲酸酯类杀虫药中毒

C. 拟除虫菊类杀虫药中毒　　D. 杀虫脒中毒

E. 中暑

17. 患者，男性，25 岁。急性重度有机磷杀虫药中毒，经抢救治疗后第 5 天病情稳定，神志清楚，一般情况好，现突发呼吸困难，SaO_2急剧下降。诊断为中间型综合征。应选择下列哪项措施急救

A. 加大阿托品用量　　B. 加大胆碱酯酶复活药用量

C. 应用呼吸兴奋药　　D. 加大给氧量

E. 气管插管或气管切开，人工辅助呼吸

18. 患者，男性，29岁。服敌敌畏后昏迷2小时，急送我院就诊。查体：皮肤湿润，大汗，面色苍白，双瞳孔针尖大小，双肺满布湿啰音，心率70次/分，心律齐，无杂音。该患者最恰当的急救原则是

A. 洗胃+给氧　　B. 洗胃+静脉注射阿托品

C. 洗胃+静脉滴注碘解磷定　　D. 洗胃+对症治疗

E. 洗胃+静脉注射阿托品，静脉滴注碘解磷定

19. 患者，男性，36岁。急性重度有机磷中毒，经抢救治疗半月，自觉症状消失，查体无阳性体征，痊愈出院。近日渐感四肢无力，双下肢行走困难。查体：四肢肌肉萎缩，双上肢肌力Ⅳ~Ⅴ级，双下肢肌力Ⅳ级，肌张力降低。肌电图示周围神经病变。该患者最可能的诊断是

A. 迟发性周围神经病　　B. 末梢神经炎

C. 中毒性脑病后遗症　　D. 周期性瘫痪

E. 脊髓前角病变

20. 患者，男性，36岁。喷洒农药后，出现恶心、呕吐、多汗、腹痛、瞳孔缩小。上述中毒症主要是

A. 平滑肌痉挛和腺体分泌增加　　B. 横纹肌纤维颤动和腺体分泌增加

C. 中枢神经系统乙酰胆碱增加　　D. 平滑肌痉挛和腺体分泌减少

E. 横纹肌纤维颤动和腺体分泌减少

21. 患者，女性，41岁。服敌敌畏30ml，昏迷1小时入院。查体：双瞳孔缩小，双肺湿啰音，可见肌颤。下列哪种治疗药物疗效差

A. 阿托品　　B. 双复磷

C. 碘解磷定　　D. 2%碳酸氢钠洗胃

E. 硫酸钠导泻

22. 患者，女性，32岁。因服甲胺磷约50ml后出现呕吐、大汗、流涎、呼吸困难、神志不清1小时急诊。经过积极治疗后，神志转清，皮肤干燥，呕吐腹痛缓解，但在病程第2天时突然出现呼吸困难并迅速加重直至停止，其原因可能是

A. 有机磷中毒反跳　　B. 中间型综合征

C. 急性呼吸窘迫综合征　　D. 阿托品中毒

E. 并发严重的肺部感染

23. 患者，女性，20岁。与男友吵架后自服不知名农药后神志不清，被人送到医院急诊。查体：深昏迷状态，口中有蒜臭味，大汗淋漓，瞳孔缩小为1mm，双肺部有湿啰音，面颈部有肌束颤动。为明确诊断，该患者应首选下列哪项检查

A. 全血胆碱酯酶活力测定
B. 胃内容物毒物分析
C. 血气分析
D. 胸部 X 线检查
E. 头颅 CT 检查

24. 患者，男性，24 岁。与其父吵架后服敌敌畏 200ml，15 分钟后送医院，神志清楚，治疗过程中最重要的措施是
A. 静脉注射地西泮
B. 应用阿托品
C. 应用碘解磷定
D. 应用水合氯醛
E. 彻底洗胃

25. 患者，男性，28 岁。昏迷 1 小时后被人发现而送入医院急诊。既往体健。查体：皮肤湿冷，流涎、双瞳孔直径 1.5mm，双肺底有少量湿啰音，心率 70 次/分，心律齐，无杂音，呼出气有蒜味。以下哪项实验室检查对诊断最为重要
A. 血糖、血酮体
B. 肝肾功能
C. 血心肌酶谱
D. 动脉血气分析
E. 全血 AChE

26. 患者，女性，22 岁。因有机磷中毒经过阿托品及氯解磷定治疗后 6 小时，出现躁动不安，发热，皮肤干燥、潮红。查体：体温 39.2℃，心率 110 次/分，精神错乱呈谵妄状态，双侧瞳孔直径约 4mm。最可能是
A. 急性阿托品中毒
D. 急性氯解磷定中毒
C. 急性有机磷中毒反跳
D. 急性中间型综合征
E. 急性有机磷中毒性脑病

27. 患者，男性，32 岁。饮水后约 10 余分钟，出现恶心、呕吐，呕吐物无味道，随后阵发性抽搐，伴意识丧失急诊。查体：呈浅昏迷状态，抽搐发作频繁，发作时发绀，呼吸略促，心率 128 次/分，血压 135/85mmHg，心肺（-）。最可能是
A. 有机磷中毒
B. 毒鼠强中毒
C. 杀虫脒中毒
D. 拟除虫菊酯类杀虫药中毒
E. 亚硝酸盐中毒

28. 患者，男性，26 岁。进餐后 10 分钟突发阵发性癫痫样抽搐，剧烈而频繁。查体：昏迷状态，牙关紧闭，舌咬伤，两肺呼吸音粗，心率 120 次/分，四肢肌张力高，可见发作性剧烈抽搐。最可能是
A. 磷化锌中毒
B. 敌鼠中毒
C. 安妥中毒
D. 毒鼠强中毒
E. 毒鼠磷中毒

29. 患者，女性，22 岁。因神经衰弱长期服用阿普唑仑，从每晚 2 片逐步增加到每晚 10 片方能入睡，服药已达半年之久。患者因故突然停药 3 天后出现易激动、焦虑不安、失

眠、恶心、呕吐，随之出现两眼直视、面无表情，四肢僵直、肌张力明显增高、震颤。最可能的诊断是

A. 神经衰弱综合征加重　　B. 抑郁症
C. 戒断综合征　　D. 帕金森综合征
E. 精神分裂症

30. 患者，女性，31 岁。误服氯丙嗪 100 片后，出现神情恍惚，血压 90/50mmHg，心率 120 次/分。下列哪一项不是氯丙嗪中毒的临床表现

A. 震颤麻痹　　B. 静坐不能
C. 急性肌张力障碍　　D. 直立性低血压
E. 以上都是

31. 患者，男性，33 岁。平素体健，被人发现意识不清 2 小时，身边发现两个空药瓶。查体：意识模糊，对刺激有反应，双侧瞳孔约 1mm，对光反应减弱，心、肺、腹部无阳性体征。四肢肌张力降低，腱反射减弱，病理征阴性。最可能的诊断是

A. 酒精中毒　　B. 巴比妥类药物中毒
C. 吩噻嗪类药物中毒　　D. 苯二氮䓬类药物中毒
E. 脑卒中

32. 患者，女性，25 岁。自服苯巴比妥钠 100 片，神志障碍 20 小时。查体：深昏迷，呼吸不规则，血压 90/60mmHg，双肺清晰，心率 118 次/分，心律齐，无杂音。目前最重要的抢救措施是

A. 洗胃　　B. 血液透析
C. 导泻　　D. 利尿
E. 大量输液

33. 患者，男性，38 岁。误服地西泮 20 片后，出现头晕，步态不稳，发音含糊不清，血压 120/80mmHg，心率 60 次/分。在洗胃时，证明胃管插在胃内的最可靠证据是

A. 口腔内可见插入的胃管　　B. 胃管内吸出胃液
C. 胃管内注入清水无阻力　　D. 口腔内无胃管盘绕
E. 患者能出声音

34. 患者，女性，36 岁。今晨被家属发现昏迷即送来院。过去体健。查体：体温 36.7℃，血压 90/60mmHg，脉搏 106 次/分，深昏迷，呼吸时无蒜臭，皮肤多汗，瞳孔如针尖大小，对称，心率 106 次/分，心律齐，双肺可闻及湿啰音，神经系统检查无异常。最可能的诊断是

A. 低血糖昏迷　　B. 安眠药中毒
C. 脑血管意外　　D. 糖尿病酮症酸中毒昏迷
E. 有机磷杀虫药中毒

35. 患者，女性，71 岁。昏迷收入院，血压 100/60mmHg，心率 56 次/分，诊断为巴比妥类

药物中毒，为快速翻转，氟马西尼首剂量为

A. 0.2mg　　B. 0.5mg

C. 1.5mg　　D. 2.5mg

E. 0.2～1.0mg

36. 患者，女性，24 岁。误服药物一瓶，1 小时后出现头晕、乏力、嗜睡，言语含糊不清，共济失调。查体：呈昏睡状态，可唤醒，双侧瞳孔直径 1.5mm，对光反应弱，呼吸 12 次/分，四肢肌张力低，腱反射消失。最可能的是

A. 急性阿托品中毒　　B. 急性阿普唑仑中毒

C. 急性异丙嗪中毒　　D. 急性氯氮平中毒

E. 急性异烟肼中毒

37. 患者，男性，60 岁。误服药物一瓶，30 分钟后出现意识不清，高热，流涎，呕吐。查体：体温 39.5℃，呈昏迷状态，口吐白沫，两肺听诊湿啰音满布，心率 136 次/分，心律齐，血压 90/60mmHg，四肢肌张力增高，病理反射阳性。最可能的是

A. 急性阿托品中毒　　B. 急性异烟肼中毒

C. 急性巴比妥类中毒　　D. 急性氯丙嗪中毒

E. 急性阿普唑仑中毒

38. 患者，男性，45 岁。急性药物中毒，表现为昏迷、瞳孔极度缩小、呼吸深度抑制、血压降低，出现上述中毒症状的药物，最可能的是

A. 苯巴比妥　　B. 吗啡

C. 地西泮　　D. 氯丙嗪

E. 苯妥英钠

39. 患者，男性，40 岁。冬季在房内睡眠，次日上午被人发现呈昏迷状态，身边有呕吐物。查体：均面色红润，瞳孔 2～3mm，对光反应弱，心、肺未发现异常，尿失禁。最可能的诊断是

A. 脑出血　　B. 脑血栓形成

C. 镇静催眠药中毒　　D. 流行性脑炎

E. 一氧化碳中毒

40. 患者，男性，67 岁。因一氧化碳中毒 2 天入院。查体：深昏迷，呼吸尚规则，余无异常。为了加快一氧化碳的排出，宜采用的最佳疗法是

A. 持续低流量给氧　　B. 高浓度给氧

C. 高压氧治疗　　D. 应用呼吸机

E. 呼吸兴奋药静脉滴注

41. 患者，男性，63 岁。28 天前曾发生一氧化碳中毒，昏迷达 24 小时，经治疗 10 天后临床痊愈出院。出院后生活、工作正常，活动自如。近几日开始精神差，表情淡漠，言语

减少，记忆力明显减退，反应迟钝，动作缓慢，四肢肌张力明显增高，有静止性震颤，行走呈前冲步态。最可能的诊断是

A. 帕金森综合征
B. 慢性锰中毒
C. 肝豆状核变性
D. 一氧化碳中毒迟发性脑病
E. 老年性痴呆

42. 患者，女性，58岁。因急性一氧化碳中毒24小时入院。查体：左侧肢体高度肿胀、疼痛，皮肤暗紫，有散在小水疱，皮温较对侧低，同时伴有急性肾衰竭。最可能的并发症是

A. 左侧肢体外伤
B. 左侧肢体血栓形成
C. 左侧肢体脉管炎
D. 左侧肢体横纹肌溶解症
E. 丹毒

43. 患者，男性，62岁。因一氧化碳中毒1天后入院，深昏迷、休克、尿少，属于

A. 轻度中毒
B. 中度中毒
C. 重度中毒
D. 慢性中毒
E. 极度中毒

44. 患者，女性，26岁。一氧化碳中毒2小时入院。查体：深昏迷，呼吸规律。最佳治疗是

A. 高浓度给氧
B. 持续低流量给氧
C. 应用纳洛酮
D. 高压氧治疗
E. 呼吸兴奋药使用

45. 患者，男性，46岁。家属发现其昏迷不醒，屋内可闻及煤气味。查体：口唇呈樱桃红，呼出气中有酒味，瞳孔正常大小，血压100/60mmHg，心率110次/分，血中碳氧血红蛋白浓度（HbCO）49%。头颅CT正常。最可能的昏迷原因是

A. 脑卒中
B. 一氧化碳中毒
C. 催眠药中毒
D. 酒精中毒
E. 有机磷中毒

46. 患者，女性，21岁。晚餐后，在用煤气取暖器的浴室内洗澡1小时，出现头晕、呕吐、胸闷不适，最可能的诊断是

A. 急性胃肠炎
B. 一氧化碳中毒
C. 心绞痛
D. 低血糖反应
E. 高血压脑病

47. 患者，男性，45岁。工作中突然出现恶心、呕吐、呼吸困难、面色潮红、呼出气体杏仁味，患者最有可能发生以下哪种中毒

A. 一氧化碳中毒
B. 乐果中毒
C. 酒精中毒
D. 氰化物中毒

E. 毒鼠强中毒

48. 患者，男性，27 岁。被人发现昏迷在床上而急送医院。既往体健，患者近来工作不顺利。查体：血压 90/60mmHg，双瞳孔直径 3mm，呼吸时有酒味，心肺正常。应立即采取的措施是

A. 洗胃　　B. 吸氧
C. 利尿　　D. 大量输液
E. 静脉注射维生素 C

49. 患者，男性，54 岁。因独饮白酒 500g 后约 4 小时家属发现其神志不清、呕吐而急诊。患者既往体健。查体：神志模糊，面色潮红，血压 136/85mmHg，体温 38.7℃，脉搏 122 次/分，心率 24 次/分，呼出气有酒味。颈软，两肺闻及湿啰音及少量干啰音，肺心（-），腹部（-）。拟诊“急性酒精中毒、吸入性肺炎”。患者经皮试阴性后在应用头孢哌酮/舒巴坦抗感染治疗中，突发多汗、面色潮红、心率达 150 次/分，血压下降 80/52mmHg，最可能的原因是

A. 过敏性休克　　B. 双硫仑反应
C. 感染性休克　　D. 低血糖反应
E. 急性心力衰竭

50. 患者，男性，32 岁。与同事饮酒后恶心、呕吐、步态不稳、胡言乱语就诊。查体：神志模糊，双瞳孔直径 2mm，呼出气有酒味，血压 100/55mmHg，心率 138 次/分，四肢有自主活动，病理反射（-）。最有助于诊断的检查是

A. 脑电图（EEG）检查　　B. 颅脑 CT 检查
C. 血糖测定　　D. 血中或呼出气中乙醇浓度测定
E. 脑脊液常规检查

51. 患者，女性，32 岁。食用亚硝酸盐后呼吸困难。查体：口唇皮肤发绀，双侧瞳孔等大等圆，神清，双肺清晰。下列哪项治疗是错误的

A. 洗胃　　B. 导泻
C. 呋塞米静脉注射　　D. 防治呼吸衰竭、心力衰竭
E. 大剂量亚甲蓝静脉注射

52. 患者，男性，35 岁。食用市售熟肉后 1 小时感恶心、呕吐、腹痛，伴呼吸困难。查体：意识模糊，双侧瞳孔直径 3mm，口唇、面部及四肢末端明显发绀，血压 120/76mmHg，心率 110 次/分，心肺听诊（-）。最可能的是

A. 有机磷中毒　　B. 毒鼠强中毒
C. 杀虫脒中毒　　D. 拟除虫菊酯类杀虫药中毒
E. 亚硝酸盐中毒

53. 某工地 10 余名工人，餐后 2 小时出现头晕、头痛、胸闷、憋气，伴有口唇黏膜及指甲

发绀（紫黑色），最重要的治疗是

A. 吸氧
B. 维生素 C
C. 亚甲蓝
D. 硫代硫酸钠
E. 高压氧

三 A3/A4 型题

（1~3 题共用题干）

患者，男性，35 岁。误服甲胺磷 20ml，昏迷 2 小时入院。当洗胃至 1500ml 时，抽出液为血性，故停止洗胃，同时用阿托品静脉注射、碘解磷定静脉滴注，治疗 10 小时神志转清，继续维持治疗至症状完全消失。第 3 天起阿托品改为口服，停用碘解磷定。当晚突发气促，心悸、出汗、流涎，双肺底散在湿啰音，心率 72 次/分，心律齐。

1. 第 3 天晚上出现的病情应首先考虑为
   A. 急性呼吸窘迫综合征
   B. 甲胺磷中毒反跳
   C. 低血糖症
   D. 支气管哮喘
   E. 急性左心衰竭
2. 导致第 3 天晚病情变化的主要原因是
   A. 服毒量过大
   B. 洗胃不彻底，毒物未被彻底清除
   C. 输液量过多过快
   D. 减量过早
   E. 甲胺磷在肝脏解毒后毒性增强
3. 上述病例进一步的抢救措施最重要的是
   A. 哌替啶肌内注射
   B. 氨茶碱静脉注射
   C. 给氧
   D. 毛花苷 C 静脉注射
   E. 改阿托品为静脉注射，加用碘解磷定静脉滴注

（4~5 题共用题干）

患者，男，40 岁。精神病患者，长期口服镇静药，误服有机磷中毒后，出现头痛和肌肉痉挛。

4. 首要的治疗措施是
   A. 硫酸镁导泻
   B. 清水洗胃
   C. 吸氧
   D. 活性炭口服
   E. 阿托品肌内注射
5. 本病例出现肌肉痉挛的机制是
   A. 毒蕈碱样表现
   B. 中枢神经系表现
   C. 烟碱样表现
   D. 低钙血症

E. 精神病复发

（6~12 题共用题干）

患者，女性，41 岁。突发头痛、头晕、呕吐 1 小时急诊入院。查体：中度昏迷，呼吸未闻及大蒜味。皮肤湿冷，双瞳孔缩小，双肺可闻及散在湿啰音，有肌颤，心脏各瓣膜听诊区未闻及病理性杂音，肠鸣音弱。该患者入院后，化验血胆碱酯酶活力为正常的 50%，治疗 2 小时后复查恢复到正常的 90%，且临床症状明显好转。

6. 该患者的诊断可能是

A. 急性胃炎　　B. 农药中毒

C. 安眠药中毒　　D. 肺部感染

E. 低血糖症

7. 哪一种病的可能性最大

A. 有机磷杀虫药中毒　　B. 拟除虫菊酯类杀虫药中毒

C. 杀虫脒中毒　　D. 氨基甲酸酯类杀虫药中毒

E. 有机氟杀虫药中毒

8. 入院后测定尿中萘酚排出量增高，有助于下列哪种病的诊断

A. 对硫磷中毒　　B. 西维因中毒

C. 呋喃丹中毒　　D. 美曲膦酯中毒

E. 灭多虫中毒

9. 抢救该患者的措施中错误的为

A. 2%碳酸氢钠液洗胃　　B. 氯解磷定静脉滴注

C. 输液，利尿　　D. 阿托品静脉注射

E. 1∶5000 高锰酸钾液洗胃

10. 少数急性有机磷杀虫药中毒病例在急性症状缓解后和迟发性周围神经病发生前，可发生中间型综合征，其发病时间通常在中毒后多少小时以内

A. 12~24 小时　　B. 24~48 小时

C. 48~96 小时　　D. 24~96 小时

E. 72~96 小时

11. 有机磷中毒时，下列哪一项不符合毒蕈碱样表现

A. 肌力减退　　B. 呕吐、腹痛、腹泻

C. 心率减慢　　D. 瞳孔针尖样缩小

E. 多汗

12. 有机磷杀虫药中毒引起昏迷时，应该如何处理

A. 碘解磷定或氯解磷定　　B. 阿托品

C. 碘解磷定+阿托品　　D. 纳洛酮
E. 尼可刹米

（13~14 题共用题干）

患者，女性，61 岁。有糖尿病史，因腹痛、腹泻、呕吐，继之昏迷来院急诊，家属提示可能误服有机磷杀虫药。

13. 重度有机磷中毒时血中胆碱酯酶活力是
A. 正常的 30%~50%　　B. 正常的 30%~40%
C. 正常的 30%以下　　D. 正常的 40%以下
E. 正常的 50%

14. 下列哪一项是阿托品化的标志
A. 口干　　B. 肺部湿啰音消失
C. 心率加快　　D. 瞳孔增大
E. 以上都是

（15~17 题共用题干）

患者，男性，35 岁。平素体健，田间喷洒农药 3 小时后感头晕、恶心、呕吐，随即意识不清，多汗。查体：浅昏迷状态，双侧瞳孔针尖样大小，两肺听诊可闻及较多湿啰音，可见肌束颤动，双侧病理征阳性。

15. 根据以上资料，诊断应考虑为
A. 有机氯杀虫药中毒　　B. 有机硫杀虫药中毒
C. 有机磷杀虫药中毒　　D. 有机汞杀虫药中毒
E. 有机锡杀虫药中毒

16. 为明确诊断应做哪一种实验室检查
A. 血清单胺氧化酶测定　　B. 葡萄糖醛酸转移酶测定
C. 胆碱酯酶活力测定　　D. 细胞色素氧化酶测定
E. 血清乳酸脱氢酶测定

17. 该患者处于急性期时，不正确的处理方式是
A. 用肥皂清洗农药污染的皮肤　　B. 立即洗胃，灌肠
C. 应用胆碱酯酶复活药　　D. 应用阿托品
E. 对症处理

（18~20 题共用题干）

患儿，男，13 岁。1 天前曾采集蘑菇后食用，腹痛、腹泻、呕吐伴发热。查体：血压

110/90mmHg，瞳孔正常大小，巩膜未见黄染，腹部无明显压痛，大便镜检白细胞 2~3 个/高倍视野，谷氨酸转氨酶（ALT）20U/L 胆碱酯酶活力 100%，血淀粉酶 100U。

18. 最可能的诊断是
    A. 急性胰腺炎　　B. 急性传染性肝炎
    C. 有机磷杀虫药中毒　　D. 细菌性痢疾
    E. 毒蕈中毒
19. 疑口服毒物中毒时，确诊依据是
    A. 血清培养　　B. 血清或呕吐物检测
    C. 血常规　　D. 胆碱酯酶活力
    E. 肝功能
20. 对于毒蕈中毒，最佳解毒药是
    A. 阿托品　　B. 二巯丙磺钠
    C. 亚甲蓝　　D. 硫代硫酸钠
    E. 碘解磷定

（21~23 题共用题干）

患者，女性，16 岁。口服敌敌畏 30ml 后 1 小时入院。查体：昏迷，面色苍白，皮肤湿冷，面部肌肉小抽搐，瞳孔缩小，两肺散在湿啰音，全血胆碱酯酶活力为 0。确诊为急性有机磷中毒。

21. 该患者洗胃，首先考虑应用的溶液是
    A. 1∶5000 高锰酸钾溶液　　B. 硫酸铜溶液
    C. 2%碳酸氢钠溶液　　D. 0.9%氯化钠溶液
    E. 清水
22. 该患者不会出现的症状为
    A. 肌肉颤动　　B. 多汗
    C. 瞳孔缩小　　D. 呕吐物有酸酵味
    E. 唾液多
23. 经洗胃及应用阿托品与碘解磷定治疗 8 小时后，患者神志清醒，随即将阿托品与碘解磷定减量，12 小时后停用上述药物，但在停药的 10 小时后突然再次昏迷，继而呼吸停止。导致本病例病情突然恶化的原因为
    A. 服毒量过多　　B. 来院较迟
    C. 抢救不及时　　D. 维持用药时间不够
    E. 用药剂量不足

(24~26 题共用题干)

患者，女性，28 岁。因欲自杀口服有机磷杀虫药，被发现后，急送医院。查体：昏迷状态，呼吸困难，皮肤湿冷，双侧瞳孔如针尖样大小。

24. 该患者入院给予洗胃，洗胃液最好选用

A. 1∶5000 高锰酸钾溶液
B. 硫酸铜溶液
C. 2%碳酸氢钠溶液
D. 0.9%氯化钠溶液
E. 温清水

25. 在治疗本病时应用阿托品，下列选项中哪项不是阿托品化的指标

A. 口干、皮肤干燥
B. 颜面潮红
C. 心率加快
D. 瞳孔较前缩小
E. 肺部啰音减少或消失

26. 本病最主要的死因是

A. 中毒性休克
B. 急性肾衰竭
C. 呼吸衰竭
D. 中毒性心肌炎
E. 脑水肿

(27~29 题共用题干)

患者，女性，24 岁。口服乐果 40ml 入院。意识清醒，经洗胃和阿托品治疗后瞳孔散大，烦躁，皮肤潮红，心率 136 次/分，肺部仍有散在湿啰音，有尿潴留。

27. 该患者此时的情况应为

A. 阿托品化
B. 阿托品过量
C. 阿托品不足
D. 中毒性肺水肿
E. 低渗状态

28. 在该患者的后续治疗中，最重要的治疗措施是

A. 反复洗胃
B. 输入新鲜血液
C. 继续加大阿托品用量
D. 血液透析
E. 监测并及时处理水、电解质平衡紊乱

29. 如患者发生肺水肿，首要措施是

A. 彻底洗胃
B. 毛花苷 C 静脉注射
C. 静脉注射阿托品
D. 吗啡静脉注射
E. 碘解磷定静脉注射

(30~32 题共用题干)

患者，男性，32 岁。早餐后在稻田喷洒杀虫药“乐果”后出现头晕、乏力、恶心、呕

吐、腹痛、腹泻、多汗。查体：血压 90/60mmHg，皮肤潮湿，双瞳孔直径 1.5mm，躯干和四肢可见多处肌束颤动，腹软，脐周压痛，肠鸣音亢进。

30. 该患者应首选下列哪项检查

A. 血淀粉酶
B. 全血胆碱酯酶
C. 血液生化检查
D. 大便和呕吐物常规加细菌培养
E. 颅脑 CT

31. 经过积极治疗后次日患者出现躁动不安，发热，皮肤干燥、潮红。查体：谵妄状态，体温 39.2℃，心率 120 次/分，双侧瞳孔直径约 5mm。最可能是

A. 急性阿托品中毒
B. 急性氯解磷定中毒
C. 急性有机磷中毒反跳
D. 急性中间型综合征
E. 急性有机磷中毒性脑病

32. 经过积极治疗后，急性中毒症状缓解，但在病程第 3 天时突然出现呼吸困难、呈进行性加重直至呼吸停止。这时引起呼吸衰竭的原因可能是

A. 中毒反跳
B. 中间型综合征
C. 急性呼吸窘迫综合征
D. 阿托品中毒
E. 并发严重的肺部感染

（33~37 题共用题干）

患者，男性，43 岁。平素体健，上午田间喷洒农药后感头晕、恶心、呕吐、多汗，自以为中暑而“放痧”治疗无好转，下午出现意识不清而就诊。查体：浅昏迷状态，多汗，双侧瞳孔针尖样大小，两肺听诊可闻及较多湿啰音，可见肌束颤动，双侧病理征（-）。

33. 根据以上资料，诊断应考虑为

A. 有机氯杀虫药中毒
B. 有机氮杀虫药中毒
C. 拟除虫菊酯类中毒
D. 有机磷杀虫药中毒
E. 除草剂中毒

34. 就诊时患者出现双肺布满湿啰音，考虑肺水肿，首选的治疗药物是

A. 阿托品
B. 毛花苷 C
C. 吗啡
D. 呋塞米
E. 硝普钠

35. 该患者急性期的处理，不正确的处理措施是

A. 立即洗胃，灌肠
B. 用肥皂清洗农药污染的皮肤
C. 应用胆碱酯酶复活药
D. 应用阿托品
E. 对症处理

36. 经过治疗，患者出现口渴，视物不清，随后躁动、胡言乱语，出现幻觉。查体：呈谵妄

状态，双侧瞳孔直径约4mm，体温38.5℃，心率105次/分，血压110/70mmHg，心肺听诊（-）。可能是出现

A. 有机磷中毒反跳　　B. 急性氯解磷定中毒
C. 急性脑血管意外　　D. 中间型综合征
E. 急性阿托品中毒

37. 经抢救治疗后第5天，病情稳定，神志清楚，一般情况好，突发呼吸困难，SaO_2急剧下降。诊断为中间型综合征，应首选哪项措施急救

A. 加大阿托品用量　　B. 加大胆碱酯酶复活药用量
C. 应用呼吸兴奋药　　D. 加大给氧量
E. 气管插管，机械通气辅助呼吸

（38~39题共用题干）

患者，女性，31岁。因纠纷服用灭鼠剂2包，服后感头晕、乏力，恶心、呕吐，第3天开始出现牙龈、鼻腔出血，皮肤紫癜，尿色淡红，无呕血、黑便。实验室检查：凝血酶原时间延长为32秒，尿常规：红细胞（++），蛋白（±），血常规正常。

38. 最可能的诊断是

A. 磷化锌中毒　　B. 敌鼠（钠）中毒
C. 安妥中毒　　D. 毒鼠强中毒
E. 毒鼠磷中毒

39. 对该患者，下列哪项给药最有效

A. 氨甲苯酸（PAMBA）　　B. 华法林
C. 维生素C　　D. 维生素K_1
E. 酚磺乙胺

（40~41题共用题干）

患者，女性，25岁。因路人发现晕倒在地而送来急诊，查体：神志恍惚，瞳孔缩小，呼出气无特殊气味，心率120次/分，心律齐，血压90/60mmHg，上臂可见多处注射针眼。

40. 该患者最可能的诊断是

A. 有机磷中毒　　B. 阿片类中毒
C. 酒精中毒　　D. 口服地西泮中毒
E. 以上都不是

41. 对于中毒所致昏迷患者，用纳洛酮解毒的常用剂量是

A. 0.2~0.4mg肌内注射或静脉滴注　　B. 0.4~2mg肌内注射或静脉滴注
C. 2~2.0mg肌内注射或静脉滴注　　D. 2~3.0mg肌内注射或静脉滴注

E. 2~4mg 肌内注射或静脉滴注

（42~45 题共用题干）

患者，男性，26 岁。突发昏迷送入院。其口唇樱桃红，查体：血压 110/70mmHg，心率 80 次/分，诊断为一氧化碳中毒。

42. 主要中毒机制为

A. 呼吸抑制
B. 血红蛋白病
C. 生成 HbCO
D. CO_2增加
E. 以上都不是

43. 中度一氧化碳中毒，血清中碳氧血红蛋白水平为

A. 10%~20%
B. 5%~10%
C. 30%~50%
D. 50%~60%
E. 60%~70%

44. 高压氧治疗一氧化碳中毒，大气压通常为（　　）ATA

A. 1~2
B. 2~3
C. 3
D. 4
E. 3~4

45. 一氧化碳中毒患者在意识恢复后，经过多少天的“假愈期”可出现迟发性脑病

A. 1~7 天
B. 2~30 天
C. 2~60 天
D. 7~30 天
E. 30~60 天

（46~48 题共用题干）

患者，女性，26 岁。被人发现昏迷且休克，屋内有火炉，且发现有敌敌畏空瓶。查体：T 36℃，BP 120/80mmHg，四肢厥冷，腱反射消失，心电图示一度房室传导阻滞，尿糖（+），尿蛋白（+），血液中的 HbCO 为 60%。

46. 对该患者，您考虑最可能的诊断是

A. 急性巴比妥类中毒
B. 急性有机磷杀虫药中毒
C. 急性一氧化碳中毒
D. 糖尿病酸中毒
E. 急性亚硝酸盐中毒

47. 诊断该病后，首要的治疗方法是

A. 20%甘露醇 250ml 快速静脉滴注
B. 冬眠疗法
C. 血液透析
D. 能量合剂
E. 氧气疗法

48. 该病在重度昏迷期间，最不常见的并发症是

A. 脑水肿　　B. 心律失常

C. 上消化道出血　　D. 中毒性肝炎

E. 肾衰竭

(49~51 题共用题干)

患者，男性，25 岁。一氧化碳中毒 1 天后转送医院，意识不清，瞳孔等大，对光反射弱，体温、血压正常，心脏听诊无异常，两肺呼吸音粗，腹部（-），腱反射存在，病理反射（+），血常规无异常。

49. 抢救措施中，最重要的应为

A. 甘露醇输注　　B. 地塞米松输注

C. 高压氧治疗　　D. 高能量补液

E. 保护脑细胞

50. 若不采用上述治疗措施，该患者则可能发生

A. 肾功能损害　　B. 肝功能损害

C. 记忆力减退　　D. 迟发性脑病

E. 肺功能损害

51. 血 HbCO 的结果为零，其可能的原因是

A. 有中枢缺氧症状　　B. 实验室检查结果不准确

C. 心、肺无异常　　D. 脱离现场已久

E. 一氧化碳中毒的诊断可能存在错误

(52~55 题共用题干)

患者，男性，27 岁。清晨上班时被人发现昏迷在车库内发动着的轿车里，身边有呕吐物。查体：浅昏迷状态，对疼痛刺激肢体有反应，双侧瞳孔 2mm，对光反应迟钝，腱反射减弱；血压 110/60mmHg，心率 95 次/分，心肺（-），皮肤完整。

52. 该患者最可能的诊断是

A. 低血糖　　B. 糖尿病酮症酸中毒

C. 脑血管意外　　D. 急性一氧化碳中毒

E. 镇静催眠药中毒

53. 若该患者既往体健，确定诊断，首选下列哪种检查

A. 血糖测定　　B. 生化、血气分析检查

C. 颅脑 CT 检查　　D. 心电图检查

E. 血液 HbCO 含量测定

54. 确诊后，最有效的是哪项治疗措施

A. 应用20%甘露醇脱水　　B. 应用糖皮质激素

C. 输液、吸氧　　D. 高压氧治疗

E. 应用促进脑细胞代谢药

55. 若患者经治疗后好转出院，但半个月后出现痴呆、震颤麻痹综合征，最可能是

A. 中毒迟发性脑病　　B. 迟发性神经病

C. 并发脑炎　　D. 脑血管意外

E. 脑水肿加重

（56~58 题共用题干）

患者，女性，38 岁。因意识不清 3 小时入院。3 小时前，患者在清理沼气池时晕倒在地，意识不清。既往体健。查体：血压 120/75mmHg，意识不清，呼之不应，呼出气体有臭鸡蛋味。两肺呼吸音清，未闻及干、湿啰音。心率 100 次/分，心律齐。腹部查体未见异常。颅脑 CT 未见异常。

56. 最可能的诊断是

A. 急性氯气中毒　　B. 急性氰化氢中毒

C. 急性硫化氢中毒　　D. 急性一氧化碳中毒

E. 急性砷化氢中毒

57. 该患者中毒的机制，不正确的是

A. 硫化氢影响细胞的氧化还原过程

B. 硫化氢可使组织细胞内窒息缺氧

C. 当吸入硫化氢浓度过高时，可反射性引起呼吸停止

D. 硫化氢可与呼吸链中细胞色素氧化酶起作用

E. 硫化氢可在体内蓄积

58. 抢救该患者的措施不包括

A. 高压氧治疗　　B. 宜早期、足量、长期应用糖皮质激素

C. 应用大剂量谷胱甘肽　　D. 可应用细胞色素 C

E. 用抗生素预防感染

（59~61 题共用题干）

患者，男性，46 岁。因头晕、呼吸困难 3 小时入院。3 小时前清理污水池时出现头晕、呼吸困难，呼出气体有臭鸡蛋味。既往体健。查体：血压 130/80mmHg，意识清醒，两肺呼吸音清，未闻及干、湿啰音。心率 120 次/分，心律齐。腹平坦，肝、脾未触及。双下肢无水肿。双侧病理征均未引出。

59. 诊断应首先考虑

A. 急性氯气中毒
B. 急性硫化氢中毒
C. 急性一氧化碳中毒
D. 急性氰化氢中毒
E. 急性氨气中毒

60. 下列检查最有助于明确诊断的是

A. 胸部 X 线片
B. 心电图
C. 颅脑 CT
D. 血及尿毒物检测
E. 超声心动图

61. 结合本病例，下列叙述错误的是

A. 接触低浓度仅有呼吸道及眼的局部刺激作用
B. 高浓度时，表现为中枢神经系统症状和窒息症状
C. 吸入极高浓度时，可猝死，即闪电式中毒
D. 严重病例经抢救恢复后，部分患者可残留后遗症
E. 中度中毒一般不伴有神经系统症状

(62~64 题共用题干)

患者，女性，36 岁。因胸部紧迫感、呼吸困难 2 小时入院。2 小时前工作中吸入氰化氢后出现胸部紧迫感、呼吸困难。查体：血压 145/90mmHg，昏迷，皮肤、黏膜呈鲜红色，两侧瞳孔缩小，两肺呼吸音清，未闻及干、湿啰音，心率 130 次/分，心律不齐。肢体有痉挛。

62. 最可能的诊断是

A. 急性一氧化碳中毒
B. 急性硫化氢中毒
C. 急性氰化物中毒
D. 急性氯气中毒
E. 急性氨气中毒

63. 根据本患者的临床表现，属于

A. 前驱期
B. 呼吸困难期
C. 惊厥期
D. 麻痹期
E. 昏迷期

64. 下列药物中不宜应用

A. 亚硝酸异戊酯
B. 25%硫代硫酸钠
C. 3%亚硝酸钠溶液
D. 葡萄糖加少量胰岛素
E. 活性炭

(65~67 题共用题干)

患者，女性，26 岁。因口服大量苦杏仁后出现恶心、胸闷 1 小时入院。查体：血压

128/75mmHg，意识清醒，两侧瞳孔等大等圆，对光反射灵敏。两肺呼吸音清，未闻及干、湿啰音。心率 110 次/分，心律齐。腹部未见异常。

65. 诊断应首先考虑
   A. 急性细菌性食物中毒　　B. 砷中毒
   C. 亚硝酸盐中毒　　D. 急性氰化物中毒
   E. 百草枯中毒

66. 此类中毒最严重的表现为
   A. 心律失常　　B. 肝、肾衰竭
   C. 消化道腐蚀　　D. 肺间质纤维化
   E. 呼吸麻痹

67. 此类中毒时首先受累的是
   A. 呼吸系统　　B. 中枢神经系统
   C. 消化系统　　D. 循环系统
   E. 凝血机制

（68~69 题共用题干）

患者，男性，22 岁。饮酒后浅昏迷，双侧瞳孔等大等圆，对光反射存在，呕吐多次，呕吐物中可见大量咖啡色液体，血压 80/50mmHg。

68. 首要处理方法是
   A. 洗胃　　B. 透析
   C. 建立静脉通道，快速补液　　D. 下胃管
   E. 止血

69. 患者出现躁动，可用的药物是
   A. 吗啡　　B. 盐酸异丙嗪
   C. 小剂量地西泮　　D. 氯丙嗪
   E. 苯巴比妥类镇静药

（70~73 题共用题干）

患者，男性，32 岁。用煤炉取暖，并食自制咸菜晚餐，1 小时后出现中上腹痛，伴恶心、呕吐。查体：口唇发绀，血压 120/80mmHg，心率 118 次/分，呼吸 18 次/分，瞳孔正常大小。

70. 最可能的诊断是
   A. 亚硝酸盐中毒　　B. 有机磷杀虫药中毒
   C. 急性胃肠炎　　D. 一氧化碳中毒

E. 酒精中毒

71. 其中毒的主要机制是

A. 阻断中枢-γ 氨基丁酸(GABA)受体　　B. 抑制乌头酸酶活性

C. 抑制血中胆碱酯酶活性　　D. 生成高铁血红蛋白血症

E. 生成碳氧血红蛋白

72. 其主要治疗措施是

A. 小剂量亚甲蓝静脉注射　　B. 足量阿托品静脉注射

C. 纳洛酮静脉注射　　D. 面罩吸氧

E. 大量输液

73. 哪项检查最有助于诊断

A. 血中 HbCO 含量　　B. 血中胆碱酯酶活力

C. 大便细菌培养　　D. 动脉血气分析

E. 呕吐物毒物检测

(74~76 题共用题干)

患儿，女，10 岁。饭后 1 小时突然出现头晕、恶心、呕吐、全身乏力。查体：血压 108/80mmHg，口唇及全身皮肤发绀，呼吸困难，双肺呼吸音粗，心率 110 次/分，心律齐，各瓣膜区未闻及病理性杂音，双下肢无水肿。

74. 最可能的诊断应考虑

A. 急性胃肠炎　　B. 眩晕症

C. 亚硝酸盐中毒　　D. 中暑

E. 休克

75. 下列实验室检查项目中最有诊断意义的是

A. 心电图　　B. 胸部 CT

C. 胆碱酯酶测定　　D. HbCO 测定

E. 血高铁血红蛋白定量检查

76. 下列治疗不适宜的是

A. 亚甲蓝　　B. 吸氧

C. 多巴胺　　D. 维生素 C

E. 细胞色素 C

(77~78 题共用题干)

患者，女性，19 岁。病史不清，昏迷不醒、抽搐。查体：血压 85/45mmHg，口唇及皮肤黑紫色，呼吸困难，双肺可闻及湿啰音，心率 110 次/分，心律齐，各瓣膜区未闻及病理性杂音。

77. 最可能的诊断应考虑

A. 亚硝酸盐中毒
B. 急性心肌梗死
C. 慢性阻塞性肺疾病（COPD）
D. 有机磷杀虫药中毒
E. 蛛网膜下隙出血

78. 应立即进行的治疗是

A. 阿托品静脉注射
B. 输血
C. 毛花苷 C 静脉注射
D. 亚甲蓝静脉滴注
E. 硝酸甘油静脉滴注

（79~81 题共用题干）

患者，女性，58 岁。食用过夜的炒青菜 30 分钟后，出现恶心、呕吐、头晕来院。查体：血压 90/60mmHg，口唇发绀，两肺呼吸音清，心率 110 次/分。

79. 最可能的诊断是

A. 先天性心脏病
B. 细菌性食物中毒
C. 氰化物中毒
D. 慢性阻塞性肺疾病
E. 亚硝酸盐中毒

80. 下列可作为特效解毒药的是

A. 氯解磷定
B. 亚甲蓝
C. 氟马西尼
D. 纳洛酮
E. 阿托品

81. 此种中毒的致死量为

A. 1~3g
B. 1~5g
C. 2~6g
D. 2~5g
E. ≥3g

四 X 型题

1. 急性中毒患者处于昏迷状态下不宜采用

A. 催吐
B. 洗胃
C. 50%硫酸镁导泻
D. 灌肠
E. 吸氧

2. 关于清除进入人体尚未被吸收的毒物，以下叙述正确的是

A. 吞服强腐蚀性毒物者不宜洗胃
B. 插胃管时应避免误入气管
C. 洗胃液以热水为宜
D. 洗胃液每次注入量不宜超过 300ml

E. 应反复灌洗，直至回收液澄清为止

3. 有毒物质可通过下列哪些途径进入人体

A. 消化道 B. 毛发

C. 呼吸道 D. 皮肤黏膜

E. 静脉

4. 下列哪种中毒可引起瞳孔缩小

A. 阿托品 B. 有机磷杀虫药

C. 吗啡 D. 甲醇

E. 肾上腺素

5. 下列各项中，哪些符合有机磷杀虫药中毒的临床表现

A. 皮肤干燥，无汗 B. 恶心呕吐

C. 肌肉颤动 D. 肺水肿

E. 瞳孔缩小

6. 在百草枯中毒治疗中，以下药物具有抗氧自由基作用的是

A. 糖皮质激素 B. 依达拉奉

C. 谷胱甘肽 D. 维生素 C

E. 环磷酰胺

7. 人体内可还原百草枯的酶有

A. 还原型烟酰胺腺嘌呤二核苷酸磷酸（NADPH）-细胞色素 P450 还原酶

B. 还原型烟酰胺腺嘌呤二核苷酸（NADH）：泛醌氧化还原酶

C. 黄嘌呤氧化酶

D. 一氧化氮合酶

E. 乳酸脱氢酶

8. 百草枯中毒后可出现

A. 早期无法说话及吞咽 B. 肾功能不全

C. 肺不张 D. 肺纤维化

E. 溶血反应

9. 主要死因为呼吸衰竭的急性中毒有

A. 有机磷中毒 B. 百草枯中毒

C. 砷化氢中毒 D. 阿片类药物中毒

E. 氮氧化合物中毒

10. 控制躁动可选用的药物有

A. 巴比妥酸盐 B. 地西泮

C. 苯妥英钠 D. 苯巴比妥钠

E. 吗啡

11. 血液透析对治疗以下药物中毒效果欠佳的是

A. 长效巴比妥类
B. 短效巴比妥类
C. 中效巴比妥类
D. 吩噻嗪类
E. 苯二氮䓬类

12. 急性巴比妥类药物中毒的临床表现包括

A. 嗜睡
B. 体温下降
C. 低血压
D. 呼吸急促
E. 腹痛

13. 以下关于纳洛酮的叙述，正确的是

A. 为吗啡受体阻断药
B. 可治疗麻醉性镇痛药急性中毒
C. 可治疗安眠药中毒
D. 可治疗酒精中毒
E. 可治疗毒鼠强中毒

14. 下列阿片类药物的毒性反应中用纳洛酮纠正有较好效果的是

A. 昏迷
B. 呼吸抑制
C. 低血压
D. 非心源性肺水肿
E. 针尖样瞳孔

15. 关于阿片类药物的毒性作用，叙述正确的是

A. 吗啡通常可引起言语不清、情绪不稳或显著的共济失调
B. 吗啡最大的呼吸抑制一般发生于静脉注射后5~10分钟
C. 吗啡抑制呼吸主要是通过降低呼吸中枢对CO_2的敏感性产生
D. 吗啡在治疗剂量下即可以引起呼吸抑制
E. 所有的阿片类药物中毒患者都可能出现针尖样瞳孔

16. 下列药物与吗啡合用时更易发生中毒的是

A. 苯二氮䓬类镇静催眠药
B. 单胺氧化酶抑制药
C. 吩噻嗪类镇静药
D. 三环类抗抑郁药
E. 乙醇

17. 急性亚甲二氧基甲基苯丙胺中毒的并发症有

A. 弥散性血管内凝血
B. 脑水肿
C. 心室颤动
D. 急性肾衰竭
E. 肝衰竭

18. 急性亚甲二氧基甲基苯丙胺重度中毒的诊断标准

A. 意识障碍
B. 高热（T>39℃）

C. 呼吸急促

D. 出现急性肝衰竭、肾衰竭或弥散性血管内凝血

E. 出现横纹肌溶解征象

19. 一氧化碳中毒时最易受损害的脏器除外

A. 心脏　　B. 肺

C. 脑　　D. 肾

E. 胰腺

20. 毒蕈中毒的诊断要点

A. 临床症状与食用野蕈有一定相关性

B. 排除其他毒物中毒

C. 通过鉴定野蕈种类为毒蕈

D. 排除其他表现为腹泻、肝功异常、精神异常、凝血功能异常的疾病

E. 有采摘、食用野蕈史，同食者相继发病，结合临床表现应考虑毒蕈中毒可能

21. 关于一氧化碳中毒，正确的是

A. 血液中 HbCO 升高　　B. 导致 Hb 氧离曲线左移

C. 损害线粒体功能　　D. 抑制细胞色素氧化酶活性

E. 高压氧舱治疗效果好

22. 一氧化碳中毒诊断依据

A. 多汗　　B. 瞳孔缩小

C. 一氧化碳接触史　　D. 突然昏迷

E. 皮肤、黏膜呈樱桃红

23. 与一氧化碳中毒症状有关的是

A. 空气中一氧化碳的浓度　　B. 与一氧化碳接触时间长短

C. 患者中毒前的健康状况　　D. 中毒时体力活动情况

E. 患者中毒前的精神状态

24. 关于急性一氧化碳中毒的发病机制正确的是

A. 主要为组织缺氧　　B. 一氧化碳与 Hb 有较强的亲和力

C. HbCO 失去携氧能力　　D. HbCO 易解离

E. 全身和中枢缺氧症状为主

25. 关于硫化氢中毒的病因和发病机制，正确的是

A. 急性中毒均由呼吸道吸入所致

B. 在一定剂量范围内，小部分可以原形随呼出气体排出体外

C. 大部分经代谢后被排出体外

D. 在体内有蓄积作用

E. 对机体产生危害的是来不及代谢和排出的游离硫化氢

26. 关于中度硫化氢中毒的临床表现，下列叙述错误的是

A. 主要表现为眼和上呼吸道的刺激症状

B. 一般伴有中枢神经系统症状

C. 可有消化道中毒症状

D. 肺水肿

E. 脑水肿

27. 砷化氢中毒血液净化的指征包括

A. 全身皮肤明显黄染或呈古铜色或紫黑色

B. 少尿或无尿时用利尿药治疗无效

C. 肌酐>442μmol/L 或每日增高幅度>44. 2μmol/L

D. 血钾>5. 5mmol/L

E. 血红蛋白尿的出现

28. 砷化氢中毒引起急性溶血的可能机制有

A. 游离亚铁血红蛋白释放增多　　B. 氧化血红蛋白增多

C. 还原型谷胱甘肽的消耗增多　　D. 血红蛋白-骨骼蛋白复合物形成

E. Na^+-K^+-ATP 酶的活性受抑制

29. 用于治疗氰化物中毒的是

A. 亚甲蓝　　B. 亚硝酸盐

C. 硫代硫酸钠　　D. 纳洛酮

E. 二巯丙醇

30. 氰化物中毒的机制不正确的是

A. 局部刺激、腐蚀作用　　B. 缺氧

C. 麻醉作用　　D. 抑制酶的活力

E. 受体竞争

31. 急性氰化物中毒时，可应用的洗胃药为

A. 5%硫代硫酸钠溶液　　B. 1∶5000 高锰酸钾溶液

C. 3%过氧化氢溶液　　D. 活性炭

E. 清水

32. 氰化物中毒的解毒药为

A. 亚硝酸异戊酯　　B. 纳洛酮

C. 25%硫代硫酸钠　　D. 3%亚硝酸钠溶液

E. 二巯丙醇

33. 酒精中毒可出现的并发症有

A. 急性脑血管病
B. 低血糖
C. 中毒性肌病
D. 低血钙
E. 肺炎

34. 急性酒精中毒分期包括
A. 兴奋期
B. 震颤谵妄期
C. 昏迷期
D. 幻觉期
E. 共济失调期

35. 以下属于河豚中毒诊断要点的是
A. 有进食河豚史
B. 迅速出现典型症状，感觉及运动障碍
C. 心电图检查可见心动过速及房室传导阻滞
D. 排除其他毒物中毒的可能
E. 排除其他导致感觉及运动障碍的疾病

36. 亚硝酸盐中毒的实验室检查包括
A. 高铁血红蛋白定性检查
B. 高铁血红蛋白定量检查
C. 食物亚硝酸盐定性实验
D. 食物亚硝酸盐定量实验
E. 胸部 X 线检查

37. 毒蕈中毒对症治疗包括
A. 溶血患者应碱化尿液及利尿
B. 对有精神症状或有惊厥者应予镇静或抗惊厥治疗
C. 急性毒蕈中毒并发多脏器衰竭时宜尽早选择血液净化治疗，如持续肾脏替代治疗、血浆置换，以进一步清除毒素及维持内环境稳定
D. 对中毒性肝病、中毒性心肌病、溶血反应的患者，可应用肾上腺皮质激素类药物
E. 对胃肠炎型患者，应积极纠正脱水、电解质紊乱和酸碱失衡

38. 可能被用于亚硝酸盐中毒治疗的药物包括
A. 亚甲蓝
B. 甲苯胺蓝
C. 维生素 C
D. 维生素 K_1
E. 辅酶 A

五 案例分析题

（1~6 题共用题干）

患者，男性，21 岁。主因误服敌敌畏重度中毒 1 小时入院，经阿托品、氯解磷定等各项治疗 3 天后意识清醒，中毒症状缓解，体征消失，再口服阿托品维持治疗 6 天后，查全血胆碱酯酶活力仍处于 80%左右。

1. 有机磷中毒阿托品化的表现为

A. 颜面发红
B. 瞳孔扩大（对光反射存在）
C. 心率增快
D. 烦躁
E. 肺部湿啰音消失
F. 意识模糊

2. 重度有机磷中毒的表现，下列组合中正确的是

A. 瞳孔明显缩小、大汗、流涎、呼吸衰竭
B. 瞳孔明显缩小、大汗、流涎、意识模糊、心动过速
C. 瞳孔明显缩小、大汗、流涎、意识不清、发绀
D. 瞳孔明显缩小、大汗、流涎、意识模糊、血压升高
E. 瞳孔明显缩小、大汗、流涎、昏迷
F. 瞳孔明显缩小、大汗、流涎、肺水肿
G. 瞳孔明显缩小、大汗、流涎、视物模糊、肌无力

3. 急性有机磷杀虫药中毒的主要表现应是

A. 瞳孔缩小、大汗、流涎
B. 瞳孔缩小、大汗、流涎、视物模糊
C. 瞳孔明显缩小、大汗、流涎、心动过缓
D. 瞳孔明显缩小、大汗、流涎、肌肉颤动
E. 瞳孔明显缩小、肌肉颤动、昏迷、肺水肿、呼吸衰竭

4. 抢救急性有机磷杀虫药中毒时，阿托品用量是依据

A. 有机磷杀虫药中毒者的病情和对治疗的反应而定
B. 有机磷杀虫药的毒性高低而定
C. 有机磷杀虫药中毒的途径而定
D. 有机磷杀虫药中毒的剂量而定
E. 全血胆碱酯酶活力降低的程度而定

5. 有机磷中毒引起的毒蕈碱样症状是

A. 肌束颤动
B. 流涎
C. 血压升高
D. 瞳孔缩小
E. 休克
F. 排尿、便失禁

6. 有机磷中毒的机制是

A. 胆碱酯酶失活
B. 磷酰化胆碱酯酶减少
C. 胆碱酯酶活性增强
D. 交感神经兴奋
E. 肝功能受损
F. 乙酰胆碱大量减少

（7~11 题共用题干）

患者，女性，17 岁。因口服甲胺磷约 20ml 入院。查体：血压 100/76mmHg。意识障碍，双侧瞳孔如针尖样大小，呼吸微弱，双肺呼吸音清，双肺底可闻及少许湿啰音。心率 120 次/分。

7. 有机磷杀虫药中毒烟碱样症状包括

A. 肌束颤动　　B. 腺体分泌增加

C. 肌无力　　D. 交感神经兴奋的表现

E. 呼吸肌麻痹　　F. 平滑肌痉挛

G. 瞳孔缩小

8. 下列药物中为高毒类的是

A. 甲基对硫磷　　B. 乐果

C. 美曲膦酯　　D. 甲胺磷

E. 敌敌畏　　F. 对硫磷

9. 关于急性有机磷中毒的分级，正确的是

A. 轻度中毒时，全血胆碱酯酶活力为正常的 30%~50%

B. 轻度中毒一般伴有明显的烟碱样症状

C. 中度中毒时较为特征性的表现是肌束颤动

D. 重度中毒特征性的表现为重要脏器功能不全

E. 中度中毒常伴有瞳孔明显缩小

F. 重度中毒可伴有昏迷、肺水肿等

10. 抢救有机磷中毒患者时，使用抗胆碱药物的原则为

A. 早期　　B. 足量

C. 高度个体化　　D. 适量

E. 反复　　F. 足疗程

11. 救治有机磷中毒时，阿托品化的指标为

A. 皮肤干燥　　B. 心动过速，同时伴有明显尿潴留

C. 意识清醒患者出现意识模糊　　D. 瞳孔较前扩大并不再缩小

E. 颜面潮红　　F. 肺部啰音显著减少或消失

（12~20 题共用题干）

患者，女性，53 岁。急性口服农药 30ml 入院。查体：血压 110/75mmHg，意识不清，呼出气体有大蒜味，流涎，双侧瞳孔如针尖样，两肺呼吸音粗，双肺底可闻及湿啰音。心率 80 次/分，心律齐。胆碱酯酶活力为正常的 28%。诊断为急性有机磷中毒。

12. 有关有机磷的吸收途径，下列叙述正确的是

A. 肾浓度最高
B. 经胃肠道进入机体时，吸收完全且迅速
C. 肌肉与脑组织中含量较高
D. 一般经皮肤吸收较缓慢
E. 有机磷可经多种途径进入人体
F. 经皮肤吸收中毒者较口服中毒者潜伏期短

13. 关于反跳现象，下列叙述正确的是
A. 临床上乐果、氧乐果易发生反跳现象
B. 胆碱酯酶复活药应用不足是反跳现象的原因之一
C. 有机磷肝内氧化减弱了毒性
D. 毒物清除不彻底
E. 多见于轻度、中度中毒患者
F. 解毒药停用过早

14. 抢救有机磷杀虫药中毒时，关于迅速清除毒物，正确的是
A. 洗胃越早、越彻底，效果越好
B. 急性有机磷中毒者，早期导泻效果显著
C. 美曲膦酯可用2%碳酸氢钠洗胃
D. 对硫磷可用1∶5000高锰酸钾溶液洗胃
E. 洗胃同时应静脉给予阿托品、胆碱酯酶复活药
F. 昏迷、惊厥时不应催吐

15. 阿托品抢救有机磷杀虫药中毒治疗有效的依据是
A. 颜面潮红
B. 心率增快
C. 瞳孔较前扩大
D. 肺部湿啰音减少或消失
E. 皮肤干燥

16. 有机磷杀虫药中毒的机制，不正确的是
A. 干扰细胞膜和细胞器生理功能
B. 受体竞争
C. 麻醉作用
D. 缺氧
E. 抑制酶的功能

17. 杀虫药污染眼部后，可用下列哪种液体冲洗眼部
A. 0.9%生理盐水
B. 肥皂水
C. 热水
D. 高锰酸钾（1∶5000）
E. 2%碳酸氢钠

18. 有机磷杀虫药中毒首选的药物是
A. 碘解磷定
B. 甲氧氯普胺
C. 阿托品
D. 乙酰胆碱
E. 尼可刹米

19. 治疗有机磷中毒时，下列叙述错误的是

A. 阿托品用量应根据中毒的程度适当掌握
B. 出现阿托品化应减量，延长给药间隔时间
C. 中度以上中毒，阿托品疗效差，可合用胆碱酯酶复活药
D. 阿托品与胆碱酯酶复活药合用时，应减少阿托品的用量，以免发生阿托品中毒
E. 各种复活药只选用 1 个即可

20. 关于有机磷的代谢和排泄，下列叙述不正确的是
A. 在体内蓄积，毒性持久　　B. 经肾排泄
C. 肝内氧化产物不如原来毒性强　　D. 肝内水解产物比原来毒性强
E. 经皮肤、呼吸道吸收，不经胃肠道排泄

（21~25 题共用题干）

患者，女性，32 岁。主因急性口服百草枯（约 20ml）3 小时入院。既往史无特殊。查体：体温 36.5℃，脉搏 86 次/分，呼吸 24 次/分，血压 100/80mmHg。口唇无发绀。两肺呼吸音清，未闻及干、湿啰音。心率 86 次/分，心律齐，各瓣膜听诊区未闻及杂音。腹部查体未见异常。双下肢无水肿。

21. 为明确诊断应立即进行检查的项目包括
A. 血常规　　B. 胸部 CT 或 X 线检查
C. 肝功能　　D. 血胆碱酯酶
E. 肾功能　　F. 血气分析

22. 有关百草枯的叙述正确的是
A. 无特效解毒药
B. 百草枯易溶于烃类溶剂
C. 在碱性条件下稳定
D. 对人畜有较高毒性
E. 经肾小管以原形从肾排出
F. 口服致死量为 1~3g
G. 百草枯是一种电子受体，参与细胞内氧化-还原反应
H. 肺损伤的表现在临床上最为突出

23. 关于百草枯的治疗正确的是
A. 皮肤污染者应立即脱去衣服，用肥皂水彻底清洗
B. 可用硫酸镁、甘露醇导泻
C. 吸氧
D. 血液透析、血液灌流
E. 血浆置换

F. 及早应用自由基清除剂

24. 有关急性百草枯中毒的叙述正确的是
    A. 以渐进性极度呼吸困难为主要症状
    B. 死亡的主要原因是循环衰竭
    C. 经口中毒者有消化道症状
    D. 肺损伤是最严重和最突出的改变
    E. 非大量摄入时，服药后有一个相对无症状期
    F. X 线表现随时间推移而改变

25. 关于百草枯的预后，正确的是
    A. 百草枯目前尚无特效解毒药
    B. 预后与摄入的量关系不大
    C. 多数轻型患者能够完全恢复
    D. 暴发型患者极少有存活者
    E. 中至重型患者可出现多系统受累表现
    F. 百草枯中毒轻型患者多伴有胃肠道外的症状

（26~28 题共用题干）

患者，女性，27 岁。因被人发现意识不清 2 小时入院。家属述入院前 1 天与丈夫发生过激烈争吵，房内地上见一“地西泮”药物空瓶。既往无其他特殊病史。查体：体温 34.5℃，呼吸 10 次/分，脉搏 160 次/分，血压 70/45mmHg，意识不清，皮肤明显发绀，双侧瞳孔等大等圆，约 2mm，有眼震，对光反射存在，双肺呼吸浅慢，节律不规整，未闻及啰音，心率 150 次/分，腹平软，肠鸣音 1~2 次/分，肝、脾肋下未触及，移动性浊音阴性，四肢腱反射亢进，病理征阳性。

26. 为明确诊断以下检查中最重要的是
    A. 血常规　　B. 血生化
    C. 尿、大便常规　　D. 颅脑 CT
    E. 血、尿毒物分析　　F. 血药浓度测定
    G. 心电图

27. 患者最可能的诊断是
    A. 低血糖昏迷　　B. 癫痫发作
    C. 颅内肿瘤　　D. 肝性脑病
    E. 地西泮中毒　　F. 癔症
    G. 颅内感染

28. 对该患者的早期紧急处理包括

A. 保持气道通畅，气管插管　　B. 升压治疗
C. 洗胃　　D. 血液透析
E. 颅脑 MRI 检查　　F. 血液灌流
G. 血液透析+血液灌流

（29~31 题共用题干）

患者，男性，22 岁。意识不清 1 小时入院。查体：体温 35.8℃，脉搏 62 次/分，呼吸 6 次/分，血压 80/50mmHg，昏迷，皮肤干燥，左上肢可见新鲜针孔和旧的针孔痕迹，双侧瞳孔呈针尖样大小，头眼反射正常，口唇发绀，呼吸节律整齐，两肺呼吸音对称减弱，无干、湿啰音，心率 62 次/分，心律齐，腹壁软，肝、脾肋下未触及，四肢肌肉强直，双侧病理征阴性。

29. 患者最有可能的诊断是
A. 急性地西泮中毒　　B. 急性阿片中毒
C. 急性吩噻嗪类镇静药中毒　　D. 急性有机磷杀虫药中毒
E. 急性一氧化碳中毒　　F. 急性脑桥出血

30. 紧急处理措施应包括
A. 畅通气道，经鼻导管给氧　　B. 静脉应用纳洛酮
C. 血液灌流　　D. 应用升压药物如多巴胺
E. 机械通气　　F. 静脉应用氟马西尼

31. 为进一步明确诊断可选择的实验室检查是
A. 颅脑 CT　　B. 颅脑 MRI
C. 血、尿阿片类药物检测　　D. 全血胆碱酯酶活性测定
E. 血 HbCO 测定　　F. 血、尿酮体检测

（32~35 题共用题干）

患者，女性，35 岁。因急性一氧化碳中毒入院，治疗 1 周后症状消失出院。2 个月后突然出现意识障碍。既往无高血压及脑血管病史。

32. 患者出现意识障碍，不可能的诊断是
A. 脑出血　　B. 脑梗死
C. 肝性脑病　　D. 中毒迟发性脑病
E. 中间型综合征　　F. 肺栓塞

33. 抢救一氧化碳中毒时纠正缺氧的方法不包括
A. 吸氧　　B. 保持呼吸道通畅，翻身拍背吸痰
C. 高压氧舱疗法　　D. 立即将患者移到空气新鲜的地方

E. 药物冬眠
F. 静脉注射甘露醇、葡萄糖、呋塞米
G. 给予 ATP 及细胞色素 C
H. 抗生素的应用

34. 抢救急性一氧化碳中毒时防止脑水肿的方法有
A. 静脉注射甘露醇
B. 静脉注射呋塞米
C. 静脉注射地塞米松
D. 吸氧
E. 高压氧舱治疗
F. 立即将患者移到空气新鲜的地方

35. 一氧化碳中毒时应首选的是
A. 细胞色素 C
B. 给氧
C. 甘露醇
D. 利尿药
E. 中枢兴奋药
F. 抗生素

（36~38 题共用题干）

患者，女性，53 岁。一氧化碳中毒 3 小时入院。查体：体温 37.5℃，血压 110/70mmHg，浅昏迷，面色潮红，口唇呈樱桃红色，双肺呼吸音粗，未闻及啰音。心率 120 次/分，心律齐。双侧病理征阴性。

36. 结合该病例，关于急性一氧化碳中毒，下列叙述正确的是
A. HbCO 的浓度与空气中一氧化碳浓度有关
B. 轻度一氧化碳中毒，血液中 HbCO 的浓度为 30%~50%
C. 轻度一氧化碳中毒可出现浅昏迷
D. 昏迷时间较长者多提示预后严重
E. 急性一氧化碳中毒口唇呈樱桃红色
F. 一氧化碳与 Hb 的亲和力比氧与 Hb 的亲和力大 240 倍

37. 关于急性一氧化碳中毒的预后，下列叙述正确的是
A. 轻度中毒可完全恢复
B. 昏迷时间过长者多提示预后严重
C. 昏迷时间过长者，部分患者也能恢复
D. 重度一氧化碳中毒者不可恢复
E. 出现颅脑 CT 异常者恢复较慢
F. 出现迟发性脑病者恢复较慢

38. 关于迟发性脑病，下列叙述正确的是
A. 精神意识障碍
B. 锥体外系神经障碍
C. 锥体系神经损害
D. 周围神经炎
E. 大脑皮质局灶性功能障碍
F. 可出现痴呆状态

(39~42 题共用题干)

患者，男性，19 岁。被发现意识不清 6 小时，屋内有火炉。查体：体温 36.2℃，血压 125/80mmHg，意识不清，口唇呈樱桃红色，双肺呼吸音清，未闻及啰音，心率 89 次/分，心律齐，双侧病理征均未引出。HbCO 浓度为 60%。诊断为急性一氧化碳中毒。

39. 患者入院后的治疗原则为

A. 迅速将患者脱离中毒现场　　B. 积极纠正缺氧

C. 防治脑水肿　　D. 促进脑细胞恢复

E. 保持呼吸道通畅　　F. 防治感染

40. 防治脑水肿的措施有

A. 甘露醇快速静脉滴注　　B. 呋塞米稀释后静脉滴注

C. 地塞米松静脉滴注　　D. 冬眠药物

E. 高压氧　　F. 吸氧

41. 促进脑细胞恢复的药物有

A. ATP　　B. 辅酶 A

C. 地塞米松　　D. 大剂量维生素 C

E. 胞磷胆碱　　F. 细胞色素 C

42. 重度急性一氧化碳中毒的临床表现有

A. 浅昏迷　　B. 深昏迷

C. 各种反射消失　　D. 睁眼昏迷

E. 体温升高　　F. 呼吸频数

G. 呼吸衰竭

(43~46 题共用题干)

患者，女性，17 岁。因昏迷 3 小时入院。3 小时前工作中吸入硫化氢气体。既往体健。查体：体温 37.8℃，血压 100/76mmHg。意识清楚，精神紧张。双肺呼吸音粗，无啰音。心率 102 次/分，心律齐。腹部查体未见异常。双下肢无水肿。诊断为急性硫化氢中毒。

43. 患者入院后应积极给予

A. 高压氧治疗　　B. 细胞色素 C

C. 大剂量谷胱甘肽　　D. 糖皮质激素

E. 冬眠疗法　　F. 抗生素预防感染

44. 中度硫化氢中毒的临床表现为

A. 眼和呼吸道的刺激症状　　B. 中枢神经系统症状

C. 共济失调　　D. 消化系统中毒症状

E. 凝血功能障碍　　F. 循环衰竭

45. 有关硫化氢的叙述，正确的是

A. 带臭鸡蛋样气味的气体
B. 无色
C. 无味
D. 水溶液呈酸性
E. 可由有机物腐败产生
F. 可使组织细胞内窒息缺氧

46. 关于硫化氢中毒的叙述，正确的是

A. 急性中毒均由呼吸道吸入所致
B. 硫化氢是具有刺激性的有害气体
C. 硫化氢是具有窒息性的有害气体
D. 接触低浓度仅有呼吸道及眼的局部刺激症状
E. 高浓度时全身作用较明显
F. 重度中毒时，可有抽搐和昏迷间断发作

（47~50 题共用题干）

患者，女性，46 岁。主因意识障碍 2 小时入院。2 小时前工作时，误吸带有臭鸡蛋味气体后出现意识障碍，间断抽搐。既往史无特殊。查体：体温 38℃，脉搏 120 次/分，心率 24 次/分，血压 110/70mmHg。意识不清，间断抽搐。两肺呼吸音清，未闻及干、湿啰音。心率 120 次/分，心律齐。腹部平坦，肝、脾肋下未触及。双下肢轻度水肿。两侧病理征均未引出。颅脑 CT 未见异常。

47. 该患者诊断不正确的是

A. 急性脑血管病
B. 急性硫化氢中毒
C. 急性一氧化碳中毒
D. 急性氨气中毒
E. 急性氯气中毒
F. 急性氰化氢中毒

48. 应尽快做的处理包括

A. 高压氧治疗
B. 对高热昏迷者，可采用亚冬眠或冬眠疗法
C. 不宜应用糖皮质激素
D. 应用大剂量谷胱甘肽
E. 应用半胱氨酸
F. 应用细胞色素 C
G. 抗生素预防感染

49. 与该患者中毒有关的叙述，正确的是

A. 昏迷时间较久者，同时可发生细支气管肺炎和肺水肿、脑水肿
B. 吸入极高浓度时，可立即猝死
C. 严重中毒病例经抢救恢复后，部分患者可留有后遗症
D. 高压氧治疗可有效改善机体缺氧状态
E. 吸入高浓度时，表现为中枢神经系统症状和窒息
F. 应用糖皮质激素治疗无效

50. 该患者中毒的机制为

A. 在一定剂量范围内，小部分可以原形随呼出气体排出体外
B. 大部分被氧化生成无毒的物质排出体外

C. 该气体可在体内蓄积

D. 来不及代谢和排出体外的气体是有害的

E. 可造成组织细胞内窒息缺氧

F. 吸入极高浓度时，可直接麻痹呼吸中枢造成闪电式中毒死亡

（51~53 题共用题干）

患者，女性，51 岁。主因呼吸困难 2 小时入院。2 小时前工作中不慎吸入带臭鸡蛋气味的气体后出现呼吸困难。既往体健。查体：血压 120/75mmHg，神志清楚，两肺呼吸音清，未闻及干、湿啰音。心率 89 次/分，心律齐，无杂音。腹部查体未见异常。

51. 患者诊断为

A. 急性肺栓塞　　B. 气胸

C. 急性硫化氢中毒　　D. 急性一氧化碳中毒

E. 急性氯气中毒　　F. 急性氨气中毒

52. 该患者应积极给予

A. 高压氧治疗　　B. 抗生素预防感染

C. 细胞色素 C　　D. 大剂量谷胱甘肽

E. 大剂量半胱氨酸

53. 结合该病例，叙述正确的是

A. 轻度中毒时主要表现为眼和上呼吸道刺激症状

B. 中度中毒时还有中枢神经系统的一般中毒症状

C. 重度中毒时可有抽搐、意识障碍、昏迷等

D. 吸入较高浓度时可引起闪电式中毒

E. 高压氧治疗有效

F. 不提倡应用糖皮质激素

（54~57 题共用题干）

患者，男性，27 岁。因误吸氰化氢气体 0.5 小时入院。既往体健。查体：血压 140/90mmHg。意识不清，时有肢体痉挛。皮肤、黏膜及口唇呈鲜红色。双肺呼吸音粗，无啰音。心率 115 次/分，心律齐。

54. 患者入院后可应用的解毒药是

A. 先用亚硝酸钠，接着用硫代硫酸钠

B. 先用硫代硫酸钠，接着用亚硝酸钠

C. 快速用硫代硫酸钠

D. 快速用亚硝酸异戊酯

E. 吸入亚硝酸异戊酯，直至静脉注射硫代硫酸钠

F. 吸入亚硝酸异戊酯，直至静脉注射亚硝酸钠

55. 有关氰化物中毒正确的是

A. 短期内吸入高浓度的氰化氢气体，可造成“闪电样”中毒

B. 氰化物为剧毒类物质

C. 氰化物中毒时，吸氧无助于缺氧状态的改善

D. 氰化物吸收速度较慢

E. 氰化物中毒时，呼吸中枢先抑制，后兴奋

F. 亚硝酸异戊酯比亚硝酸盐的维持时间短

56. 氰化物中毒的惊厥期的表现

A. 强直性或阵发性痉挛

B. 严重时可出现角弓反张

C. 感觉和反射消失

D. 有呼吸暂停现象

E. 全身肌肉松弛

F. 大小便失禁

57. 有关解毒药应用的机制，正确的是

A. 亚硝酸盐能使血红蛋白氧化为高铁血红蛋白

B. 高铁血红蛋白对氰离子的亲和力差

C. 氰离子使细胞色素氧化酶的作用减弱

D. 氰化高铁血红蛋白很难解离

E. 硫代硫酸钠与氰形成稳定的硫氰酸盐

F. 亚硝酸异戊酯比亚硝酸钠的维持时间短

G. 亚硝酸钠用量过大可导致缺氧

（58~60 题共用题干）

患者，女性，46 岁。主因意识模糊 1 小时入院。1 小时前欲自杀口服氰化钾。既往史无特殊。查体：T 36.5℃，P 118 次/分，R 24 次/分，BP 139/95mmHg。意识模糊，阵发性痉挛。口唇鲜红色，两肺呼吸音清，未闻及干、湿啰音。心率 118 次/分，心律齐。双下肢无水肿。

58. 患者目前应考虑应用的抢救措施有

A. 活性炭洗胃

B. 5%硫代硫酸钠溶液洗胃

C. 先用亚硝酸钠，接着用硫代硫酸钠

D. 先用硫代硫酸钠，接着用亚硝酸钠

E. 高浓度给氧

F. 大剂量维生素 C

59. 急性氰化物中毒的发病机制，正确的是

A. 主要是使组织不能利用氧，形成内窒息

B. 血液中含氧量降低

C. 动、静脉血氧差降低

D. 中枢神经系统最先受累

E. 可引起肺间质纤维化

F. 呼吸中枢先兴奋，后抑制

60. 结合该病例，下列叙述正确的是

A. 氰化物多有剧毒

B. 氰化物中毒时可造成“闪电样”中毒

C. 呼吸系统最先受累

D. 可引起肺间质纤维化

E. 呼吸肌麻痹是最严重的表现

F. 活性炭洗胃效果好

（61～63 题共用题干）

患者，男性，22 岁。因意识障碍 2 小时入院。既往体健，有大量饮酒史。同食者无此症状。查体：血压 130/76mmHg。意识障碍。口唇无发绀，呼出气体有乙醇味。双肺呼吸音粗，无啰音。心率 120 次/分，心律齐，各瓣膜听诊区未闻及杂音。腹部查体未见异常。双下肢无水肿。

61. 患者入院后初步诊断为急性酒精中毒，下列叙述正确的是

A. 人饮酒的中毒剂量个体差异较大

B. 血液中乙醇的致死浓度个体差异很大

C. 呼吸肌麻痹是急性酒精中毒的主要死亡原因

D. 饮入的乙醇可在胃和小肠完全吸收

E. 乙醇的代谢速度与血液中乙醇浓度有关

F. 乙醇无脂溶性，不易通过血脑屏障

G. 急性酒精中毒时可出现低血糖

62. 关于酒精中毒的临床表现，正确的是

A. 中毒症状与饮酒量、种类及个体对乙醇的敏感性不同有关

B. 一般表现为先兴奋后抑制

C. 病情严重者常伴有瞳孔缩小

D. 酒精中毒者呼出气体有明显乙醇气味

E. 酒精中毒分 3 期：兴奋期、共济失调期、昏睡期

F. 昏睡期患者伴发严重低血糖者可同时发生惊厥、休克等症状

63. 重症酒精中毒患者的抢救措施中，正确的是

A. 酒精中毒患者均应该洗胃

B. 加速乙醇在体内的氧化

C. 纳洛酮

D. 严重中毒者可应用血液透析治疗

E. 昏迷患者应保持呼吸道通畅

F. 兴奋躁狂患者可应用地西泮镇静

G. 注意保暖，维持正常体温

参考答案与解析

一、A1 型题

1. D【解析】催吐的禁忌：①服强酸、强碱中毒者。②已发生昏迷、抽搐、惊厥者。③患有严重心脏病、食管静脉曲张和溃疡病者。④孕妇应慎用。洗胃液每次注入量以不超过 300ml 为宜。洗胃的禁忌：吞服强腐蚀性毒物、惊厥抽动、休克、食管-胃底静脉曲张等。为促使毒物由消化道排泄，洗后再从胃管注入 50%硫酸镁 50ml 导泻，忌用植物油。

2. A【解析】同一区域，同一时间，相同的病因，相类似的临床表现，发病人数≥3 人，最可能的是群体急性中毒。

3. C【解析】根据毒物的种类、进入途径和患者的临床表现进行治疗，可分为除毒、解毒和对症三步急救。治疗原则：①立即脱离中毒现场。②清除进入人体内已被吸收或尚未吸收的毒物。③如有可能，选用特效解毒药。④对症治疗。⑤对不明原因中毒，除暂不能选用特效解毒药，亦应按上述原则急救处理。

4. D【解析】洗胃应尽早进行，通常在 6 小时内进行，个别中毒者超过 12 小时仍然有效。

5. E【解析】急性中毒诊断主要依据毒物接触史、临床表现、毒物鉴定，以及毒物对机体影响，可通过环境调查了解毒物存在，最后通过鉴别诊断可作出病因诊断。

6. C【解析】急性中毒是指短时间内吸收大量毒物导致躯体损害，起病急骤，症状严重，病情变化迅速，如不及时治疗常危及生命。

7. E【解析】中毒机制包括：①局部刺激、腐蚀作用。②缺氧。③麻醉作用。④抑制酶的活力。⑤干扰细胞或细胞器的生理功能。⑥受体竞争。

8. E【解析】对基层而言，毒物检验条件不具备，但要时刻牢记注意留取检材，留取剩余的毒物或可能含毒标本，如呕吐物、排泄物、剩余食物、饮水、洗胃液、血液、唾液等。

9. E【解析】中毒的发生机制包括毒物侵入途径、毒物代谢以及毒物的排泄。

10. E【解析】黄磷、砷化氢、四氯化碳、氯仿中毒均有可能出现黄疸，汽油中毒不出现黄疸。急性汽油中毒：轻度中毒者有头晕、乏力、恶心、呕吐、呛咳、胸痛、咳痰、呼吸困难；吞入者，还有腹痛、腹泻等症状。呼出气或呕吐物有汽油味。可有支气管炎、吸入性肺炎、呼吸音减弱、干湿啰音。重度汽油中毒可很快出现谵妄或狂躁、阵挛性或强直性惊厥、昏迷等。呼吸表浅而快，脉速而弱，血压下降，偶有体温调节障碍，体温先下降，以后升高。可有肝大及肝功能障碍。高浓度时，可突然意识丧失，反射性呼吸停止而发生“闪电样死亡”。个别严重的急性中毒可有后遗症，如视神经炎、多发性周围神经炎等。慢性汽油中毒：主要为功能性神经紊乱症状，如头痛、头晕、记忆力减退、注意力不集中、情绪易激动，失眠、乏力、四肢震颤、步态蹒跚等。消化道症状可有食欲缺乏、恶心、呕吐、腹痛、腹泻，偶有肝大、肝功能障碍等。此外，如经常接触汽油，皮肤可发生干燥皲裂、角化、急性皮炎、毛囊炎等。

11. A【解析】洗胃的禁忌：吞服强腐蚀性毒物、惊厥抽动、休克、食管-胃底静脉曲张等。

12. D【解析】生活性中毒：在误食、意外接触有毒物质、用药过量、自杀或谋害等情况下，过量毒物进入人体，都可引起中毒。

13. A【解析】急性中毒患者治疗上应立即终止毒物接触。

14. C【解析】参见 A1 型题第 4 题解析。

15. D【解析】空腹服毒者要先饮水 300~500ml，处于昏迷、惊厥状态和吞服石油蒸馏物、腐蚀剂者不应催吐，以免诱发吸入性肺炎。催吐进行直至胃内容物完全呕出为止。患者清醒可用药物吐根糖浆催吐。

16. D【解析】凡是能导致人体中毒的物质如某些化学物、药品、有毒的动植物或食品均可称为毒物。

17. A【解析】参见 A1 型题第 16 题解析。

18. A【解析】参见 A1 型题第 4 题、第 11 题解析。

19. E【解析】中毒是指有毒化学物质通过一定的途径进入机体后，与生物体相互作用，直接导致或者通过生物物理或生物化学反应，引起生物体功能或结构发生改变，导致暂时性或持久性损害，甚至危及生命的疾病。

20. E【解析】毒物被吸收后进入血液，分布于全身，主要在肝脏通过氧化、还原、水解、结合等作用进行代谢。

21. A【解析】参见 A1 型题第 6 题解析。

22. A【解析】生活性中毒时，毒物大多是经口食入，由呼吸道进入的毒物很少，后者主要是一氧化碳。

23. D【解析】口服炭末、白陶土有吸附毒物的功能。

24. D【解析】毒物可通过呼吸道、消化道及皮肤黏膜等途径进入人体。毒物吸收后经血液分布于全身，主要在肝脏代谢。多数毒物代谢后毒性降低（解毒），但也有少数毒物代谢后毒性反而增强。体内毒物主要由肾脏排出，气体和易挥发毒物还可以原形经呼吸道排出，某些重金属如铅、汞、锰、砷等可由消化道和乳汁排出。

25. D【解析】血液凝固障碍可由肝素、双香豆素、杀鼠灵、水杨酸类、敌鼠、蛇毒等引起。

26. B【解析】镁离子吸收过多对中枢神经系统有抑制作用，肾衰竭或呼吸衰竭、昏迷或磷化锌中毒者均不宜使用。

27. E【解析】急性中毒情况危重时，首先应迅速对呼吸功能、循环功能及生命体征进行检查，并采取有效的对症治疗措施。应立即终止与毒物接触，毒物由呼吸道或皮肤侵入时，要立即将患者撤离中毒现场，转到空气新鲜的地方。

28. E【解析】透析疗法及血液灌流：在医院可进行血液、腹膜、结肠透析以清除毒物。血液净化虽为“广谱排毒”措施，却并不是万能的，效果受毒物代谢动力学、容积效应等诸多因素影响，并且也可能消除解毒药物、血液的正常成分等。

29. E【解析】氢氧化钠属腐蚀性毒物，吞服强腐蚀性毒物的患者，插胃管有可能引起穿孔，故一般不宜洗胃。

30. D【解析】紧急情况下或不明原因中毒可用清水洗胃。

31. A【解析】双侧瞳孔缩小见于海洛因、吗啡、巴比妥类、有机磷等中毒。双侧瞳孔散大见于酒精中毒、癫痫、低血糖昏迷等。两侧瞳孔大小不等见于脑肿瘤、脑疝、脑外伤等。

32. C【解析】杀虫脒严重中毒可出现昏迷、明显发绀、瞳孔扩大、休克、呼吸衰竭和心力衰竭。

33. E【解析】毒蕈碱样症状又称 M 样症状。主要由于堆积的乙酰胆碱使副交感神经末梢过度兴奋，引起平滑肌舒缩失常和腺体分泌亢进等。

34. E【解析】急性有机磷杀虫药中毒的抗毒治疗：①胆碱酯酶复活药。②抗胆碱药。a. M-胆碱受体阻断药：阿托品；b. 中枢性抗胆碱药；c. 新型抗胆碱药。

35. B【解析】氨基甲酸酯类杀虫药中毒血胆碱酯酶活力在数小时内可自行恢复。

36. D【解析】刺激性气体、安妥、磷化锌、有机磷杀虫药、百草枯等中毒可引起肺水肿。氨基甲酸酯类杀虫药大量经口中毒严重时可发生肺水肿，脑水肿，昏迷和呼吸抑制，中毒后不发生迟发性周围神经病。有机硫类杀虫药也可引起肺水肿，因此正确答案是 D。

37. B【解析】各种有机磷杀虫药的毒性差异很大，按大鼠经口的 50% 致死量，将我国生产的有机磷杀虫药分为 4 类。①剧毒类：甲拌磷、内吸磷、对硫磷、丙氟磷、治螟磷、速灭磷、特普等。②高毒类。③中度毒类。④低毒类。

38. E【解析】碘解磷定和氯解磷定对内吸磷、对硫磷、甲胺磷、甲拌磷等中毒疗效好。

39. D【解析】急性有机磷杀虫药中毒的临床表现如下。①急性中毒：毒蕈碱样症状可有面色苍白、恶心、呕吐、腹痛、腹泻、尿频、大小便失禁、瞳孔缩小、胸闷、气短、呼吸困难、多汗；烟碱样症状可有肌纤维颤动；中枢神经系统症状可有烦躁不安、言语不清、不同程度的意识障碍。②反跳。③迟发性多发性神经病。④中间型综合征。

40. C【解析】美曲膦酯中毒者禁用 2% 碳酸氢钠溶液洗胃，因碱性溶液能使美曲膦酯变为毒性更强的敌敌畏。

41. E【解析】有机磷杀虫药中毒的主要死因是呼吸衰竭，可因肺水肿、呼吸肌瘫痪或呼吸中枢衰竭所致，休克及心搏骤停也是其死亡的主要原因。

42. B【解析】阿托品可导致瞳孔扩大，精神失常。

43. B【解析】乙酰胆碱酯酶极少存在于血清中。

44. B【解析】阿托品解除有机磷杀虫药中毒的M样（毒蕈碱样）症状，胆碱酯酶复活药（碘解磷定、氯解磷定）可解除N样（烟碱样）症状。

45. D【解析】烟碱样症状又称N样症状，由于乙酰胆碱堆积在骨骼肌神经肌肉接头处，出现肌纤维颤动，全身紧缩和压迫感，甚至全身骨骼肌强直性痉挛。

46. B【解析】有机磷杀虫药中毒的机制，主要是在人体内有机磷杀虫药与乙酰胆碱酯酶结合，形成磷酰化胆碱酯酶。磷酰化胆碱酯酶不能水解乙酰胆碱，引起乙酰胆碱蓄积，出现相应的临床表现。

47. C【解析】毒蕈碱样症状可有面色苍白、恶心、呕吐、腹痛、腹泻、尿频、大小便失禁、瞳孔缩小、胸闷、气短、呼吸困难、多汗、全身湿冷、流泪、流涎、气道分泌物增多、支气管痉挛、双肺干、湿啰音等。

48. B【解析】有机磷杀虫药临床上最常见的引起中毒的杀虫药。

49. D【解析】急性有机磷杀虫药中毒出现毒蕈碱样症状：出现最早，主要是副交感神经末梢兴奋所致，表现为腺体分泌增加及平滑肌痉挛。消化道和呼吸道症状比较突出，如恶心、呕吐、腹痛、腹泻、流涎、支气管痉挛及分泌物增多、胸闷、呼吸困难、发绀等。严重时发生肺水肿。还可引起大小便失禁、心率减慢、瞳孔缩小、视物模糊、流涕及流涎，严重者口吐白沫，大汗淋漓。

50. E【解析】毒蕈碱样症状主要由于堆积的乙酰胆碱使副交感神经末梢过度兴奋，引起平滑肌舒缩失常和腺体分泌亢进等。烟碱样症状由于乙酰胆碱堆积在骨骼肌神经肌肉接头处，出现肌肉纤维颤动。乙酰胆碱还可刺激交感神经节和肾上腺髓质。

51. C【解析】对硫磷、内吸磷代谢时，首先氧化为对氧磷、亚砜，使毒性分别增加300倍和5倍，然后通过水解反应降低毒性。美曲膦酯代谢时，先脱去侧链上氧化氢，转化为敌敌畏，使毒性成倍增加，然后经水解、脱胺、脱烷基等降解反应失去毒性。

52. C【解析】从功能上分，目前我国使用的农药分为4类：①杀虫剂。②除草剂。③灭菌剂。④灭鼠剂。

53. C【解析】急性有机磷杀虫药中毒致迟发性神经病的发病机制是有机磷杀虫药抑制神经靶酯酶（NTE，原称神经毒酯酶）并使其老化，致轴索退行性变与脱髓鞘反应，并非胆碱酯酶受抑制而引起。

54. D【解析】有机磷杀虫药烟碱样症状是由于乙酰胆碱堆积在骨骼肌神经肌肉接头处所致，主要表现为肌纤维颤动。

55. A【解析】全血胆碱酯酶活力是诊断有机磷杀虫药中毒的特异性实验指标，对判断中毒程度、疗程、诊断和预后估计极为重要。

56. C【解析】正常人全血胆碱酯酶（ChE）的活力为100%。有机磷杀虫药中毒实验室检查全血ChE：轻度中毒者70%~50%，中度中毒者50%~30%，重度中毒者30%以下。

57. B【解析】有机磷杀虫药中毒解毒药：可用阿托品对抗蓄积的乙酰胆碱，用氯解磷定类药物恢复胆碱酯酶活力。

58. E【解析】亚硝酸盐中毒可应用特效解毒药亚甲蓝，必须小剂量使用，因为亚甲蓝为强氧化剂，如大量进入人体内不能立即转变为还原性亚甲蓝，反而会将血红蛋白氧化为亚甲蓝血红蛋白，加重病情。

59. B【解析】参见 A1 型题第 45 题解析。

60. C【解析】急性有机磷杀虫药中毒（AOPP）是内科急症的常见症之一，抗胆碱药（阿托品）、胆碱酯酶复活药的早期合理使用是抢救 AOPP 成功的重要环节。

61. D【解析】直接摄入过量（0.3~0.5g）亚硝酸盐，如误将工业用盐当成食盐食用；或是食用过多含硝酸盐的食物，其经肠道细菌还原生成亚硝酸盐，当超过机体的代谢能力时，亚硝酸盐吸收入血可引起中毒，多见于儿童及胃肠道功能紊乱者，亦称为肠源性发绀。

62. C【解析】参见 A1 型题第 56 题解析。

63. C【解析】对硫磷氧化为对氧磷可使毒性增加 300 倍。

64. E【解析】毒蕈中毒的病因：①胃肠炎型毒素。②精神神经型毒素。③致肝损伤性毒素。④溶血型毒素。

65. B【解析】阿托品的作用机制为竞争性拮抗 M 胆碱受体。大剂量时对神经节的 N 受体也有阻断作用。

66. E【解析】胆碱酯酶复活药：既要坚持用早、用足、用全（两类解毒药合用）、重复应用的用药原则，又要密切观察病情变化，防止解毒药过量，尤其要避免阿托品中毒。

67. A【解析】参见 A1 型题第 58 题解析。

68. D【解析】刺激性气体、安妥、磷化锌、有机磷杀虫药、百草枯等中毒可引起肺水肿，首选药物为阿托品。

69. B【解析】成人杀虫药中毒推荐使用阿托品，首次用量为 2~4mg。

70. A【解析】因其发生时间为急性中毒症状缓解后，迟发性神经病发生前，即多在急性中毒后 24~96 小时突然发生死亡，故称中间型综合征。

71. A【解析】恢复胆碱酯酶活力是氯解磷定类药物治疗有机磷中毒的作用。

72. D【解析】急性有机磷杀虫药中毒的抗毒治疗：解毒药应遵守早期、足量、联合、重复的原则。药物包括胆碱酯酶复活药和抗胆碱药。

73. D【解析】中间型综合征常发生于急性有机磷杀虫药中毒症状恢复后 1~4 天。主要表现是肢体乏力、瘫痪。临床表现为颈屈肌、脑神经支配的肌肉、肢体近侧肌和呼吸肌瘫痪，通常在 4~18 天缓解，严重者发生呼吸衰竭死亡。

74. A【解析】参见 A1 型题第 57 题解析。

75. D【解析】参见 A1 型题第 56 题解析。

76. B【解析】催吐适用于神志清醒的患者及集体误食中毒患者，不能用于昏迷、惊厥、休克、肺水肿出血患者。

77. C【解析】反跳可能与皮肤、毛发和胃肠道内残留的有机磷杀虫药被重新吸收，以及解毒药减量过快或停用过早等因素有关。

78. E【解析】中间型综合征出现呼吸麻痹时，用氯解磷定恢复胆碱酯酶活力。

79. C【解析】参见 A1 型题第 33 题解析。

80. B【解析】参见 A1 型题第 70 题解析。

81. E【解析】参见 A1 型题第 58 题解析。

82. B【解析】对硫磷、内吸磷代谢时，首先氧化为对氧磷、亚砜、使毒性分别增加 300 倍和 5 倍，然后通过水解反应降低毒性。洗胃时忌用氧化剂（高锰酸钾）。

83. C【解析】阿托品本来就是毒性很强的药物，过量可致患者瞳孔明显扩大，出现神志模糊、昏迷及尿潴留等情况，提示阿托品中毒，此时应停止使用阿托品。

84. A【解析】百草枯在肺中的高浓度与时间-能量依赖的聚胺摄取系统有关。

85. A【解析】百草枯中毒的发病机制主要与其介导大量氧自由基产生从而导致急性氧化应激反应、脂质过氧化损伤及急性炎症反应等有关，导致多脏器损伤、多器官功能障碍综合征。脂质过氧化反应、肺泡细胞损伤，各种细胞因子、生长因子等促使纤维细胞活化增殖及胶原纤维增生等促进肺纤维化的发生发展。

86. C【解析】百草枯中毒患者考虑吸氧的氧分压浓度需低于 40mmHg。

87. C【解析】每 100g 白陶土可吸附的百草枯的量为 6g。

88. C【解析】肺损伤在百草枯中毒中最突出，最严重，是常见的死因。

89. B【解析】敌鼠钠盐中毒在鼠体内不易分解和排泄，有抑制维生素 K 的作用，阻碍血液中凝血酶原的合成，使摄食该药的老鼠内脏出血不止而死亡。

90. E【解析】毒鼠强中毒潜伏期为 5 分钟至 1 小时。主要临床表现为中枢神经兴奋状态-全身阵发强直性抽搐，严重者可导致呼吸循环衰竭而死亡。

91. C【解析】救治抗凝血类灭鼠剂中毒的特效药物是维生素 K。

92. B【解析】氟乙酰胺的化学名为氟醋酸酰胺，为有机氟类灭鼠剂，为国家早已禁用的急性灭鼠剂。

93. A【解析】单纯氨基甲酸酯类中毒不能使用胆碱酯酶复活药。因碱酯酶复活药与大部分氨基甲酸酯类农药结合后的产物会增加氨基甲酸酯类农药的毒性。

94. B【解析】毒鼠强又名没鼠命，我国早已明令禁止的剧毒急性灭鼠剂，化学名为四亚甲基二砜四胺，简称“四二四”，为有机氧化合物，毒性大。急性中毒症状主要为四肢抽搐，惊厥，如不及时治疗，中毒者可因剧烈的强直性惊厥导致呼吸衰竭而死亡。

95. E【解析】氟乙酰胺中毒尽早使用特效解毒药：乙酰胺可与氟乙酰胺竞争酰胺酶，使其不能脱氢产生氟乙酸，并直接提供乙酰基，与辅酶形成乙酰辅酶 A，阻止有机氟对三羧酸循环的干扰、恢复机体的氧化磷酸化代谢过程，有延长潜伏期、控制发病、减轻症状的作用。

96. A【解析】毒鼠强是不需代谢即发生毒作用的中枢神经系统兴奋性灭鼠剂，其作用机制可能是拮抗 γ-氨基丁酸（GABA）的结果。

97. E【解析】河豚中毒的诊断要点：①有进食河豚史。②迅速出现典型症状，感觉及运动障碍。③心电图检查可见心动过缓及房室传导阻滞。④排除其他导致感觉及运动障碍的疾病以及其他毒物中毒的可能。

98. C【解析】急性毒鼠强中毒患者在常规治疗基础上采用地西泮联合二巯丙磺钠治疗。地西泮控制抽搐，保护脑、心、肝、肾等脏器功能。二巯丙磺钠对抗毒鼠强中毒有效。因毒鼠强在体内残留时间久，且性质稳定，血液灌流为行之有效且对预后有明显改善作用的措施。大剂量维生素 B，辅以常规治疗。

99. B【解析】急性毒鼠强中毒（ATI）患者脑电图的变化与中毒程度有关，其动态演变可以反映病情的转归，是指导临床 ATI 治疗及判断是否治愈的一项重要指标。

100. A【解析】氟乙酰胺又称敌蚜胺，属于有机氟类灭鼠剂，跟毒鼠强一样是中枢神经系统兴奋性灭鼠剂。主要抑制乌头酸酶，三羧酸循环受阻。无须代谢即发生毒性作用的中枢神经系统兴奋性灭鼠剂，其作用机制可能是拮抗 γ-氨基丁酸（GABA）的结果。

101. E【解析】氟乙酰胺是一种特效、剧毒、内吸性强的有机氟灭鼠剂，其主要成分为氟乙酸钠。乙酰胺是目前常用且最有效的解毒药物，乙酰胺的解毒作用是其化学结构与氟乙酰胺相似，能竞争酰胺酶，消除氟乙酰胺对三羧酸循环的阻断作用。

102. C【解析】巴比妥类随剂量由小到大，依次导致镇静、催眠、抗惊厥和麻醉作用。其中毒机制在于抑制丙酮酸氧化酶系统，从而抑制中枢神经系统，尤其是脑干网状结构上行激活系统，导致意识障碍。

103. A【解析】碱化尿液有利于巴比妥类（特别是长效类）由周围组织释放入血并经肾脏排泄。

104~105 C、A【解析】氟马西尼结构与苯二氮䓬受体激动药（BZRAs）相似，是苯二氮䓬类受体特异性阻断药，能扭转或减轻 BZRA 的中枢抑制作用。苯二氮䓬类药物（BZD）如下。①长效类：地西泮、氟西泮等。②中效类：阿普唑仑、氯氮䓬、硝西泮、氯硝西泮、艾司唑仑。③短效类：三唑仑等。

106. C【解析】抢救巴比妥中毒所致呼吸衰竭的措施重点在于维持患者呼吸及循环功能稳定：①对于昏迷伴呼吸抑制患者保持呼吸道畅通，吸氧，必要时行气管插管及机械通气治疗。②对低血压患者予以扩容，必要时可应用多巴胺或去甲肾上腺素等血管活性药。

107. A【解析】参见 A1 型题 102 题解析。

108. D【解析】长期服用大剂量镇静催眠药的患者，突然停药或迅速减少药量时，可发生戒断综合征。主要表现为自主神经兴奋性增高和轻、重症神经精神异常。慢性中毒：逐步缓慢减少药量，停用镇静催眠药。

109. E【解析】传统（或典型）抗精神病药包括吩噻嗪类、硫杂蒽类、丁酰苯类等，主要为单纯的多巴胺 D_2受体阻断药，其中毒机制：①镇静作用，并增强其他中枢抑制药如麻醉药、镇静催眠药、镇痛药及乙醇的作用。②锥体外系反应。③抗 α 肾上腺素受体作用。④抗胆碱作用。⑤抗组胺作用。

110. A【解析】吩噻嗪类药物中毒的治疗主要以对症支持治疗为主。

111. B【解析】国外有研究显示大剂量活性炭混悬液可使巴比妥类药物清除半衰期从148 小时缩短至 19 小时，效果甚至好于强化利尿。

112. D【解析】戒断综合征：滥用巴比妥类者停药后发病较多较早，且症状较重，出现癫痫发作及轻躁狂状态者较多。

113. B【解析】参见 A1 型题第 104 题解析。

114. B【解析】一次服用大剂量巴比妥类药物引起中枢神经系统抑制的症状与剂量有关。轻度中毒表现为嗜睡；中度中毒表现为沉睡或昏迷；重度中毒由嗜睡到深昏迷，心血管功能由低血压到休克。

115. D【解析】巴比妥类作用机制：促进 γ-氨基丁酸与其受体在突触后膜的结合，延长氯离子的通道开放时间，增加氯离子内流，引起神经细胞超极化而抑制神经传导。

116. D【解析】参见 A1 型题 104 题解析。

117. D【解析】巴比妥类药物对呼吸中枢有抑制作用，题中问“深度昏迷伴呼吸衰竭时首选”，只能选呼吸中枢兴奋药，并根据病情进行机械通气。

118. A【解析】吩噻嗪类药物中毒无特效解毒药，注意 β 肾上腺素受体激动药，如多巴胺、异丙肾上腺素会加重低血压，应避免使用（氯丙嗪最为明显）。

119. D【解析】阿片的主要成分为吗啡，大部分在肝脏代谢，24 小时内经肾排出，48小时尿中仅有微量。本品主要激动体内的阿片受体，对中枢神经系统先兴奋，后抑制，但以抑制为主。

120. D【解析】吗啡适应证如下。①镇痛：短期用于其他镇痛药无效的急性剧痛，如手术、创伤、烧伤的剧烈疼痛；晚期癌症患者的三阶梯镇痛。②心肌梗死：用于血压正常的心肌梗死患者，有镇静和减轻心脏负荷的作用，缓解恐惧情绪。③心源性哮喘：暂时缓解肺水肿症状。④麻醉和手术前给药：使患者安静并进入嗜睡状态。

121. D【解析】阿片类药物中毒的治疗方法，尽早使用特效解毒药：①纳洛酮。②烯丙吗啡。

122. D【解析】阿片类药物中毒的临床表现如下。①前驱期：头晕、欣快、颜面潮红、脉搏增快。②中毒期：口腔干燥、恶心、呕吐、面色苍白、口唇发绀、四肢乏力、感觉迟钝、昏睡，但能唤醒，呼吸深慢、瞳孔缩小、对光反射存在。③麻痹期：深昏迷、潮式呼吸、呼吸衰竭，瞳孔对光反射及生理腱反射消失，锥体束征阳性，皮肤冰冷、体温降低，血压下降、脉搏细速。偶尔发生非心源性肺水肿。④恢复期：便秘、尿潴留，疲劳、四肢乏力。

123. E【解析】参见 A1 型题 121 题解析。

124. E【解析】海洛因和冰毒目前全球最知名的两大毒品，都有被人称之为“硬性毒品之王”。

125. A【解析】阿片类药物中毒的治疗方法：服毒者用高锰酸钾洗胃，活性炭混悬液灌肠，甘露醇导泻；应用特效拮抗药：纳洛酮、烯丙吗啡对症支持治疗。

126. B【解析】少数海洛因吸食者终止吸毒后可出现昏迷，发绀，瞳孔缩小等严重临床表现，与海洛因重度中毒相似，注射吗啡暂时解除其严重戒断症状，挽救生命，再次复吸会导致死亡。

127. E【解析】海洛因是吗啡经乙酰氯和醋酐处理后的半合成衍生物，中毒机制与吗啡相同。哌替啶的效力约为吗啡的 1/10~1/8，耐受性和成瘾性程度介于吗啡与可待因之间，中毒时可出现呼吸减慢、浅表而不规则，发绀，嗜睡，进而昏迷，皮肤潮湿冰冷，肌无力，脉缓及血压下降，偶尔可先出现阿托品样中毒症状，瞳孔扩大、心动过速、兴奋、谵妄，甚至惊厥，然后转入抑制。海洛因镇痛作用是吗啡的 4~8 倍，其毒性与成瘾性是吗啡的 5~10 倍，致死量为每次 750~1200mg，而吗啡的致死量为每次 250~300mg。

128. B【解析】纳洛酮：一般以 0.4mg/h 速度静脉滴注，直至中毒症状缓解后改为 0.1mg/h 维持，以防反跳。重度中毒者用纳洛酮首剂 0.4~0.8mg 肌内注射或静脉注射，必要时 10~15 分钟后可重复，亦可纳洛酮 2mg 加入 5%葡萄糖 500ml 中静脉滴注，直至呼吸恢复，总量可达 10mg。

129. A【解析】大部分阿片类药物是通过激动 MOP 受体而发挥作用的。

130. B【解析】在年轻成年人，吗啡的半衰期约为 2 小时，吗啡-6-葡萄糖醛酸苷的半衰期稍长。

131. D【解析】近年来有学者提出急性亚甲二氧基甲基苯丙胺中毒可能还与 5-HT（2A）受体有关，因 5-HT（2A）受体阻断药可阻断 MDMA 引起的高热和过度兴奋作用。

132. C【解析】心律失常为急性亚甲二氧基甲基苯丙胺中毒最常见的并发症及常见的直接死亡原因。

133. A【解析】可卡因中毒的躯体症状有瞳孔扩大、心动过速、血压升高、呼吸急促、体温上升、肢体震颤、反射亢进、肌肉抽搐、癫痫大发作、不眠及极度紧张、心血管衰竭、呼吸衰竭，甚至死亡；精神症状为怀疑、偏执、迫害妄想导致伤人及自残的发生。

134. C【解析】可卡因中毒的对症处理方法：①保持呼吸道通畅。②持续心电监护。③监测中心体温以发现高热。④高血压应用拉贝洛尔 50mg 静脉推注，而后静脉滴注 1~2mg/min，血压控制后停用。⑤出现癫痫，地西泮 10~30mg 静脉推注。在用可卡因后出现新的局灶性癫痫发作，常提示有局部缺血或出血，行颅脑 CT 检查。

135. C【解析】致幻剂是一类在不影响意识和记忆的情况下改变人的知觉、思维和情感活动的化合物。常用的有麦角二乙胺、麦司卡林、西洛西宾、二甲基色胺等。

136. E【解析】一氧化碳中毒的分类及临床表现：①轻度中毒。接触一氧化碳时间短，血液中碳氧血红蛋白浓度为10%~20%，表现为头痛、头晕、心悸、恶心、呕吐、乏力等，可能出现短暂的晕厥。②中度中毒。接触一氧化碳时间稍长，血液中碳氧血红蛋白浓度为30%~40%，部分中毒患者的皮肤黏膜会出现樱桃红色；还有部分患者可出现意识障碍。③重度中毒。接触一氧化碳时间很长，吸入一氧化碳过多，血液中碳氧血红蛋白浓度在50%以上。患者会出现生命体征不稳定的情况，包括血压下降、呼吸急促、四肢厥冷、外周氧饱和度降低，甚至死亡。④急性一氧化碳中毒迟发性脑病。急性一氧化碳中毒迟发性脑病是指部分急性一氧化碳中毒患者在急性期意识障碍恢复正常后，经过一段时间的“假愈期”，突然出现以精神和脑局灶损害症状为主的脑功能障碍。

137. C【解析】急性一氧化碳中毒迟发性脑病的症状：①精神意识障碍。②锥体外系神经障碍。③锥体系神经损害。④大脑皮质局灶性功能障碍。⑤周围神经炎。

138. C【解析】急性一氧化碳中毒的机制：含碳物质的不全燃烧均可产生一氧化碳，如果吸入过量的一氧化碳，可产生中毒。一氧化碳经呼吸道进入人体后，与血红蛋白结合形成碳氧血红蛋白。一氧化碳与血红蛋白结合的亲和力是氧与血红蛋白结合亲和力的250~300倍，而HbCO的解离速度又是HbO的1/3600，这些差异阻碍氧气与血红蛋白的结合，造成组织缺氧。

139~141 A、E、B【解析】急性一氧化碳中毒的院内急救：①首要的治疗措施是吸氧、保持呼吸道通畅、卧床休息。②高压氧治疗。③防治脑水肿。④促进脑功能恢复。⑤防止并发症。

142. E【解析】严重一氧化碳中毒后，脑水肿可在24~48小时发展到高峰。脱水疗法很重要，首选甘露醇，目前最常用的是20%甘露醇静脉快速滴注。

143. E【解析】参见A1型题第139题解析。

144. D【解析】对于怀疑一氧化碳中毒的患者，作为到达现场的医护人员，首先最重要的是评估周围环境的安全性，并使患者迅速脱离中毒环境。

145. C【解析】参见A1型题第138题解析。

146. D【解析】参见A1型题第136题解析。

147. E【解析】高压氧治疗一般在中毒后4小时内开始效果最佳。

148. C【解析】硫化氢具有臭鸡蛋样气味，可通过呼吸道、消化道及皮肤接触吸收，绝大部分硫化氢中毒是通过呼吸道进入体内所致。

149. D【解析】急性硫化氢中毒的治疗方法：①院前急救。立即将患者移至空气新鲜的地方，脱去受污染衣物，保暖，严密观察呼吸功能。有窒息时，应立即清理气道，给氧，必要时建立人工气道。②高压氧治疗。高压氧治疗可迅速提高血氧含量，竞争性抑制一氧化氮和细胞色素氧化酶的结合。凡昏迷者，宜立即行高压氧治疗，每日1~2次，10~20次1个疗程，一般用 1~2 个疗程。③对症支持治疗。对于躁动不安者可给予冬眠疗法。同时早期、足量、短程地应用糖皮质激素预防肺水肿及脑水肿。另外可大剂量使用谷胱甘肽等药物，加强细胞氧化能力，加速对硫化氢的解毒作用。危重患者可考虑使用血浆置换，以将失活的细胞色素氧化酶及游离的硫化氢清除，每次可交换血浆 500ml。同时使用抗生素预防感染。④眼受刺激的处理。轻度时应立即用温水或 2%碳酸氢钠水，然后用 4%硼酸水清洗眼部，同时以抗生素眼药水、醋酸可的松滴眼液滴眼，或者二者同时应用，每日 4 次以上。

150. A【解析】环境中硫化氢浓度（50~100）$\times10^{-6}$g/L 主要是眼球和上呼吸道的刺激症状，表现为畏光、流泪、眼刺痛、流涕、咽喉部灼热感，胸闷及刺激性干咳。

151. E【解析】参见 A1 型题第 148 题解析。

152. D【解析】砷化氢气体是一种强烈的溶血性毒物，短时间内吸入高浓度砷化氢可发生急性中毒。

153. B【解析】砷化氢中毒主要为不同程度的急性溶血和肾脏损害。

154. E【解析】砷化氢中毒时有效的血液净化疗法是血浆置换+血液透析。

155. D【解析】当空气中砷化氢浓度达 0.5ppm 时，即可引起急性中毒，但要经过数小时后才出现症状，空气中浓度越高，吸入量越多，症状发生越早，则病情越重。

156. D【解析】急性砷化氢中毒实验室检查：可见血中白细胞增多，核左移；红细胞数和血红蛋白水平降低，网织红细胞增多。尿中有血红蛋白、白细胞、红细胞管型。血中间接胆红素增高，血钾增高，血肌酐及非蛋白氮增高。

157. D【解析】氰化物中毒：血氧容量正常、动脉血氧分压和血氧含量正常，静脉血氧分压与血氧含量高于正常。

158. C【解析】氰化物、硫化氢、磷等中毒可引起组织性缺氧。

159. B【解析】氰化物中毒症状为眼球突出，视力、听力减退，意识模糊至昏迷，时有肢体痉挛，皮肤黏膜呈鲜红色。

160. A【解析】氰化物既影响氧的利用引起缺氧，又抑制细胞色素氧化酶，所以只有氰化物是具有缺氧和抑制酶活力双重中毒机制，其余四种均不是。

161. E【解析】氰化物中毒解毒疗法首选药物为亚硝酸异戊酯、亚硝酸钠、硫代硫酸钠。如无亚硝酸钠等药，也可选用亚甲蓝治疗，但疗效较差。近年来认为依地酸二钴等有机钴盐类为治疗氰化物中毒的有效解毒药，与硫代硫酸钠合用还可增加疗效，可选用。故常用解毒治疗是亚硝酸盐-硫代硫酸钠法。

162. E【解析】氰化物中毒患者解毒药物的应用：①立即将亚硝酸异戊酯 1 支或 2 支放在手帕中压碎，放在患者口鼻前吸入 15~30 秒，间隔 2~3 分钟再吸 1 支，直至静脉注射亚硝酸盐为止（一般连续用 5 支或 6 支）。②在吸入亚硝酸异戊酯的同时，尽快准备好 3%亚硝酸钠注射液，按 6~12ml/kg 加入 25%~50%葡萄糖液 20~40ml 中缓慢静脉滴注（2~3ml/min），注射时注意血压，一旦发现血压下降，立即停药。上述两药仅限于刚吞入毒物，现场抢救时有效。③在注射完亚硝酸钠后，随即用同一针头再注入50%硫代硫酸钠（大苏打）20~40ml，必要时可在1小时后重复注射半量或全量，轻度中毒者单用此药即可。

163. E【解析】氰化物中毒时，皮肤、黏膜静脉血呈鲜红色。

164. C【解析】急性氰化物中毒的前驱期吸入者可感眼、咽喉及上呼吸道刺激性不适，呼吸增快，呼出气有苦杏仁味，头晕，恶心。

165~166 A、A【解析】参见A1型题第162题解析。

167. E【解析】酒精中毒一般不会造成血量的变化。

168. E【解析】长期酗酒一般不会导致热量缺乏，但是酒中所含的热量是没有营养成分可言的，酒后发热，还会消耗掉人体内原有的大量热能，多饮少吃的结果又使人体得不到足够的营养补充，久而久之就会造成营养不良，缺少维生素、蛋白质、矿物质、糖。

169. E【解析】急性酒精中毒动脉血气分析：急性酒精中毒时可见轻度代谢性酸中毒；血清电解质浓度：急性酒精中毒时可见低血钾、低血镁、低血钙；血清葡萄糖浓度：急性酒精中毒可见低血糖症。

170. E【解析】严重急性酒精中毒时可用血液透析促使体内乙醇排出，透析指征：血乙醇含量>108mmol/L（5000mg/L），伴酸中毒或同时服用甲醇或可疑药物时。还可静脉注射50%葡萄糖100ml，肌内注射维生素B_1、维生素B_6各100mg，以加速乙醇在体内氧化。

171. D【解析】极高浓度乙醇抑制延髓中枢引起呼吸、循环功能衰竭。虽然对血中乙醇浓度升高程度的耐受性个体差异较大，但血液乙醇致死浓度并无差异，对大多数成年人致死量为一次饮酒相当纯酒精250~500ml。

172. C【解析】缺乏维生素B_1可引起韦尼克脑病、周围神经麻痹等症状。

173. D【解析】乙醇在体内的主要吸收部位是空肠和十二指肠。

174. E【解析】可静脉注射50%葡萄糖100ml，肌内注射维生素B_1、维生素B_6各100mg，以加速乙醇在体内氧化。

175. C【解析】河豚毒素为神经性毒素，可选择性抑制细胞膜的电压依赖性Na^+通道的开放，阻断神经冲动的发生和传导，且对神经细胞的阻断作用强于心肌和骨骼肌，造成感觉及运动障碍，心肌细胞的兴奋性和传导性降低。

176. B【解析】河豚中毒的临床表现：①起病急，潜伏期10分钟至3小时，一般10~45分钟。②早期出现消化道刺激症状，如恶心、呕吐、腹痛、腹泻、便中带血。③感觉障碍先于运动障碍出现，表现为口、舌、指尖麻木及感觉障碍，甚至全身麻木感。④运动障碍主要表现为四肢软瘫、共济失调、腱反射消失、上睑下垂、瞳孔与角膜反射消失、言语不清、呼吸困难等。严重者出现呼吸表浅不规则，血压下降，昏迷，最后因呼吸麻痹、休克或心搏骤停而死亡。⑤心电图检查多可见心动过缓及房室传导阻滞。

177. B【解析】毒蕈中毒的解毒药物：①抗胆碱药。对抗毒蕈碱症状，一般选用阿托品。②巯基螯合剂。可选用二巯丙磺钠或二巯丁二钠。

178. D【解析】毒蕈中毒的临床表现：①胃肠炎型。②精神神经型。③中毒肝炎型。④中毒溶血型。

179~180 D、D【解析】亚硝酸盐中毒的临床表现：①亚硝酸盐中毒起病急，潜伏期多在1~3小时，短者10~15分钟，长者可达20小时。②特征性表现为皮肤黏膜发绀，如口唇、舌尖、指尖青紫，重者出现面部及全身皮肤青紫，多出现于缺氧症状之前，且程度与呼吸困难不成比例。③缺氧症状的严重程度主要取决于高铁血红蛋白浓度、发病速度及机体的代偿能力。轻者除口唇发绀外可无明显症状，当高铁血红蛋白浓度达40%时，可出现呼吸困难、乏力、头晕、心悸、血压下降等表现。高铁血红蛋白浓度超过60%可出现惊厥、昏迷及循环衰竭。④其他常见有胃肠道刺激症状如恶心、呕吐、腹痛、腹泻。

181. B【解析】海（水）产品或盐腌渍品常引起嗜盐菌食物中毒。

182. A【解析】参见A1型题第179~180题解析。

二、A2型题

1. B【解析】洗胃注射胃液为每次300~500ml。该患者每次注入600ml，每次的注入量太多，促使毒物进入肠内吸收。

2. A【解析】根据有机磷杀虫药接触史，呼出气体或呕吐物或皮肤等部位有特异性的大蒜味，有胆碱能兴奋或危象的临床表现，特别是流涎、多汗、瞳孔缩小、肌纤维颤动，结合及时测定的实验室检查结果，一般不难诊断。

3. E【解析】急性有机磷杀虫药中毒清除毒物方法如下。①清除未被吸收的毒物。用清水或肥皂水清洗皮肤、毛发，尽早彻底洗胃，可口服或经胃管注入药用炭、硫酸镁20~40g或甘露醇250ml导泻。②促进已吸收毒物的排泄。a. 利尿：呋塞米和甘露醇可促进尿液排出，此外，甘露醇还能缓解有机磷杀虫药中毒所致的脑水肿、肺水肿；b. 血液净化：对重症有机磷杀虫药中毒的患者早期使用血液净化（如腹膜透析、血液灌流、血液透析），可提高毒物清除率，缩短病程，提高治愈率。

4. E【解析】国内使用的胆碱酯酶复活药有碘解磷定、氯解磷定、双复磷。这类解毒药能迅速复活被有机磷杀虫药抑制的胆碱酯酶，对肌肉震颤、抽搐、呼吸麻痹有强有力的控制作用。它们只对有机磷的急性中毒有效，而对有机磷的慢性中毒、氨基甲酸酯类杀虫药中毒无复活作用，对氨基甲酸酯类杀虫药有副作用，对某些农药反而会增强抑制胆碱酯酶的活性，如对西维因农药中毒应禁止使用。

5. E【解析】对硫代磷酸酯类农药经口中毒者，禁止使用强氧化剂高锰酸钾溶液洗胃，进行镇静治疗时避免使用有肝微粒体酶系统诱导作用的巴比妥类镇静药。

6. B【解析】美曲膦酯代谢时，先脱去侧链上氧化氢，转化为敌敌畏，使毒性成倍增加，然后经水解、脱胺、脱烷基等降解反应失去毒性，不能用碳酸氢钠。

7. D【解析】中间型综合征表现为抬头困难，肩外展及髋屈曲困难；眼外展及眼球活动受限，上睑下垂，睁眼困难，可有复视；面肌或咀嚼肌无力、声音嘶哑和吞咽困难；呼吸肌麻痹则有呼吸困难、频率减慢、胸廓运动幅度逐渐变浅，进行性缺氧致意识障碍、昏迷，以致死亡。

8. B【解析】拟除虫菊酯类杀虫药中毒症状：①经口中毒症状。经口引起中毒的轻度症状为头痛、头晕、恶心呕吐、上腹部灼痛感、乏力、食欲缺乏、胸闷、流涎等。中度中毒症状除上述症状外还出现意识蒙眬，口、鼻、气管分泌物增多，双手颤抖，肌肉跳动，心律不齐，呼吸感到有些困难。重度症状为呼吸困难，发绀，肺内水泡音，四肢阵发性抽搐或惊厥，意识丧失，严重者深度昏迷或休克，危重时会出现反复强直性抽搐引起喉部痉挛而窒息死亡。②经皮中毒症状。皮肤发红、发痒、发麻，严重的出现红疹、水疱、糜烂。眼被杀虫药侵入后表现结膜充血、疼痛、畏光、流泪、眼睑红肿。

9. D【解析】阿托品中毒的症状：在使用阿托品过程中出现明显的高热，有可能出现心律失常，有机磷中毒瞳孔缩小，在使用阿托品后瞳孔逐步增大，可能出现视物模糊。

10. C【解析】根据中毒轻重、用药后 M 样症状缓解程度，决定剂量、用药途径和间隔时间，尽早使患者达到并维持“阿托品化”。切忌盲目大量用药，尤其是轻度中毒患者，谨防阿托品中毒。既要坚持用早、用足、用全（两类解毒药合用）、重复应用的用药原则，又要密切观察病情变化，防止解毒药过量，尤其要避免阿托品中毒。

11. C【解析】有机磷杀虫药中毒的解毒药：①胆碱受体阻断药，如阿托品。②胆碱酯酶复活药。

12. E【解析】解磷定为胆碱酯酶复活药，能对抗外周 N 胆碱受体活性，解除烟碱样毒性作用，对 M 样症状和中枢性呼吸抑制无明显作用。

13. E【解析】对于基层而言，毒物检验条件不具备，但要时刻牢记注意留取检材，留取剩余的毒物或可能含毒标本，如呕吐物、排泄物、剩余食物、饮水、洗胃液、血、唾液等，据具体情况选择测定的标本及项目。

14. B【解析】阿托品为 M 胆碱受体阻断药，应用时应直到患者 M 症状消失或“阿托品化”，出现口干、皮肤干燥、心率增快（90~100 次/分）和肺湿啰音消失。此时，减少阿托品剂量或停用。当出现瞳孔明显扩大、神志模糊、烦躁不安、抽搐、昏迷和尿潴留，为阿托品中毒，应立即停用观察。

15. E【解析】该患者中毒后重复发作可能为洗胃时有毒物残留胃部或解毒药剂量不足。

16. A【解析】急性有机磷杀虫药中毒的诊断依据：根据有机磷杀虫药接触史，呼出气体或呕吐物或皮肤等部位有特异性的大蒜味，有胆碱能兴奋或危象的临床表现，特别是流涎、多汗、瞳孔缩小、肌纤维颤动，结合及时测定的实验室检查结果，一般不难诊断。

17. E【解析】中间型综合征（IMS）：加强对本征的认识，主动预防和对症支持治疗；轻者预防其呼吸麻痹。若已经出现呼吸肌无力者，及时行气管插管和机械通气。适时评估患者肌力和自主呼吸恢复情况，尽早脱机。

18. E【解析】农药中毒应先进行洗胃。有机磷杀虫药中毒的解毒药：胆碱受体阻断药，如阿托品。胆碱酯酶复活药，如氯解磷定。

19. A【解析】患者有急性重度有机磷中毒史，已半月。近日渐感四肢无力，双下肢行走困难。根据肌电图示周围神经病变，可能的诊断是迟发性周围神经病。

20. A【解析】急性有机磷杀虫药中毒毒蕈碱样症状：主要由于堆积的乙酰胆碱使副交感神经末梢过度兴奋，引起平滑肌舒缩失常和腺体分泌亢进等。

21. D【解析】当有机磷杀虫药进入机体与胆碱酯酶结合后，可用氯解磷定、碘解磷定等药物进行抗毒治疗。解毒药遵循早期、足量、联合、重复应用原则。①胆碱酯酶复活药。常用药物有氯解磷定、碘解磷定、双复磷等，氯解磷定为首选。②抗胆碱药。a. M-胆碱受体阻断药：阿托品；b. 中枢性抗胆碱药：东莨菪碱，贝那替秦等；c. 新型抗胆碱药：盐酸戊乙奎醚。敌敌畏中毒可服用导泻剂硫酸镁、硫酸钠等进行导泻。

22. B【解析】参见 A2 型题第 7 题解析。

23. A【解析】急性有机磷杀虫药中毒的实验室检查：①全血胆碱酯酶活力测定。②毒物及其代谢物鉴定。

24. E【解析】无论是经消化道、皮肤还是呼吸道吸收而发生的中毒，均应进行洗胃，尽快清除毒物，清水或生理盐水适应于所有的患者。

25. E【解析】患者为急性有机磷杀虫药中毒，应实验室检查全血胆碱酯酶活力测定。

26. A【解析】参见 A2 型题第 9 题解析。

27~28 B、D【解析】毒鼠强中毒的临床表现：潜伏期为 5 分钟至 1 小时。主要临床表现为中枢神经兴奋状态-全身阵发强直性抽搐，严重者可导致呼吸循环衰竭而死亡。

29. C【解析】戒断综合征是指长期使用某些精神活性药物致成瘾以后，由于突然减量、停止使用或使用了该活性物质的拮抗剂以后，出现的一组临床表现。首先表现为失眠、烦躁、忧虑、抑郁、情绪不稳等精神症状，同时伴有恶心、呕吐、流泪、流涕、腹痛、腹泻、全身疼痛、震颤、抽搐等具体症状，严重的患者可能还会出现意识障碍发作，表现是大汗淋漓、体温升高，持续 3~10 天以后恢复正常，部分患者可以出现衰竭死亡。

30. E【解析】抗精神病药物中毒的临床表现：以吩噻嗪类的氯丙嗪为例，治疗剂量范围大，临床上以副作用多见，氯丙嗪一次剂量达 2~4g 可发生急性中毒反应。副作用以锥体外系反应最具有特征性，表现为震颤麻痹、静坐不能和急性肌张力障碍。其他还可能出现变态反应及嗜睡、无力、口干等中枢神经及自主神经副作用。

31. D【解析】苯二氮䓬类药物中毒多为自杀，也见于药物滥用意外中毒或麻醉抢劫。中毒症状一般为嗜睡，但不引起深度睡眠，偶有一时性精神错乱。大剂量时可导致昏迷，血压下降，呼吸循环抑制，呼吸、心搏骤停，长期持续服用可出现成瘾性，停药后有戒断症状。

32. B【解析】患者已神志障碍 20 小时，中毒时间较长，且苯巴比妥钠为长效巴比妥类药物，血液透析效果好。当血流动力学不稳定和常规疗效不佳者应行血液透析或血液灌流治疗。

33. B【解析】在洗胃时，进行胃部插管，使胃管内吸出胃液。

34. B【解析】镇静催眠药的轻度中毒会出现患者嗜睡、唤之可醒、反应迟钝、言语不清。中度中毒的患者会进入沉睡或昏迷状态，强刺激可以唤醒但并非完全清醒。重度中毒的患者会进入深昏迷状态，呼吸浅而慢、血压下降、休克、生理反射消失等症状。

35. E【解析】氟马西尼为苯二氮䓬类药物过量时中枢作用的特效逆转药，推荐首次静脉注射剂量为0.3mg。如果在60秒内未达到 所需的清醒程度，可重复使用直至患者清醒或达总量2mg。

36. B【解析】急性阿普唑仑中毒的症状：最常见的不良反应主要就是嗜睡，头晕、乏力，大剂量的时候会引起共济失调、震颤、尿潴留、黄疸。罕见的一些不良反应会出现皮疹、光敏反应，白细胞减少。个别的患者会出现兴奋，多语、睡眠障碍，甚至幻觉。停药以后，上述症状一般都会逐渐消失。

37. D【解析】参见A2型题第30题解析。

38. B【解析】阿片的主要成分为吗啡，阿片类中毒三联征是呼吸抑制、中枢神经抑制、瞳孔缩小。

39. E【解析】参见A1型题第136题解析。

40. C【解析】高压氧治疗能增加血液中物理溶解的氧含量，提高总体氧含量，HbCO解离速度较正常吸氧时快4~5倍，可缩短昏迷时间和病程，预防迟发性脑病发生。老年人或妊娠妇女一氧化碳中毒首选高压氧治疗，患者为67岁，且深昏迷，宜采用的最佳疗法是高压氧治疗。

41. D【解析】急性一氧化碳中毒迟发性脑病：急性一氧化碳中毒迟发性脑病是指部分急性一氧化碳中毒患者在急性期意识障碍恢复正常后，经过一段时间的“假愈期”，突然出现以精神和脑局灶损害症状为主的脑功能障碍。一般发生在急性中毒后2~30天，是一氧化碳中毒后常见的并发症，如不及时治疗，轻者会遗留神经症状，重者会影响生命。

42. D【解析】横纹肌溶解症临床表现为局部急性肌痛、肌痉挛、肌肉水肿，触诊肌肉有注水感，肌力减低；全身表现可有发热、恶心呕吐、酱油色尿、少尿等，并发症有高钾血症、低钙血症，25%出现肝损害，15%出现急性肾衰竭，少数患者可出现DIC。

43. C【解析】参见A1型题第136题解析。

44. D【解析】参见A2型题第40题解析。

45~46 B、B【解析】参见A1型题第136题解析。

47. D【解析】参见A1型题第164题解析。

48. A【解析】该患者近来有情绪问题，被别人发现昏迷而入院，虽口中有酒味，应考虑酒精中毒，但不排除可能服用了2种或2种以上的毒物，故首选措施仍是洗胃。

49. B【解析】双硫仑反应是因为在用某些药物期间接触到了酒精，而表现出一系列症状。这些药物包括头孢类抗生素、甲硝唑、呋喃唑酮等，在饮用大量的酒之后，乙醇进入血液会和药物产生反应，而出现胸闷、气短、口唇发绀、呼吸困难、血压下降、四肢无力、面部潮红等，严重时还会出现头痛、恶心、呕吐、嗜睡、幻觉，甚至引起休克，血压下降严重，引起生命危险。

50. D【解析】急性酒精中毒的辅助检查：①血清乙醇浓度。②动脉血气分析。③血清电解质浓度。④血清葡萄糖浓度。⑤心电图检查。根据血清或呼出气中乙醇浓度测定可作出诊断。

51. E【解析】参见 A1 型题第 81 题解析。

52. E【解析】参见 A1 型题第 180 题解析。

53. C【解析】工地饮食后出现发绀症状，为群体性发病，考虑为是亚硝酸盐中毒，其特效解毒药为亚甲蓝。

三、A3/A4 型题

1. B【解析】第 3 天患者中毒复发，可能为甲胺磷中毒反跳。

2. B【解析】中毒复发的原因：①洗胃不彻底，胃部有毒素残留。②洗胃输液量较少，毒素未完全清除。该患者洗胃至 1500ml，所以可能的情况为洗胃不彻底。

3. E【解析】患者第 3 天起阿托品改为口服，停用碘解磷定。当晚突发气促，心悸、出汗、流涎，双肺底散在湿啰音，心率 72 次/分，律齐。进一步抢救措施最重要的是改阿托品为静脉注射，加用碘解磷定静脉滴注。

4. B【解析】参见 A2 型题第 24 题解析。

5. C【解析】肌束颤动是急性有机磷杀虫药中毒的烟碱样症状。

6. B【解析】农药中毒的实验室检查正常人全血 ChE 的活力为 100%，轻度中毒者 50%~70%，中度中毒者 30%~50%，重度中毒者 30%以下。

7. D【解析】氨基甲酸酯类杀虫药中毒是指机体经皮肤接触、吸入或经口摄入氨基甲酸酯类杀虫药后，导致体内乙酰胆碱酯酶活性被抑制，而引起毒蕈碱样、烟碱样、中枢神经系统症状为特征的临床中毒表现。

8. B【解析】西维因是氨基甲酸酯类杀虫药，不可使用肟类复活药，因这类化合物能增强其毒性，延长其抑制胆碱酯酶的作用，使尿中萘酚排出量增高。

9. B【解析】氯解磷定为肟类化合物，含季胺基和肟基，季胺基带正电荷，西维因是氨基甲酸酯类杀虫药，不可使用肟类复活药。

10. D【解析】参见 A1 型题第 70 题解析。

11. A【解析】参见 A1 型题第 79 题解析。

12. C【解析】参见 A2 型题第 11 题解析。

13. C【解析】参见 A1 型题第 50 题解析。

14. E【解析】阿托品化是指患者用阿托品后，瞳孔较前扩大、口干、皮肤干燥、心率增快和肺湿啰音消失。

15. C【解析】急性有机磷杀虫药中毒的临床表现：可有接触部位的局部损害，如皮肤黏膜的炎症、水疱、剥脱等。典型症状按发生先后分别有胆碱能兴奋或危象、中间型综合征、迟发性多发性神经病。根据有机磷杀虫药接触史，呼出气体或呕吐物或皮肤等部位有特异性的大蒜味，有胆碱能兴奋或危象的临床表现特别是流涎、多汗、瞳孔缩小、肌纤维颤动，结合及时测定的实验室检查结果，一般不难诊断。

16. C【解析】参见 A2 型题第 23 题解析。

17. B【解析】对于口服中毒者，应用清水、2%碳酸氢钠溶液或 1∶5000 高锰酸钾溶液洗胃，与本题患者中毒途径不符，故选 B。

18. E【解析】毒蕈中毒的诊断要点：①有采摘、食用野蕈史，同食者相继发病，结合临床表现应考虑毒蕈中毒可能。②通过鉴定野蕈种类为毒蕈。③临床症状与食用野蕈有一定相关性。④排除其他表现为腹泻、肝功异常、精神异常、凝血功能异常的疾病以及其他毒物中毒的可能。

19. B【解析】参见 A2 型题第 13 题解析。

20. B【解析】毒蕈、白毒蕈等毒蕈中毒用阿托品治疗常无效。用含巯基的解毒药治疗此类毒蕈中毒有一定效果，其作用是此类药物和毒素如毒伞肽相结合，阻断其分子中的硫巯键，使其毒力减弱，而保护了体内含巯基酶的活性，甚至恢复部分已与毒素结合的酶的活力。

21. C【解析】敌敌畏中毒，高锰酸钾属于禁用，首选 2%~4%的碳酸氢钠溶液。

22. D【解析】敌敌畏中毒的临床特征是瞳孔缩小，如针尖大或者不等大，患者可以出现看东西模糊，同时患者还可以有头晕，头痛，可以有消化系统的症状，比如恶心，呕吐，腹痛，腹泻等，可以出现流口水，还可以有大量出汗以及呼吸困难。严重的患者可以出现全身的紧束感，胸部的压缩感，肌肉跳动，动作不自主，发音不清。可以有抽搐，口吐白沫，昏迷，大小便失禁。

23. D【解析】该患者停药的 10 小时后突然再次昏迷，呼吸停止，应该为维持用药时间不够。

24. C【解析】此患者服有机磷杀虫药中毒，表现昏迷状态，呼吸困难，皮肤湿冷，双瞳孔如针尖大小，由于有机磷是酸性毒物，所以洗胃液最好选用碳酸氢钠（$NaHCO_3$）溶液，但在美曲膦酯中毒时忌用 $NaHCO_3$溶液来洗胃。

25. D【解析】参见 A3/A4 型题第 14 题解析。

26. C【解析】该患者昏迷状态，呼吸困难，最主要的死因为呼吸衰竭。

27. B【解析】参见 A2 型题第 9 题解析。

28. A【解析】进一步治疗中，最重要的是反复洗胃。

29. C【解析】急性有机磷杀虫药中毒应静脉注射阿托品，尽早使患者达到阿托品化。

30. B【解析】参见 A2 型题第 23 题解析。

31. A【解析】参见 A2 型题第 9 题解析。

32. B【解析】参见 A2 型题第 7 题解析。

33. D【解析】参见 A3/A4 型题第 15 题解析。

34. A【解析】参见 A3/A4 型题第 29 题解析。

35. A【解析】参见 A3/A4 型题第 17 题解析。

36. E【解析】参见 A2 型题第 9 题解析。

37. E【解析】参见 A2 型题第 17 题解析。

38. B【解析】敌鼠中毒在误食后短时至第 3 天内出现症状，如恶心，呕吐，食欲减退，精神不振，腹痛，腰痛，关节痛等；以后断续发生全身各处出血现象，如鼻出血、齿龈出血、皮肤紫癜、咯血、便血、尿血等；如出血严重，可因缺血、缺氧导致休克，若有心、脑等处出血，并可出现相应症状，患儿可有发绀、抽搐、昏迷、瞳孔扩大或不等大等现象。

39. D【解析】敌鼠中毒药物治疗：口服中毒时，除催吐、洗胃和导泻外，立即应用维生素 K_1 10mg 肌内注射或加入葡萄糖液内静脉缓慢注射，每日 2~3 次，持续 3~5 日。

40. B【解析】参见 A2 型题第 38 题解析。

41. B【解析】阿片类药物中毒尽早使用特效解毒药纳洛酮：一般以 0.4mg/h 速度静脉滴注，直至中毒症状缓解后改为 0.1mg/h 维持，以防反跳。重度中毒者用纳洛酮首剂 0.4~0.8mg 肌内注射或静脉注射，必要时 10~15 分钟后可重复，亦可纳洛酮 2mg 加入 5%葡萄糖 500ml 中静脉滴注，直至呼吸恢复，总量可达 10mg。若纳洛酮总量已达 10mg，而仍未见任何疗效，则应怀疑诊断的正确性。

42. C【解析】CO 中毒主要可以引起缺氧，CO 经呼吸道吸入，由肺泡迅速弥散入血，进入血液中的 CO 约 85%与红细胞内血红蛋白（Hb）结合，形成稳定的碳氧血红蛋白（HbCO）。

43. C【解析】一氧化碳中度中毒血液中 HbCO 浓度在 30%~50%。

44. B【解析】高压氧治疗一氧化碳中毒，大气压通常为 2~3ATA。

45. C【解析】参见 A2 型题第 41 题解析。

46~47 C、E【解析】该患者昏迷且休克，屋内有火炉，有心律失常（一度房室传导阻滞），结合血液的 HbCO 为 60%，最可能的诊断是急性一氧化碳中毒，而且是重度中毒。虽然室内有敌敌畏空瓶，但临床表现不像急性有机磷杀虫药中毒，尿糖仅少量，也不会是糖尿病酮症酸中毒，其余 2 个诊断更无依据。对急性一氧化碳中毒的治疗，首要的是氧气疗法，其余 4 个为辅助治疗。

48. D【解析】重度一氧化碳中毒常见的并发症如下。①缺氧性脑病：是最常见的并发症，患者可表现为记忆丧失、惊厥，甚至痴呆、麻痹。缺氧也可引起脑细胞肿胀，脑水肿形成加重症状。②心脏并发症：主要是心肌损伤、心律失常、心绞痛，甚至心肌梗死、心力衰竭。③呼吸道并发症：可能因呕吐物误吸入气道造成患者窒息、吸入性肺炎或严重缺氧导致患者出现急性肺水肿、呼吸抑制等。④血液系统：主要由于血液黏度升高引起缺氧，容易引起血栓性疾病，如脑梗死、肺血栓栓塞、肢体静脉血栓形成。⑤消化系统：主要是胃肠黏膜缺氧和坏死，导致应激性溃疡、胃肠道出血。⑥昏迷患者皮肤可能出现大水疱、发红，肌肉部位可能发生压迫性坏死，而坏死肌肉释放的肌球蛋白可引起急性肾小管坏死和急性肾衰竭。

49. C【解析】用高压氧舱治疗能增加血液中的溶解氧，提高动脉血氧分压，使毛细血管内的氧容易向细胞内弥散，可迅速纠正组织缺氧。抢救一氧化碳中毒患者时，应迅速纠正缺氧状态。

50. D【解析】参见 A2 型题第 41 题解析。

51. D【解析】对于一氧化碳中毒患者，脱离现场时间较长或高压氧治疗后可出现 HbCO 下降。

52. D【解析】参见 A1 型题第 136 题解析。

53. E【解析】参见 A3/A4 型题第 42 题解析。

54. D【解析】参见 A3/A4 型题第 49 题解析。

55. A【解析】参见 A1 型题第 136 题解析。

56. C【解析】急性硫化氢中毒的诊断要点：①有明确的硫化氢接触史。②患者的衣物和呼气有臭蛋气味可作为接触硫化氢的指标。③事故现场可产生或测得硫化氢。④接触毒物后，迅速出现以脑和/或呼吸系统损害为主的表现。⑤排除急性脑血管意外、心肌梗死等疾病后，方可作出诊断。

57. E【解析】硫化氢具有臭鸡蛋样气味，可通过呼吸道、消化道及皮肤接触吸收，绝大部分硫化氢中毒是通过呼吸道进入体内所致。硫化氢被吸入人体后，很快溶解在水中，与钠离子结合成硫化钠，刺激呼吸道黏膜会引起呼吸道炎症、肺水肿，作用在结膜，会导致结膜炎。

58. B【解析】参见 A1 型题第 149 题解析。

59. B【解析】参见 A3/A4 型题第 56 题解析。

60. D【解析】硫化氢中毒尚无特异性实验室检查指标，有条件可测定血及尿中硫酸盐含量。

61. E【解析】环境中硫化氢浓度（100~300）$\times 10^{-6}$ g/L 除上述轻度中毒的症状外，还会出现中枢神经系统症状：头痛、头晕、易激动、烦躁、意识模糊、谵妄、癫痫样抽搐，甚至呈全身强直性阵挛发作等；消化系统中毒症状：恶心、呕吐、肝功能障碍。

62~63 C、B【解析】急性氰化物中毒呼吸困难期出现胸部紧迫感，呼吸困难、心悸、血压升高、脉速、心律失常，瞳孔先缩小后散大。眼球突出，视力、听力减退，意识模糊至昏迷，时有肢体痉挛，皮肤黏膜呈鲜红色。

64. E【解析】急性氰化物中毒口服中毒者，可用大量5%硫代硫酸钠或1：5000高锰酸钾溶液或3%过氧化氢溶液洗胃（忌用活性炭），以使胃内氰化物变为不活动的氰酸盐。

65. D【解析】氰化物是一种致命物质，在日常生活中，有些食物含有较多的氰化物，比如苦杏仁、木薯等。患者口服大量苦杏仁出现相关症状，诊断应首先考虑急性氰化物中毒。

66. E【解析】急性氰化物中毒的表现分期：①前驱期。②呼吸困难期。③惊厥期。④麻痹期。全身肌肉松弛，感觉和反射消失，呼吸浅慢，甚至呼吸停止。若能抢救及时，可使病情进展停止。

67. A【解析】中枢神经系统首先受累，呼吸中枢麻痹是氢氰酸中毒死亡的主要原因。急性氰化物中毒的病情发展迅速，故急性中毒的抢救应分秒必争，强调就地应用解毒药。

68. C【解析】急性酒精中毒时维持重要脏器的功能：①维持气道通畅，保证氧供，必要时行气管插管，机械通气。②维持循环功能，注意血压、脉搏，可静脉输入5%葡萄糖盐水溶液。③监测心律失常和心肌损害。④保暖，维持正常体温。⑤维持水、电解质、酸碱平衡，血镁低时补镁。治疗韦尼克脑病，可肌内注射维生素 B_1 100mg。⑥保护大脑功能。

69. C【解析】急性酒精中毒狂躁兴奋者可肌内注射小剂量地西泮（5mg），避免用吗啡、氯丙嗪、苯巴比妥类镇静药。

70. A【解析】参见A1型题第180题解析。

71. D【解析】亚硝酸盐是较强的氧化剂，吸收后与血红蛋白作用，使其中的二价铁（Fe^{2+}）被氧化成三价铁（Fe^{3+}），形成高铁血红蛋白而丧失携氧能力，导致组织细胞缺氧，造成全身器官尤其是中枢神经系统功能障碍及损伤。

72. A【解析】参见A1型题第81题解析。

73. E【解析】亚硝酸盐中毒的诊断要点：①患者有食用含硝酸盐或亚硝酸盐制品的病史。②短时间内出现口唇青紫及缺氧表现。③实验室检查显示血液中高铁血红蛋白浓度增加。④特效解毒药如亚甲蓝等治疗有效。⑤患者呕吐物，或现场食物中亚硝酸盐检测含量超标。

74. C【解析】参见A1型题第180题解析。

75. E【解析】参见A3/A4型题第73题解析。

76. C【解析】亚硝酸盐中毒的一般急救措施：①及早通过催吐、洗胃、导泻、灌肠等方法清除体内尚未吸收的亚硝酸盐。②对症支持处理：重症患者可应用细胞色素C 0.25～0.50mg/（kg·d）加入10%葡萄糖300～500ml中静脉滴入、输新鲜血或采用换血疗法。③应用特效解毒药：亚甲蓝、甲苯胺蓝。④应用维生素C。⑤辅酶A和维生素 B_{12}。

77. A【解析】参见A1型题第180题解析。

78. D【解析】参见A3/A4型题第76题解析。

79. E【解析】过夜的炒青菜中，亚硝酸盐含量较高，患者的临床表现中发绀明显，故应首先考虑亚硝酸盐中毒。临床还应与心、肺疾病相鉴别。

80. B【解析】参见 A3/A4 型题第 76 题解析。

81. A【解析】亚硝酸盐中毒的致死量为 1~3g。

四、X 型题

1. AC【解析】催吐和导泻治疗需要患者配合，无法在昏迷状态下完成。

2. ABDE【解析】清除进入人体尚未被吸收的毒物：①催吐。②洗胃。每次注入量以不超过 300ml 为宜，洗胃液与人体温度相当，根据中毒物不同选用相应的洗胃液，一般情况温水即可。洗胃禁忌：吞服强腐蚀性毒物、惊厥抽动、休克、食管-胃底静脉曲张等。③导泻及灌肠。插胃管时应避免误入气管，应反复灌洗，直至回收液澄清为止。

3. ACDE【解析】大量毒物短时间内经皮肤、黏膜、呼吸道、消化道等途径进入人体，致使机体受损并发生功能障碍，称之为急性中毒。

4. BC【解析】有机磷杀虫药中毒临床表现是流涎、多汗、瞳孔缩小、肌纤维颤动。阿片的主要成分为吗啡，中毒期口腔干燥、恶心、呕吐、面色苍白、口唇发绀、四肢乏力、感觉迟钝、昏睡，但能唤醒，呼吸深慢、瞳孔缩小、对光反射存在。

5. BCDE【解析】参见 A1 型题第 39 题解析。

6. BCD【解析】百草枯中毒早期主要是由于脂质过氧化造成全身多脏器的损害，因此早期应积极使用抗氧化、抗自由基的药物治疗。维生素 E、维生素 C、维生素 B_1、烟酸、还原型谷胱甘肽、乙酰半胱氨酸及超氧化物酶等可破坏氧自由基，可选择使用。依达拉奉是一种合成的自由基清除药和抗氧化药，可减轻百草枯中毒后所致的急性肺损伤。

7. ABCD【解析】百草枯进入人体后，其可被还原型烟酰胺腺嘌呤二核苷酸磷酸（NADPH）-细胞色素 P-450 还原酶、还原型烟酰胺腺嘌呤二核苷酸（NADH）：泛醌氧化还原酶、黄嘌呤氧化酶以及一氧化氮合酶这 4 种酶还原。

8. ABCD【解析】百草枯中毒早期可无症状或症状较轻，随着时间推移，可表现为多脏器的损害。口服中毒者，早期主要表现为消化道症状，如口、舌及咽部烧灼感，恶心、呕吐和腹痛等症状。进一步发展出现肝、肾、肺等多脏器功能不全或衰竭的表现，如发绀、呼吸困难、咳嗽、胸痛、头晕、头痛、肌肉痉挛、抽搐、昏迷等。口服量大者，1~3 日内即可出现呼吸困难、呼吸窘迫并死亡；口服量小者，早期可无明显临床表现，数日后逐渐出现胸闷、呼吸困难，并逐渐加重，发生肺纤维化。

9. ABDE【解析】有机磷中毒包括经消化道、呼吸道、皮肤黏膜 3 种途径。生产和使用过程中中毒以皮肤黏膜多见，其次为呼吸。急性百草枯口服中毒者，可出现口腔、咽喉部、食管和胃黏膜糜烂，溃疡形成，重者出现胃出血、胃穿孔。肺部听诊呼吸音减低、干湿啰音。阿片类中毒三联征是呼吸抑制、中枢神经抑制、瞳孔缩小。氮氧化合物中毒其临床表现主要以急性肺水肿等呼吸系统损害为特征。

10. ABCDE【解析】能缓和激动，消除躁动，恢复安静情绪的药物称为镇静药，包括巴比妥类药物、苯二氮草类药物（BZDs）。BZDs 分类如下。①长效类：地西泮、氟西泮等。②中效类：阿普唑仑、氯氮草、硝西泮、氯硝西泮、艾司唑仑。③短效类：三唑仑等。传统（或典型）抗精神病药多为单纯的多巴胺 D_2受体阻断药，其主要药理作用：①镇静作用，并增强其他中枢抑制药如麻醉药、镇静催眠药、镇痛药及乙醇的作用。②锥体外系反应。③抗α肾上腺素受体作用。④抗胆碱作用。⑤抗组胺作用。非传统（或非典型）抗精神病药对除多巴胺 D_2受体以外的其他受体，包括 5-羟色胺（5-HT）受体、谷氨酸受体等也有阻断作用，锥体外系反应少。阿片类药物主要包括阿片类及人工合成镇痛药。阿片的主要成分为吗啡，激动体内的阿片受体，对中枢神经系统先兴奋后抑制，但以抑制为主。

11. BCDE【解析】血液透析能有效地增加长效巴比妥类药物的清除，但对中短效类、苯二氮草类及吩噻嗪类中毒效果欠佳，而以血流灌注为宜。

12. ABC【解析】巴比妥类中毒的临床分级见表 8-8-1。

表 8-8-1 巴比妥类中毒的临床分级

分级	循环	呼吸	神经系统	其他
轻度中毒	无明显变化	无明显变化	嗜睡、反应迟钝、言语不清、记忆力减退、判断力及定向力障碍、眩晕、动作不协调	无明显变化
中度中毒	无明显变化	呼吸减慢	浅昏迷、眼球震颤、对光反射迟钝、腱反射消失，但角膜反射和咽反射存在	无明显变化
重度中毒	血管运动中枢抑制，周围血管扩张，血压下降	呼吸中枢抑制，呼吸浅慢而不规则，呈潮式呼吸	深昏迷，早期四肢肌张力增高、腱反射亢进、病理反射阳性，后期全身肌肉松弛、各种反射消失	体温下降、脑水肿、肾衰竭、肝损害、肺水肿、肺炎、皮疹

13. ABCD【解析】阿片类药物中毒的治疗方法为尽早使用特效解毒药纳洛酮。苯丙胺类药物中毒昏迷患者可用纳洛酮。急性酒精中毒昏迷者可用纳洛酮 0.4~0.8mg 加入葡萄糖液静脉注射，或用贝美格 50mg 加入葡萄糖液 10~20ml 静脉注射，或使用纳美芬治疗。

14. ABCE【解析】纳洛酮为阿片受体的特异阻断药，临床有较广泛用途，可迅速逆转阿片镇痛药引起的呼吸抑制，可纠正昏迷，瞳孔缩小（呈针尖样大小）。纳洛酮纠正顽固性低血压，纳洛酮通过拮抗内啡肽改善血流动力学而逆转内毒素导致的休克低血管反应性。

15. BCD【解析】吗啡在治疗剂量下即可以抑制呼吸，包括呼吸频率、分钟通气量和潮气量，亦可使呼吸节律发生紊乱，中毒剂量的吗啡可使呼吸频率减少至 3~4 次/分，最大的呼吸抑制一般发生于静脉注射后 5~10 分钟、肌内注射 30 分钟，或皮下注射 90 分钟内，这种作用主要通过直接抑制脑干呼吸中枢降低呼吸中枢对 CO_2的敏感性产生的。

16. ABCDE【解析】因存在个人差异，所以很难确定任何一种阿片类药物对人的确切的中毒量和致死量，但原有肝病、肺气肿、支气管哮喘、脊柱后凸、过度肥胖、头部外伤或颅内压升高的患者以及与苯二氮䓬类镇静催眠药、单胺氧化酶抑制药、吩噻嗪类和三环类抗抑郁药或乙醇等合用时更易发生中毒。

17. ABCDE【解析】急性亚甲二氧基甲基苯丙胺中毒的并发症：①心律失常。②急性脑水肿。③中毒性肝炎导致的肝衰竭。④DIC。⑤急性肾衰竭。⑥横纹肌溶解。

18. ABDE【解析】具有下列症状或体征之一者为急性亚甲二氧基甲基苯丙胺重度中毒。①意识障碍：谵妄、昏睡或昏迷。②抽搐、牙关紧闭。③高热（T>39℃）。④出现横纹肌溶解征象。⑤出现急性肝衰竭、肾衰竭或 DIC。⑥肌酸激酶大于参考值的 2 倍。

19. BDE【解析】一氧化碳中毒时最易受损害的脏器为心脏和脑。

20. ABCDE【解析】毒蕈中毒的诊断要点：①有采摘、食用野蕈史，同食者相继发病，结合临床表现应考虑毒蕈中毒可能。②通过鉴定野蕈种类为毒蕈。③临床症状与食用野蕈有一定相关性。④排除其他表现为腹泻、肝功异常、精神异常、凝血功能异常的疾病以及其他毒物中毒的可能。

21. ABCDE【解析】正常血液中 HbCO 含量为 5%~10%。一氧化碳中毒血液中 HbCO 升高，HbCO 的存在还能使血红蛋白氧离曲线左移。线粒体参与有氧呼吸第二、三阶段，而第三阶段需要氧气的参与，一氧化碳中毒会导致红细胞无法输送充足的氧气给组织细胞中的线粒体。因此线粒体的生理活动受阻。CO 抑制细胞色素氧化酶活性，影响细胞呼吸和氧化过程，阻碍氧的利用。使用高压氧舱的方法治疗一氧化碳中毒效果是非常好的。

22. CDE【解析】急性一氧化碳中毒的诊断依据：①根据 CO 接触史。②临床症状与体征，皮肤黏膜呈樱桃红色为主要体征，但仅见于 20%的患者。③血中 HbCO 测定有确定诊断价值，停止接触 CO 超过 8 小时多已降至正常。④除外其他引起昏迷的疾病。

23. ABCD【解析】一氧化碳中毒症状与患者中毒前的健康状况，空气中一氧化碳的浓度，与一氧化碳接触时间长短及中毒时体力活动情况有关。

24. ABCE【解析】一氧化碳中毒的发病机制：CO 中毒主要引起组织缺氧，CO 经呼吸道吸入，由肺泡迅速弥漫入血，进入血液中的 CO 约 85%与红细胞内血红蛋白（Hb）结合，形成稳定的碳氧血红蛋白（HbCO）。CO 与 Hb 的亲和力比氧和血红蛋白（HbO_2）要慢 3600 倍，血液中 HbCO 浓度增高，引起组织缺氧，导致机体一系列病理变化，吸入高浓度 CO 时，CO 与肌球蛋白结合，影响细胞内氧弥散，而损害线粒体功能；CO 与细胞色素氧化酶的铁结合，使细胞呼吸抑制，导致细胞内缺氧。

25. ABCE【解析】硫化氢中毒的病因和发病机制：急性中毒均由呼吸道吸入所致。在一定剂量范围内，小部分可以原形随呼出气体排出，大部分则被氧化生成无毒的硫化氢、硫化硫酸钠及硫酸盐等排出体外，在体内无蓄积作用。对机体产生危害的是来不及代谢和排出的游离硫化氢。

26. ADE【解析】轻度中毒：主要是眼球和上呼吸道的刺激症状，表现为畏光、流泪、眼刺痛、流涕、咽喉部灼热感，胸闷及刺激性干咳。中度中毒：除上述轻度中毒的症状外，还会出现中枢神经系统症状。重度中毒：昏迷时间较久者，同时可发生细支气管肺炎和肺水肿、脑水肿。

27. ABC【解析】病情符合下列任何一项者，均为砷化氢中毒血液净化疗法指征：①全身皮肤明显黄染或呈古铜色或紫黑色。②少尿或无尿，用利尿药治疗无效。③肌酐>442μmol/L（5mg/dl）或每日增高幅度>44.2μmol/L（0.5mg/dl）。

28. ABCD【解析】氧化血红蛋白一直被认为是砷化氢中毒诱导溶血机制中一种必需成分，大量的证据表明砷化氢中毒会引起血红蛋白氧化或变性。通过胶体渗透机制得知从血红蛋白释放的自由亚铁血红素会产生溶血作用。现有的研究还表明砷化氢在某种程度上会削弱球蛋白与亚铁血红素的作用而使游离亚铁血红素释放。根据溶血可能由红细胞内谷胱甘肽耗尽后不能清除自由基而发生的理论，早期应用大剂量谷胱甘肽可减轻溶血。

29. BC【解析】参见 A1 型题第 162 题解析。

30. ACE【解析】氰化物中毒的机制：氰化物进入人体后析出氰离子（CN^-），为细胞原浆毒，对细胞内数十种氧化酶、脱氢酶、脱羧酶有抑制作用。但主要是与细胞线粒体内氧化型细胞色素氧化酶的三价铁结合，阻止了氧化酶中三价铁的还原，也就阻断了氧化过程中的电子传递，使组织细胞不能利用氧，形成了内窒息。

31. ABC【解析】急性氢化物中毒时洗胃可用 1∶5000 高锰酸钾、5%硫代硫酸钠或1%~3%过氧化氢溶液。

32. ACD【解析】参见 A1 型题第 162 题解析。

33. ABCDE【解析】急性酒精中毒并发症：①急性脑血管疾病。②低血糖病。③肺炎。④急性酒精中毒性肌病。⑤其他。急性酒精中毒还可出现低血钙、胰腺炎、酸碱平衡紊乱等。

34. ACE【解析】急性酒精中毒的临床表现分期：①兴奋期。②共济失调期。③昏迷期。

35. ABDE【解析】参见 A1 型题第 97 题解析。

36. ABCD【解析】亚硝酸盐中毒的辅助检查：①高铁血红蛋白的鉴定。②亚硝酸盐测定。

37. ABCDE【解析】毒蕈中毒对症治疗：①对胃肠炎型患者，应积极纠正脱水、电解质紊乱和酸碱失衡。②对有精神症状或有惊厥者应予镇静或抗惊厥治疗。③对中毒性肝病、中毒性心肌病、溶血反应的患者，可应用肾上腺皮质激素类药物。④溶血患者应碱化尿液及利尿。⑤急性毒蕈中毒并发多脏器衰竭时宜尽早选择血液净化治疗，如持续肾脏替代治疗、血浆置换，以进一步清除毒素及维持内环境稳定。

38. ABCE【解析】亚硝酸盐中毒的特效解毒药物有甲苯胺蓝、亚甲蓝。维生素 C 可以缓解亚硝酸盐中毒的现象，能够有效地促使高铁血红蛋白转化为血红蛋白，减轻中毒的症状。维生素 C 和亚甲蓝有协同的作用，两者联合使用是治疗亚硝酸盐中毒的一线治疗方案。高渗的葡萄糖和辅酶 A 也能增强亚甲蓝的解毒效果，也可以同时使用。

五、案例分析题

1. ABCE【解析】参见 A3/A4 型题第 14 题解析。

2~3 ADEF、E【解析】重度中毒有 M 样、N 样症状，M 样症状可有面色苍白、恶心、呕吐、腹痛、腹泻、尿频、大小便失禁、瞳孔缩小、胸闷、气短、呼吸困难、多汗、全身湿冷、流泪、流涎、气道分泌物增多、支气管痉挛、双肺干湿啰音等。重症瞳孔呈针尖样并有肺水肿。N 样症状骨骼肌过度兴奋后就会出现抑制，出现肌力减退甚至呼吸肌麻痹引起周围性呼吸衰竭。乙酰胆碱还可刺激交感神经节和肾上腺髓质，出现血压升高和心律失常。

4. A【解析】急性有机磷杀虫药中毒抗胆碱药治疗：阿托品，1 次 1~2mg，根据病情每 10~20 分钟或 1~2 小时重复给药 1 次，直至患者毒蕈碱样症状消失或出现“阿托品化”。

5. BDF【解析】毒蕈碱样症状又称 M 样症状，可有面色苍白、恶心、呕吐、腹痛、腹泻、尿频、大小便失禁、瞳孔缩小、胸闷、气短、呼吸困难、多汗、全身湿冷、流泪、流涎、气道分泌物增多、支气管痉挛、双肺干湿啰音等。重症瞳孔呈针尖样并有肺水肿。

6. A【解析】参见 A1 型题第 46 题解析。

7. ACDE【解析】参见案例分析题第 5 题解析。

8. ADE【解析】高毒类的有机磷杀虫药包括：甲胺磷、敌敌畏和甲基对硫磷等。

9. CDEF【解析】有机磷轻度中毒以 M 样症状为主，没有肌纤维颤动等 N 样症状。胆碱酯酶活力一般在 50%~70%。中度中毒 M 样症状加重，出现肌纤维颤动等 N 样症状。胆碱酯酶活力一般在 30%~50%。重度中毒除有 M 样、N 样症状外，具有下列表现之一者，可诊断为重度中毒：肺水肿、呼吸衰竭、脑水肿、昏迷。全血或红细胞胆碱酯酶活性一般在 30%以下。

10. ABCE【解析】既要坚持用早、用足、用全（两类解毒药合用）、重复应用的用药原则，又要密切观察病情变化，防止解毒药过量，尤其要避免阿托品中毒。

11. ADEF【解析】参见 A3/A4 型题第 14 题解析。

12. BDE【解析】参见 X 型题第 9 题解析。

13. ABDF【解析】有些急性有机磷杀虫药中毒者，特别是乐果和马拉硫磷口服中毒者，经积极抢救临床症状明显好转，稳定数天或至 1 周后，病情突然急剧恶化，再次出现胆碱能危象，甚至发生肺水肿、昏迷或突然死亡，称为反跳。这种现象可能与皮肤、毛发和胃肠道内残留的有机磷杀虫药被重新吸收，以及解毒药减量过快或停用过早等因素有关。

14. AEF【解析】急性有机磷杀虫药中毒清除毒物治疗：迅速离开有毒现场，脱去污染的衣物，用肥皂和微温水清洗污染的皮肤、头发和指甲，再用流动温水冲洗。口服中毒者用 2%碳酸氢钠溶液（美曲膦酯忌用）或 1∶5000 高锰酸钾溶液（对硫磷、乐果忌用），毒物品种不清的也可用温清水洗胃，直到洗出液清亮无大蒜味为止，最好保留胃管，间隔 2 小时左右可多次重复洗胃，洗胃液量要明显少于第 1 次。洗胃后用硫酸钠或甘露醇导泻。静脉输液增加尿量促进毒物排出。

15. ABCDE【解析】阿托品化的表现：患者瞳孔较前扩大，颜面潮红，口干，皮肤干燥，肺部湿啰音减少或消失，心率加快等。

16. ABC【解析】参见 A1 型题第 46 题解析。

17. AE【解析】杀虫药污染眼部后，可用 0.9%生理盐水或 2%碳酸氢钠冲洗眼部。

18. AC【解析】参见 A2 型题第 11 题解析。

19. ABDE【解析】对于有机磷中毒患者应用阿托品时应尽快达到阿托品化：即短时间内连续使用阿托品，达到瞳孔扩大、口干、皮肤干燥、颜面潮红、肺部湿啰音消失、心率增快。达到阿托品化后应减量，否则会出现阿托品中毒。胆碱酯酶复活药不能治疗所有有机磷中毒，应明确有机磷种类用药。

20. ACDE【解析】有机磷排泄快，吸收后 6~12 小时血浓度达高峰，24 小时内通过肾脏排泄，小量由大便排泄，数日内可排完。毒物经肝脏进行生物转化，氧化后毒性增强，水解后毒性降低。有机磷经胃肠道、呼吸道、皮肤、黏膜及结膜吸收，大多经肾脏排泄，少量由大便排泄。

21. ABCEF【解析】急性百草枯中毒的实验室检查：血白细胞计数升高，血红蛋白下降，红细胞和血小板减少，血尿素氮、肌酐、胆红素和转氨酶、淀粉酶升高，可出现血尿、蛋白尿。需要检查心电图、血气分析、肺部 X 线检查以及 CT 检查。

22. ADEFGH【解析】百草枯不挥发，易溶于水，微溶于乙醇，几乎不溶于有机溶剂，其水剂不易燃、不易爆、对金属有腐蚀性，不能与强氧化物质共存，在酸性和中性溶液中稳定，可被碱性溶液水解，与阴离子表面活性剂接触易失去活性。

23. ABDEF【解析】急性百草枯中毒清除毒物方法如下。①皮肤接触中毒。立即脱去被污染的衣物，用肥皂水彻底清洗，再用清水清洗。眼部污染者，可用 2%~4%碳酸氢钠溶液冲洗 15 分钟，再用生理盐水洗净。②口服中毒。a. 催吐：现场可刺激咽喉部催吐，口服肥皂水或泥浆水或活性炭等；b. 立即洗胃：用 2%~5%碳酸氢钠溶液、30%白陶土水或 1%肥皂水或泥浆水加活性炭 50~100g 彻底洗胃，因百草枯对消化道的腐蚀作用，洗胃时应注意动作轻柔，以免食管或胃穿孔；c. 导泻：洗胃后用活性炭悬液（50g）+硫酸镁（20~40g）、20%蒙脱石悬液 300ml 或活性炭 60g/20%甘露醇 100~150ml，硫酸镁 15g 导泻，每 2~3 小时一次交替使用，持续 30 天或持续到大便不再是绿色为止。③血液净化：需要注意的是，有研究表明如果患者血液百草枯浓度超过 3mg/L，无论进行血液透析或血液灌流均不能改善其预后。④强化利尿。百草枯中毒早期主要是由于脂质过氧化造成全身多脏器的损害，因此早期应积极使用抗氧化、抗自由基的药物治疗。

24. ACDEF【解析】百草枯毒性早期表现为急性肺损伤（ALI）或急性呼吸窘迫综合征（ARDS），后期出现肺泡内和肺间质纤维化，是百草枯中毒致死的主要原因，选项 B 错误。

25. ACDE【解析】尽管目前有多种方法用于百草枯的治疗，但患者的总体治愈率低，死亡率高，凡有明显肺损害者均预后不良。

26. EF【解析】该患者可能为药物中毒，需要进行血、尿毒物分析和血药浓度测定。

27. E【解析】地西泮脂溶性比较高，能够迅速透过血脑屏障，但其代谢和排泄过程又比较慢，所以连续用药有一定蓄积作用。如果过量或中毒，可以引起横纹肌松弛导致呼吸肌麻痹。较大剂量时可以抑制肺泡换气功能而导致呼吸性酸中毒，对于慢性阻塞性肺疾病的患者来说该作用会加剧，大剂量可以影响大脑边缘系统导致暂时性记忆缺失，还可以引起低血压、减慢心率，过量时可以导致呼吸循环衰竭。

28. ABC【解析】如果地西泮中毒以后，治疗时神志清楚的患者要立即催吐，尽快洗胃减少毒物吸收，必要时要给予血液灌流治疗，静脉输液可以促进药物排出，可以适当使用碳酸氢钠以碱化尿液，可以应用地西泮中毒拮抗药氟马西尼，氟马西尼可以迅速地逆转地西泮对中枢的镇静作用，对于改善患者意识障碍、呼吸抑制均有效果。

29. B【解析】参见 A2 型题第 38 题解析。

30. AB【解析】保持呼吸道通畅吸氧，尽早使用特效解毒药纳洛酮，同时补液维持水、电解质及酸碱平衡，纠正休克。

31. C【解析】血、尿和胃内容物中可检测出阿片类药物：定性实验呈阳性结果，中毒参考剂量为 0.1~1.0mg/L。

32. ABCEF【解析】参见 A2 型题第 41 题解析。

33. BDEFGH【解析】抢救一氧化碳中毒时纠正缺氧的方法有吸氧、高压氧舱疗法，保持呼吸道通畅，但不可拍背吸痰。一氧化碳中毒的治疗应注意：首要措施是撤离现场。①防治脑水肿：应及时应用甘露醇、快速利尿药、肾上腺糖皮质激素等；频繁抽搐者，首选药为地西泮；若伴高热用物理降温使体温保持在 32℃左右，若降温效差，可采用人工冬眠疗法；保护脑细胞，应用促进脑细胞代谢的药物，如 ATP、辅酶 A、细胞色素 C 等。②防治并发症和后发症：昏迷期精心护理，防止发生压疮和肺炎，保持呼吸道通畅，注意营养，维持水、电解质和酸碱平衡，应用抗生素防治感染。经抢救苏醒后，应卧床休息，密切观察 2 周，以防神经系统和心脏后发症的发生。

34. ABC【解析】一氧化碳中毒后常会出现脑水肿，可适当给予甘露醇、甘油果糖、呋塞米、地塞米松等脱水。

35. B【解析】在抢救急性一氧化碳中毒时，目前首要的给氧。

36. ADEF【解析】HbCO 的浓度与空气中一氧化碳浓度有关。轻度中毒：接触一氧化碳时间短，血液中碳氧血红蛋白浓度为 10%~20%，表现为头痛、头晕、心悸、恶心、呕吐、乏力等，可能出现短暂的晕厥。中度中毒：接触一氧化碳时间稍长，血液中碳氧血红蛋白浓度为 30%~40%，部分中毒患者的皮肤黏膜会出现樱桃红色。一氧化碳与血红蛋白结合的亲和力是氧与血红蛋白结合亲和力的 200~300 倍，昏迷时间较长者多提示预后严重。

37. ABCEF【解析】急性一氧化碳中毒的预后：轻度中毒可完全恢复，昏迷时间过长者多提示预后严重，但也有不少患者仍能恢复。出现颅脑 CT 异常及迟发性脑病者恢复较慢，少数可留有持续性症状。

38. ABCDEF【解析】急性一氧化碳中毒迟发脑病指部分急性一氧化碳中毒者 意识障碍恢复后，经 2~3 周的假愈期，又出现的一系列神经精神症状、锥体外系神经障碍、锥体系神经损害和大脑皮质局灶性功能障碍表现，还可出现周围神经炎、痴呆状态。

39. BCDEF【解析】参见 A1 型题第 139 题解析。

40. ABCD【解析】参见案例分析题第 34 题解析。

41. ABDEF【解析】地塞米松不属于促进脑细胞恢复的药物。ATP、辅酶 A、大剂量维生素 C、胞磷胆碱、细胞色素 C 均可促进神经功能恢复。

42. BCDEFG【解析】重度急性一氧化碳中毒的临床表现是深昏迷，A 选项错误，其余选项均是重度急性一氧化碳中毒的临床表现。

43. ABCDEF【解析】参见 A1 型题第 149 题解析。

44. ABCD【解析】中度硫化氢中毒除表现为畏光、流泪、眼刺痛、流涕、咽喉部灼热感，胸闷及刺激性干咳症状外，还会出现中枢神经系统症状，包括头痛、头晕、易激动、烦躁、意识模糊、谵妄、癫痫样抽搐，甚至呈全身强直性阵挛发作等；消化系统中毒症状：恶心、呕吐、肝功能障碍。

45. ABDEF【解析】硫化氢为特殊的带臭鸡蛋样气味的无色易燃气体，在空气中燃烧呈蓝色火焰并生成二氧化硫。比重 1.092，易溶于水。其水溶液呈酸性，由于有机物的腐败而生成硫化氢，屡有急性中毒发生。急性硫化氢中毒可导致心肌缺氧甚至心肌损害以至于影响心脏功能。

46. ABCDEF【解析】硫化氢急性中毒均由呼吸道吸入所致。H_2S 是具有窒息性的有害气体，也是刺激性气体。接触低浓度仅有呼吸道及眼的局部刺激作用，此局部刺激作用是由于它接触湿润黏膜后形成硫化钠及其本身的酸性所致；高浓度时全身作用较明显，表现为中枢神经系统症状和窒息症状。重度中毒时，可有抽搐和昏迷间断发作。

47. ACDEF【解析】硫化氢具有臭鸡蛋样气味，可通过呼吸道、消化道及皮肤接触吸收，绝大部分硫化氢中毒是通过呼吸道进入体内所致。该患者误吸带有臭鸡蛋味气体后出现意识障碍，间断抽搐。因此最可能的诊断是急性硫化氢中毒。

48. ABDEFG【解析】参见 A1 型题第 149 题解析。

49. ABCDE【解析】急性硫化氢中毒早期、足量、短程地应用糖皮质激素预防肺水肿及脑水肿。昏迷时间较久者，同时可发生细支气管肺炎和肺水肿、脑水肿。吸入极高浓度（$1000mg/m^3$以上），可立即猝死，即闪电式中毒。严重中毒病例经抢救恢复后，部分患者可残留有后遗症。高压氧治疗可有效地改善机体的缺氧状态，并可加速硫化氢的排出和氧化解毒。

50. ABDEF【解析】急性硫化氢中毒机制：在一定剂量范围内，小部分可以原形或随呼出气排除，大部分则被氧化生成无毒的硫化氢、硫代硫酸钠及硫酸盐等排出体外，在体内无蓄积作用。对机体产生危害的是来不及代谢和排除的游离 H_2S，它进入血液后可先与高铁血红蛋白结合形成硫化高铁血红蛋白，过量的未能结合的 H_2S，即随血液进入组织细胞，发挥致毒作用。H_2S 主要与呼吸链中细胞色素氧化酶及二硫链起作用，影响细胞的氧化还原过程，造成细胞组织内窒息缺氧。如吸入 H_2S 浓度甚高时，强烈刺激颈动脉窦，反射性地引起呼吸停止；也可直接麻痹呼吸中枢而立即引起窒息，造成闪电式中毒死亡。

51. C【解析】参见案例分析题第 47 题解析。

52. ABCDE【解析】参见 A1 型题第 149 题解析。

53. ABCDE【解析】如吸入 H_2S 浓度甚高时，强烈刺激颈动脉窦，反射性地引起呼吸停止；也可直接麻痹呼吸中枢而立即引起窒息，造成闪电式中毒死亡。急性硫化氢中毒早期、足量、短程地应用糖皮质激素预防肺水肿及脑水肿。急性硫化氢中毒的临床表现：①轻度中毒：主要是眼球和上呼吸道的刺激症状，表现为畏光、流泪、眼刺痛、流涕、咽喉部灼热感，胸闷及刺激性干咳。②中度中毒：除上述轻度中毒的症状外，还会出现中枢神经系统症状包括：头痛、头晕、易激惹、烦躁、意识模糊、谵妄、癫痫样抽搐，甚至呈全身强直性阵挛发作等；消化系统中毒症状：恶心、呕吐、肝功能障碍。③重度中毒：接触极高浓度硫化氢后可发生电击样死亡，患者常会出现头晕、头痛、烦躁，谵妄，意识障碍，在接触后数秒或数分钟内可发生呼吸、心搏骤停。

54. ADF【解析】参见 A1 型题第 162 题解析。

55. ABF【解析】氰化物为分子结构中含有氰基的化合物，多有剧毒。口服大量氰化物或短期内吸入高浓度的氰化氢气体，可在数秒内突然昏迷，造成“闪电样”中毒，甚至在 2~3 分钟有死亡的危险。亚硝酸异戊酯和亚硝酸钠的作用相同。但后者作用较慢，维持时间较长，青光眼患者慎用。

56. ABDF【解析】急性氰化物中毒惊厥期患者出现强直性或阵发性痉挛，甚至角弓反张，大小便失禁，大汗，血压下降，有呼吸暂停现象。

57. ACEFG【解析】急性氰化物中毒解毒药的应用在于亚硝酸盐能使血红蛋白氧化为高铁血红蛋白，后者对氰离子有很大亲和力，结合成氰化高铁血红蛋白，从而有效地阻止氰离子对细胞色素氧化酶的作用，但此结合不牢固，不久又释放氰基，故应随即注射硫代硫酸钠，使其与氰形成稳定的硫酸氢盐，由尿排出体外。亚硝酸异戊酯和亚硝酸钠的作用相同。但后者作用较慢，维持时间较长，青光眼患者慎用。本品用量过大产生变性血红蛋白过多可致缺氧，但同时应用硫代硫酸钠多能避免。

58. BCEF【解析】急性氰化物中毒的治疗措施：①现场急救。如为吸入中毒，立即戴防毒面具，使患者迅速脱离中毒现场；如为体液染毒，立即脱去污染衣物，同时冲洗污染皮肤。呼吸停止者行人工呼吸，给予呼吸兴奋药。②解毒药物的应用参见 A1 型题第 162 题解析。③洗胃。口服中毒者，可用大量 5% 硫代硫酸钠溶液或 1∶5000 高锰酸钾溶液或 3% 过氧化氢溶液洗胃（忌用活性炭）。④高浓度给氧。⑤对症支持疗法。可应用细胞色素 C。

59. ACDF【解析】急性氰化物中毒的发病机制主要是与细胞线粒体内氧化型细胞色素氧化酶的三价铁结合，阻止了氧化酶中三价铁的还原，也就阻断了氧化过程中的电子传递，使组织细胞不能利用氧，形成了内窒息。此时，血液中虽有足够的氧，但不能为组织细胞所利用。故氰化物中毒时，静脉血呈鲜红色，动静脉血压差自正常的4%～6%降至1.0%～1.5%，由于中枢神经系统对缺氧最为敏感，故首先受累，尤以呼吸及血管运动中枢为甚，先兴奋，后抑制，呼吸麻痹是氰化物中毒的最严重表现。

60. ABE【解析】参见案例分析题第55题解析。

61. ACDG【解析】急性酒精中毒症状轻重与饮酒量、机体敏感性相关。成人的中毒量个体差异很大，致死量为纯乙醇250～500ml，故A正确。极高浓度乙醇抑制延髓中枢引起呼吸、循环功能衰竭，故C正确。乙醇80%由小肠上段吸收，故D正确。乙醇入血后90%在肝内代谢、分解，乙醇的代谢是限速反应。乙醇具有脂溶性，可透过大脑神经细胞膜。乙醇可影响糖代谢，抑制糖原异生，并使肝糖原明显下降，导致低血糖，故G正确。

62. ABDEF【解析】酒精中毒者呼出气体有明显乙醇气味，一次大量饮酒中毒可引起中枢神经系统抑制，症状与饮酒量和血乙醇浓度以及个人耐受性有关，临床上分为3期：①兴奋期。②共济失调期。③昏迷期。血乙醇浓度升至54mmol/L时，患者进入昏迷期，表现为昏睡、瞳孔散大、体温降低。血乙醇超过87mmol/L时，患者陷入深昏迷，心率增快、血压下降，呼吸慢而有鼾音，可由于呼吸、循环衰竭危及生命。病情严重者常伴有瞳孔增大。

63. BCDEFG【解析】急性酒精中毒的药物治疗：10%葡萄糖500～1000ml加入大剂量维生素C，同时给予利尿药以加速乙醇排泄，可给予能量合剂加维生素B_6及烟酸静脉滴注，肌内注射维生素B_1以加速乙醇在体内氧化。可静脉注射50%葡萄糖溶液100ml，预防低血糖的发生。昏迷者可用纳洛酮0.4～0.8mg加入葡萄糖液静脉注射，或用贝美格50mg加入葡萄糖液10～20ml静脉注射，或使用纳美芬治疗。狂躁兴奋者可肌内注射小剂量地西泮注射液（5mg），避免用吗啡、氯丙嗪、苯巴比妥类镇静药。有上消化道出血者，予5%葡萄糖注射液100ml+奥美拉唑40mg，静脉滴注。急性酒精中毒的透析治疗：当患者血乙醇浓度达到500mg/d左右、出现重度昏迷或呼吸中枢抑制时，应紧急行透析治疗，以加快体内乙醇的排出。透析指征：血乙醇含量>108mmol/L（500mg/dl）且伴酸中毒或同时服用甲醇或其他可疑药物。急性酒精中毒时维持重要脏器的功能：①维持气道通畅，保证氧供，必要时行气管插管，机械通气。②维持循环功能，注意血压、脉搏，可静脉输入5%葡萄糖盐水溶液。③监测心律失常和心肌损害。④保暖，维持正常体温。⑤维持水、电解质、酸碱平衡，血镁低时补镁。治疗韦尼克脑病，可肌内注射维生素B_1 100mg。⑥保护大脑功能，应用纳洛酮0.4～0.8mg缓慢静脉注射，有助于缩短昏迷时间，必要时可重复给药。同时应注意昏迷患者此前是否同时服用其他药物。慎用镇静药，使用镇静药必须排除颅内疾病。疑有误吸，应予抗生素预防感染。

第九章　中枢神经急诊

一 A1 型题

1. 若中央前回底部前方的布罗卡（Broca）三角区受损，可导致

A. 运动性失语症　　B. 失写症

C. 感觉性失语症　　D. 失读症

E. 以上都不是

2. 脑血栓形成的溶栓治疗时间窗是指

A. 发病后的 3~6 小时　　B. 发病后的 24 小时

C. 发病后的 6~8 小时　　D. 发病后的 12 小时

E. 以上均不是

3. 临床上分水岭脑梗死发生的主要机制是

A. 血栓形成　　B. 血栓栓塞

C. 血流低灌注　　D. 血管痉挛

E. 血管淀粉样变性

4. 对梗死灶周围缺血半暗带的评估，最有价值的检查是

A. 经颅多普勒超声　　B. CT

C. 标准 MRI　　D. 血管造影

E. MRI 灌注加权成像

5. 关于牛津郡社区卒中研究分型（OCSP）的特点，不正确的是

A. 不依赖影像学结果

B. 常规 CT、MRI 尚未能发现病灶时不能作出分型

C. 可提示闭塞血管和梗死灶的大小和部位

D. 临床简单易行

E. 对指导治疗和评估预后有重要价值

6. 目前对于缺血性脑卒中患者的治疗措施中，针对缺血组织血管再通复流最有效、应用最广泛的方法是

A. 积极控制血压　　B. 肝素抗凝治疗

C. 溶栓治疗　　D. 降纤治疗

E. 血管介入技术

7. 临床上最常见的急性脑血管病是

A. 脑出血
B. 脑栓塞
C. 脑血栓形成
D. 高血压脑病
E. 蛛网膜下隙出血

8. 脑血栓形成患者发病最易出现在

A. 情绪激动时
B. 血压突然增高时
C. 颅内感染时
D. 剧烈活动时
E. 安静或睡眠时

9. 脑栓塞的栓子最常见的来源是

A. 心脏瓣膜赘生物或左心房附壁血栓
B. 脂肪栓子
C. 空气栓子
D. 肺静脉血栓
E. 下肢静脉血栓

10. 降低颅内压最迅速、最有效的方法是

A. 脱水
B. 控制躁动
C. 降低动脉 CO_2分压
D. 镇痛
E. 降低动脉血 O_2分压

11. 原发性脑出血后超早期脑水肿发生的机制是

A. 流体静力压和血凝块回缩
B. 血脑屏障的破坏
C. 血红蛋白诱导的神经毒性
D. 血液中释放的多种蛋白酶以及脑钠肽减少
E. 抗利尿激素增多

12. 导致原发性脑出血最主要的危险因素是

A. 高血压
B. 高脂血症
C. 脑动脉畸形
D. 过度肥胖
E. 淀粉样脑血管病

13. 脑干受损最具有特征性的体征是

A. 昏迷
B. 交叉性瘫痪
C. 偏瘫
D. 脑膜刺激征
E. 腱反射亢进

14. 脑出血的院前急救中，下列哪项措施是错误的

A. 平稳搬运患者，以免加重出血
B. 快速充分补液，以加强脑灌注压，保证脑细胞氧供应
C. 头位抬高 15°~30°
D. 注意保持呼吸道通畅，及时吸出呼吸道分泌物

E. 呕吐时将头偏向一侧，防止呕吐物吸入气道

15. 脑出血最常见的部位是

A. 大脑皮质　　B. 内囊

C. 脑桥　　D. 小脑

E. 延髓

16. 不属于脑出血诱发因素的是

A. 情绪激动　　B. 血黏度增加

C. 运动　　D. 用力排便

E. 剧烈咳嗽

17. 怀疑蛛网膜下隙出血，其急诊首选检查手段是

A. CT　　B. MRI

C. 腰椎穿刺　　D. 脑血管造影

E. 经颅多普勒

18. 蛛网膜下隙出血不会出现的临床表现是

A. 剧烈头痛　　B. 脑膜刺激征

C. 血性脑脊液　　D. 注视麻痹

E. 呕吐

19. 下列脑血管病出现血性脑脊液的概率最高的是

A. 脑出血　　B. 脑血栓形成

C. 脑栓塞　　D. TIA

E. 蛛网膜下隙出血

20. 小儿化脓性脑膜炎的脑脊液变化为

A. 白细胞数增多，蛋白质正常，糖降低　　B. 白细胞数增多，蛋白质增高，糖降低

C. 白细胞数正常，蛋白质正常，糖降低　　D. 白细胞数增多，蛋白质升高，糖升高

E. 白细胞数增多，蛋白质正常，糖正常

21. 新生儿化脓性脑膜炎，脑膜刺激征不明显的原因是

A. 机体的反应能力差

B. 脑膜炎症不如年长儿强

C. 颅缝及前囟未闭，对颅内压升高起缓冲作用

D. 颈肌尚不发达

E. 大脑处于抑制状态

22. 1~4 个月婴儿的化脓性脑膜炎，最常见的细菌是

A. 流感嗜血杆菌　　B. 李斯特菌

C. 葡萄球菌　　D. 铜绿假单胞菌

E. A 组链球菌

23. 病毒性脑膜炎的脑脊液变化为

A. 糖正常，氯化物升高，蛋白明显下降；细胞数增多，以中性粒细胞为主

B. 糖明显下降，氯化物下降，蛋白明显升高；细胞数增多，以中性粒细胞为主

C. 糖明显下降，氯化物下降，蛋白明显升高；细胞数增多，以淋巴细胞增多为主

D. 细胞数增多，淋巴细胞为主；糖正常，氯化物正常，蛋白可升高

E. 糖明显升高，氯化物正常，蛋白正常；细胞数正常

24. 引起病毒性脑膜炎的病毒传播途径主要是

A. 粪口传播　　B. 飞沫传播

C. 血液传播　　D. 体液传播

E. 接触传播

25. 以下不属于结核性脑膜炎前驱症状的是

A. 低热　　B. 盗汗

C. 烦躁不安　　D. 腹痛

E. 体重下降

26. 不属于结核性脑膜炎典型症状的是

A. 头痛、呕吐　　B. 儿童常有抽搐发作，前囟饱满、隆起

C. 体温 38℃左右　　D. 截瘫

E. 查体可见脑膜刺激征、眼底视盘水肿

27. 以下结核性脑膜炎并发症脑脊髓蛛网膜炎的治疗，正确的是

A. 鞘内注射地塞米松 5～10mg，每周 2 次，8～10 次为 1 个疗程

B. 肌内注射地塞米松 5～10mg，每周 2 次，8～10 次为 1 个疗程

C. 鞘内注射泼尼松 5～10mg，每周 2 次，8～10 次为 1 个疗程

D. 肌内注射泼尼松 5～10mg，每周 2 次，8～10 次为 1 个疗程

E. 鞘内注射乙酰唑胺 5～10mg，每周 2 次，8～10 次为 1 个疗程

28. 下列临床表现最严重的抽搐是

A. 癔症性抽搐　　B. 癫痫持续状态

C. 手足搐搦症　　D. 过度通气

E. 高热惊厥

29. 癫痫大发作时首先应进行的处理是

A. 使用劳拉西泮　　B. 强行固定四肢

C. 保持呼吸道通畅和防止意外伤害　　D. 吸氧

E. 静脉注射葡萄糖溶液

30. 治疗癫痫持续状态应首选静脉注射

A. 氯硝西泮　　B. 苯巴比妥
C. 苯妥英钠　　D. 戊巴比妥
E. 地西泮

31. 癫痫持续状态是指出现 2 次或多次的癫痫发作而在发作之间没有神经功能的完全恢复，或者癫痫发作持续时间超过
A. 10 分钟　　B. 20 分钟
C. 30 分钟　　D. 40 分钟
E. 50 分钟

32. 急诊处理癫痫持续状态最常用、最有效的药物是
A. 苯二氮草类　　B. 苯妥英钠
C. 苯巴比妥　　D. 丙戊酸钠
E. 水合氯醛

33. 癫痫持续状态的病因不包括
A. 颅内感染　　B. 脑卒中
C. 脑肿瘤　　D. 颅脑内伤
E. 脑外伤

34. 癫痫持续状态是指
A. 小发作连续发生　　B. 大发作频繁发生
C. 大发作连续发生，间歇期意识清楚　　D. 大发作连续发生，间歇期意识不清
E. 大发作后的昏睡状态

35. 癫痫患者缓解期用药指导，说法错误的是
A. 癫痫发作控制后仍应坚持长期服药，疗程一般需要 4~5 年
B. 用药期间每 3 个月查 1 次肝肾功能，防止药物所致肝肾功能损害
C. 如有肝功能损害，则应立即停药
D. 避免诱发因素
E. 用药期间应每月做 1 次血常规检查

36. 发作状态最常见危害性最大的癫痫持续状态是
A. 单纯部分发作持续状态　　B. 全面性强直-阵挛发作状态
C. 新生儿癫痫持续状态　　D. 典型失神癫痫持续状态
E. 失张力性癫痫持续状态

37. 以下不属于一过性或早期（<30 分钟）癫痫持续状态病理生理变化的是
A. 大脑大静脉（CVP）升高　　B. 动脉 $PaCO_2$ 升高
C. $CVPCO_2$ 升高　　D. 动脉低血压
E. 大脑血流（CBF）上升

38. 死亡率和残障率最低的癫痫持续状态是
  A. 单纯部分发作持续状态
  B. 偏侧性癫痫持续状态
  C. 非典型全身非惊厥性癫痫持续状态
  D. 继发性肌阵挛性癫痫持续状态
  E. 全面性强直-阵挛发作状态
39. 在脑脊液检查中，病毒性脑膜炎与化脓性脑膜炎的根本区别是
  A. 脑脊液透明度
  B. 脑脊液压力
  C. 脑脊液细胞总数
  D. 蛋白增高程度
  E. 糖含量

二　A2 型题

1. 患者，男性，62 岁。8 小时前患者突发右侧肢体瘫痪 1 天，构音不清，CT 检查如图所示，该患者最可能的诊断是

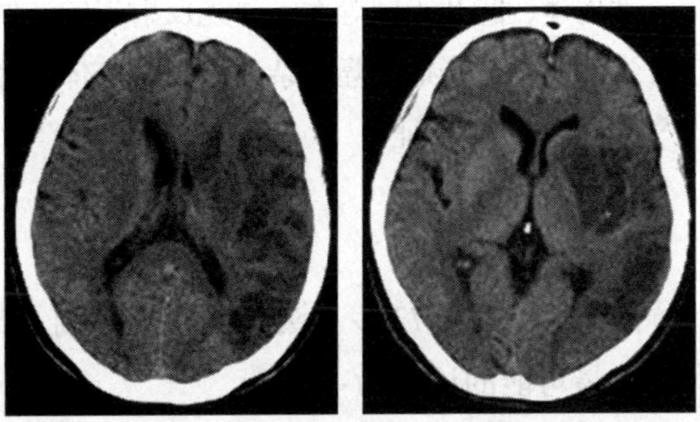

  A. 脑梗死
  B. 星形胶质瘤
  C. 脑脓肿
  D. 少突胶质细胞瘤
  E. 血管母细胞瘤
2. 患者，男性，56 岁。头痛 1 年余，2 个小时前突然出现剧烈头痛，MRI 检查如图所示，该患者最可能的诊断为

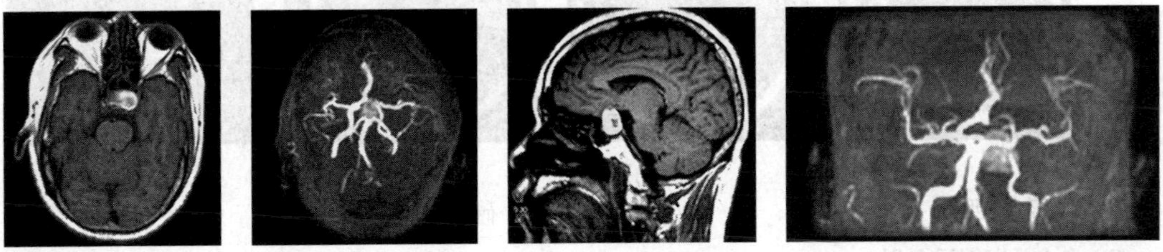

  A. 垂体瘤
  B. 脑膜瘤
  C. 颅咽管瘤
  D. 垂体瘤并脑卒中
  E. 动脉瘤
3. 患者，女性，76 岁。于昨天突发左侧肢体无力，嘴角歪斜，言语表达不清，CT 如图，该患者最可能的诊断是

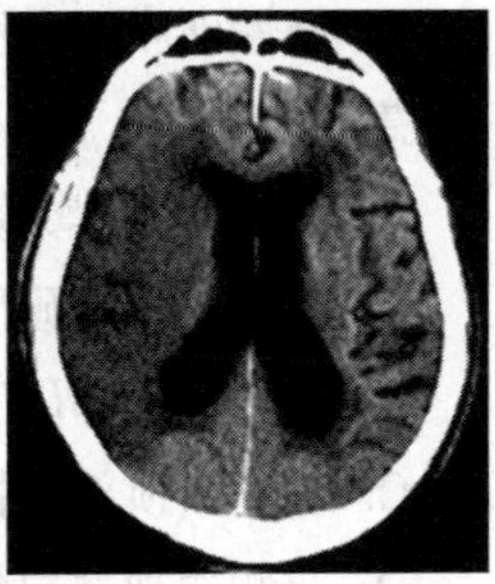

  A. 右侧颞顶枕叶梗死
  B. 星形胶质瘤

C. 脑脓肿

D. 少突胶质瘤

E. 脑囊肿

4. 患者，男性，64 岁。患动脉硬化 10 年。晨起发现左侧肢体无力，意识清楚，心脏听诊无异常，脑脊液正常。首先考虑诊断为

A. 脑出血　　B. 蛛网膜下隙出血

C. 脑血栓形成　　D. 脑栓塞

E. 脑肿瘤

5. 患者，女性，50 岁。患风湿性心瓣膜病二尖瓣狭窄 30 多年，近日活动稍多，突然晕倒、呼之不应。查体：体温 36.4℃，脉搏 58 次/分，心律不齐，呼吸 18 次/分，血压120/70mmHg；中度昏迷，瞳孔等圆等大，对光反射迟钝；两肺呼吸音清晰，心率 78 次/分，心律绝对不齐，心尖部闻及舒张期隆隆样杂音；右侧肢体偏瘫，巴宾斯基征阳性。最大可能发生了

A. 阿-斯综合征　　B. 脑栓塞

C. 脑出血　　D. 心源性休克

E. TIA

6. 患者，女性，72 岁。头晕，言语模糊，2 周前被摩托车撞伤，MRI 图像如图所示，该患者最可能的诊断为

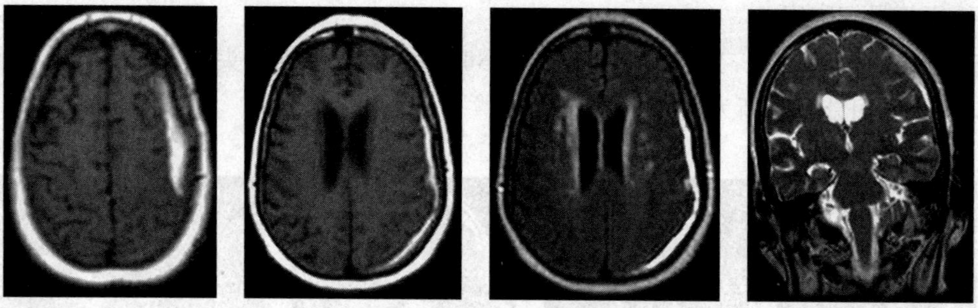

A. 硬膜下钙化　　B. 硬膜外血肿

C. 急性硬膜下血肿　　D. 亚急性硬膜下血肿

E. 慢性硬膜下血肿

7. 患者，男性，59 岁。半月前与人发生肢体冲突后感头痛头晕，双侧肢体无力，影像图像如图所示，该患者最可能的诊断为

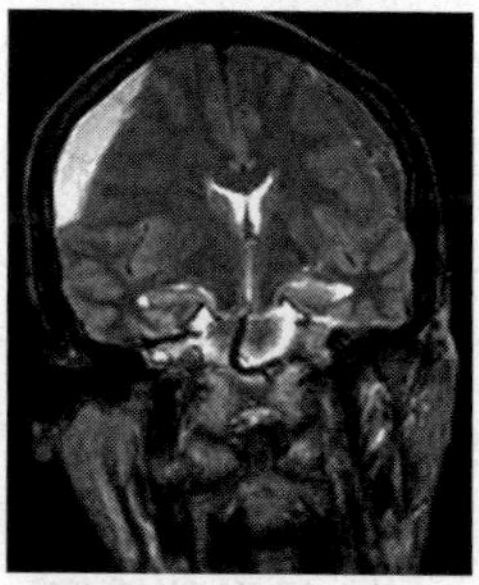

A. 双侧额顶部硬膜下血肿

B. 双侧额顶部硬膜外血肿

C. 双侧额顶部脑挫裂伤

D. 双侧额顶部急性硬膜外血肿

E. 双侧额顶部慢性硬膜外血肿

8. 患者，女性，52 岁。有高血压病史，半小时前突感头晕，剧烈头痛，摔倒在地，CT 检查如图所示，该患者最可能的诊断为

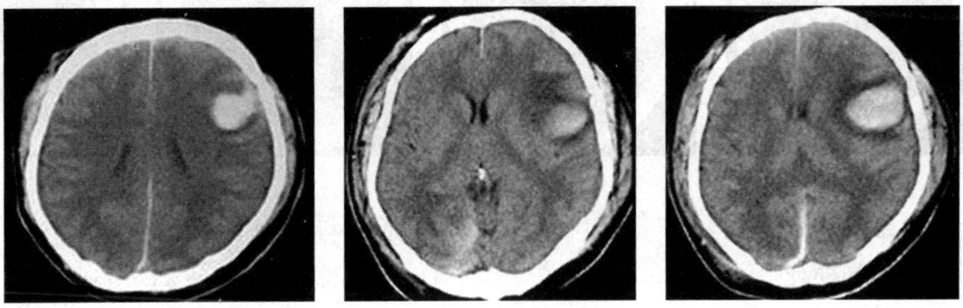

A. 脑梗死
B. 脑出血
C. 脑膜瘤
D. 转移瘤
E. 胶质瘤

9. 患者，男性，32 岁。有头颅外伤史，CT 图像如图所示，该患者最可能诊断为

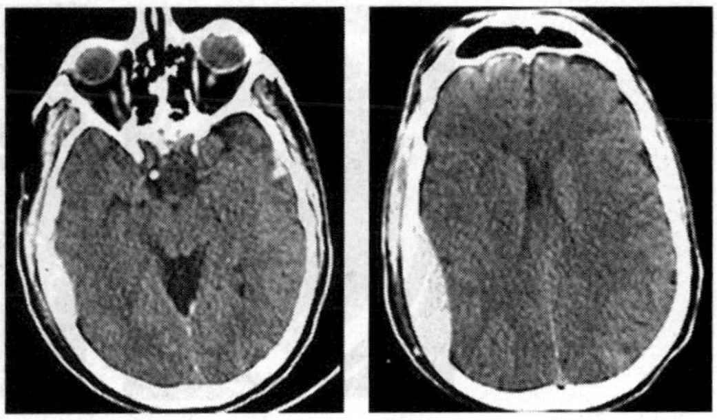

A. 硬膜下血肿
B. 硬膜外血肿
C. 硬膜下积液
D. 蛛网膜下隙出血
E. 脑挫裂伤

10. 患者，男性，26 岁。外伤后行 CT 检查，该患者最可能的诊断为

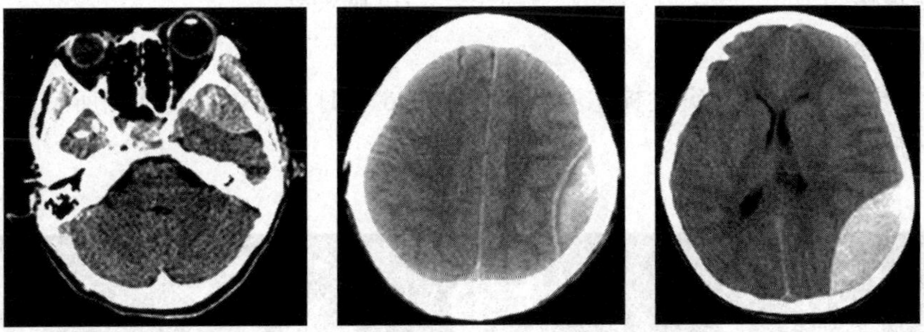

A. 左顶枕部硬膜下血肿
B. 左顶枕部硬膜外血肿
C. 左顶枕叶出血
D. 脑挫裂伤
E. 脑膜瘤

11. 患者，男性，57 岁。突然出现右侧肢体无力，CT 检查如图所示，该患者最可能的诊断为

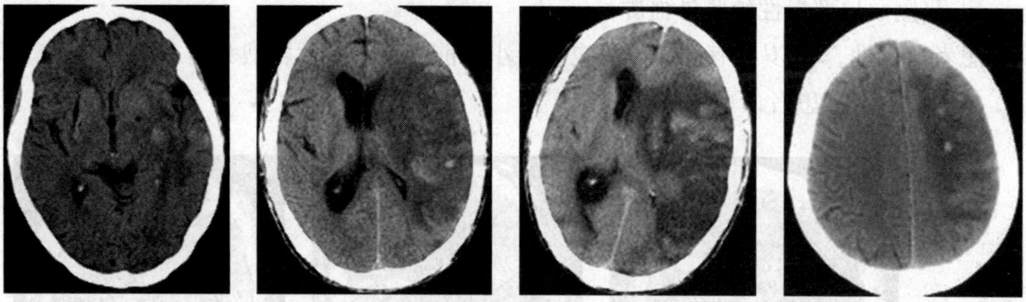

A. 星形细胞瘤　　B. 胶质母细胞瘤
C. 出血性脑梗死　　D. 转移瘤
E. 脑梗死

12. 患者，男性，53 岁。既往检查有脑动静脉畸形，突发站立不稳伴恶心呕吐 4 小时，影像图像如图所示，该患者最可能的诊断为

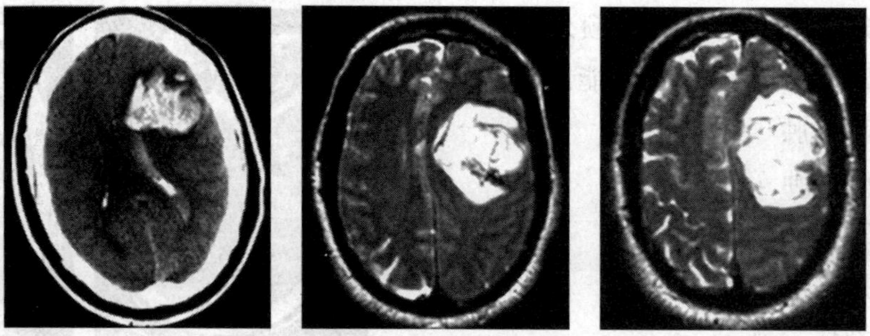

A. 脑出血　　B. 脑脓肿
C. 脑转移瘤　　D. 脑梗死
E. 颅内动脉瘤

13. 患者，男性，76 岁。突发神志不清，伴呕吐 6 小时，MRI 检查如图所示，该患者最可能的诊断为

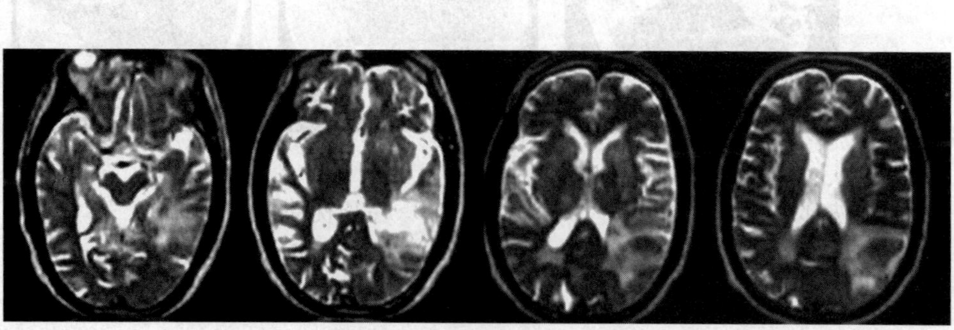

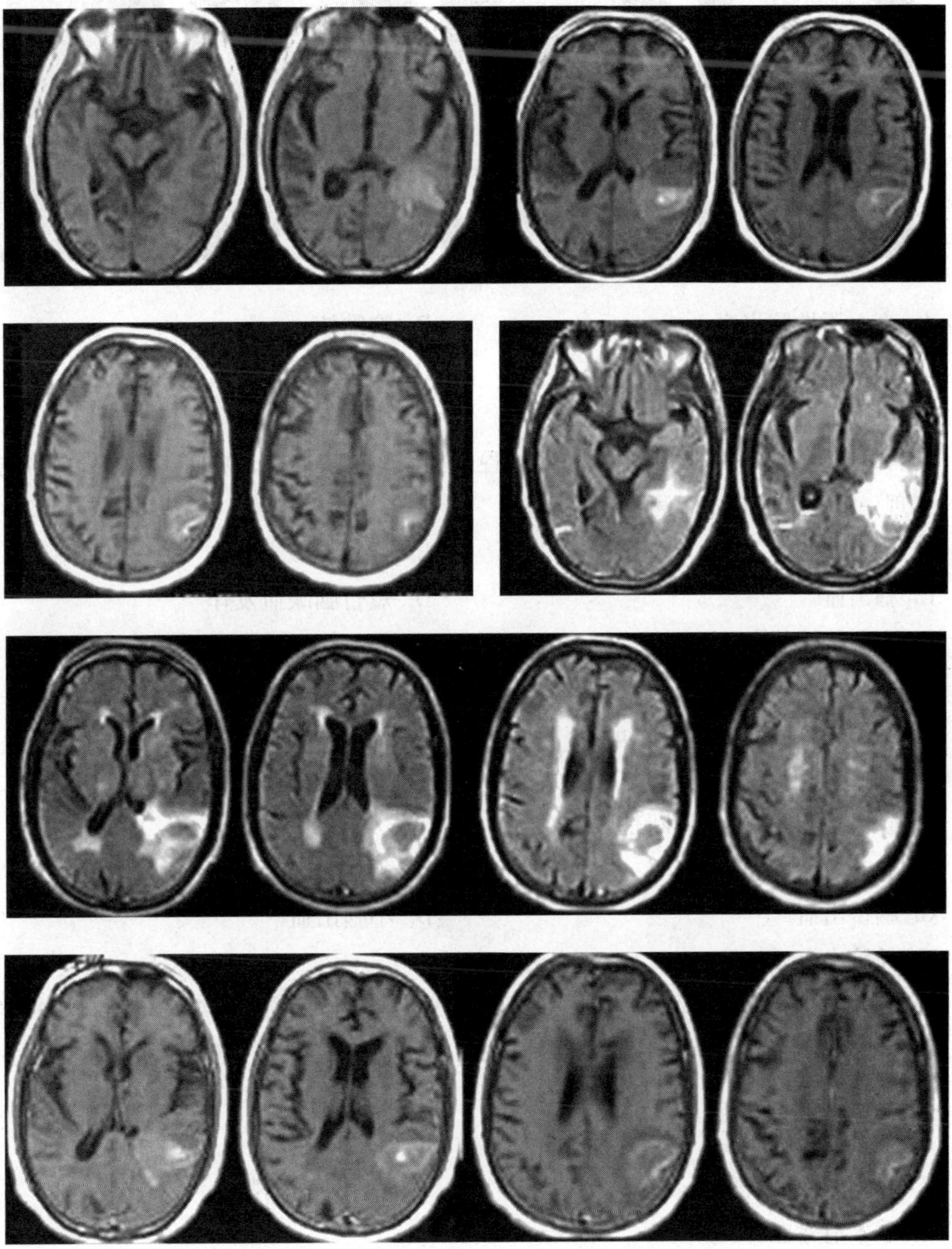

A. 出血性脑梗死　　B. 肿瘤出血

C. 原发脑出血　　D. 脑结核

E. 脑脓肿

14. 患儿，男，3 岁。头颅被球击中，CT 图像如图所示，该患者最可能的诊断是

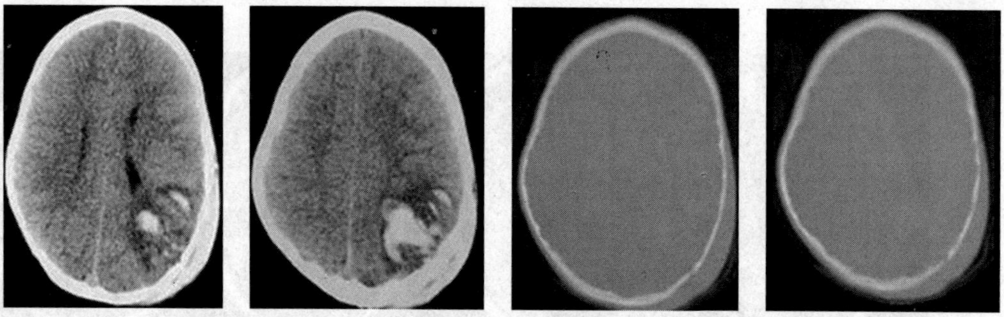

A. 高血压性脑出血　　B. 脑结核
C. 脑挫裂伤血肿形成　　D. 动脉瘤破裂出血
E. 血管畸形

15. 患者，男性，46 岁。患高血压，突然昏迷且程度很快加重，呕吐咖啡样胃内容物。检查发现一侧肢体瘫痪，最可能的诊断是
A. 多发性脑栓塞　　B. 脑血栓形成
C. 脑出血　　D. 短暂脑缺血发作
E. 癫痫持续状态

16. 患者，女性，63 岁。因突然眩晕、恶心、呕吐、头痛不能行走由家属送来就诊。查体：神志清楚，血压 230/140mmHg；眼球向外侧凝视，双侧瞳孔 3mm，等圆等大，对光反射存在；左侧额纹消失，眼裂增大，口角向右歪斜，眼球震颤，左侧肢体共济失调，无感觉异常。最可能的诊断是
A. 内耳眩晕症　　B. 颈椎病
C. 脑桥出血　　D. 小脑出血
E. 丘脑出血

17. 患者，男性，43 岁。入院 2 天，一直处于浅昏迷状态，颅内压继续增高，生命体征尚平稳，心肾功能良好。颅脑 CT 示小脑出血，血肿 20ml 左右，侧脑室有扩大征象。采取何种措施最合适
A. 继续用药降颅压　　B. 注意降血压
C. 鼻饲以保证营养　　D. 使用止血药物
E. 手术清除血肿

18. 患者，男性，52 岁。有糖尿病史 5 年，冠心病史 3 年。因与邻居发生争吵，突然倒地、呼之不应，出现呕吐胃内物数次。急救医师现场发现患者处于深昏迷状态，血压 200/130mmHg，脉搏 52 次/分，呼吸 12 次/分，双侧瞳孔不等大，对光反射消失。目前危及生命的情况是
A. 心动过缓　　B. 高血压脑病

C. 脑出血　　D. 低血糖昏迷

E. 脑疝

19. 患者，男性，42 岁。外伤后 1 小时出现头痛，呕吐。查体：颈强直。CT 检查如图所示，最可能的诊断为

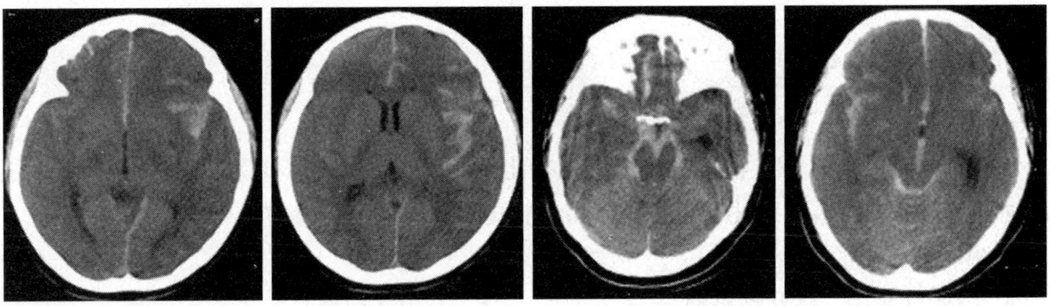

A. 硬膜下血肿　　B. 硬膜外血肿

C. 蛛网膜下隙出血　　D. 正常颅脑 CT

E. 脑出血

20. 患者，女性，16 岁。反复发作意识丧失、倒地抽搐 2 年；每次发作前有尖叫，抽搐时常伴有口吐白沫及尿失禁；抽搐停止后转入睡态，清醒后对发作过程完全无记忆。幼年时有过头外伤病史。该患者最可能的诊断是

A. 癔症　　B. 癫痫

C. 低钙血症　　D. 阿-斯综合征

E. 脑瘤

21. 患者，女性，27 岁。因脑外伤致 3 年后频繁发生癫痫全面强直-阵挛发作。在给患者家属作健康指导中，下列哪项是错误的

A. 让患者随身携带疾病小卡片，方便发病时能及时诊断与救治

B. 避免从事高空、驾驶等风险行业

C. 不能擅自停用抗癫痫药物

D. 癫痫发作时应按压肢体控制抽搐

E. 可于臼齿间置纱布卷，防止舌咬伤

22. 患者，男性，30 岁。突然意识丧失，全身抽搐，面色发绀，口吐白沫，小便失禁，5~6 分钟后意识逐渐清醒。可能是

A. 癔症　　B. 舞蹈病

C. 癫痫　　D. 震颤麻痹

E. 手足搐搦症

23. 患者，女性，23 岁。2 年来有发作性神志丧失，四肢抽搐，服药不规则。今日凌晨开始又有发作，意识一直不清醒。来院后又有 1 次四肢抽搐发作。首先应选用的治疗药物是

A. 地西泮 10mg 静脉注射
B. 苯妥英钠 0.25g 肌内注射
C. 地西泮 20mg 肌内注射
D. 副醛 5ml 灌肠
E. 苯巴比妥 0.5g 肌内注射

三 A3/A4 型题

（1~2 题共用题干）

患者，男性，64 岁。清晨起床后出现行走不稳，吐词不清，口角流涎，并出现一过性的抽搐，伴有尿失禁。既往有高血压、高血脂史。家属送至急诊室。

1. 该患者最可能的诊断是

A. 急性脑卒中、症状性癫痫
B. 心源性抽搐
C. 癔症性抽搐
D. 癫痫
E. 脑梗死

2. 对该患者诊断最有价值的检查是

A. 脑电图
B. 常规实验室检查
C. 脑脊液检查
D. 急诊神经影像学检查
E. 同步脑电图记录的电视监测

（3~4 题共用题干）

患者，男性，67 岁。晨起时发现左侧肢体乏力，伴行走不稳。家属送至急诊室，患者病程中无明显头痛、呕吐，大小便失禁，抽搐等症状。既往有高血压史。查体：血压 184/102mmHg，意识清醒，心、肺无明显异常，左侧肢体肌力 3 级，左侧病理征阳性，脑膜刺激征阴性。

3. 对于该患者，急诊诊断策略中较为合理的是

A. 分析是哪一类型的卒中
B. 分析是卒中还是其他疾病
C. 分析缺血性卒中患者是否有溶栓治疗指征
D. 稳定生命体征，控制患者高血压
E. 立即做 CT 检查

4. 根据牛津郡社区卒中研究分型（OCSP），该患者最可能的诊断是

A. 部分前循环梗死
B. 完全前循环梗死
C. 腔隙性梗死
D. 后循环梗死
E. 手笨拙-构音不良综合征

（5～7 题共用题干）

患者，女性，68 岁。退休教师，家属发现其反常昏睡不起 2 个多小时呼救 120。既往有高血压史，1 个月前有发作性右侧肢体麻木、无力病史。查体：血压 100/60mmHg，脉搏 68 次/分，呼吸 16 次/分，能被叫醒；回答问题时口齿不清，答完后马上又进入深睡眠状态，难以唤醒；双侧瞳孔等大等圆，对光反射灵敏；右侧鼻唇沟变浅，伸舌右偏，右侧肢体肌力减退，右下肢肌力约 4 级，右上肢肌力 3～4 级，右上肢肌张力稍高；右侧霍夫曼征（+），右侧巴宾斯基征（±）；心、肺、腹检查无异常发现。

5. 初步诊断是

A. 脑血栓形成　　B. 脑出血

C. 高血压脑病　　D. 内耳眩晕症

E. 脑栓塞

6. 下列院前处置不妥的是

A. 避开患者向家属说明初步诊断并交代病情的严重性，需要立即转入专科医院做颅脑 CT 尽快明确诊断并入院治疗

B. 安慰患者，使之情绪稳定，争取尽可能配合

C. 平稳搬至救护车上，平卧、吸氧、监护病情转入医院

D. 立即开放静脉通路，并行溶栓治疗

E. 与转入医院联系尽快做颅脑 CT

7. 出现下列哪种情况时不宜采取溶栓治疗

A. 患者发病达 5 小时

B. 尚能被叫醒

C. 呕吐大量咖啡色样胃内容物，血小板计数≤100×10^9/L

D. 血压 100/60mmHg

E. CT 等检查无颅内出血征象

（8～10 题共用题干）

患者，男性，73 岁。与人争吵时突发眩晕、呕吐、枕部疼痛、不能站立且行走不稳；但无明显偏瘫。院前急救将患者送至急诊室。入院时血压 175/98mmHg，意识清醒，眼震颤，颈强直，心肺未发现明显异常，肢体共济失调，肌张力降低。既往有高血压史。

8. 患者最可能的诊断是

A. 小脑出血　　B. 大面积脑栓塞

C. 蛛网膜下隙出血　　D. 高血压脑病

E. 癔症样发作

9. 患者在急诊室接受诊治过程中，突然陷入昏迷且呼吸停止。立即予以建立人工气道，机

械通气，同时给予甘露醇脱水治疗。随后 CT 提示小脑出血伴有枕骨大孔疝形成，出血约 18ml，最有可能改善患者预后的措施是

A. 常规脱水治疗 B. 降压治疗
C. 脑室引流 D. 后颅窝开颅减压
E. 过度通气

10. 患者接受相应治疗措施后，血压升至 225/112mmHg，处理正确的是
A. 在脱水治疗的同时平稳降压治疗，使血压降至正常水平
B. 不急于降血压，可通过脱水降低颅内压使血压降低，并严密观察血压变化
C. 脱水治疗同时慎重平稳降压治疗，使血压降至 180/105mmHg 左右为宜
D. 首选口服降压药物
E. 根据患者的全身状况决定是否降压治疗

（11~12 题共用题干）

患者，男性，53 岁。因情绪激动突然倒地、呼之不应伴呕吐咖啡样物半小时呼救。既往有高血压 10 年，糖尿病病史 5 年，间断服降压药及降糖药。查体：浅昏迷，有鼾音，双侧瞳孔等圆等大，对光反射灵敏；脉搏 64 次/分，心率 64 次/分，心律齐，未闻及心脏杂音；呼吸 16 次/分，血压 200/120mmHg；右侧鼻唇沟变浅，右侧上、下肢体肌力 0 级，针刺无反应；右侧巴宾斯基征阳性。

11. 不符合该患者诊断的是
A. 高血压 B. 脑出血
C. 应激性溃疡并上消化道出血 D. 阿-斯综合征
E. 糖尿病

12. 下列院前处置不妥的是
A. 卡托普利 25~50mg 或尼卡地平 10~20mg 口服，如无效可用拉贝洛尔 10~20mg 缓慢静脉注射，每隔 5~10 分钟可重复或加倍给药，尽量避免将血压快速降至过低
B. 安置临时心脏起搏器
C. 用 10% GS 250ml 加 6U 胰岛素、西咪替丁 0.4g 静脉滴注，呋塞米 20mg 静脉注射
D. 向家属说明初步诊断并交代病情的严重性，需要立即转入专科医院做颅脑 CT 以进一步确立诊断，了解出血部位和出血量，以便拟订治疗方案
E. 平稳搬至救护车上，头偏向一侧并抬高 15°~30°，吸氧，监测生命征，及时联系并转送至专科医院

（13~15 题共用题干）

患者，女性，22 岁。1 天前突然出现剧烈头痛和呕吐，颈强直，凯尔尼格征阳性。

13. 最可能的诊断是
A. 高血压脑出血
B. 脑梗死
C. 化脓性脑膜炎
D. 蛛网膜下隙出血
E. 脑血栓形成
14. CT 示蛛网膜下隙出血征象，明确病因的检查手段是
A. 脑电图
B. 腰椎穿刺
C. 脑血管造影
D. MRA
E. 经颅多普勒
15. 脑血管造影见右顶有相互扭曲增粗密集的团状阴影，由一粗大的血管导入，由另一明显扩张迂曲的血管导入静脉窦内。最可能的诊断是
A. 动静脉畸形
B. 动静脉瘘
C. 动脉瘤
D. 烟雾病
E. 化脓性脑膜炎

（16~17 题共用题干）

患者，女性，43 岁。突感剧烈头痛、恶心、呕吐、眩晕 1 小时打 120 电话呼救。既往健康，1 周前曾出现类似头痛、呕吐及复视，程度较轻，自服头痛粉后缓解。查体：体温、脉搏、呼吸、血压正常；神志模糊，烦躁，瞳孔等圆等大，对光反射灵敏；心、肺、腹部检查无异常发现；无神经系统定位体征，脑膜刺激征阳性。

16. 首先考虑的诊断
A. 脑出血
B. 上呼吸道感染
C. 蛛网膜下隙出血
D. 流行性脑脊髓膜炎
E. 内耳眩晕症
17. 首选的辅助检查是
A. 颅脑 CT
B. 眼底检查
C. 血电解质检查
D. 血气分析
E. 心电图检查

（18~20 题共用题干）

患儿，男，5 岁。发热，喷射性呕吐 3 天，伴剧烈头痛 1 天，全身抽搐 2 次，每次持续约 3 分钟自行缓解，抽搐后嗜睡。查体：意识恍惚，面色灰白，体温 38.8℃。末梢血检查：白细胞明显增多，以中性粒细胞为主。

18. 若患儿拟诊化脓性脑膜炎，最常见和主要的体征为
A. 呼吸不规则，深昏迷，对光反射消失
B. 颈强直，瞳孔不等大

C. 颈强直，神经系统检查有异常　　D. 跟腱、膝腱反射亢进
E. 四肢瘫软，肌张力低下

19. 最有助于明确诊断的检查是
A. 血常规　　B. 脑脊液检查
C. 脑脊液免疫球蛋白测定　　D. 脑电图检查
E. 颅脑 CT 检查

20. 化脓性脑膜炎炎症主要侵犯
A. 硬脑膜　　B. 软脑膜
C. 软脑膜及蛛网膜　　D. 大脑皮质
E. 脑室膜

（21~23 题共用题干）

患儿，女，4 岁。因发热，双眼疼痛、畏光伴头痛 3 天而入院。体温 39℃，颈强直，无局限性神经系统体征。

21. 最可能的诊断是
A. 乙型脑炎　　B. 流行性脑膜脑炎型
C. 病毒性脑膜炎　　D. 流脑败血症休克型
E. 单纯疱疹病毒性脑炎

22. 最有助于确诊的检查是
A. 脑脊液常规、生化检测　　B. 脑脊液培养
C. 血培养　　D. 颅脑 CT
E. 颅脑 MRI

23. 典型脑脊液改变不包括
A. 压力增高　　B. 蛋白质降低
C. 糖含量正常　　D. 发病初期以中性粒细胞为主
E. 外观清亮

（24~25 题共用题干）

患儿，男，7 岁。因发热、头痛 1 周就诊，后经脑脊液检查确诊为病毒性脑膜炎。

24. 其致病微生物多为
A. 肠道病毒　　B. 虫媒病毒
C. 腮腺炎病毒　　D. 单纯疱疹病毒
E. 流感病毒

25. 如患者合并昏迷、抽搐，其预后为

A. 多遗留神经功能后遗症 B. 急性期结束后多无任何后遗症
C. 自限性疾病、可自行缓解 D. 多因呼吸衰竭而死亡
E. 多因循环衰竭而死亡

（26~28 题共用题干）

患者，男性，28 岁。最近 2 年中时有发作性意识丧失，四肢抽搐。当日凌晨再次发作后意识一直未恢复，入院后四肢抽搐发作 1 次。

26. 该患者病情属于
A. 强直性大发作 B. 肌阵挛性发作
C. 癫痫持续状态 D. 癫痫强直-阵挛发作
E. 单纯部分性发作而非全面性发作

27. 最有效的、最常用的控制抽搐的药物是
A. 苯二氮䓬类 B. 苯妥英钠
C. 苯巴比妥 D. 丙戊酸钠
E. 麻醉药

28. 最有确诊依据的检查是
A. 颅脑 CT B. 颅脑 MRI
C. 脑电图 D. 脑血管超声
E. MRA

（29~31 题共用题干）

患者，女性，21 岁。因“反复发作肢体抽搐 1 天”为主诉入院。患者无明显诱因出现四肢抽搐，此后反复发作，共发作 3 次，伴尿失禁及舌咬伤，发作后一直意识不清。神经系统查体未见阳性定位体征。

29. 该患者诊断为
A. 癫痫持续状态 B. 单纯部分性发作
C. 失神发作 D. 强直性大发作
E. 复杂部分性发作

30. 为明确是否存在继发性因素，最有效的检查是
A. 心电图 B. 颅脑 MRI
C. 脑电图 D. 脑功能图
E. 颈部血管超声

31. 如果该患者为首次发作，最有可能的病因是
A. 原发性 B. 颅内肿瘤

C. 脑血管病　　D. 颅内感染
E. 脑变性疾病

（32~34 题共用题干）

患者，男性，53 岁。突然意识丧失，倒地抽搐，口吐白沫，由路人打 120 呼救。医护人员赶至现场时发现患者仍处于昏迷状态，口角有血沫，四肢间断发生抽搐，抽搐时有呼吸暂停及面色发绀及尿失禁；心率 88 次/分，脉搏有力。

32. 初步诊断应考虑为
A. 阿-斯综合征　　B. 脑出血
C. 脑血栓形成　　D. 癔症
E. 癫痫状态

33. 现场处置不妥的是
A. 注意保持呼吸道通畅，必要时将纱布卷垫于臼齿之间
B. 立即予 10%GS 250ml 开放静脉通路，并予静脉注射地西泮 20mg
C. 搬至救护车上，平卧、吸氧、监护病情转入医院
D. 可强行压住肢体制止抽搐
E. 联系转入医院

34. 有助癫痫诊断的检查首选
A. 脑血流图　　B. 脑电图
C. 颅脑 CT　　D. 脑脊液检查
E. 眼底检查

四 B 型题

（1~2 题共用备选答案）

A. 异烟肼　　B. 链霉素
C. 乙胺丁醇　　D. 利福平
E. 吡嗪酰胺

1. 治疗结核性脑膜炎的首选药物是
2. 儿童慎用的治疗结核性脑膜炎的药物是

五 X 型题

1. 急性缺血性脑卒中溶栓治疗的禁忌证为
A. 活动性内脏出血　　B. 血小板计数<100×10^9/L

C. 癫痫发作　　D. 疑有蛛网膜出血

E. 颅内新生物

2. 缺血半暗带不仅是脑缺血损伤进展演变中的基本概念，同时也是急性脑缺血损伤抢救治疗中的重要概念。半暗带具备的特征有

A. 半暗带组织处于高代谢状态　　B. CT 可以用于观察缺血半暗带

C. 血流量减少、能量代谢降低　　D. 组织细胞形态学已发生变化

E. 组织细胞的功能是可恢复的

3. 根据 OCSP 临床分型标准，完全前循环梗死的表现有

A. 同向偏盲

B. 对侧 3 个部位（面、上肢与下肢）较严重的运动和/或感觉障碍

C. 突然头痛、呕吐、眩晕

D. 共济失调性轻偏瘫

E. 大脑较高级神经活动障碍（意识障碍、失语、失算、空间定向力障碍等）

4. 高度提示脑栓塞的表现是

A. 活动中骤然发生局灶性神经体征，且多无先兆

B. 起病瞬间即达高峰

C. 晨醒时发病

D. 症状在数日内达高峰

E. 发病时可发生痫性发作

5. 脑出血患者可能会发生脑疝的情况是

A. 意识障碍加重　　B. 呕吐频繁

C. 血压升高　　D. 心率变慢

E. 烦躁不安

6. 关于小脑出血，正确的是

A. 多由小脑齿状核动脉破裂所致　　B. 一般无肢体瘫痪

C. 可仅表现为一侧肢体笨拙　　D. 无意识障碍

E. 易造成枕骨大孔疝

7. 原发性脑出血后，血肿扩大的直接原因是病变部位血管存在活动性出血或早期再出血。血肿扩大的因素有

A. 高血压　　B. 血肿形态不规则

C. 凝血机制障碍　　D. 出血部位组织顺应性较低

E. 存在炎症反应

8. 蛛网膜下隙出血的主要病因包括

A. 颅内先天动脉瘤　　B. 脑动静脉畸形

C. 颅内后天动脉瘤
D. 脑血栓形成
E. 高血糖

9. 蛛网膜下隙出血的临床表现包括
A. 头痛
B. 呼吸困难
C. 脑膜刺激征
D. 脑神经麻痹
E. 呕吐

10. 细菌引起化脓性脑膜炎的传播途径有
A. 通过血液循环
B. 直接扩散
C. 通过逆行的血栓性静脉炎
D. 经脑脊液通路
E. 空气传播

11. 癫痫持续状态的常用外科手术方式有
A. 脑皮质病灶切除术
B. 前额叶切除术
C. 选择性杏仁核、海马切除术
D. 颅脑中叶切除术
E. 胼胝体切开术

12. 关于病毒性脑膜炎，下列叙述正确的是
A. 肠道病毒最常见
B. 虫媒病毒最常见
C. 腮腺炎病毒最常见
D. 手足口病病毒是肠道病毒
E. 埃可病毒可导致病毒性脑膜炎

13. 以下属于结核性脑膜炎的辅助检查的是
A. MRI
B. 颅脑 CT
C. X 线平片
D. 免疫球蛋白测定
E. 溴化物分配比试验

14. 以下有关结核性脑膜炎的诊断，正确的是
A. X 线平片有特异性改变
B. 脑脊液常规、生化、细胞学、PCR、ELISA 有特异性改变
C. 有结核接触史，或有其他部位结核灶
D. 具有头痛、呕吐和脑膜刺激征阳性，脑神经麻痹、癫痫、肢体瘫痪等
E. 亚急性或隐匿性起病，伴有发热、盗汗、乏力、食欲缺乏等结核中毒症状

15. 需与结核性脑膜炎鉴别的是
A. 隐球菌脑膜炎
B. 化脓性脑膜炎
C. 病毒性脑膜炎
D. 感染性脑膜炎
E. 结节病性脑膜炎

16. 结核性脑膜炎早期误诊的原因
A. 早期症状和体征往往不明显

B. 未使用单一氨基苷类抗生素

C. 早期未能进行一些简单必要的检查，如腰穿、X 线胸片和红细胞沉降率等，由于未采取对症处理使症状被掩盖

D. 涂片查或培养结核分枝杆菌较困难，多为阴性结果而失去早期诊断机会

E. 被容易出现脑膜反应的某些疾病所迷惑而误诊，如隐球菌性脑膜炎、脑膜癌病等

17. 以下有关结核性脑膜炎治疗的叙述，正确的是

A. 一旦确诊应早期治疗

B. 禁忌单一用药

C. 症状缓解后在医师督导下继续用口服药物治疗 6~18 个月

D. 必须在医师指导下住院强化治疗 6 个月

E. 联合用药、多种方案

18. 以下治疗结核性脑膜炎的药物儿童用量正确的是

A. 异烟肼：儿童每日 20~30mg/kg

B. 链霉素：儿童每日 30~60mg/kg

C. 对氨基水杨酸（PAS）：儿童每日 0. 20~0. 25g

D. 利福平：儿童每日 20mg/kg

E. 乙胺丁醇：儿童每日 15mg/kg

19. 以下属于结核性脑膜炎并发症的是

A. 脑积水　　B. 脑脊髓蛛网膜炎

C. 脑脓肿　　D. 脑水肿

E. 结核瘤

20. 属于结核性脑膜炎治疗差的原因包括

A. 与有无其他部位结核灶有关　　B. 与体重有关

C. 与是否联合用抗结核病药有关　　D. 与年龄有关

E. 与确诊和治疗的时间有关

21. 隐球菌性脑膜炎的辅助检查包括

A. 腰穿　　B. 脑脊液细胞学

C. 脑脊浓墨汁染色　　D. 脑脊液培养

E. X 线平片

22. 隐球菌性脑膜炎的颅脑 CT 扫描见

A. 脑室扩大　　B. 脑积水

C. 脑水肿　　D. 肉芽肿

E. 囊肿

23. 隐球菌性脑膜炎诊断要点包括

A. 头痛、腹泻，脑膜刺激征阳性
B. 双目失明，视盘水肿等多数脑神经受损
C. 脑脊液墨汁染色或细胞学可找到隐球菌
D. 腰穿脑脊液压力高，糖和氯化物降低，蛋白增高。CSF 常规类似结核性脑膜炎
E. 亚急性或隐匿性起病，有慢性疾病以及长期用抗生素、激素病史

24. 两性霉素 B 的不良反应包括
A. 血尿　　B. 蛋白尿
C. 腹痛　　D. 氮质血症
E. 低钾血症

25. 以下能减少两性霉素 B 不良反应与提高两性霉素 B 疗效的措施是
A. 合用甘露醇　　B. 合用碳酸氢钠
C. 合用水杨酸盐吩噻嗪　　D. 合用克霉唑
E. 合用乙胺丁醇

26. 有关氟胞嘧啶的剂量及不良反应，下面叙述正确的是
A. 成人每日 5~10g
B. 儿童每日 100~200mg/kg
C. 1 个疗程为 3 个月
D. 不良反应有食欲缺乏、呕吐、白细胞及血小板减少、皮疹、嗜睡、精神错乱、肾功能损害
E. 配合两性霉素 B 可提高疗效，减少其不良反应

27. 影响隐球菌性脑膜炎预后的因素包括
A. 年龄　　B. 确诊前病程
C. 起病过程　　D. 原基础病
E. 感染

28. 癫痫持续状态的诱发因素包括
A. 突然停药、减药　　B. 发热
C. 感染　　D. 饮酒
E. 服用三环或四环类抗抑郁药

29. 癫痫持续状态的并发症包括
A. 合并脑水肿　　B. 血中儿茶酚胺水平急骤升高
C. 肺血管压明显增高　　D. 高热
E. 酸中毒

30. 不属于全身性非惊厥性癫痫持续状态的是
A. 典型失神癫痫持续状态　　B. 非典型失神癫痫持续状态

C. 失张力性癫痫持续状态
D. 强直性癫痫持续状态
E. 复杂部分性发作持续状态

31. 根据 Gastuat 的部分性癫痫持续状态（SPSE）的分类，其类型包括
A. 躯体运动性 SPSE
B. 罕见的其他类型
C. 言语障碍或失语型 SPSE
D. SPSE-腹痛性 SPSE
E. 感染性 SPSE

32. 以下属于癫痫持续状态的治疗目的的是
A. 积极寻找病因
B. 预防脑水肿、低血糖、酸中毒、过高热、呼吸循环衰竭等并发症
C. 保护心、肺功能
D. 控制感染
E. 快速控制惊厥发作

33. 癫痫持续状态的治疗用药包括
A. 地西泮
B. 氯硝西泮
C. 氯丙嗪
D. 苯巴比妥
E. 苯妥英钠

六 案例分析题

（1~4 题共用题干）

患者，女性，65 岁。与人说话时突发右侧肢体不能活动，吐词不清，伴有同向偏盲。家属急送至急诊室，病程中患者无明显头痛、呕吐、抽搐或大小便失禁。既往无明确高血压、糖尿病史，否认近期有类似发作史。查体：血压 153/64mmHg，意识清醒，两侧瞳孔等大，对光反射灵敏；右侧口角歪斜，伸舌右偏，颈无抵抗，心肺正常，右侧肢体肌力 2 级，病理征阳性。

1. 患者最可能的诊断是
A. 脑出血
B. 蛛网膜下隙出血
C. 大面积脑栓塞
D. 部分前循环梗死
E. 癔症样发作

2. 如果为缺血性脑卒中，治疗可以选择
A. 溶栓治疗
B. 抗凝治疗
C. 降纤治疗
D. 抗血小板治疗
E. 应用神经保护药

3. 为了让患者更早的接受溶栓治疗，患者到达急诊室后要在最短时间内接受一系列评估和检查，正确的是

A. 对于可疑脑卒中的患者，立即进行初期评估
B. 从患者就诊到完成 CT 检查，时间应<30 分钟
C. 从患者就诊到接受药物治疗，时间应≤60 分钟
D. 实施溶栓治疗不必向患者或其家属告知
E. 患者就诊后 30 分钟内通知卒中小组

4. 准备给患者做溶栓治疗前，应综合考虑的因素包括
A. 既往是否有颅内出血，包括可疑蛛网膜下隙出血
B. 近 3 周内是否有胃肠或泌尿系统出血
C. 血小板计数（是否$<100\times10^9/L$）
D. 是否收缩压>180mmHg，或舒张压>100mmHg
E. 是否存在严重心、肾、肝功能不全或严重糖尿病

（5~7 题共用题干）

患者，女性，56 岁。做家务时突发意识不清，左侧肢体无活动，尿便失禁。到达急诊室时，患者曾有呕吐，但中午明显抽搐。既往有风湿性心脏病史；平时无基础用药。入院时查体：血压 145/64mmHg，昏迷，左侧瞳孔直径略大于右侧，对光反应迟钝，颈无抵抗；心脏听诊示房颤律，心率 101 次/分，心尖区可闻及舒张期隆隆样杂音，左侧病理征阳性。

5. 该患者可能的诊断是
A. 脑出血　　B. 蛛网膜下隙出血
C. 大面积脑栓塞　　D. 脑血栓形成
E. 肿瘤卒中

6. 对于该患者最有价值的检查是
A. MRI　　B. 经颅多普勒
C. 脑电图　　D. 颅脑 CT
E. 腰椎穿刺

7. 若该患者能康复出院，二级预防措施应包括
A. 应用抗凝药　　B. 应用抗血小板药物
C. 康复治疗　　D. 神经保护药
E. 血管内介入治疗

（8~10 题共用题干）

患者，男性，23 岁。被家属发现突发全身抽搐、口吐白沫、意识不清。30 分钟后送至急诊室时，此时患者症状仍无明显缓解，伴排尿、排便失禁。既往有多次类似发作史，服用抗癫痫药物后控制良好。最近自行停药。否认有其他病史。多系统检测示，血压 82/

46mmHg，呼吸 12 次/分，经皮脉搏血氧饱和度 91%。查体：意识不清，眼球凝视上方，口吐血沫，口周有呕吐物，全身肌肉强直伴有节律性抽搐。

8. 该患者在急诊室的紧急处理包括

A. 保持呼吸道通畅和氧疗
B. 快速评价和稳定生命体征
C. 脑电图检查
D. 控制抽搐
E. 急诊神经影像学检查
F. 急诊 CT 检查

9. 可用于控制患者癫痫持续发作的药物有

A. 地西泮
B. 苯妥英钠
C. 苯巴比妥
D. 丙戊酸钠
E. 水合氯醛
F. 甲氯芬酯

10. 如果患者抽搐未能得到良好控制，且出现呼吸窘迫，血氧饱和度下降至 80%，进一步急救处理措施包括

A. 建立人工气道，实施机械通气
B. 维持呼吸和循环等生命体征平稳，必要时给予全身麻醉药和肌松药
C. 寻找和治疗其他诱发抽搐的原因
D. 强行固定患者抽搐的四肢
E. 静脉注射高浓度葡萄糖溶液
F. 补充钙制剂

参考答案与解析

一、A1 型题

1. A【解析】运动性失语症主要是因布罗卡（Broca）区受损引起的。

2. A【解析】溶栓治疗的最佳时间通常少于 6 小时，因为在血栓形成的 6 小时内，及时治疗可以治愈，不会留下后遗症。超过 6 小时后，脑细胞会不同程度地坏死。

3. C【解析】正常脑功能的维持要足够的脑血流量、脑供氧量来保证，脑作为人体重要器官，几乎没有能量储备，低灌注致脑组织血供中断导致脑缺氧时，几分钟内即出现脑组织缺血，引起脑功能和结构障碍。若不及时恢复脑血流，脑组织则出现不可逆性损伤。重大手术，需限水、限食、甚至禁食者，发热、输液反应、腹泻、大量出汗、不合理应用降压药或自发性波动性低血压，均可导致低血压及有效循环血容量减少，脑灌注压下降。若脑组织处于持续低灌注状态，则极易导致脑梗死。脑分水岭区为脑内相邻动脉供血区之间的边缘带，供血动脉多为终末血管，管径细吻合血管网少，在体循环血压和有效循环血量减少时，边缘带最先发生缺血性改变。因此低灌注常导致分水岭梗死。

4. E【解析】MRI 灌注加权成像是静脉注射顺磁性造影剂后显示脑组织相对血流动力学改变的成像。灌注加权改变的区域较弥散加权改变范围大，目前认为弥散-灌注不匹配区域为半暗带。

5. B【解析】OCSP 分型不依赖于影像学检查的结果，常规 CT、MRI 尚未能发现病灶时就可根据临床表现迅速分型，并能提示闭塞血管和梗死灶的大小和部位，临床简单易行，对指导治疗和评估预后有重要价值。

6. C【解析】溶栓治疗是恢复脑血流的最主要措施，但有一定的出血风险，需严格掌握适应证及禁忌证。

7. C【解析】临床上最常见的脑血管病为脑血栓形成。

8. E【解析】睡眠或安静时血流相对缓慢，易形成栓塞。

9. A【解析】引起脑栓塞的栓子最常见来源于心脏，栓子 80%来自左心室的血栓，常见有亚急性细菌性心内膜炎时左心瓣膜赘生物、二尖瓣狭窄时左心房血栓和心肌梗死的附壁血栓。

10. A【解析】控制脑水肿、降低颅内压应立即使用脱水药。

11. A【解析】原发性脑出血早期涉及流体静力压和血块凝缩伴有血清挤出的阶段，第二阶段是凝血反应的激活伴凝血酶的生成，终末阶段是红细胞溶解伴血红蛋白诱导的神经损伤。

12. A【解析】导致原发性脑出血最主要的危险因素是高血压和淀粉样脑血管病，其中高血压是脑出血最重要的独立预测因素，大约 60%~70%的原发性脑出血患者有高血压。淀粉样脑血管病常常引起脑叶型脑出血，并且易于复发，约 15%患者存在淀粉样脑血管病。

13. B【解析】脑干损伤的特征性表现是交叉性瘫痪，临床上可出现病灶侧脑神经周围性瘫痪，以及病灶对侧肢体中枢性瘫痪和偏身感觉障碍。

14. B【解析】脑出血的院前急救中一定要抓住主要矛盾，首先解决生死攸关的问题，其余如脑代谢药物、水电解质平衡及止血药物等均可放在第二步处理，这样才能避免顾此失彼。

15. B【解析】脑出血经常发生在内囊和基底节，这个区域的出血是因为豆纹动脉直接垂直从大脑中动脉发出产生太大的剪切力导致。

16. B【解析】脑出血通常在情绪激动、精神紧张、剧烈活动、用力过度、咳嗽、排便等诱因下发病。

17. A【解析】怀疑蛛网膜下隙出血，首选检查方法为颅脑 CT。颅脑 CT 扫描是诊断脑出血安全有效的方法，可准确、清楚地显示脑出血的部位、出血量、占位效应、是否破入脑室或蛛网膜下隙以及周围脑组织受损的情况。

18~19 D、E【解析】原发性蛛网膜下隙出血的临床表现：突发性剧烈头痛、呕吐、意识障碍、脑膜刺激征及血性脑脊液。

20. B【解析】化脓性脑膜炎典型的脑脊液特点为压力增高、外观混浊；白细胞总数显著增多达 1000×10^6/L，以中性粒细胞为主；生化检测示蛋白质含量增多，糖含量显著降低。

21. C【解析】新生儿由于颅骨缝和囟门未闭，对颅内压增高起缓冲作用，使脑膜刺激征表现不明显。

22. A【解析】1~4 个月婴儿化脓性脑膜炎以流感嗜血杆菌多见，年长儿童及青年人（5~29 岁）以脑膜炎奈瑟菌最为多见，老年人以肺炎链球菌为多见。

23. D【解析】病毒性脑膜炎脑脊液检查：多数脑脊液压力增加，外观清亮，可见淋巴细胞增多，达（100~1000）$\times10^6$/L。早期以中性粒细胞为主，8~48 小时或以后以淋巴细胞为主。脑脊液的糖、氯化物正常，蛋白质正常或轻度增高。

24. A【解析】80%以上的病毒性脑膜炎是由肠道病毒引起的，肠道病毒主要经粪口途径传播，少数通过呼吸道传播。

25. D【解析】结核性脑膜炎的前驱症状：开始可有低热、盗汗、食欲缺乏、烦躁不安、头痛、体重下降，常持续 2~3 周。儿童可见有性情和行为改变或惊厥等首发症状。

26. D【解析】结核性脑膜炎的典型症状：①早期出现头痛、呕吐等颅内压增高的症状。②儿童常有抽搐发作，前囟饱满、隆起。③体温 38℃左右，随病情发展可出现嗜睡，甚至昏迷。④查体可见颈强直和凯尔尼格征阳性、巴宾斯基征阳性等脑膜刺激征、眼底视盘水肿。

27. A【解析】结核性脑膜炎并发脑脊髓蛛网膜炎可以鞘内注射地塞米松 5~10mg，每周 2 次，8~10 次为 1 个疗程。

28. B【解析】癫痫持续状态（SE）或称癫痫状态，是指癫痫连续多次发作，两次发作期间患者意识不恢复者，或一次癫痫发作持续时间超过 30 分钟以上。任何类型的癫痫均可出现癫痫状态，其中全面性强直-阵挛发作状态最常见，危害性也最大。

29. C【解析】癫痫大发作时患者意识丧失，唾液和分泌物可引起窒息而亡，是最严重的，故应首先保持呼吸道通畅和防止意外伤害。

30. E【解析】癫痫持续性治疗，地西泮为首选药物。

31. C【解析】参见 A1 型题第 28 题解析。

32. A【解析】苯二氮䓬类是急诊处理癫痫持续状态最常用、最有效的药物。

33. D【解析】癫痫持续状态的病因：在婴儿、儿童期多为感染、产伤和先天畸形，20~50 岁以颅脑外伤、脑寄生虫、颅内感染和脑肿瘤为常见，50 岁以上多为脑卒中、脑肿瘤、脑外伤和脑变性疾病。

34. D【解析】参见 A1 型题第 28 题解析。

35. C【解析】癫痫患者缓解期换药宜采取加用新药及递减旧药的原则，不能骤然停药。

36. B【解析】参见 A1 型题第 28 题解析。

37. D【解析】癫痫持续状态一过性或早期（<30 分钟）动脉高血压，大脑大静脉（CVP）升高，动脉 PaO_2 低或正常，动脉 $PaCO_2$ 升高，$CVPO_2$ 低或高，$CVPCO_2$ 升高，大脑

血流（CBF）上升，高血糖，高钾血症，血液浓缩，乳酸酸中毒。

38. A【解析】单纯部分发作持续状态（SPSE）的死亡率和残障率是最低的。

39. E【解析】化脓性脑膜炎与病毒性脑膜炎鉴别是化脓性脑膜炎脑脊液糖明显减低，病毒性脑膜炎脑脊液糖正常。

二、A2 型题

1. A【解析】患者发病 8 小时，存在脑神经及躯体症状，行 CT 提示脑实质密度减低征，局部脑肿胀征，动脉高密度征。因此该患者最可能的诊断是脑梗死。

2. D【解析】患者头痛 1 年余，2 个小时前突然出现剧烈头痛，结合 MRI，可知患者垂体瘤已发生血管性质的病变，可能的诊断是垂体瘤并脑卒中。

3. A【解析】患者急性起病，存在脑神经及躯体症状，行 CT 提示右侧颞顶枕叶脑实质密度减低。因此该患者最可能的诊断是右侧颞顶枕叶梗死。

4. C【解析】脑血栓形成是脑梗死最常见的类型，临床表现为肢体麻木、无力、头痛或头晕、瘫痪、口眼歪斜、言语不清等。

5. B【解析】脑栓塞中大脑中动脉栓塞最常见，临床表现为主干栓塞时引起病灶对侧偏瘫。该患者有 30 多年风湿性心瓣膜病二尖瓣狭窄史，突然晕倒，右侧肢体偏瘫，巴宾斯基征阳性，符合脑栓塞诊断表现。

6. D【解析】患者有外伤史，结合 MRI 图像可明确诊断为硬膜下血肿，头部外伤后发生于伤后 3 天之内出现症状属于急性，受伤后 4 天到 3 周之内出现症状属于亚急性，该患者外伤后 2 周出现症状，属于亚急性硬膜下血肿。

7. A【解析】硬膜下血肿多发于外伤后，通常表现为昏迷、偏瘫、失语、头痛、视物模糊、一侧肢体无力等。影像学 CT：急性期血肿呈颅骨内板下方新月形高密度区。MRI：在 T_1WI 和 T_2WI 上均呈高信号。

8. B【解析】CT 平扫示左颞叶类圆形高密度灶，周围低密度区，结合病史考虑为脑出血。

9. B【解析】患者有头颅外伤史，结合 CT 图像，最可能的诊断为硬膜外血肿。

10. B【解析】患者有外伤史，结合 CT 图像，可能诊断为左顶枕部硬膜外血肿。

11. C【解析】出血性脑梗死：早期脑梗死后 3 天内发生的出血性脑梗死，临床上常有神经系统症状突然加重持续不缓解，甚至出现意识障碍、瞳孔改变、消化道出血、中枢性高热等危险症状。颅脑 CT 扫描显示在原有低密度梗死灶内出现有点状斑片状、环状条索状混杂密度影或团块状的高密度影，出血量大时在低密度区内有高密度血肿图像。

12. A【解析】患者颅内血管畸形病史，急性起病。脑出血 CT 表现：脑内圆形、类圆形或不规则形高密度灶，CT 值在 50~80Hu。

13. C【解析】患者起病 6 小时，处于超急性期，超急性期尚未凝固的血液表现出血液

的长 T_1 长 T_2 特性，因此在 T_1WI 上表现为略低信号，在 T_2WI 上呈现高信号。

14. C【解析】患者幼童，外伤病史。脑挫裂伤 CT 典型表现为额叶、颞叶斑片状、不规则低密度区，其内常混有点状高密度出血灶。损伤后 24~48 小时可见斑点、斑片状高密度区，约 20%患者出现迟发血肿。脑皮质挫伤的部分病灶可融合形成脑内血肿。

15. C【解析】脑出血多有高血压史。多在活动中起病，发病后病情常在数分钟至数小时内达到高峰。患者更容易出现昏迷、头痛、呕吐、颈强直等全脑损害表现。

16. D【解析】小脑出血临床表现：突发晕眩、呕吐、后头部疼痛等，但无偏瘫；有眼震、站立和步态不稳、肢体共济失调、肌张力降低及颈强直；颅脑 CT 扫描，显示小脑半球或蚓部高密度影及第四脑室、脑干受压征象。

17. E【解析】患者颅内压持续增高，CT 显示血肿较大（幕上者>30ml，幕下者>10ml），侧脑室有扩大征象，应立即手术清除血肿。

18. E【解析】脑疝的临床表现除了引起脑疝的颅内压增高所导致的头痛、恶心、呕吐等外，还会有一些特殊的表现。脑组织移位以后，压迫周围的脑组织或其他重要结构所产生的症状。如颞叶钩回疝会压迫动眼神经，那么导致上睑下垂，瞳孔散大，还可以导致对侧的肢体偏瘫，严重的时候会出现意识障碍。如枕骨大孔疝，因小脑扁桃体下疝直接压迫延髓，会导致患者的生命体征出现变化，即呼吸、心搏减慢，甚至心搏骤停，这就是临床非常危重的状态。

19. C【解析】外伤性蛛网膜下隙出血是指颅内血管破裂后血液进入蛛网膜下隙，CT 是诊断蛛网膜下隙出血的首选方法，在出血 1~2 天，蛛网膜下隙出血的 CT 检出率为 80%~100%，出血后 1 周 CT 扫描已很难检出。蛛网膜下隙出血在 CT 图像上的特征性表现为基底池、侧裂池和脑沟内较广泛的高密度影。

20. B【解析】癫痫的临床表现为患者突然意识丧失，口吐白沫，肌肉强直性收缩等。

21. D【解析】抽搐发作时，适度扶住患者的手脚，以防自伤及碰伤，切不可用力按压肢体，以免造成骨折、肌肉撕裂及关节脱位。

22. C【解析】该患者呈现典型的癫痫发作过程，突然意识丧失，全身抽搐，面色发绀，口吐白沫，小便失禁，短时间内停止发作，并且意识逐渐恢复。其他选项一般不会出现意识丧失。

23. A【解析】治疗惊厥，地西泮为首选药物。成年人首次静脉注射 10~20mg。

三、A3/A4 型题

1. A【解析】癫痫的临床表现为患者突然意识丧失，口吐白沫，肌肉强直性收缩等。缺血性脑卒中多见于患有高血压、糖尿病或冠心病的中、老年人，常于安静或睡眠中急性起病，神经系统症状多在数小时或 1~2 天达到高峰，多数患者无明显意识障碍，病前部分患者可有短暂性脑缺血发作史。与其他非血管性疾病不同，脑梗死的临床症状多数符合血管分布区特点。

2. D【解析】该患者可能为急性脑卒中，应使用神经影像学检查。

3. B【解析】因患者有神经功能缺损，首先要分析是卒中还是其他疾病，有了初步诊断才能进一步处理。

4. C【解析】腔隙性脑梗死是指脑组织深部的小穿通动脉在长期高血压等因素基础上，血管壁发生病变，导致管腔闭塞，形成的小梗死灶（直径在 0.2~15.0mm）。由于腔隙很小，有时单纯影响运动纤维或感觉纤维，而出现运动性偏瘫，或仅出现没有偏瘫的半身感觉障碍。

5. A【解析】参见 A2 型题第 4 题解析。

6. D【解析】溶栓治疗主要适应证：年龄 18~75 岁；发病在 6 小时以内；脑功能损害的体征持续存在超过 1 小时，且较严重；颅脑 CT 已排除颅内出血，且无早期脑梗死低密度改变及其他明显早期脑梗死改变；患者或家属签署知情同意书。该患者应尽快做颅脑 CT。

7. C【解析】溶栓治疗主要相对禁忌证：48 小时内接受过肝素治疗；血小板计数 $<100\times10^9/ml$，或血糖 $<2.7mmol/L$。

8. A【解析】小脑出血临床表现：突发晕眩、呕吐、后头部疼痛等，但无偏瘫；有眼震、站立和步态不稳、肢体共济失调、肌张力降低及颈强直；颅脑 CT 扫描，显示小脑半球或蚓部高密度影及第四脑室、脑干受压征象。

9. D【解析】颅后窝容积小，故其缓冲体积也很小，较小的血肿即可引起颅内压增高，CT 是诊断小脑出血最快的办法，明确诊断后行后颅窝开颅减压，可使颅内压明显下降，同时清除脑内血肿，最有可能改善预后。

10. C【解析】脑出血后一般血压升高，收缩压 $>220mmHg$ 时，应给予降压药物，这也是防止进一步出血的关键。使血压维持在 160/100mmHg 左右，同时应立即使用脱水药。

11. D【解析】阿-斯综合征（Adams-Stokes 综合征）即心源性脑缺血综合征，是指突然发作的严重的、致命性缓慢性或快速性心律失常，使心排血量在短时间内锐减，产生严重脑缺血、神志丧失和晕厥等症状。阿-斯综合征是一组由心率突然变化而引起急性脑缺血发作的临床综合征。该综合征与体位变化无关，常由于心率突然严重过速或过缓引起晕厥。患者心率/心律均未见异常，暂不考虑阿-斯综合征。

12. B【解析】患者暂不考虑阿-斯综合征，不需安置临时心脏起搏器。

13. D【解析】原发性蛛网膜下隙出血的临床表现：①各年龄段均可发病，青壮年更常见，女性多于男性。常在激动、过度劳累、咳嗽、用力排便、饮酒等诱因下突然发病。主要临床表现为突发的头痛、恶心呕吐、意识障碍、脑膜刺激征。②常为炸裂样或爆裂样剧烈头痛。③蛛网膜下隙出血（SAH）患者可有短暂意识障碍或烦躁、谵妄等精神症状以及脑膜刺激征等。

14. C【解析】原发性蛛网膜下隙出血的辅助检查：①头颅 CT 平扫表现为基底池弥散性高密度影，严重时血液可延伸到外侧裂、前后纵裂池，脑室系统和大脑表面。②颅脑 MRI，当发病后数天 CT 敏感性降低时，MRI 能发挥较大作用。③脑脊液检查，血性脑脊液是诊断 SAH 的最重要依据。④血管影像学检查，脑血管造影对于动脉瘤的诊断最有价值。

15. A【解析】脑动静脉畸形的血管造影：一簇畸形血管团与扩大迂曲的动脉及静脉相连，静脉过早显影，邻近血管显影不良或变细。

16. C【解析】参见 A3/A4 型题第 13 题解析。

17. A【解析】CT 可见蛛网膜下隙、蛛网膜下池、脑沟内高密度出血影像，该检查快速、方便、经济，应为首选。

18. C【解析】成人或青少年化脓性脑膜炎的特点：①大多数为急性起病，呈暴发性。②急性期表现为全身畏寒发热、不适及上呼吸道感染症状。③头痛为突出的症状，并伴有呕吐。精神症状有激动、谵妄，以后出现意识模糊、昏睡以至昏迷。约 1/4 的患者出现局部性或全身性癫痫。④查体颈强直，脑膜刺激征阳性。⑤如治疗不及时，病情进展可引起昏迷、抽搐、呼吸异常、瞳孔改变，脑水肿进一步加重，可致脑疝。⑥皮肤出现血点，多见于化脑后期。⑦脑神经麻痹，1/10~1/5 患者以Ⅱ、Ⅳ、Ⅵ、Ⅶ常见，也可出现偏瘫、单瘫、失语、视乳水肿，病理反射阳性。

19. B【解析】化脓性脑膜炎的实验室检查：①血象白细胞总数及中性粒细胞明显增多，贫血常见于流感杆菌脑膜炎。②血、脑脊液（CSF）培养早期未用抗生素治疗者可行阳性结果，但需要时间较长。③脑脊液检查应尽早进行。④脑电图。⑤颅脑 CT 检查。⑥颅脑 MRI。

20. C【解析】化脓性脑膜炎炎症主要侵犯软脑膜及蛛网膜。

21. C【解析】儿童及成年人病毒性脑膜炎主要表现：病毒感染的全身中毒症状和脑膜刺激症状。全身中毒症状如发热、头痛、畏光、肌痛、恶心、呕吐、食欲减退、腹泻、肌肉酸痛、咳嗽和上呼吸道症状（特别是咽峡炎）等。随着发热的出现，上述表现可以间断出现，成年人尤为明显。

22. A【解析】病毒性脑膜炎的辅助检查：①脑脊液检查。②病毒分离。③血清学检查。

23. B【解析】参见 A1 型题第 23 题解析。

24. A【解析】参见 A1 型题第 24 题解析。

25. A【解析】该患者昏迷、抽搐为大脑神经功能紊乱，多遗留神经功能后遗症。

26. C【解析】参见 A1 型题第 28 题解析。

27. A【解析】苯二氮草类是急诊处理癫痫持续状态最常用、最有效的药物。

28. C【解析】持续性癫痫的辅助检查为脑电图。

29. A【解析】参见 A1 型题第 28 题解析。

30. B【解析】为明确是否存在继发性因素，最有效的检查是颅脑 MRI。

31. D【解析】参见 A1 型题第 33 题解析。

32. E【解析】参见 A3/A4 型题第 1 题解析。

33. D【解析】癫痫患者应保持呼吸道畅通，监护生命体征，静脉注射地西泮，不可强行压住肢体。

34. B【解析】持续性癫痫的辅助检查为脑电图。

四、B 型题

1. A【解析】异烟肼易透入血脑屏障，是治疗结核性脑膜炎的首选药物。

2. E【解析】吡嗪酰胺成人每日 20～30mg/kg，一般 250mg，每日 3 次，儿童慎用，因能透过血脑屏障，目前为一线药。

五、X 型题

1. ABCDE【解析】急性缺血性脑卒中溶栓治疗的禁忌证：既往病史有颅内出血，包括可疑的蛛网膜下隙出血；近 3 个月有头颅外伤史；近 3 周内有胃肠或泌尿系统出血；近 2 周内进行过大的外科手术；近 1 周内有不可压迫部位的动脉穿刺；近 3 个月内有脑梗死或心肌梗死史，但陈旧性腔隙性梗死未遗留神经功能体征者除外；严重心、肾、肝功能不全或严重糖尿病者；查体发现有活动性出血或外伤的证据；已口服抗凝药，且 INR>1. 5；48 小时内接受过肝素治疗；血小板计数 $<100\times10^9/ml$，或血糖<2. 7mmol/L；高血压：收缩压>180mmHg，或舒张压>100mmHg；妊娠妇女；患者或家属不合作者。

2. CE【解析】半暗带具有以下两个特征：①血流量减少。②缺血组织本质上是可生存的。

3. ABE【解析】完全前循环梗死表现为三联征，即完全大脑中动脉综合征的表现：大脑高级神经活动障碍（意识障碍、失语、失算、空间定向力障碍等）；同向偏盲；对侧 3 个部位（面、上肢与下肢）较严重的运动和/或感觉障碍。

4. ABE【解析】高度提示脑栓塞的表现：①发病时可发生痫性发作。②活动中骤然发生局灶性神经体征，且多无先兆。③起病瞬间即达高峰。

5. ABCDE【解析】脑疝可引起头晕、头胀不适，恶心呕吐以及意识改变，一般情况常因为颅脑损伤颅内压增高等情况有关。

6. ABCE【解析】小脑出血多由小脑上动脉的分支破裂所致。起病突然，数分钟内出现头痛、眩晕、频繁呕吐、枕部剧烈头痛和平衡障碍等，但无肢体瘫痪。可仅表现为一侧肢体笨拙，易造成枕骨大孔疝。

7. ABCE【解析】血肿扩大的危险因素：①高血压。②凝血机制障碍。③出血部位，局部组织顺应性较高。④血肿形态。⑤炎症反应。

8. ABC【解析】原发性蛛网膜下隙出血，主要是颅内先天性动脉瘤、脑动静脉畸形、后天性动脉瘤（梭形动脉瘤、真菌性动脉瘤）等破裂，血液直接流入蛛网膜下隙。

9. ACDE【解析】参见 A3/A4 型题第 13 题解析。

10. ABCD【解析】细菌引起化脓性脑膜炎的途径：①血性传播，指发生在菌血症或脓毒血症后，其唯一或主要的临床表现为脑膜炎。②直接扩散，感染可向颅内直接扩散。③逆行传播。④经脑脊液传播。

11. ABCE【解析】癫痫持续状态的常用外科手术方式：脑皮质病灶切除术、前额叶切除术，或选择性杏仁核、海马切除术、胼胝体切开术等。

12. ADE【解析】约80%以上病毒性脑膜炎由肠道病毒引起。肠道病毒主要经粪口途径传播，少数通过呼吸道传播。肠道病毒有近70种血清型，包括脊髓灰质炎病柯萨奇A病毒和B病毒、埃可病毒和新近命名的肠道病毒等。手足口病的病原体是肠道病毒。

13. ABDE【解析】结核性脑膜炎的辅助检查：①腰穿CSF。②CSF细胞学。③CSF生化。④CSF结合聚合酶链反应（PCR）。⑤溴化物分配比试验。⑥免疫球蛋白测定。⑦色氨酸试验。⑧结合特异性抗体。⑨血和脑脊液细菌培养。⑩颅脑CT和MRI。

14. BCDE【解析】结核性脑膜炎的诊断：①亚急性或隐匿性起病，伴有发热、盗汗、乏力、食欲缺乏等结核中毒症状。②具有头痛、呕吐和脑膜刺激征阳性，脑神经麻痹、癫痫、肢体瘫痪等。③有结核接触史，或有其他部位结核灶。④脑脊液常规、生化、细胞学、PCR、ELISA有特异性改变。⑤颅脑CT有特异性改变。

15. ABCE【解析】结核性脑膜炎需要与隐球菌脑膜炎、化脓性脑膜炎、病毒性脑膜炎、脑囊虫病脑膜炎、结节病性脑膜炎和癌性脑膜炎进行鉴别。

16. ACDE【解析】结核性脑膜炎早期误诊原因：①早期症状和体征往往不明显，由于缺少快速、特异的早期诊断方法常延误确诊。②对结核性脑膜炎没有高度警惕性，询问病史不详，早期结核中毒症状及接触史往往易忽视。③早期未能进行一些简单必要的检查，如腰穿、X线胸片和红细胞沉降率等，由于采取对症处理使症状被掩盖。④涂片查或培养结核分枝杆菌较困难，多为阴性结果而失去早期诊断机会。⑤滥用氨基苷类抗生素，这种单一服用二线抗结核病药不能控制结核分枝杆菌繁殖，却使症状复杂化。⑥不能正确评价各项脑脊液检查的临床意义。⑦被容易出现脑膜反应的某些疾病所迷惑而误诊，如隐球菌性脑膜炎、脑膜癌病等。

17. ABCE【解析】结核性脑膜炎的治疗及管理原则：①一旦确诊应早期治疗。治愈率可达95%以上，延误治疗可使病情加重，造成不良后果。②全程督导化疗。根据结核分枝杆菌的特点应长期规律化治疗。必须在医师指导下住院强化治疗2个月，症状缓解后在医师督导下继续用口服药物治疗6~18个月。一定要保障足够剂量。③联合用药、多种方案，禁忌单一用药。根据药物的有效性、安全性、可接受性，对细菌的敏感性和对脑脊液的通透性，进行合理配伍。另外要根据患者是初治、复治，难治或有无颅外结核病灶制定不同方案，联合的原则首选杀菌药，配用抑菌药。

18. ACDE【解析】治疗结核性脑膜炎的主要药物用法如下。①异烟肼：易透入血脑屏障，是抗结核病的首选药物，儿童每日20~30mg/kg。②链霉素：成人每日1g肌内注射，儿童每日20~40mg/kg。③对氨基水杨酸（PAS）：成人每日8~12g，儿童每日0.2~0.25g。

④利福平：人脑脊液浓度高，但易引起肝脏损害。成人每日450~600mg，分1~2次口服，儿童每日20mg/kg。⑤吡嗪酰胺：成人每日20~30mg/kg，一般250mg，每日3次，儿童慎用，因能透过血脑屏障，目前为一线药。⑥乙胺丁醇：儿童每日15mg/kg，成人每日600~750mg，应注意发生球后视神经炎及皮疹等副作用。

19. ABE【解析】结核性脑膜炎的并发症：①脑积水。②脑脊髓蛛网膜炎。③结核瘤。

20. ACDE【解析】结核性脑膜炎治疗效果差的原因：①与确诊和治疗的时间有关。②与是否彻底治疗有关。③与是否联合用抗结核病药有关。④与是否合理应用激素有关。⑤与有无其他部位结核灶有关。⑥与年龄有关。⑦与有无混合感染有关。⑧与是否及时处理并发症有关。

21. ABCD【解析】隐球菌性脑膜炎的辅助检查：①腰穿。②脑脊液细胞学。③脑脊浓墨汁染色，可发现隐球菌。④血或脑脊液中可测出隐球菌夹膜抗原（Ag）。⑤脑脊液培养和动物接种可分离出隐球菌。⑥颅脑CT扫描、颅脑MRI。

22. ABDE【解析】隐球菌性脑膜炎颅脑CT扫描见脑室扩大、脑积水、脑萎缩、局部低密度灶，钙化、肉芽肿、囊肿等。

23. BCDE【解析】隐球菌性脑膜炎的诊断要点：①亚急性或隐匿性起病，有慢性疾病以及长期用抗生素、激素病史。②头痛、呕吐，脑膜刺激征阳性。③双目失明，视盘水肿等多数脑神经受损。④腰穿脑脊液压力高，糖和氯化物降低，蛋白增高。CSF常规类似结脑。⑤脑脊液墨汁染色或细胞学可找到隐球菌。

24. ABDE【解析】两性霉素B的作用及副作用：目前仍为最重要的抗真菌药物，它可与敏感真菌细胞膜上的甾醇相结合，损伤细胞膜的通透性，导致细胞内重要物质如K^+等外漏，破坏细胞代谢，从而抑制其生长。副作用有血尿、蛋白尿、管型尿、氮质血症、低钾血症、静脉炎、轻度溶血性贫血，偶见血小板及白细胞计数减少。

25. ABCD【解析】减少两性霉素B副作用与提高两性霉素B疗效的措施：①合用甘露醇和碳酸氢钠，可防止血尿素氮升高，代谢性酸中毒和肾小管上皮细胞的空泡变性。②合用水杨酸盐吩噻嗪，小量肝素，输血，补钾以及输液前给地塞米松，也可减少其副作用。③与克霉唑合用也可提高疗效。

26. ABCDE【解析】5-氟胞嘧啶的剂量及副作用：本品吸收良好，脑脊液浓度为血清浓度的64%~68%。成人每日5~10g，儿童每日100~200mg/kg，分次口服，1个疗程为3个月。其副作用有食欲缺乏，恶心，白细胞及血小板减少，皮疹、嗜睡、精神错乱、肾功能损害，停药后均可消失。配合两性霉素B可提高疗效，减少其副作用。

27. ABCDE【解析】影响隐球菌性脑膜炎预后的因素：①年龄。②确诊前病程。③起病过程。④颅外有隐球菌感染者。⑤原基础病。⑥应用激素及免疫抑制药。⑦CSF变化。

28. ABCDE【解析】癫痫持续状态的诱发因素主要为较低的抗癫痫药物水平（停服、减量或突然换药等），其次为发热、感染、精神心理因素过度劳累、失眠、脑外伤，其余为孕产、饮酒或戒断、药物中毒（大剂量抗抑郁药或致痫药物如三环类、碳酸锂、西咪替丁、螺内酯）等。

29. ABCDE【解析】癫痫持续状态的并发症：①惊厥持续状态可引发一系列的代谢紊乱，肌肉强烈运动可致乳酸中毒，血 pH 明显下降；痫性发作时患者呼吸停止及全身肌肉的强烈运动，严重缺氧并大量耗氧，均可造成脑、心脏及全身重要器官缺氧性损害。②合并脑水肿，并进一步引起脑疝或去皮质状态。③血中儿茶酚胺水平急骤升高，可继发心律失常，为死亡的重要原因。④肺血管压明显增高，可发生严重的肺水肿，而致患者猝死。⑤肌肉强烈运动使血中肌球蛋白增多，致下肾单位肾病。⑥高热、脱水和低血糖等。

30. DE【解析】全身性非惊厥性癫痫持续状态：①典型失神癫痫持续状态。②非典型失神癫痫持续状态。③失张力性癫痫持续状态。

31. ABCD【解析】根据 Gastuat 的部分性癫痫持续状态（SPSE）的分类，SPSE 可被分为以下类型：①躯体运动性 SPSE。②感觉性 SPSE。③SPSE-腹痛性 SPSE。④言语障碍或失语性 SPSE。⑤罕见的其他类型。

32. ABCE【解析】癫痫持续状态的治疗目的：①快速控制惊厥发作。②预防脑水肿、低血糖、酸中毒、过高热、呼吸循环衰竭等并发症。③积极寻找病因。④保护心、肺功能。

33. ABDE【解析】癫痫持续状态的治疗用药：①地西泮。②氯硝西泮。③劳拉西泮。④苯巴比妥。⑤苯妥英钠。⑥丙戊酸钠。⑦咪达唑仑。⑧丙泊酚。⑨硫喷妥钠。⑩利多卡因。⑪水合氯醛。

六、案例分析题

1. D【解析】部分前循环梗死有三联征中的 2 个，或只有高级神经活动障碍，或感觉运动缺损较 TACI 局限。提示是 MCA 远段主干、各级分支或大脑前动脉及分支闭塞引起的中、小梗死。

2. ABCDE【解析】缺血性脑卒中的一般治疗：①保持呼吸道通畅。②心脏监测。③血压的控制。④血糖控制。⑤体温控制。⑥降颅压治疗。⑦营养支持。⑧预防并发症。缺血性脑卒中的特异性治疗：①静脉溶栓。②动脉溶栓。③抗血小板聚集治疗。④抗凝治疗。⑤降纤治疗。⑥神经保护治疗。⑦外科手术和血管内介入治疗。

3. ABC【解析】溶栓治疗，从患者就诊到完成 CT 检查，时间应<30 分钟，从患者就诊到接受药物治疗，时间应≤60 分钟，对于可疑脑卒中的患者，立即进行初期评估，实施溶栓治疗必须向患者或其家属告知。

4. ABCDE【解析】参见 X 型题第 1 题解析。

5. AC【解析】患者突发意识不清，左侧肢体无活动，偏瘫是脑出血最常见表现。有呕吐，明显抽搐，均符合脑出血诊断表现。从患者昏迷、偏瘫、抽搐，心脏听诊示房颤律，心率 101 次/分，心尖区可闻及舒张期隆隆样杂音等表现也暂不能排除大面积脑栓塞。

6. D【解析】颅脑 CT 是脑出血最常用的检查手段。

7. AB【解析】《中国脑血管病防治指南》指出脑卒中的二级预防包括：首次卒中发病机制的正确评估，卒中后的血压管理、抗血小板聚集、抗凝治疗、其他心脏病的干预，颈动脉狭窄的干预，高半胱氨酸血症的干预，干预短暂性脑缺血发作，卒中后血脂与血糖的管理健康宣教及行为危险因素的干预。

8. ABD【解析】癫痫的临床表现为患者突然意识丧失，口吐白沫，肌肉强直性收缩等。惊厥的一般处理措施为保持呼吸道通畅；给氧；监护生命体征；控制抽搐、感染，纠正代谢紊乱。

9. ABCDE【解析】癫痫的治疗药物：①地西泮。②劳拉西泮。③苯妥英钠。④苯巴比妥。⑤丙戊酸钠。⑥水合氯醛。

10. ABC【解析】因患者出现呼吸衰竭，首先要建立人工气道实施机械通气，维持呼吸和循环等生命体征平稳，必要时给予全身麻醉和肌松药控制癫痫状态，同时寻找和治疗其他诱发抽搐的原因。

第十章　精神科急诊

一　A1 型题

1. 以下有关癔症的叙述，不正确的是
   A. 又称歇斯底里症
   B. 一类由精神因素作用于易患个体所引起的一类神经精神障碍
   C. 多数突然发病
   D. 有器质性病变基础
   E. 表现为短暂的精神失常或感觉运动障碍
2. 通常认为癔症性格特征不包括
   A. 高度情感性
   B. 丰富的幻想性
   C. 高度潜在性
   D. 自我中心
   E. 高度暗示性
3. 以下不属于癔症性躯体障碍的表现形式的是
   A. 感觉障碍
   B. 癔症性失明
   C. 癔症性耳聋
   D. 癔症性遗忘
   E. 癔症性瘫痪

二　X 型题

1. 精神抑郁的临床表现包括
   A. 心境恶劣
   B. 自我感觉不良
   C. 悲观绝望
   D. 食欲缺乏
   E. 愁眉不展
2. 抑郁状态的发生机制包括
   A. 神经递质代谢异常
   B. 间脑功能障碍
   C. 言语功能障碍
   D. 内分泌功能失调
   E. 神经内分泌功能失调
3. 癔症的分离型障碍的主要表现包括

A. 癔症性朦胧状态　　B. 情感暴发
C. 感觉障碍　　D. 癔症性痴呆
E. 癔症性遗忘

参考答案与解析

一、A1 型题

1. D【解析】癔症又称歇斯底里症，是一类由精神因素，如重大生活事件、内心冲突、情绪激动、暗示或自我暗示，作用于易患个体所引起的一类神经精神障碍，多数突然发病，表现为短暂的精神失常或感觉运动障碍。症状夸张且有反复发作。但无器质性病变基础。

2. C【解析】通常认为癔症性格有以下特征：①高度情感性。②高度暗示性。③丰富的幻想性。④自我中心。

3. D【解析】癔症性躯体障碍又称转换性癔症，其表现形式：①感觉障碍。②癔症性失明。③癔症性耳聋。④癔症性抽搐或震颤。⑤癔症性瘫痪。⑥癔症性失声。

二、X 型题

1. ABCE【解析】精神抑郁的临床表现：各种不同疾病所致的抑郁状态，其共同的临床表现为心境恶劣，自我感觉不良，整日忧心忡忡，愁眉不展，悲观绝望，兴趣索然，生不如死，度日如年，自责自罪，消极想死，思维缓慢，缺乏活力，反应迟钝等。

2. ABE【解析】抑郁状态的发生机制：神经递质代谢异常、神经内分泌功能失调、间脑功能障碍。

3. ABDE【解析】癔症的分离型障碍的主要表现：①癔症性朦胧状态。②情感暴发。③癔症性遗忘。④癔症性漫游。⑤癔症性痴呆。⑥身份识别障碍。⑦其他分离型癔症。⑧癔症性精神病。

第十一章　感染性疾病急诊

一　A1 型题

1. 以下有关狂犬病的叙述，错误的是
   A. 一种人兽共患病
   B. 狂犬病毒主要通过咬伤传播
   C. 一般于发病前 5~10 天即具有传染性
   D. 由狂犬病毒侵犯中枢神经系统引起的急性传染病
   E. 狂犬病发病过程可分为神经外少量繁殖期、从周围神经侵入中枢神经期和从中枢神经向各器官扩散期三阶段
2. 狂犬病发病与否的相关因素不包括
   A. 咬伤部位　　B. 创伤程度
   C. 衣着厚薄　　D. 季节
   E. 局部处理情况
3. 狂犬病主动预防接种时，世界卫生组织（WHO）建议按（　　）各注射 1 针，全程 6 针
   A. 0 天、2 天、3 天、15 天、30 天、60 天
   B. 0 天、3 天、7 天、14 天、30 天、90 天
   C. 1 天、3 天、7 天、15 天、30 天、60 天
   D. 1 天、3 天、7 天、15 天、30 天、90 天
   E. 0 天、7 天、21 天或 28 天、60 天、90 天、120 天
4. 下列有关破伤风的叙述错误的是
   A. 发生感染时可给予破伤风类毒素治疗
   B. 由破伤风外毒素所引起
   C. 妊娠者亦可给予破伤风抗毒素及破伤风免疫人体球蛋白
   D. 细菌培养阳性率低，可先给予青霉素治疗
   E. 注射破伤风免疫人体球蛋白可提供维持 4 周的抗体
5. 破伤风的临床特征不包括
   A. 牙关紧闭
   B. 持续性肌强直

C. 阵发性肌痉挛

D. 重型患者可因喉痉挛或继发严重肺部感染而死亡

E. 高热

6. 以下属于中型破伤风临床表现的是

A. 临床表现为肌肉强直不明显

B. 喉痉挛窒息、高热、肺部感染、昏迷

C. 持续时间长

D. 无呼吸困难和喉痉挛发生

E. 临床表现为肌肉痉挛性收缩每次持续数秒

7. 预防肾综合征出血热的关键性措施是

A. 防鼠、灭鼠

B. 防螨、灭螨

C. 预防接种

D. 注射球蛋白

E. 防止皮肤破损

8. 肾综合征出血热早期出血的原因主要为

A. 弥散性血管内凝血（DIC）

B. 尿毒症所致凝血障碍

C. 肝素类物质增加

D. 血管脆性增加及血小板减少

E. 凝血因子不足

9. 肾综合征出血热少尿的主要原因是

A. 血管内弥散性凝血

B. 醛固酮增多

C. 肾小管重吸收亢进

D. 肾动脉受压

E. 肾小球滤过率下降

10. 以下有关炭疽病的叙述，错误的是

A. 炭疽的传染源主要是病畜

B. 炭疽的主要病理变化是脏器和组织的出血性浸润、坏死和水肿

C. 炭疽病的预防有抗生素预防和接触预防

D. 患病的牛、羊、马、骆驼是人类炭疽的主要传染源

E. 临床表现为局部溃疡、坏死、焦痂、周围组织广泛水肿及中毒血症症状

11. 关于鼠疫，叙述错误的是

A. 鼠疫是鼠疫耶尔森菌引起的自然疫源性疾病

B. 鼠疫耶尔森菌为两端钝圆，两极浓染的椭圆形小杆菌，革兰染色阳性

C. 鼠疫耶尔森菌对外界抵抗力较弱，对于干燥、热和一般消毒剂均敏感

D. 传染源主要是鼠类和其他啮齿动物

E. 人对鼠疫耶尔森菌普遍易感

12. 严重急性呼吸综合征（SARS）多以发热为首发症状，体温一般是

A. <37.5℃

B. >37℃

C. >38℃

D. >36℃

E. >39℃

13. SARS 最具有诊断意义的检验方法是

A. 血常规
B. 尿常规
C. 胸部 X 线片
D. 胸部 CT
E. 特异性病原学检测

14. SARS 的病原体是

A. HIV
B. 乙肝病毒
C. 单纯疱疹病毒
D. 冠状病毒
E. 人乳头瘤病毒

15. SARS 的潜伏期通常为

A. 3 天以内
B. 1 周以内
C. 2 周以内
D. 2~4 周
E. 1~2 个月

16. 医院如发现 SARS 患者或疑似患者应在多少时间内向有关卫生行政部门报告

A. 12 小时内
B. 6 小时内
C. 24 小时
D. 9 小时
E. 10 小时内

17. 接触疑似 SARS 患者和临床诊断患者的医务人员，脱离隔离区后需进行医学观察的天数为

A. 1 周
B. 8 天
C. 15 天
D. 10~14 天
E. 6 天

18. 轻症 SARS 患者，普通鼻导管给氧，流量为 1~3L/min，如用面罩高流量给氧，流量应为

A. 2~6L/min
B. 3~9L/min
C. 4~9L/min
D. 10~15L/min
E. 15~18L/min

19. 与 SARS 患者密切接触者，隔离观察期限为

A. 2 天
B. 10 天
C. 12 天
D. 14 天
E. 24 天

20. 进入 SARS 病区，应戴棉纱口罩的层数为

A. 4
B. 6
C. 8
D. 10
E. 12

21. SARS 病房患者所在的病区，关于空气乳酸加热熏蒸消毒下列选项正确的是

A. 面积为 $40m^2$ 房间乳酸用量为 6ml
B. 面积为 $50m^2$ 房间乳酸用量为 10ml
C. 面积为 $60m^2$ 房间乳酸用量为 8ml
D. 面积为 $70m^2$ 房间乳酸用量为 12ml
E. 面积为 $100m^2$ 房间乳酸用量为 18ml

22. 多数 SARS 病毒感染者，可检查 SARS 病毒特异抗体一般在感染或发病后

A. 2 天左右
B. 10 天左右
C. 12 天左右
D. 14 天左右
E. 21 天左右

23. SARS 患者进行治疗期间，应定期复查胸片，间隔时间不超过

A. 2 天
B. 3 天
C. 10 天
D. 12 天
E. 14 天

24. 医护人员进入 SARS 病区必须戴棉纱口罩，更换口罩的时间为

A. 2 小时
B. 4 小时
C. 8 小时
D. 12 小时
E. 24 小时

25. 采集 SARS 患者急性期血氧，最迟不晚于发病后

A. 2 天
B. 4 天
C. 7 天
D. 10 天
E. 14 天

26. SARS 病例出院参考标准中体温正常应为几天以上

A. 1 天
B. 3 天
C. 4 天
D. 5 天
E. 7 天

27. SARS 血清标本应带冰在下列几小时内运送至实验室

A. 2 小时
B. 4 小时
C. 8 小时
D. 24 小时
E. 36 小时

28. 诊断为 SARS 重症病例的下列标准中，错误的是

A. 多叶病变或 X 线胸片 48 小时内病灶进展>50%
B. 呼吸困难，呼吸频率>25 次/分
C. 低氧血症，吸氧 3~5L/min 条件下，SPO_2<93%，或氧合指数<300mmHg
D. 出现休克、ARDS 或 MODS
E. 具有严重基础性疾病或合并其他感染或年龄>50 岁

29. 下列可引起非典型肺炎合并胃肠道的症状的是

A. 军团菌属
B. 肺炎衣原体
C. 肺炎支原体
D. 肺炎克雷伯菌
E. 肺炎链球菌

30. 高致病性禽流感病毒感染的预防，错误的是

A. 检测及控制传染源
B. 切断传播途径
C. 提倡健康的生活方式
D. 抗生素
E. 疫苗

二 A2 型题

某手指外伤患者注射破伤风 20 分钟后，血压 80/50mmHg，皮肤有风团，最可能的诊断为

A. 神经性休克
B. 心源性休克
C. 失血性休克
D. 过敏性休克
E. 创伤性休克

三 A3/A4 型题

（1~3 题共用题干）

患者，男性，43 岁。急起发热、头痛、全身乏力 6 天。查体：体温 37℃，脉搏 122 次/分，血压 70/60mmHg，意识清醒，呈醉酒貌，眼结膜充血，球结膜可见片状出血，注射部位及双臀部可见大片瘀斑，肺部未闻及异常。

1. 首要的检查是

A. 出、凝血时间测定
B. 血培养
C. 骨髓培养
D. 血、尿常规检查
E. 免疫功能检测

2. 该患者最可能的诊断是

A. 流行性脑炎
B. 钩体病
C. 肾综合征出血热
D. 败血症
E. 沙门菌属感染

3. 下列治疗欠妥当的是

A. 低分子右旋糖酐
B. 血管活性药
C. 抗生素
D. 血液透析
E. 激素

(4~7 题共用题干)

患者，男性，39 岁。高热、头痛、腰痛、恶心、呕吐、腹泻 3 天，在当地医院注射柴胡并输液无好转，早晨突然昏倒在厕所，立即测血压为 70/40mmHg，急送上级医院。查体：体温 40℃，脉搏 100 次/分，血压 110/70mmHg，急性重病容，意识清醒，眼结膜充血水肿，胸部有散在出血点，颈软，双肺清。血常规：血红蛋白 148g/L，白细胞 36.0×10^9/L，中性粒细胞 0.82，淋巴细胞 0.18，尿蛋白（+++）。

4. 可导致该患者休克的疾病不包括

A. 流行性乙型脑炎
B. 肾综合征出血热
C. 细菌性痢疾
D. 流行性脑脊髓膜炎
E. 败血症

5. 最可能的诊断是

A. 钩体病
B. 流行性脑炎
C. 败血症
D. 中毒性菌痢
E. 肾综合征出血热

6. 入院后第 2 天血压 90/60mmHg。治疗措施不正确的是

A. 纯葡萄糖液
B. 平衡盐溶液
C. 低分子右旋糖酐
D. 20%清蛋白
E. 5%碳酸氢钠

7. 经快速适量补充血容量后，血压升至正常，但次日突感呼吸困难，端坐呼吸，双肺可闻及湿啰音，呼吸 34 次/分，脉搏 118 次/分。应急诊检查

A. 血尿素氮（BUN）
B. 出、凝血时间
C. 支气管镜检
D. 尿常规
E. 血气分析

(8~10 题共用题干)

患者，男性，43 岁。以“发热伴腋下肿块 3 天”就诊。查体：体温 41℃，血压 100/60mmHg，心率 116 次/分，呼吸频数，球结膜充血，左腋下可触及 2cm×3cm 肿大淋巴结，有压痛，双肺底可闻及少量湿啰音。追问病史，患者于 1 周前在劳动中曾被田鼠咬伤。

8. 目前，首要考虑诊断为

A. 狂犬病
B. 肾综合征出血热
C. 鼠疫
D. 流行性脑脊髓膜炎
E. SARS

9. 该患者行常规实验室检查，血常规：白细胞计数 11.5×10^9/L；尿常规：尿蛋白（-）。为进一步帮助确诊，需做的检查是

A. X 线胸片
B. 脑脊液检查
C. 淋巴结穿刺液检查
D. 血培养
E. 心电图

10. 经实验室检查明确诊断后，错误的治疗是
A. 及时隔离患者
B. 早期应用抗生素
C. 应用利尿药
D. 可应用肾上腺皮质激素
E. 对症治疗

四 X 型题

1. 影响狂犬病潜伏期的因素包括
A. 年龄
B. 伤口部位
C. 伤口深浅
D. 病毒入侵数量
E. 咬伤季节

2. 破伤风的临床表现有
A. 颈强直
B. 张口困难
C. 四肢抽搐
D. 神志不清
E. 角弓反张

3. 肾综合征出血热由于肝素类物质增加所致的出血，可应用
A. 维生素
B. 鱼精蛋白
C. 去甲肾上腺素
D. 氨甲苯酸
E. 甲苯胺蓝

4. 肾综合征出血热大出血的治疗
A. DIC 纤溶亢进期，则静脉用 6-氨基己酸
B. 消化道出血，可动脉用奥美拉唑
C. DIC 消耗低凝血期，补充凝血因子和血小板
D. 口服云南白药
E. 应鉴别出血的原因，进行针对性的治疗

5. 肾综合征出血热出血原因包括
A. 毛细血管脆性增加
B. 毛细血管损伤
C. 血小板减少
D. 凝血机制障碍
E. 血液浓缩

6. 肾综合征出血热少尿期治疗原则包括
A. 稳定内环境
B. 高蛋白饮食
C. 促进排尿
D. 导泻和放血

E. 透析

7. 炭疽病的临床分型包括

A. 皮肤炭疽病
B. 呼吸道炭疽病
C. 消化道炭疽病
D. 感染炭疽病
E. 脑膜炭疽病

8. 鼠疫的传播途径包括

A. 经鼠蚤传播
B. 经皮肤传播
C. 呼吸道飞沫传播
D. 消化道传播
E. 血液传播

9. SARS 主要的传播途径有

A. 近距离飞沫传播
B. 消化道传播
C. 黏膜传播
D. 血液传播
E. 性传播

10. SARS 的检查方法可有

A. 血常规
B. 尿常规
C. 胸部 X 线片
D. 胸部 CT
E. 特异性病原学检测

11. SARS 患者 X 线胸片检查可见

A. 不同程度的片状、斑片状浸润性阴影
B. 呈网状改变
C. 大片状阴影
D. 常为多叶或双侧改变
E. 阴影消散吸收较快，肺部阴影与症状体征相符

12. SARS 患者应用糖皮质激素的指征是

A. 有严重中毒症状
B. 48 小时内肺部阴影进展超过 50%
C. 有急性肺损伤或出现急性呼吸窘迫综合征（ARDS）
D. 患 SARS 的儿童患者
E. 同时有糖尿病的 SARS 患者

参考答案与解析

一、A1 型题

1. C【解析】狂犬病是由狂犬病毒侵犯中枢神经系统引起的急性传染病，是一种人兽共患病。狂犬病毒主要通过咬伤传播，也可由带病毒唾液经各种伤口和抓伤、舔伤的黏膜和皮

肤而入侵，一般于发病前3~5天即具有传染性。狂犬病发病过程可分为神经外少量繁殖期、从周围神经侵入中枢神经期和从中枢神经向各器官扩散期三阶段。

2. D【解析】狂犬病发病与否的相关因素：①咬伤部位。头、面、颈、手指等处的发病机会多，其中咬伤头面部的发病率为40%~80%，咬伤手和臂部为15%~40%。②创伤程度。伤口深大者发病率高，头面部深伤者的发病率可达80%左右。③局部处理情况。咬伤后迅速彻底清洗者的发病机会较少。④衣着厚薄。冬季衣着厚，受感染机会少。⑤注射疫苗情况。及时、全程、足量注射狂犬病疫苗的发病率低。

3. B【解析】狂犬病主动预防接种时，WHO建议按0天、3天、7天、14天、30天、90天各注射1针，全程6针（建议使用二倍体细胞疫苗HDCV）。

4. A【解析】对较深较大、感染严重的伤口，伤口周围可用破伤风抗毒素血清行环形浸润阻滞，以中和不断产生的外毒素，阻止其进一步与神经结合。

5. E【解析】破伤风的临床特征：牙关紧闭、持续性肌强直、阵发性肌痉挛等，重型患者可因喉痉挛或继发严重肺部感染而死亡。

6. D【解析】中型破伤风潜伏期7~10天，初痉期2~4天，临床表现为肌肉强直显著，角弓反张、牙关紧闭，每次持续10秒以上，无呼吸困难和喉痉挛发生。

7. A【解析】肾综合征出血热，是由肾综合征出血热病毒引起的、经鼠传播的自然疫源性疾病，流行广，病情危急，病死率高，危害极大。

8. D【解析】肾综合征出血热的出血因素较复杂，有时是多种因素参与。一般认为发热期皮肤黏膜的小出血点是毛细血管损伤、血小板减少和血小板功能异常所致。低血压休克期至多尿前期，主要是DIC导致凝血机制异常，此外血小板减少和功能障碍，肝素类物质增加和尿毒症等亦导致出血。

9. E【解析】肾综合征出血热少尿是肾小球受损而肾小管受损不严重，只影响肾小球对肌酐和尿素氮的排泄。

10. C【解析】炭疽临床表现为局部溃疡、坏死、焦痂、周围组织广泛水肿及毒血症症状，还可以引起肺部、肠道、脑膜的急性感染，甚至炭疽杆菌性脓毒血症。炭疽的主要病理变化是脏器和组织的出血性浸润、坏死和水肿。炭疽的传染源主要是病畜，即患病的牛、羊、马、骆驼是人类炭疽的主要传染源。炭疽病的预防有疫苗和抗生素预防2种方式。

11. B【解析】鼠疫又称黑死病，是指由鼠疫耶尔森菌（也称鼠疫杆菌）引起的自然疫源性烈性传染病。鼠疫的传染源主要是鼠类和其他啮齿动物。鼠疫耶尔森菌为两端钝圆，两极浓染的椭圆形小杆菌，革兰染色阴性。鼠疫耶尔森菌对外界抵抗力较弱，对于干燥、热和一般消毒剂均敏感。人对鼠疫耶尔森菌普遍易感。

12. C【解析】SARS常以发热为首发和主要症状，体温一般高于38℃。

13. E【解析】特异性的病原学检测可以对疑诊的SARS感染进行确定诊断。

14. D【解析】由SARS冠状病毒（SARS-CoV）感染引起的一种具有明显传染性、可累及多个器官系统的特殊肺炎，称为传染性非典型肺炎，全称严重急性呼吸综合征，简称SARS。

15. C【解析】SARS 的潜伏期通常限于 2 周之内，一般 2~10 天。

16. B【解析】如发现 SARS 患者或疑似患者应在 6 小时内向有关卫生行政部门报告。

17. D【解析】接触疑似 SARS 患者和临床诊断患者的医务人员，脱离隔离区后需进行医学观察的天数为 10~14 天。

18. D【解析】轻症 SARS 患者，普通鼻导管给氧，流量为 1~3L/min，如用面罩高流量给氧，流量应为 10~15L/min。

19. D【解析】与 SARS 患者密切接触者，隔离观察期限为 14 天。

20. E【解析】进入 SARS 病区，应戴棉纱口罩的层数为 12 层。

21. B【解析】SARS 病房患者所在的病区，面积为 $50m^2$ 房间乳酸用量为 10ml。

22. B【解析】多数 SARS 病毒感染者，可检查 SARS 病毒特异抗体一般在感染或发病后 10 天左右。

23. B【解析】SARS 患者进行治疗期间，应定期复查 X 线胸片，间隔时间不超过 3 天。

24. B【解析】医护人员进入 SARS 病区必须戴棉纱口罩，更换口罩的时间为 4 小时。

25. C【解析】采集 SARS 患者急性期血氧，最迟不晚于发病后 7 天。

26. E【解析】SARS 病例出院参考标准中体温正常应为 7 天以上。

27. D【解析】SARS 血清标本应带冰在 24 小时内运送至实验室。

28. B【解析】SARS X 线胸片显示多发或大片阴影，进展迅速，48 小时之内病灶面积增大>50%且在正位 X 线胸片上占双肺总面积的 1/3 以上。患者一旦胸闷、呼吸急促或 PaO_2 <70mmHg或 SPO_2<93%者，应给予持续鼻导管吸氧或面罩吸氧，氧流量一般 3~5L/min。呼吸困难，呼吸频率>30 次/分。

29. A【解析】军团菌属引起肺炎合并呕吐泄泻等消化道症状。

30. D【解析】高致病性禽流感病毒感染的预防：①检测及控制传染源。②切断传播途径。③提倡健康的生活方式。④疫苗。

二、A2 型题

D【解析】过敏性休克是指变应原对过敏体质者产生特异性的速发型全身性变态反应，全身细小血管扩张，通透性增加，血浆外渗致有效血容量不足所致。

三、A3/A4 型题

1. D【解析】起病急，有发热，皮肤黏膜“三红（面、颈和上胸部发红）”，眼结膜充血，重者似醉酒貌，皮肤可见瘀斑，低血压休克，符合肾综合征出血热。该病首要检查是血、尿常规，血常规早期白细胞总数正常或偏低，3~4 日后明显增多，在（15~30）$\times 10^9$/L。异型淋巴细胞在病初 1~2 日即可出现，且逐日增多，血小板明显减少，红细胞数和血红蛋白水平在发热期开始上升，低血压期逐渐增高，休克期明显上升，至少尿期下降。尿常规显著的尿蛋白是本病的主要特点，也是肾损害的最早表现，尿中可还有红细胞管型或膜状物。

2. C【解析】肾综合征出血热临床表现为发热、全身中毒症状、毛细血管损害征、肾损害、低血压、尿毒症、酸中毒、水和电解质紊乱及高血容量综合征。

3. D【解析】血液透析是通过将体内血液引流至体外，经一个由无数根空心纤维组成的透析器中，患者本身就是肾综合征出血热，所以欠妥当。

4. A【解析】流行性乙型脑炎潜伏期 10~15 天。大多数患者症状较轻或呈无症状的隐性感染，仅少数出现中枢神经系统症状，表现为高热、意识障碍、惊厥等。

5. E【解析】参见 A3/A4 型题第 2 题解析。

6. A【解析】随着休克的逐渐控制，输入液体的种类即需要细心选择，主要目的是防止水电解质和酸碱平衡紊乱，防止系统和脏器并发症，维持能量代谢、组织氧合和胶体渗透压。

7. E【解析】该患者补充血容量后呼吸困难，有湿啰音，应用血气分析。

8. C【解析】鼠疫发病的主要特征：发热、严重脓毒症症状、淋巴结肿大、肺炎、出血倾向等。患者有被鼠咬伤史，结合病史、临床表现首要考虑诊断为鼠疫。

9. C【解析】腺鼠疫在蚤叮咬处的引流区淋巴结肿大，局部皮肤红肿，疼痛，压痛显著，有淋巴结周围炎，淋巴结相互粘连、融合，水肿明显，1~2 周内可化脓，淋巴结穿刺液涂片及培养可确诊。

10. C【解析】凡确诊或疑似鼠疫患者，均应迅速组织严密的隔离，就地治疗，不宜转送。早期联合、足量、应用敏感的抗菌药物，对症治疗，中毒症状严重者可使用肾上腺皮质激素。

四、X 型题

1. ABCD【解析】影响狂犬病潜伏期的因素为年龄（儿童较短）、伤口部位、伤口深浅、病毒入侵数量及毒株的毒力、受伤后是否及时进行正规扩创和接种狂犬病疫苗等，其他如外伤、受寒、过劳均可使发病提前。

2. ABCE【解析】破伤风患者的特征性表现，如痉挛苦笑面容、吞咽困难、颈强直、角弓反张、腹肌强直及四肢僵硬等。

3. BE【解析】肝素类物质增加所致的出血，可应用鱼精蛋白或甲苯胺蓝。

4. ACDE【解析】肾综合征出血热大出血的治疗：应鉴别出血的原因，进行针对性地治疗。消化道出血，可静脉用奥美拉唑，也可口服云南白药。DIC 消耗低凝血期，补充凝血因子和血小板；DIC 纤溶亢进期，则静脉用 6-氨基己酸，具有阻止纤维蛋白溶酶的形成，从而抑制纤维蛋白的溶解的作用，也可用对羧基苄胺。

5. ABCD【解析】肾综合征出血热的出血因素较复杂，有时是多种因素参与。一般认为发热期皮肤黏膜的小出血点是毛细血管损伤、血小板减少和血小板功能异常所致。低血压休克期至多尿前期，主要是DIC导致凝血机制异常。此外，血小板减少和功能障碍，肝素类物质增加和尿毒症等亦导致出血。

6. ACDE【解析】肾综合征出血热少尿期治疗：①稳定内环境。②促进利尿。③导泻和放血疗法。④透析疗法。

7. ABCE【解析】炭疽病的临床分型主要为皮肤炭疽病、呼吸道炭疽病（吸入性炭疽病或肺炭疽）、消化道炭疽病（肠炭疽）以及脑膜炭疽病（脑膜型炭疽），以上临床分型可以同时存在。

8. ABC【解析】鼠疫的传播途径如下。①经鼠蚤传播：通过蚤为媒介，构成“啮齿动物-蚤-人”的传播方式。②经皮肤传播：剥食患病啮齿动物的皮、肉或直接接触患者的脓血或痰，经皮肤伤口而感染。③经呼吸道飞沫传播：肺鼠疫患者痰中的鼠疫耶尔森菌可借飞沫构成“人-人”之间传播，可引起人间大流行。

9. ABCD【解析】SARS主要通过呼吸道传播、消化道传播、黏膜传播及血液传播。

10. ABCDE【解析】SARS的检查方法：①一般实验检查。a. 外周血象；b. T淋巴细胞亚群计数。②胸部影像学检查。③特异性病原学检测。

11. ABCD【解析】SARS的胸部X线检查：最初出现典型的小面积、单侧片状、斑片状磨玻璃样阴影，少数为肺实变影。阴影常为多发或/和双侧改变，并在发病过程中呈进展趋势，部分病例进展迅速，短期内融合成大片状阴影。

12. ABC【解析】SARS使用糖皮质激素的指征：①有严重中毒症状，体温38.5℃以上，经对症治疗3天以上最高体温仍超过39℃。②X线胸片显示多发或大片阴影，进展迅速，48小时之内病灶面积增大>50%且在正位X线胸片上占双肺总面积的1/3以上。③达到急性肺损伤（ALI）或急性呼吸窘迫综合征（ARDS）的诊断标准。

第十二章　皮肤病急诊

一、A1 型题

1. 与慢性荨麻疹发病机制有关的细胞是
   A. 白细胞　B. 嗜酸性粒细胞
   C. 浆细胞　D. 淋巴细胞
   E. 肥大细胞或嗜碱性粒细胞
2. 湿疹的发病原因一般是
   A. 发病原因明确
   B. 除去致敏因子，病变会很快消失
   C. 复杂的内外激发因子引起的一种迟发型变态反应
   D. 与内在因素有关
   E. 与外在因素有关
3. 急性湿疹的主要临床表现是
   A. 红斑、风团　B. 抓痕、结痂
   C. 浸润肥厚，苔藓样变　D. 糜烂、渗出
   E. 红斑、水肿
4. 急性荨麻疹首选药物为
   A. 维生素 C　B. 抗组胺药
   C. 钙剂　D. 抗生素
   E. H_2受体阻断药
5. 关于药疹的皮肤试验，正确的是
   A. 目前的检测方法在敏感性、特异性及安全性方面较好
   B. 药物引起的系统性接触性皮炎，用斑贴试验意义不是很大
   C. 划痕及皮内试验的阳性率不高，诊断价值不大
   D. 皮内试验安全
   E. 药物激发试验适用于注射药物所致的较轻型药疹
6. 系统性红斑狼疮的诊断标准不包括
   A. 盘状红斑　B. 肾损害

C. 口腔或鼻咽部溃疡
D. 无日光过敏
E. 浆膜炎

7. 系统性红斑狼疮特异的自身抗体是
A. 抗 ENA 抗体
B. 抗 Ro、抗 La 抗体
C. ds-DNA 抗体
D. 抗 DNP 及组蛋白抗体
E. 抗 Sm 抗体

8. 亚急性皮肤红斑狼疮特征性免疫学指标为
A. 抗 Sm 抗体
B. 抗 ds-DNA 抗体
C. 抗 Ro、抗 La 抗体
D. 抗 mRNA 抗体
E. 补体 C3

二 A2 型题

1. 患者，男性，27 岁。主因踝关节痛 1 周，外用红花油 3 天后局部出现红斑，表面有水疱。本病最可能的诊断是
A. 急性湿疹
B. 天疱疮
C. 接触性皮炎
D. 淤积性皮炎
E. 自身敏感性皮炎

2. 患者，男性，42 岁。躯干、四肢出现红斑、丘疹，表面糜烂和渗出 1 个月。临床考虑为
A. 湿疹
B. 接触性皮炎
C. 银屑病
D. 自身敏感性皮炎
E. 荨麻疹

三 A3/A4 型题

（1~2 题共用题干）

患者，女性，45 岁。主因脐周皮疹伴瘙痒 1 个月，查体：脐周可见红色丘疹，脱屑。

1. 最可能的诊断是
A. 急性湿疹
B. 天疱疮
C. 接触性皮炎
D. 淤积性皮炎
E. 自身敏感性皮炎

2. 本病最佳检查方法是
A. 皮肤划痕试验
B. 皮内试验
C. 检测血清总 IgE
D. 皮肤活检
E. 斑贴试验

（3~4 题共用题干）

患者，女性，55 岁。无明显诱因，全身皮疹伴瘙痒 3 周。查体：躯干、四肢有红斑、丘疹、丘疱疹，有抓痕、结痂，部分皮疹融合成片。

3. 最可能的诊断是
   A. 湿疹　　B. 天疱疮
   C. 接触性皮炎　　D. 淤积性皮炎
   E. 自身敏感性皮炎

4. 本病常用治疗方法是
   A. 大剂量皮质激素治疗　　B. 高蛋白饮食等支持疗法
   C. 免疫抑制药　　D. 非甾体抗炎药
   E. 抗组胺药物及外用药

（5~6 题共用题干）

患者，男性，23 岁。全身皮疹伴瘙痒 1 周，皮疹 1 天之内可消失，又有新的皮疹出现。查体：躯干、四肢可见大小不等的鲜红色风团，部分相互融合。

5. 最可能的诊断是
   A. 血管性水肿　　B. 过敏性皮炎
   C. 急性荨麻疹　　D. 急性湿疹
   E. 接触性皮炎

6. 对该患者首选的药物是
   A. 维生素 C　　B. 抗组胺药
   C. 钙剂　　D. 糖皮质激素
   E. H_2受体阻断药

（7~9 题共用题干）

患者，女性，46 岁。1 周前因发热服康泰克后，胸部出现红色斑疹，并迅速扩展至全身。查体：一般状态欠佳，体温 39. 1℃，脉搏 90 次/分，心肺无异常。皮肤情况：躯干有圆形或椭圆形的红色斑疹，中心色为暗红色。四肢散在红斑。

7. 为明确是否有其他损害，应检查的项目是
   A. 血、尿常规　　B. 蛋白电泳
   C. 电解质　　D. 自身抗体
   E. 免疫球蛋白

8. 主要考虑的疾病是
   A. 大疱性类天疱疮　　B. 剥脱性皮炎型药疹

C. 荨麻疹型药疹　　D. 多形红斑型药疹
E. 湿疹

9. 不应采取的治疗措施是
A. 大剂量皮质激素　　B. 高蛋白饮食等支持疗法
C. 免疫抑制药　　D. 抗过敏及外用药
E. 非甾体抗炎药

（10~12 题共用题干）

患者，女性，32 岁。面部皮疹 3 个月，瘙痒不明显。皮肤情况：颊部对称分布暗红色浸润斑疹，境界清楚，皮疹边缘略隆起，其上附黏着性鳞屑。

10. 为明确诊断应首选的检查是
A. 血、尿常规　　B. 皮肤病理
C. 红细胞沉降率　　D. 变应原
E. 免疫球蛋白

11. 主要考虑的疾病是
A. 盘状红斑狼疮　　B. 脂溢性皮炎
C. 接触性皮炎　　D. 多形红斑
E. 湿疹

12. 应采取的治疗措施是
A. 小剂量糖皮质激素　　B. 高蛋白饮食等支持疗法
C. 免疫抑制药　　D. 抗组胺药
E. 非甾体抗炎药

四 X 型题

1. 慢性湿疹可选用的药物剂型是
A. 硬膏　　B. 乳剂
C. 软膏　　D. 溶液
E. 针剂

2. 可能引发药物过敏的是
A. Ⅰ型变态反应　　B. Ⅱ型变态反应
C. Ⅲ型变态反应　　D. Ⅳ型变态反应
E. 药物毒性积蓄

3. 重症药疹治疗原则是
A. 及早使用抗组胺药物　　B. 及早足量使用糖皮质激素

C. 防止继发感染
D. 加强支持疗法
E. 加强护理及外用药治疗

4. 下列药物中为光敏性药物的是
A. 磺胺及其衍化物
B. 吩噻嗪类
C. 青霉素
D. 喹诺酮类
E. 四环素族

5. 盘状红斑狼疮病理变化是
A. 表皮角化过度和角化不全
B. 基底细胞液化变性
C. 真皮浅层淋巴细胞呈带状浸润
D. 真皮乳头水肿
E. 真皮胶原束间酸性黏多糖沉积

6. 接触性变态反应的特点
A. 皮损易反复发作
B. 经过 1~2 周后再次接触同样的变应原才发病
C. 有一定潜伏期，首次接触后不发生反应
D. 皮损广泛、对称分布
E. 皮肤斑贴试验阳性

7. 关于亚急性皮肤红斑狼疮（SCLE）的治疗，正确的是
A. 皮损为主者首选氯喹
B. 肾损害较重者首选沙利度胺
C. 防止日晒
D. 皮损广泛者可小剂量口服糖皮质激素
E. 常使用环孢素 A

8. 接触性皮炎的原发性刺激反应的共同特点是
A. 有一定潜伏期
B. 皮损多限于直接接触部位
C. 接触后少数人可发病
D. 境界清楚
E. 停止接触后皮损可消失

五 案例分析题

（1~5 题共用题干）

患者，女性，54 岁。7 天前患者因发热伴有乏力口服对乙酰氨基酚等药，4 天前自颈部出现红色斑疹、斑片，伴有瘙痒，皮疹逐渐发展，累及面部、躯干、四肢，无水疱、渗液。既往体健，无药物过敏史。查体：血压 105/65mmHg，颈部淋巴结肿大，压痛，心、肺、腹查体未见明显异常。皮肤情况：颜面、躯干、四肢及双手足泛发紫红色水肿性斑疹、斑片。实验室检查：血白细胞 $3.45\times10^9/L$。

1. 引起全身皮疹可能的原因是
A. 病毒感染
B. 蚊虫叮咬

C. 食物过敏　　D. 真菌感染
E. 细菌感染　　F. 药物过敏

2. 患者皮疹继续增多、加重，躯干、四肢出现水疱、大疱，口腔黏膜水疱、糜烂，眼睑糜烂，流泪、畏光，排尿疼痛。皮肤情况：口腔黏膜糜烂，双侧眼结膜充血、糜烂，有脓性分泌物。躯干、四肢密集暗红色水肿性斑片，部分为丘疱疹，呈靶形或虹膜样，有水疱、大疱，部分水疱破溃，显露鲜红色糜烂面，外阴及肛周糜烂、渗液。目前应主要考虑的疾病是

A. 大疱性类天疱疮　　B. 剥脱性皮炎型药疹
C. 荨麻疹型药疹　　D. 重症多形红斑型药疹
E. 湿疹　　F. 寻常性天疱疮
G. 大疱性表皮松解萎缩坏死型药疹

3. 实验室检查：WBC 3.68×10^9/L，AST 126U/L，ALT 146U/L。为明确是否有其他损害还应检查的项目包括

A. 尿、大便常规　　B. 蛋白电泳
C. 电解质　　D. 清蛋白、球蛋白
E. 肾功能　　F. 自身抗体
G. 血清总 IgE

4. 患者禁食禁水，一级护理，下病重通知，停用可疑致敏药物。还应采取的治疗措施包括

A. 保持水、电解质平衡　　B. 高蛋白饮食等支持疗法
C. 外用药及加强皮肤、黏膜的护理　　D. 抗过敏
E. 口服有营养的食物　　F. 预防感染
G. 大剂量皮质激素治疗　　H. 停用致敏药物

5. 治疗 2 周后，患者体温正常。皮损处仍有触痛，但明显好转，口腔未见新发水疱，遂将甲泼尼龙减为 60mg/d。但患者又突然出现寒战、高热。白细胞 17.2×10^9/L，中性粒细胞 0.883。目前主要考虑的并发症包括

A. 菌血症　　B. 肾衰竭
C. 消化道出血　　D. 真菌感染
E. 高血压　　F. 尿路感染

（6~9 题共用题干）

患者，女性，34 岁。1 个月前劳累后出现发热，体温最高 39℃，伴双膝关节肿胀、疼痛，双手出现红斑、肿胀，轻度瘙痒，2 周前鼻翼及面颊部出现片状红斑，表面脱屑，随后皮疹扩大，光照后加重，双小腿出现瘀点、瘀斑，双足后跟出现血疱。

6. 查体：血压 115/75mmHg，体温 38℃，膝关节稍肿胀。皮肤情况：结膜苍白，鼻翼及面

颊部蝶形水肿性暗红斑片，表面上附黏着性鳞屑，褐色色素沉着。耳郭变薄，上有暗红斑、脱屑。双手背、双小腿屈侧对称分布瘀点，部分融合成瘀斑，双足后跟、足跖可见血疱。双足趾甲周暗红斑。为明确诊断主要的检查项目包括

A. 血、尿常规
B. 皮肤病理
C. 电解质
D. 清蛋白、球蛋白
E. 肾功能
F. 自身抗体
G. 补体 C3、C4

7. 实验室检查：白细胞 2.32×10^9/L，血红蛋白 88g/L，尿蛋白（+++），红细胞沉降率 66mm/h，抗 ds-DNA 抗体、抗组蛋白抗体阳性。目前应主要考虑的疾病是

A. 亚急性皮肤红斑狼疮
B. 过敏性皮炎
C. 盘状红斑狼疮
D. 多形红斑
E. 湿疹
F. 系统性红斑狼疮
G. 银屑病

8. 予泼尼松 40mg/d，2 周后患者病情好转，体温恢复正常，皮疹好转。还应采取的其他治疗措施包括

A. 抗组胺药
B. 补钙
C. 外用药
D. 羟氯喹
E. 补钾
F. 补充多种维生素
G. 保护胃黏膜

9. 患者治疗 4 周后，尿液检测发现真菌。需要预防的并发症还应包括

A. 高血压
B. 视网膜病
C. 消化道出血
D. 菌血症
E. 皮肤萎缩
F. 糖尿病
G. 皮肤毛细管扩张

参考答案与解析

一、A1 型题

1. E【解析】慢性荨麻疹激活补体系统产生过敏毒素，使肥大细胞和嗜碱性粒细胞脱颗粒，释出组胺及多种生物活性介质，同时中性粒细胞释出溶酶体酶也起着重要作用。

2. C【解析】湿疹主要是由复杂的内外激发因子引起的一种迟发型变态反应。

3. D【解析】渗液和糜烂面：急性湿疹患者由于瘙痒而搔抓患处，这样会将丘疹、丘疱疹或者是小水疱抓破，从而使得不断有浆液渗出，甚至可以浸湿衣物。

4. B【解析】急性荨麻疹可选用第一代或第二代抗组胺药物。

5. C【解析】划痕及皮内试验的缺点：①阳性率不高，故临床诊断价值不大。②皮肤试验要在变态反应消退后半个月才能进行，故只能作回顾诊断。③皮内试验有一定危险性，可诱发严重反应。

6. D【解析】系统性红斑狼疮（SLE）的诊断可采用美国风湿病学会（ANA）1997 年修订的 SLE 诊断标准，对符合其中 4 项或 4 项以上，而又除外其他疾病者可诊断 SLE：①面部蝶形红斑。②盘状红斑。③日光过敏。④口腔或鼻咽部溃疡。⑤非侵蚀性关节炎。⑥浆膜炎。⑦肾脏损害。⑧神经病变。癫痫发作或精神病。⑨血液异常。溶血性贫血、白细胞减少、淋巴细胞减少或血小板减少。⑩免疫学异常。狼疮细胞阳性、抗 ds-DNA 抗体阳性、抗 Sm 抗体阳性或持续 6 个月的抗梅毒血清试验假阳性。⑪抗核抗体阳性。

7. C【解析】ds-DNA 抗体是系统性红斑狼疮特异的自身抗体。

8. C【解析】亚急性皮肤型红斑狼疮是红斑狼疮的一个亚型。亚急性皮肤型红斑狼疮与系统性红斑狼疮相比较，皮肤损害为主，内脏损害较轻，63% 患者抗 Ro 抗体阳性，50%~70%抗 La 抗体阳性此两抗体测定的高阳性率为本病的免疫学特征。

二、A2 型题

1. C【解析】接触性皮炎表现一般无特异性，由于接触物、接触方式及个体反应不同，发生皮炎的形态、范围及严重程度也不相同。轻症时局部呈红斑，淡红至鲜红色，稍有水肿，或有针尖大丘疹密集，重症时红斑肿胀明显，在此基础上有多数丘疹、水疱，炎症剧烈时可以发生大疱。水疱破裂则有糜烂、渗液和结痂。如为烈性的原发刺激，可使表皮坏死脱落，甚至深及真皮发生溃疡。当皮炎发生于组织疏松部位，如眼睑、口唇、包皮、阴囊等处则肿胀明显，呈局限性水肿而无明确的边缘，皮肤发亮，表面纹理消失。

2. A【解析】湿疹的临床分型及临床表现：①急性湿疹。表现为在红斑的基础上米粒大的小丘疹、丘疱疹或小水疱，常融合成片。②亚急性湿疹。皮损以小丘疹、鳞屑和结痂为主，仅有少数丘疱疹或小水疱及糜烂，亦可有轻度浸润，自觉仍有剧烈瘙痒。③慢性湿疹。表现为患部皮肤增厚、浸润，棕红色或带灰色，色素沉着，表面粗糙，覆以少许糠秕样鳞屑，或因抓破而结痂，个别有不同程度的苔藓化，呈局限性，边缘亦较清楚，外围亦可有丘疹、丘疱疹散在，当急性发作时可有明显的渗出。有明显的瘙痒，常呈阵发性。

三、A3/A4 型题

1. C【解析】参见 A2 型题第 1 题解析。

2. E【解析】接触性皮炎患者根据接触史，在接触部位或身体暴露部位突然发生境界清晰的急性皮炎，皮疹多为单一形态，除去原因后皮损很快消退等特点，容易诊断。当病因不明或与数种接触物接触，需要寻找病因时，可做斑贴试验。

3. A【解析】参见 A2 型题第 2 题解析。

4. E【解析】湿疹的内用药治疗目的在于止痒、脱敏。选用抗组胺药物，必要时可选择 2 种配合或交替使用或配服镇静药，以及外用药。

5. C【解析】急性荨麻疹起病急，患者常先有皮肤瘙痒，随即出现风团，呈鲜红、苍白色或皮肤色。风团的大小和形态不一，发作时间不定。

6. B【解析】急性荨麻疹可选用第一代或第二代抗组胺药物。

7. A【解析】该患者可能为红斑狼疮，需要进行血、尿常规检查。

8. D【解析】多形红斑型药疹：皮损为豌豆至蚕豆大，圆形或椭圆形水肿性红斑、丘疹，境界清楚，中心呈紫红色、虹膜现象阳性，常有水疱。多对称分布于四肢伸侧、躯干，伴有瘙痒，常累及口腔及外生殖器黏膜，可伴疼痛。

9. C【解析】①停用一切可疑致敏药物以及与其结构相似的药物。②多饮水或输液促进体内药物的排泄。③轻症者应用抗组胺药物、维生素 C 及钙剂。重症者加用糖皮质激素。特别严重的药疹，及早采用各种措施。a. 大剂量的糖皮质激素，注射用甲泼尼龙，病情稳定后逐渐减量。必要时给予大剂量糖皮质激素冲击；b. 注射用免疫球蛋白，一般连用 3~5 天；c. 血浆置换。④预防和控制继发感染。⑤支持疗法，注意补液和维持电解质平衡等。

10. B【解析】盘状红斑狼疮的诊断主要根据皮疹特点及皮肤病理，免疫荧光协助诊断。

11. A【解析】颊部对称分布暗红色浸润斑疹，境界清楚，皮疹边缘略隆起，其上附黏着性鳞屑为盘状红斑狼疮表现，其皮损好发于双颊的凸起部位、鼻背、头皮和外耳道，可持续存在或反复数年。

12. A【解析】盘状红斑狼疮的治疗方法如下。①内服药物。a. 抗疟药：羟氯喹每日 0.2~0.4g，病情好转后，减为半量。长期服用者，定期进行眼底检查；b. 激素：泛发患者可口服小剂量糖皮质激素。②外用药物：外用强效糖皮质激素，对顽固性损害可皮损内注射糖皮质激素。

四、X 型题

1. AC【解析】慢性期可选用软膏、硬膏及涂抹剂。

2. ABCD【解析】与药疹发生有关的变态反应：Ⅰ型变态反应、Ⅱ型变态反应、Ⅲ型变态反应、Ⅳ型变态反应。

3. BCDE【解析】重症药疹的治疗原则：①大量糖皮质激素静脉滴注。②防止继发感染。③注意补液及维持电解质平衡。④加强护理。

4. ABE【解析】光敏性药物分为 5 组：①磺胺及其衍化物。②吩噻嗪类。③四环素族。④补骨脂素类。⑤其他，包括灰黄霉素、抗组胺制剂等。

5. BDE【解析】盘状红斑狼疮的病理变化：表皮角化过度、毛囊角栓、表皮萎缩、基底细胞液化变性。真皮乳头水肿，血管扩张，有红细胞外渗，并可见少许嗜黑素细胞，真皮上部胶原束间有酸性黏多糖沉积，真皮血管周围及附属器有淋巴细胞浸润。

6. ABCDE【解析】接触性变态反应的特点：①有一定潜伏期，首次接触后不发生反应，经过 1~2 周后再次接触同样变应原才发病。②皮损广泛、对称分布。③皮损易反复发作。④皮肤斑贴试验阳性。

7. ACD【解析】亚急性皮肤红斑狼疮的治疗方法：可用非甾体类抗炎药如水杨酸类、吲哚美辛等，如皮疹明显可用氯喹，也可用小剂量糖皮质激素如泼尼松每天 20~40mg。

8. BDE【解析】接触性皮炎的原发性刺激反应的特点：①任何人接触后均可发病。②无一定潜伏期。③皮损多限于直接接触部位，境界清楚。④停止接触后皮损可消失。

五、案例分析题

1. AF【解析】该患者因发热伴有乏力口服对乙酰氨基酚等药，可能为药物过敏。颈部出现红色斑疹、斑片，伴有瘙痒，可能为病毒感染。

2. D【解析】患者有用药史，皮疹继续增多、加重，躯干、四肢出现水疱、大疱，口腔黏膜水疱、糜烂，眼睑糜烂，流泪、畏光，排尿疼痛，明显加重，可能的诊断是重症多形红斑型药疹。

3. ACDE【解析】尿及大便常规、电解质、肾功能、清蛋白、球蛋白可明确肾、肝、消化系统是否有损害。

4. ABCDFGH【解析】重症多形红斑型药疹的治疗应及时抢救，加强支持疗法，停用致敏药物，抗过敏，注意水、电解质平衡，注意蛋白质的摄入，预防感染可外用药，加强皮肤黏膜的护理及早应用大剂量皮质激素治疗。

5. A【解析】菌血症临床表现：①骤起高热，可到 40~41℃，或低温，起病急，病情重，发展迅速。②头痛、头晕，恶心，呕吐，可有意识障碍。③心率加快、脉搏细速，呼吸急促或困难。④肝脾大，重者可黄疸，皮下出血斑等。

6. ABEFG【解析】系统性红斑狼疮的辅助检查：①贫血。②白细胞减少。③血小板减少。④红细胞沉降率增快。⑤血清蛋白。⑥狼疮细胞试验。⑦抗核抗体试验。⑧抗心磷脂抗体。⑨狼疮带试验。⑩细胞免疫功能测定。⑪血清补体和循环免疫复合物测定。

7. F【解析】系统性红斑狼疮表现为贫血、白细胞减少、血小板减少、红细胞沉降率增快、血清蛋白降低。

8. BCDEFG【解析】轻型系统性红斑狼疮的治疗方法：可用非甾体抗炎药如水杨酸类、吲哚美辛等，如皮疹明显可用氯喹，也可用小剂量糖皮质激素如泼尼松每天 20~40mg。重型系统性红斑狼疮的治疗方法：①糖皮质激素。②免疫抑制药。③免疫调节药。④血浆置换法。⑤静脉注射丙种球蛋白。⑥中医疗法。

9. ABCEFG【解析】菌血症是细菌由局部病灶入血，本例患者尿液检测发现真菌，可排除 D 选项，其余选项均是系统性红斑狼疮预防的并发症。

第十三章　妇产科急诊

一 A1型题

1. 下列有关急性异位妊娠盆腔检查，说法错误的是
   A. 阴道后穹隆饱满，触痛
   B. 宫颈有明显举痛，将宫颈轻轻上抬或向左右摇动时，即可引起剧烈疼痛
   C. 子宫一侧或后方可触及肿块，似湿面粉团，边界不清楚，触痛明显
   D. 间质部妊娠与其他部位输卵管妊娠表现相同
   E. 子宫稍大而软，内出血多时，子宫有漂浮感
2. 输卵管妊娠不适宜进行期待疗法的情况是
   A. 疼痛轻、出血少，没有明显腹腔内出血
   B. 输卵管妊娠包块<3cm，或者没发现包块
   C. 血β-人绒毛膜促性腺素（β-hCG）<1000U/L，监测结果继续下降
   D. 能住院或者能够很好地随诊
   E. 生命体征不稳定，药物疗法失败者
3. 下列有关阴道后穹隆穿刺检查描述错误的是
   A. 穿刺抽出暗红色血液，放置5分钟以上不凝固，说明腹腔内有出血存在
   B. 穿刺抽出小血块或不凝固的陈旧血，可能为陈旧性异位妊娠
   C. 穿刺未抽出血液，可排除腹腔内出血
   D. 穿刺抽脓性液体，说明腹腔内有积脓存在
   E. 腹腔内出血量少、血肿位置高，可出现假阴性结果
4. 下列有关异位妊娠的临床表现描述错误的是
   A. 均有明显的停经史，一般为6~8周
   B. 腹痛是最常见的症状，90%以上的患者主诉腹痛
   C. 可表现有不规则的阴道出血
   D. 腹痛剧烈和腹腔大出血患者可出现晕厥，甚至休克
   E. 可出现胃痛、腹泻、直肠刺激症状等，易误诊为内科疾病
5. 下列有关卵巢囊肿蒂扭转描述错误的是
   A. 其典型症状：突然发生一侧下腹剧痛，常伴恶心、呕吐，严重时可引起休克

B. 腹部检查：下腹一侧可有不同程度的压痛、反跳痛或肌紧张
C. 盆腔检查：可触及包块，蒂扭转处触痛明显
D. 完全扭转者可自然复位，腹痛随之缓解
E. 确诊后应立即急诊手术

6. 葡萄胎确诊后，下列处理中不正确的是
A. 确诊后择期清宫
B. 一般采用吸宫术
C. 首先应选择大号吸管
D. 子宫缩小后可慎重刮宫
E. 刮出物送组织学检查

7. 青春期功能性子宫出血的治疗原则是
A. 调整周期，减少月经量
B. 减少月经量
C. 调整垂体与性腺功能
D. 止血、调整周期、促排卵
E. 促进子宫发育

8. 关于功能性子宫出血，正确的是
A. 常表现为月经周期正常，月经量过多，经期缩短
B. 是神经内分泌调节紊乱引起的异常子宫出血，内、外生殖器无器质性病变
C. 卵巢功能性肿瘤所致的不规则阴道出血
D. 无排卵型功能失调性子宫出血多见于生育期妇女
E. 无排卵型功能失调性子宫出血可以是子宫内膜脱落不全

9. 葡萄胎排空后随访时最重要的检查项目是
A. B 型超声检查
B. 阴道脱落细胞涂片检查
C. 盆腔内诊检查
D. X 线胸片
E. 血 hCG 检查

10. 青春期少女，无性生活史，停经后阴道出血，诊断时多应考虑
A. 与妊娠相关疾病
B. 盆腔炎性疾病
C. 子宫内膜异位症
D. 功能性子宫出血
E. 生殖道恶性肿瘤

11. 育龄期妇女，停经后阴道出血，诊断时多应考虑
A. 与妊娠相关疾病
B. 盆腔炎性疾病
C. 子宫内膜异位症
D. 功能性子宫出血
E. 生殖道恶性肿瘤

12. 下列症状说法错误的是
A. 两次月经中间出现一侧下腹隐痛，一定是排卵性疼痛
B. 腹痛伴脓性白带，畏寒，发热，可能是盆腔炎症疾病引起的
C. 一侧下腹痛，应考虑该侧附件病变

D. 腹腔内出血较多时，腹痛可放射到肩部

E. 顽固性腹痛难以忍受，应考虑晚期肿瘤的可能

二 A2 型题

1. 患者，女性，28 岁。搬动重物后突发下腹部疼痛，伴少量阴道流血。有停经史 45 天。查体：血压 80/50mmHg，下腹部压痛及反跳痛。腹腔穿刺抽出不凝血。此时应该高度怀疑

A. 异位妊娠破裂出血

B. 急性盆腔炎

C. 卵巢囊肿蒂扭转

D. 卵巢囊肿破裂

E. 肠梗阻

2. 患者，女性，33 岁。因停经 48 天，突发腹痛 1 天入院，后穹隆穿刺抽出不凝血，CT 检查如图所示，以下说法不正确的是

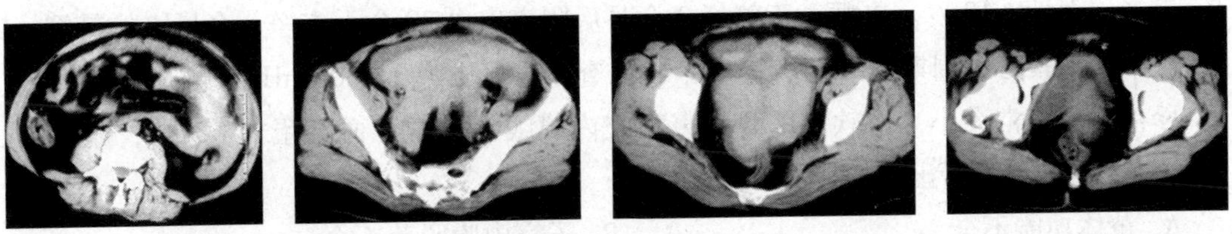

A. 在左附件区可见一椭圆形略高密度病灶

B. 病灶外缘较光整

C. 盆腔内较高密度积液

D. 此为异位妊娠

E. 此为卵巢巧克力囊肿

3. 患者，女性，33 岁，已婚。停经 50 天后阴道少量出血伴右下腹痛，今晨突然右下腹剧烈疼痛，难以忍受，来院就诊。查体：患者面色苍白，口唇色淡，腹部稍膨隆，右下腹压痛明显。血压 80/50mmHg。妇科检查：子宫稍大，较软，右附件区触及一包块，压痛。阴道后穹隆穿刺抽出 5ml 不凝血，本例可能的诊断为

A. 异位妊娠

B. 先兆流产

C. 急性阑尾炎

D. 黄体破裂

E. 急性输卵管炎

4. 患者，女性，45 岁。不规则阴道出血 1 年，表现为月经周期长短不一，出血量时多时少。血红蛋白 100g/L。妇科检查：子宫正常大小，双附件（-），正确的处理方法是

A. 雌激素治疗

B. 口服避孕药

C. 诊断性刮宫

D. 全子宫切除术

E. 前列腺素合成酶抑制药

5. 患者，女性，46岁。月经紊乱半年余，本次阴道出血15天，量多，末次月经40天前。妇科检查：宫颈糜烂，子宫正常大小，两侧附件软，未扪及肿块。应采取的处理措施为

A. 肌内注射子宫收缩药
B. 给予雌激素
C. 炔诺酮止血
D. 肌内注射丙酸睾酮
E. 诊断性刮宫术

6. 患者，女性，34岁，已婚。孕2产0。因月经持续8天，量仍多，伴头晕、心悸就诊。既往月经规则，经期5~6天，周期30天。近3个月来经量增多，经期延长10天余，周期仍正常。妇科检查后，拟行诊断性清宫术。进行手术的时间宜选择

A. 下次月经前1~2天
B. 立即
C. 下次月经来潮6小时内
D. 月经干净后
E. 下次月经来潮第5天

7. 患者，女性，18岁。未婚，于停经2个月后阴道出血20余天未净，今晨突然晕倒，家属送来，平素月经周期为10^+天/2~6个月。查体：血压为90/60mmHg，脉搏120次/分。肛诊：子宫正常大小，略软。B型超声宫腔内膜线无异常，血红蛋白50g/L，尿妊娠试验(-)，考虑此患者出血的最大可能性是

A. 黄体功能不全
B. 子宫内膜脱落不全
C. 无排卵性功血
D. 甲状腺功能亢进
E. 不全流产

8. 患者，女性，52岁。绝经半年，阴道性接触性出血10天。门诊检查：阴道黏膜光滑，宫颈轻度糜烂，子宫正常大小，双附件正常，应选择的检查是

A. 分段诊断性清宫
B. 宫腔镜检查
C. 阴道镜下宫颈活检术
D. 宫颈刮片细胞学检查
E. 经宫颈管吸取宫腔液细胞学检查

9. 患者，女性，39岁。诊断为子宫黏膜下肌瘤继发贫血，血红蛋白60g/L，肌瘤未突出宫口，恰当的处理应为

A. 观察随访
B. 大剂量雌激素
C. 大剂量雄激素
D. 宫腔镜下子宫肌瘤剔除术
E. 放射治疗

10. 患者，女性，67岁。绝经20年，因阴道大量出血急诊入院。该患者可能性最大的诊断是

A. 宫颈癌
B. 卵巢癌
C. 子宫内膜癌
D. 宫颈息肉
E. 无排卵性功血

三 A3/A4 型题

(1~2 题共用题干)

患者，女性，32 岁。主因停经 45 天，阴道不规则出血 1 周就诊，平素月经规律 5/28 天，近 1 周阴道少量淋漓出血伴腹胀，既往体健，孕 2 产 1，节育环 6 年，一般查体无异常，妇科检查：外阴经产型，阴道畅，少量暗红血，宫颈轻度糜烂，宫口见尼龙丝（长 1.5cm），子宫前位，正常大，质软，活动好，无压痛，左附件压痛（+），未及包块，右附件（-）。

1. 为明确诊断，应给患者做的实验室检查为

A. 尿妊娠试验，血常规
B. 血 β-hCG，B 超，尿妊娠试验
C. B 超，后穹隆穿刺，尿妊娠试验
D. B 超，尿常规，尿妊娠试验
E. 血常规，血型，尿妊娠试验

2. 如患者尿酶免（+），B 型超声示宫腔线清晰，宫内未见胎囊，应考虑的诊断是

A. 异位妊娠
B. 月经紊乱
C. 异位妊娠，宫内环
D. 宫内环，阴道不规则出血
E. 绒癌，宫内环

四 X 型题

1. 下列有关异位妊娠的说法正确的有

A. 异位妊娠绝大部分为输卵管妊娠
B. 输卵管妊娠流产一般发生于妊娠 8~12 周
C. 输卵管妊娠破裂发病多在妊娠 6 周左右
D. 血、尿绒毛膜促性腺激素测定是诊断异位妊娠的确诊方法
E. 患者否认性生活史可排除诊断

2. 造成输卵管妊娠的主要病因有

A. 慢性输卵管炎
B. 输卵管手术后
C. 卵巢囊肿
D. 盆腔子宫内膜异位症
E. 输卵管发育或功能异常

3. 异位妊娠患者就诊的主要症状为

A. 停经
B. 晕厥
C. 腹痛
D. 阴道流血
E. 有便意感

4. 患者，女性，25 岁，孕 1 产 0。因患葡萄胎住院治疗 40 天，经清宫后行各项必要实验室检查，均在正常范围后出院，出院后下一步处理正确的是

A. 可用宫内节育器避孕
B. 定期做阴道细胞涂片检查
C. 定期复查血 hCG
D. 定期做胸部 X 线片
E. 出院后休息半年可再次妊娠

5. 肌壁间肌瘤的临床特点为
A. 腹痛为常见症状
B. 大的肌壁间肌瘤易致月经周期缩短，经量增多，经期延长
C. 小的肌壁间肌瘤最主要症状为月经过多，随肌瘤增大可出现经期延长
D. 肌壁间肌瘤常伴血性阴道排液
E. 是最常见的良性肌瘤

6. 患者，女性，47 岁。近 2 年来月经不规则。妇科检查：子宫正常大小，两侧附件阴性。拟诊为更年期异常子宫出血。其治疗目的与青春期异常子宫出血相同的是
A. 止血
B. 雌孕激素序贯调整月经周期
C. 减少月经量
D. 恢复排卵功能
E. 改善全身情况

7. 患者，女性，17 岁。初潮后 1 年多月经不规则，周期 20~60 天，经期 7~10 天。本次月经持续 10 多天，量仍多。下列止血方法较为合适的是
A. 诊断性清宫
B. 雌激素
C. 氯米芬促排卵
D. 益母草冲剂
E. 辅助止血药物如酚磺乙胺

五 案例分析题

（1~3 题共用题干）

患者，女性，26 岁，已婚。主因突发腹痛伴腹泻急诊来院，月经规律，末次月经为 20 天前，末次月经量较既往月经量少，今晨无明显诱因突发腹痛，呈持续性疼痛，伴腹泻，为稀便，伴恶心、呕吐、头晕。查体：血压 80/50mmHg，脉搏 118 次/分，痛苦面容，面色苍白，被动体位，意识清醒，腹部膨隆，腹软，压痛明显，反跳痛明显，移动性浊音（+），肠鸣音亢进。

1. 为明确诊断应紧急检查的项目包括
A. 妇科检查
B. 尿 hCG 检查
C. 腹部 B 型超声检查
D. 腹腔穿刺检查
E. 心电图
F. 血生化检查

2. 该患者血红蛋白 76g/L，尿妊娠试验（+），可能的诊断是
A. 腹腔内出血
B. 急性肠炎
C. 异位妊娠
D. 急性阑尾炎

E. 贫血　　F. 失血性休克

3. 该患者需要进行的处理包括

A. 开放静脉通路、配血、纠正休克　　B. 止泻治疗

C. 做急诊手术的术前准备　　D. 抗感染治疗

E. 尽快急诊开腹手术　　F. 腹腔镜下手术治疗

（4~6 题共用题干）

患者，女性，26 岁，已婚。停经 3 个月，不规则阴道出血 1 个月余，伴咳嗽、咯血半个月。1 个月前阴道排出烂肉样组织物，未保留，未就医，此后阴道出血减少但淋漓不净，持续 1 个月余。因再次阴道大量出血有血块并排出腐肉样组织物伴视野缺损而急诊入院。月经 14 岁 10 天/（30~90）天，量多，无痛经。孕 3 产 0，人工流产 3 次。查体：血压 95/60mmHg，心率 108 次/分，体温 37.6℃。贫血貌。妇科检查：外阴：已婚未产型；阴道：中量血，未见紫蓝结节；宫颈：中度糜烂，口闭；子宫：如孕 60 天大，软，活动好，有轻压痛；双附件：未及异常。血红蛋白 75g/L，白细胞 12.5×10^9/L。妇科 B 型超声示子宫前位，如孕 60 天大，厚径 5.1cm，宫腔内见 2.6cm×2.0cm 不规则稍强回声团块，内伴暗区，边界不清，血流丰富。双附件（-）。血 hCG 112687U/L。

4. 根据病史和查体、实验室检查结果，可能的诊断是

A. 不全流产　　B. 绒癌肺转移

C. 贫血　　D. 子宫内膜癌

E. 肺炎　　F. 葡萄胎

5. 为明确诊断需做的实验室检查有

A. 肺部 CT 扫描　　B. 腹部 B 型超声

C. 动态监测血 hCG 值　　D. 颅脑 MRI

E. 尿 hCG　　F. 心电图

6. 需鉴别诊断的疾病是

A. 子宫内膜癌　　B. 侵蚀性葡萄胎

C. 子宫肌瘤　　D. 不全流产

E. 肺部感染　　F. 子宫内膜炎

参考答案与解析

一、A1 型题

1. D【解析】急性异位妊娠的盆腔检查：阴道后穹隆饱满，触痛。宫颈有明显举痛，将

宫颈轻轻上抬或向左右摇动时，即可引起剧烈疼痛，子宫稍大而软，内出血多时，子宫有漂浮感。子宫一侧或后方可触及肿块，似湿面粉团，边界不清楚，触痛明显。间质部妊娠与其他部位输卵管妊娠表现不同，子宫大小与停经月份基本符合，但子宫轮廓不相对称，患侧宫角部突出，破裂所致的征象如妊娠子宫破裂。

2. E【解析】生命体征不稳定，药物疗法失败者，不适宜行保守治疗。

3. C【解析】穿刺未抽出血液的原因：①输卵管妊娠未破裂或流产时，无盆腹腔出血。②虽有盆腹腔内出血，但以血块为多，可能堵塞穿刺针头。③穿刺针未穿刺到位。④子宫极度后倾或子宫直肠陷凹封闭。

4. A【解析】异位妊娠除输卵管间质部妊娠停经时间较长外，多有 6～8 周停经。有 20%～30%患者无明显停经史，或月经仅过期两三日。

5. D【解析】卵巢囊肿蒂扭转有时不全扭转可自然复位，腹痛随之缓解。蒂扭转一经确诊，应尽快行剖腹手术。

6. A【解析】葡萄胎一经确诊，即应立即清宫，术后严密随访血 β-hCG，及时发现侵蚀性葡萄胎。术前应做好输血准备，术时慎防子宫穿孔。一般采用吸宫术，1 周后行 2 次刮宫，为预防感染，手术前后均需使用抗生素。黄素化囊肿在葡萄胎排出后均能自然消失，一般无须特殊处理，但如发生蒂扭转，采取不同卧位不能自然复位者，则须急诊腹腔镜或开腹探查术。

7. D【解析】青春期功能性子宫出血的治疗原则是止血及调整月经周期为主，促使卵巢功能恢复及排卵，同时纠正贫血，改善一般情况。严重贫血患者要输血，防止组织器官因长期严重缺血导致的功能障碍。

8. B【解析】功能性子宫出血，简称功血，是指异常的子宫出血，经诊查后未发现有全身及生殖器官器质性病变，而是由于神经内分泌系统功能失调所致。功能性子宫常表现为月经周期延长，经期延长，淋漓状出血。

9. E【解析】葡萄胎一经确诊，即应立即清宫，术后严密随访血 β-hCG，及时发现侵蚀性葡萄胎。

10. D【解析】功能性子宫出血常表现为月经周期不规律、经量过多、经期延长或不规则出血。该患者无性生活史，因此最可能的诊断是功能性子宫出血。

11. A【解析】育龄期妇女，停经后阴道出血，诊断时多应考虑与妊娠相关疾病。

12. A【解析】月经周期中间出现一侧下腹隐痛，多为排卵引起的，但不是一定。

二、A2 型题

1. A【解析】患者有停经史，下腹部疼痛，伴少量阴道流血，腹腔穿刺抽出不凝血，符合异位妊娠破裂出血的诊断表现。

2. E【解析】卵巢巧克力囊肿是子宫内膜异位于卵巢深部，经血潴留形成的囊肿。积血多呈巧克力糊状，常因表面出血或囊壁破损而与邻近器官粘连，患者有月经紊乱、痛经、不孕等表现，可手术切除。

3. A【解析】患者有停经史，阴道少量出血伴右下腹痛，结合妇科检查，可能的诊断是异位妊娠。

4. C【解析】考虑该患者为异常子宫出血，年龄>40 岁的生育期和绝经过渡期妇女，异常子宫出血病程超过半年者，子宫内膜厚度>12mm 者，或药物治疗无效，具有子宫内膜癌高危因素患者，应采用诊断性刮宫以了解子宫内膜癌有无其他病变。

5. E【解析】诊断性刮宫的适应证如下。①判断月经失调的类型。a. 无排卵性功血（了解是否卵巢排卵）：月经来潮前或月经来潮 12 小时内；b. 黄体功能不足：月经来潮 12 小时内；c. 黄体萎缩不全：月经周期第 5 天。②检查不孕症的原因（了解卵巢功能，是否排卵）：月经来潮前或月经来潮 12 小时内。③异常的子宫出血（绝经后异常出血），高度怀疑恶性病变：随时尽早，但如刮出组织肉眼检查已经高度怀疑为恶性病变时，及时停止手术，而不要过度刮宫，以免引起大出血、子宫穿孔、恶性病变的扩散。④了解有无宫腔粘连、宫腔形态：随时，如有条件可在 B 超监护下进行手术，更容易了解宫腔内情况。⑤不规则阴道出血或大量出血：随时，并且同时需要全面刮宫以达到止血目的。

6. B【解析】患者存在头晕、心悸表现，已出现贫血症状，应立即进行诊断性清宫术。

7. C【解析】典型无排卵性功血是在月经前有数周或数月的闭经，继而出现阴道大量出血，持续数日后常转为阴道淋漓出血，或时多时少，时流时止，持续时间长短不一，短则数天，长则数十天或数月不止。伴有继发贫血、头晕心悸、气短乏力、水肿、食欲缺乏等，或伴有乳房胀痛，下腹坠胀，情绪激动等。

8. D【解析】患者阴道不规则出血，中年女性，轻度贫血，考虑恶性引发出血可能性大，应行全子宫切除术。

9. D【解析】子宫肌瘤≥2.5 个妊娠月子宫大小，或肿瘤不大，但症状明显以致继发贫血者，需行手术治疗。手术方式有经腹、腹腔镜下的子宫切除术和肌瘤摘除术，宫腔镜下黏膜下肌瘤切除术。

10. C【解析】子宫内膜癌是发生于子宫内膜的一组上皮性恶性肿瘤，好发于围绝经期和绝经后女性。

三、A3/A4 型题

1. B【解析】考虑患者为异位妊娠，尿妊娠试验及血 β-hCG 为早期诊断异位妊娠的常用手段，B 超已成为诊断输卵管妊娠的主要方法之一。

2. C【解析】急性异位妊娠的一般体征情况：腹腔内出血较多时，呈急性贫血外貌。大量出血时则有面色苍白、四肢湿冷、脉搏快而细弱及血压下降等休克症状。体温一般正常，休克时略低，腹腔内血液吸收时可稍升高，但不超过 38℃。宫内环也就是节育环，这是女性常用的避孕方式，效果较好，也较方便。

四、X 型题

1. ABC【解析】异位妊娠中，以输卵管妊娠最多见，占 90%以上。壶腹部管腔较大，一般在妊娠 8~12 周发生流产。峡部妊娠时，因管腔狭小往往发生输卵管破裂，且发病时间甚早，在妊娠 6 周左右。

2. ABDE【解析】造成输卵管妊娠的主要病因：①慢性输卵管炎。②输卵管发育或功能异常。③输卵管手术后。④盆腔子宫内膜异位症。

3. ABCD【解析】急性异位妊娠的症状：停经、腹痛、Danforth 征、消化道症状、阴道出血、晕厥与休克。人工流产术中未见到绒毛组织，应高度怀疑异位妊娠。

4. CD【解析】葡萄胎一经确诊，即应立即清宫，术后严密随访血 β-hCG，及时发生侵蚀性葡萄胎，还应定期做胸部 X 线片检查。

5. BE【解析】肌壁间肌瘤占肌瘤总数的 60%~70%，是最常见的一种良性肌瘤，大的肌壁间肌瘤可使子宫体积增大，内膜面积增加，故常引起月经过多、过频及经期持续时间延长。

6. ACE【解析】无排卵性异常子宫出血和排卵性异常子宫出血的治疗相同目的是止血、减少月经量和改善全身情况。

7. BE【解析】患者为青春期的无排卵性异常子宫出血，应以止血、调整周期、促排卵治疗为主，给予雌、孕激素调整月经周期，辅助止血药物如酚磺乙胺。

五、案例分析题

1. ABD【解析】育龄妇女有腹痛、腹膜炎，要排除妇科疾病，明确是否有异位妊娠，需行妇科检查，尿 hCG 检查及腹腔穿刺检查。

2. ACEF【解析】血红蛋白下降，有腹膜炎，移动性浊音（+）考虑有腹腔内出血，结合病史为异位妊娠，血压 80/50mmHg，存在失血性休克及贫血。

3. ACE【解析】内出血多致休克时，应快速备血，建立静脉通路，输血、吸氧、抗休克治疗，并尽快手术。

4. BC【解析】凡葡萄胎，产后或流产后不规则阴道流血，子宫不能如期复旧，较大而软，应考虑绒毛膜癌的可能。贫血的病因，血液携氧能力下降的程度，血容量下降的程度，发生贫血的速度和血液、循环、呼吸等系统的代偿和耐受能力均会影响贫血的临床表现。最早出现的症状有头晕、乏力、困倦；而最常见、最突出的体征是面色苍白。症状的轻重取决于贫血的速度、贫血的程度和机体的代偿能力。

5. ACD【解析】对于葡萄胎后滋养细胞肿瘤，hCG 水平是主要诊断依据，并需动态监测。患者存在咳嗽、咯血，可能存在转移，肺转移通过 CT 可作出诊断。脑转移预后凶险，为主要致死原因，可行颅脑 MRI。

6. BD【解析】妊娠滋养细胞肿瘤 60%继发于葡萄胎，30%继发于流产；继发于葡萄胎排空后半年以内的妊娠滋养细胞肿瘤的组织学诊断多数为侵蚀性葡萄胎，而一年以上者多数为绒癌，所以需与侵蚀性葡萄胎相鉴别，其病史与不全流产相似，所以需与不全流产相鉴别。